추천글

요가를 가르치고 공부하는 사람들의 필독서! 치료적 운동을 제대로 처방하기 위해서는 특정한 기술과 운동량이 정해져 있지만, 이는 사람마다 다르게 적용해야 한다. 버니 클락은 각 개인들이 가진 고유한 신체적인 특성을 독자들에게 능숙하게 이해시키고 안내한다. 이러한 사실을 이해한다는 것은 그 무엇과도 비교할 수 없는 보물과도 같다. 이책의 독자들은 가장 엄격하고 증거에 기반한 효과적인 요가 수련법을 만들 수 있으며, 자신에게 가장 적합한 요가 수련을 찾을 수 있을 것이다.

— 스튜어트 맥길 교수, PhD, 캐나다 워털루 대학교

요가에 대한 접근에 있어 전문적인 지식을 망라하고 흥미롭게 서술한 책이다. 아름답고 흥미를 유발하는 그림과 비유들로 가득 차 있으며 더 많이 알고 더 많이 생각하고 싶어 하는 깊은 갈증을 일깨우는 책이다.

— Loren M. Fishman, MD, BPhil (Oxon.) USA

『유어 바디, 유어 요가』는 요가에 깊게 빠져든 모든 수련자들에게 필수적인 책이다. 버니 클락은 전문가적인 식견으로 증거들을 모으는 작업을 통해 요가 수련에서 개개인 특성의 중요성을 결정적으로 보여준다.

— Norman Blair, 요가 교사, 작가 겸 트레이너, 영국

이 책은 요가 수련과 지도에 혁명을 일으킬 것이다. 그리고 차세대 요가 바이블이 될 것이다! 이 책은 놀라운 보물이며 모든 이들이 신체적 요가 수련의 본질을 진정으로 이해하도록 도울 것이다.

— Stefanie Arend, 『Yin Yoga, Detox Yoga』 및 『Fascia Massage』의 저자, 독일

요가 지도자는 이 책에서 제공하는 모든 것을 이해함으로써 많은 도움을 받을 것이며, 발전하고자 하는 수련생들은 이로 인해 더 많은 것을 즐기게 되고 유익한 도움을 얻게 될 것이다. 버니 클락이 쓴 이 책은 최근까지 지나치게 '자세 중심적'이었던 요가 분야에 엄청난 공헌을 하였다. 버니는 개개인의 차이를 인식하는 법, 아나사 수련에 대한 결과, 그리고 지나침을 감지하는 방법 등에 대해 읽기 쉽고 명확하게 설명한다. 이 책은 근육과 근막에 대한 역학에 대해 깊고 풍부한 정보를 제공하고 관절 특성에 따른 광범위한 치료법을 제시한다.

— Doug Keller, 『Yoga As Therapy』의 저자이자 Maryland University of Integrative Health University of Integrative Health Master's Degree Program in Yoga Therapy, 미국

요가의 메커니즘에 대한 다른 책은 필요하지 않다. 버니는 요가에 관한 많은 훌륭한 책을 저술했지만 당신의 손에 있는 이 책은 최고의 작품이다. 나는 모든 사람들에게 이 책을 추천할 것이다!

— 사라 파워스, Insight Yoga Institute의 공동 설립자이자 『Insight Yoga』의 저자, 미국

마침내, 요가와 비판적 사고 및 과학적 성찰을 감히 결합해낸 책이 나왔다! 내가 아는 한, 이 분야에서 가장 정확하고 마지막으로 요가와 최첨단 비판적 사고 및 과학적 성찰을 감히 결합한 책이다! 내가 아는 한, 이 분야에서 가장 정확한 내용을 담고 해부학적 지식을 풍부히 담은 책이다. 나는 버니 클락이 무언가 놀라운 일을 해낼 것이라고 생각하고 있었다. 그러나 이 책은 내가 거는 기대치를 아득히 넘어선다. 그는 과학적 사고에 영감을 받은 요가 분야에서 진정으로 획기적인 공헌을 한 것이다.

— Robert Schleip 교수, 독일 울름 대학교 박사

요가 지도자들과 수련자들이 꼭 읽어야 하는 책이다. 이 책은 신체 움직임에 대해 생각하는 방식의 틀을 다시 만들어준다.

— Jo Phee, 수석 요가 교사 트레이너, 싱가포르

이 책은 놀랍고도 훌륭한 작품이다. 『유어 바디, 유어 요가』는 내면에만 집중하는 요가 수련의 한계점을 매우 명확하고 깊이 있게 드러낸다.

— Sebastian 및 Murielle, 수석 요가 교사 트레이너, 인도네시아

이 책을 접하고 너무나 놀랐다. 『유어 바디, 유어 요가』는 훌륭하다는 말로는 부족한 책이다. 이 책을 읽는다는 것 자체로도 요가 수련을 하는 것이다. 나는 책을 잡는 순간 내려놓을 수가 없었다.

— Devrim Akkaya, 수석 요가 교사 트레이너, 터키

이 책은 아주 멋진 책이다. 안전하고 치료적 의미가 있으며, 효과적인 방법으로 요가의 아사나 구성 요소를 가르치거나, 가르치길 희망하거나, 수련하려는 모든 사람들에게 절대적으로 필수적인 연구 자료이다. 인간은 모두 다르기 때문에 모든 사람들에게 효과가 있는 보편적인 정렬 원칙은 없다는 버니 클락의 주장은 오늘날 요가 세계에 큰 기여를 하였다. 나는 그의 의견에 동의한다. 해부학, 생리학, 인간 움직임에 대해 다루는 책에 대해 이런 의견을 말할 것이라고 생각하기 힘들지만, 이 책을 읽기 시작하자마자 나는 책을 내려놓을 수가 없었다!

— Beryl Bender Birch, 요가에 관한 책 4권의 저자, The Hard & The Soft Yoga Institute and The Give Back Yoga Foundation, 미국

JN485442

YOUR BODY YOUR YOGA
Copyright © 2016 by Bernie Clark
Korean translation copyright © 2022 by Daesung Publishing Company
All rights reserved.
This Korean edition is published by arrangement with Bernie Clark c/o Wild Strawberry Productions through Shinwon Agency Co., Seoul.

이 책의 한국어판 저작권은 신원에이전시를 통해 저작권자와 독점 계약한 대성의학사에 있습니다.
저작권법에 의해 한국 내에서 보호를 받는 저작물이므로 무단 전재 및 무단 복제를 금합니다.

유어바디 유어요가

YOUR BODY YOUR YOGA

버니 클락 지음

김도연, 차민기, 황현지 옮김

대성의학사

이 책은 나의 스승이자 친구인 폴 그릴리에게 바친다.

그가 없었다면 이 책은 나오지 못했을 것이다.

의료적 책임 사항

이 책의 내용은 오직 일반적인 정보 제공을 목적으로 하며, 특수한 의학적 조언을 다루고 있지 않다. (건강에 문제가 있다면) 이 책에서 제시된 제안 사항을 따르기 전에 건강관리 전문가에게 본인의 몸 상태를 확인받아야 한다. 이 책에 제시된 지침은 의료적 조언을 대체하기 위한 것이 아니며, 건강관리 전문가의 치료를 받는 경우 보완적인 의도로 사용해야 한다. 수련의 어떤 측면에서든지, 확실하지 않거나 몸이 불편할 때는 의료인의 진찰을 받아야 한다.

역자 서문

이 책은 해부학 책이다. 건강을 관리하는 수많은 전문가들이 해부학을 공부하고 있지만, 이 과정에서 몇 가지 문제가 발생하는데, 첫 번째는 그 깊이가 깊지 못하다는 것. 두 번째는 해부학적 지식을 실무에 적용하지 못한다는 점, 세 번째는 가상의 인간을 공부해 모든 사람들에게 동일하게 같은 지식을 적용한다는 점, 네 번째는 해부학을 무시한다는 것이다.

이 책을 읽고 공부한다면 이러한 문제들을 해결하게 될 것이다.

이 책은 풍부한 레퍼런스들로 가득 차 있다. 최대한 객관적인 정보들을 수록하려는 저자의 노력은 본문에도 녹아들어 있지만, 각 챕터 뒤쪽에 수록된 레퍼런스들은 당신의 해부학적 지식을 한 차원 더 높여줄 것이다.

이 책은 해부학적인 지식으로 신체에 문제가 생기는 원인들을 설명하고 어떻게 접근해야 하는지 알려준다. 특히, 움직임에서 발생하는 스트레스를 압박과 긴장 스트레스로 나누고 해부학적인 한계들이 이러한 스트레스를 유발하는 이유를 설명한다. 이러한 점을 잘 이해하게 된다면 당신의 실무는 좀더 바른 방향으로 나아갈 것이다.

이 책은 인간의 변이성variation 즉, 개별적인 인간들의 해부학적인 독특함을 전제로 하고 있다. 건강관리에 대한 지식을 고객/환자들에게 적용하려 할 때, 뜻하지 못한 벽에 부딪힐 때가 있는데, 이러한 문제가 생기는 것 중 하나는 이러한 변이성을 고려하지 못한 데서 기인하는 경우가 있다. 이 책은 이러한 벽에 가로막히지 않도록 해 줄 것이다.

어떤 사람들은 몸의 기능과 문제를 해결하는 데 있어 해부학의 중요성을 무시하는 말을 하곤 한다. 하지만, 우리 몸은 실체적인 물성들로 구성되어 있다. 최근 '신경학적~', '운동 조절~', '인지~' 라는 단어가 붙은 접근들이 유행하고 있는데, 무언가 대단해 보이는 이러한 접근들이 적용되는 경우는 해부학적인 접근을 배제하고 이루어지는 것이 아니다. 결국 우리는 물리적인 성질을 지닌 몸을 잘 움직이게 해야 한다. 당신이 건강관리의 실무에서 해부학적 지식의 무용론에 수긍하는 이유는 해부학을 깊게 공부하지 않았기 때문일 가능성이 더 크다.

| 역자 약력 |

김도연

- MBS 펠든크라이스 프랙티셔너
- 물리치료사
- 대한 오스테오파시 의협회 c.ost
- FMS Lv. 2
- SFMA Lv. 2
- IKN Lv. 2

차민기

- 한의사
- FMS Lv. 2
- SFMA Lv. 2
- TPI medical Lv. 2
- 한국 체력 훈련 실무자 협회(KSCPA) co-founder

황현지

- DNS요가코리아 대표(DNS코스 한국 호스트)
- 포레스트요가 지도자
- 요가툰업 지도자
- 웨스트사이드바벨 PT&Athletic Coach
- 바시필라테스 지도자
- 번역서: 『케틀벨 심플 앤 시니스터』, 『롤모델』, 『NSCA 퍼스널 트레이닝의 정수』(제2판), 『어드밴시스 인 평셔널 트레이닝』, 『움직임을 위한 가이드』, 『무브 유어 DNA』, 『트레이닝 혁명』 등

감사의 말

아이를 키우는 데뿐 아니라 이와 같은 책을 만들려면 마을의 애정 어린 친절과 관심, 의도가 필요하다. 나는 폴 그릴리부터 시작해서 내게 영감을 주고 이 책을 집필하는 데 도움을 준 마을 사람들에게 감사를 표하고 싶다. 폴은 요가에서 인간 개개의 특수성에 대한 중요성과 우리의 움직임 범위를 제한하는 압박의 중요성을 인식하는 독창적인 천재성을 가지고 있었다. 그의 수업, 교육과정, DVD를 통해 요가 학생들과 지도자들을 교육시키는 그의 헌신은 내가 요가 아사나를 가르치고 수련하는 방식을 바꾸었다. 고관절을 여는 자세에 억지로 몸을 맡김으로써 무릎을 망치는 시도를 그만두는 법을 배운 것은 폴 때문이었다. 나는 이제 로터스 자세(파드마사나)가 결코 가까이해야 하는 친구가 될 수 없다는 것을 겸허히 받아들였다. 폴, 내 마음 밑바닥으로부터 무릎의 깊은 곳에 이르기까지 감사를 표하다!

폴과 그의 아내이자 동료 요가 수련자인 수지가 보내준 열정과 지원에 대해 감사를 표한다. 그리고 이 부부가 2013년 9월 California, Soquel에 있는 Land of Medicine Buddha에서 개최한 Yin Yoga Teacher Training에 참가하였던 수강자들에게도 감사의 뜻을 전한다. 이 프로젝트에서 폴과 수지는 그들의 이야기, 체형, 신체 균형과 열정을 공유하였다. Douglas, Dace, Danielle, Debby, Amanda, Stephanie, Sebastian, Murielle, Leslie, Helga, Karin, Maheshwara, Rich, Perry 등 16일 동안 함께해주신 모든 분들께 진심으로 감사드린다.

이 책을 쓰는 작업의 초기 및 후기 초안을 검토하기 위해 시간과 지식을 제공해준 검토자들에게도 감사를 드린다. Dr. Chelsea Barry, Dr. Robin Armstrong 그리고 특히 Katrina Sovio는 나의 생각을 명확하게 하고 내 글이 읽기 쉽고 설득력을 갖추는 데 많은 도움을 주었다. 귀중한 연구 결과들을 지원해준 Dr. Sammy Chan에게 감사를 표한다. 스튜어트 맥길 교수의 연구들, 생각들 및 격려에 특별한 감사를 표하고 싶다.

물론 글만으로는 개념을 완전히 전달하지 못한다. 그래서 내 아이디어를 제대로 설명하기 위해 Morgan Jeske를 몇 번이고 찾았다. 이 책의 그림을 만들고 수정하는 동안 보여주었던 그의 인내심과 그림 실력에 감사드린다. 이 책에서 사용하고 있는 일러스트들은 교육자들이 사용할 수 있는 무료 해부학 그림을 포함하여 모든 이들이 무료로 혜택을 볼 수 있게 허가를 내준 OpenStax College의 도움이 있었다. 그리고 다시 한 번 Paul Grilley에게 감사를 표한다. 그는 그의 웹 사이트를 통해 모든 사람이 '뼈 사진'들을 자유롭게 사용할 수 있게 해주었고, 그가 진행 중인 작업에 대한 리뷰를 제공해주었으며 Skpe 통화를 통해 골격 해부학의 복잡한 지점들과 이러한 것들이 요가 수련에 미치는 영향에 대해 논의해주었다.

환자들에 대한 분석, 여러 논문들에 대한 조사 및 많은 유익한 제안을 해준 Dania Sheldon에게도 감사드린다. 그리고 책의 디자인 컨셉과 매력적이고 접근하기 쉬운 방식으로 레이아웃을 만들고 표지 디자인을 만들어준 Alex Hennig에게 감사드린다. 책을 완전히 사용할 수 있게 해주는 것은 색인인데, 이러한 포괄적인 책을 만드는 데 다시 한 번 도와준 Pilar Wyman에게 감사드린다.

이 책을 만드는 동안 나는 종종 집과 가정생활에서 육체적으로나 정신적으로 소홀한 일이 많았다. 내 인생의 동반자인 Nathalie Keiller가 보여준 인내와 지지에 고마움을 표하며, 반쪽짜리 아이디어를 완성할 수 있게 도와준 것에 대해 다시 한 번 감사의 말을 전하고 싶다.

마지막으로, 여러 해에 걸쳐 이 책의 아이디어를 구체화하고 수많은 다양한 종류의 신체에 테스트를 할 수 있게 도와준 모든 학생들에게 감사드린다.

이 책을 읽는 방법

인간의 신체와 우리 몸에 대한 인간 경험human experience은 복잡하고 방대하며 다양하다. 우리가 요가 수련에서 마주하게 되는 것들의 모든 범위와 그 의미들을 한 권의 책으로 압박하여 담는 것은 불가능한 일일 것이다. 그러나 과학자들은 방대한 범위의 질문들을 해결할 수 있는 방법론을 가지고 있다. 물론 현실 세계에서 이와 같은 환원주의적 접근은 많은 것을 생략하게 하지만, 그 과정에는 장점들이 있기 때문에 이러한 방법론이 일반적으로 적용되는 이유가 된다. 우리는 또한 환원주의적 접근 방식을 사용하여 우리가 조사한 것들을 여러 부분으로 나눠 숫자를 매겨 이 책에 나열할 것이다. 이 책에서는 볼륨 1과 볼륨 2로 배치할 것이다.

볼륨 1: 무엇이 나를 멈추게 하는가? 여기에서는 우리 신체 조직의 특성과 이 특성들이 움직임 범위 감소에 어떻게 작용하는지 조사한다. 우리는 인간의 변이variation에서의 중요한 개념인 스트레스의 정도, 그리고 스트레스에 대응하기 위한 신체 조직의 특성, 긴장과 압박의 원인, 그리고 다양한 종류의 신체 조직이 긴장에 미치는 요소들에 대해 소개하고 정량화할 것이다. 우리는 우리 조직에 긴장을 일으키는 것이 단순히 짧고 단단해진 근육이라는 생각에서 벗어나 훨씬 더 많은 다른 요소들이 있다는 것을 알게 될 것이다. 이러한 깨달음을 통해 최적의 건강 상태와 움직임 범위를 가지기 위해서는 단순히 근육을 스트레칭하는 것 이상이 필요하다는 점을 이해할 수 있을 것이다.

볼륨 2: 볼륨 1에서 배운 내용들을 하체에 적용하여 각 관절들을 살펴볼 것이다. 여기에서는 요가 수행에서 사용되는 주요 하체 관절(고관절, 무릎, 발목 및 발)들을 조사하는 것이다. 우리는 하체 관절의 해부학적 구조와 움직임을 억제하는 요소에 어떤 것들이 있는지 살펴볼 것이다. 우리는 하체에 있어, "무엇이 나를 멈추게 하는가?"라는 질문에 대한 답을 찾아볼 것이다.

먼저 구조, 뼈, 관절낭, 인대, 근막 및 근육을 포함한 관절들의 형태를 살펴본다. 또한 뼈 형태의 개인별 변이에 초점을 맞춰 관절을 구성하는 조직들의 변화 범위에 대해서 알아볼 것이다. 이 섹션은 요가의 시각에서뿐만 아니라 해부학에 관심이 많은 교사들에게도 어필할 것이다. 많은 요가 수련생들은 형태에 대한 섹션은 건너뛰고 곧바로 두 번째 섹션으로 진행할 수 있다. 이 두 번째 섹션에서는 관절들의 기능을 확인해보고 이러한 기능들을 요가 수련에 어떻게 적용할 수 있는지 살펴본다. 이 두 번째 관찰에서 움직임을 제한하는 긴장의 원인들과 인체의 변이 움직임 가능성과 개개인의 궁극적 움직임 범위에 어떻게 영향을 미칠 수 있는지 살펴볼 것이다. 또한 이러한 요소들이 특정 요가 자세들에 대해 어떠한 의미를 가지는지 살펴볼 것이다.

볼륨 3(『유어 스파인 유어 요가』)**과 볼륨 4**(『유어 어퍼 바디 유어 요가』): 하체에서 사용한 방식으로 신체의 다른 부분들에 대해 계속하여 살펴볼 것이다. 축성 골격(천추에서 경추까지)과 상지의 구조(어깨, 팔, 손목과 손)에 대해 알아본다.

볼륨 5(『유어 어퍼 바디 유어 요가』): 앞에서 다루지 않았던 신체 변이의 다른 측면들에 대해 다룬다. 즉 신체의 개별적 비율, 그리고 우리 모두가 가지고 있는 비대칭에 대한 현실을 살펴볼 것이다. 이러한 비대칭들의 빈도와 결과들을 요가 수련에 미치는 영향들과 함께 살펴볼 것이다.

사이드 바와 부록: 다양한 자료들과 흥미로운 주제들에 대해서 이 책의 부분마다 배치하였다. 여기에서는 책의 전체적인 흐름에 따라가는 것보다는 세부 사항들을 다룬다. 세부적인 내용들에 대해 관심이 많은 수련자들에게 있어 사이드 바는 '어려운 내용'이라며 특정 주제에 대해 더욱 깊게 알아볼 수 있는 기회를 제공할 것이다. 이러한 복잡한 주제들은 각 볼륨 마지막에 배치한 부록에서 좀 더 자세히 알아볼 수 있을 것이다. 그러나 대부분의 수련자들은 '어려운 내용'으로 시작하는 모든 사이드 바를 건너뛰어도 된다. 요가 지도자들은 위한 '지도자들에게 보내는 메모'라는 사이드 바도 찾아볼 수 있을 것이다. 그리

고 '중요한 내용'이라는 사이드 바는 거의 모든 사람들이 보아야 하는 내용들을 다룬다. 여기에서는 주요 주제를 약간 벗어나는 내용을 다룰 수도 있는데, 그럼에도 불구하고 요가를 수련하는 모든 학생들에게 중요한 정보를 다룬다.

순수주의자들을 위한 요청

이 책을 쓴 의도는 요가 수련생들과 지도자들에게 인체 변이의 현실과 이러한 점이 움직임 범위에 미치는 영향에 대해 교육하는 것이지 요가 순수주의에 비판을 하려는 의도가 없다는 점을 밝힌다. 이 책은 독창적인 연구 결과를 제공하는 것이 아니며 학술적인 목적의 책이 아니다. 책의 뒷부분에 실은 연구, 주장, 통계 들은 실용적인 목적에서 실어놓았다. 복잡한 주제들에 대해 설명하는 과정은 어느 정도 제약에서 벗어날 필요가 있는데, 이는 엄격한 학술적 조사가 뒷받침되어야 한다. 이 때문에 독자들은 이 책의 어떤 부분에서는 불편함을 느낄 수도 있을 것이다. 예를 들어, 이 책에서는 기존의 명명법을 항상 따르는 것은 아니다. 그리고 어떤 부분에서는 세부적인 사항을 생략하기도 했다. 특정 움직임이 110°의 각변위를 초래한다고 주장할 때 이 수치를 어떻게 도출했는지에 대해서 생략하는 경우도 있을 것이다. 이 책에서는 독자에게는 생략한 세부적인 계산들이 많이 있다. 모든 것을 설명하면 텍스트가 어수선해질 뿐이지 가치가 높아지거나 명확성이 더해지는 것은 아니기 때문이다. 이 책에서는 정밀도precision를 넘어 정확도accuracy 측면에 더 초점을 두었다. 신체 변이의 특성 때문에, 대략적인 수치들은 정확하다면 충분히 정밀할 것이다. 특별히 언급한 경우를 제외하고, 이 책에서는 신체 변이에서 가장 극단적인 예는 사용하지 않았다. 요가 수업에 참석하는 학생의 95%에서 나타날 수 있는 변이의 범위를 선택하였다(정규 분포에서 두 표준편차에 있는 것, 즉 20명 중 한 명이 범위를 벗어날 것임을 의미한다). 여기에서조차도 근사값을 사용하였다. 즉 정규 분포의 두 표준편차에는 모집단의 95.45%가 포함되고 4.55%는 제외된다. 수학적으로 정확하지 않더라도 20명 중 19명 또는 20명 중 1명이라고 간단히 말할 수 있도록 이 수치를 반올림하였다. 이 책은 철저함보다는 단순함을 선택했지만, 정확도나 진실성을 희생하지는 않으려 노력했다. 만약 이러한 과정에서 당신의 기분을 상하게 하였다면, 너그러운 이해를 바란다.

버니 클락Bernie Clark
밴쿠버
2015. 12.

추천사
정렬 교육에 대한 역사

모든 사람들이 동일하다고 가정하면 요가를 가르치는 것은 더 간단해지지만 안타깝게도 안전하지는 않다. 우리는 다 똑같지 않다. 다른 사람이 처방받은 약을 복용하거나 다른 사람의 안경을 착용한 상태에서 운전을 하라는 것처럼, 어떤 한 수련생에게 맞는 정렬법이 당신에게는 매우 해로울 수 있다. 보편적인 정렬법에 대한 내용은 어디서 유래했을까? 이에 대해 폴 그릴리는 다음과 같이 설명한다.

요가 수업의 '정렬의 규칙'은 언제 보편화되었는가? 정렬의 규칙들은 요가 강사 훈련(TTteacher training) 프로그램의 등장 이후 엄격해지고 널리 퍼져나갔다. 강사 훈련 프로그램은 1980년대 후반과 1990년 초까지는 드물었다. 로스앤젤레스와 샌프란시스코에는 몇몇 요가 스튜디오가 있었지만, 이곳들의 주 수입원은 TT 프로그램이 아닌 매일/매주 이루어지는 수업들이었다.

TT 프로그램이 생기기 전, 요가 강사들은 정기적으로 수업에 참가하고 그 뒤에 정규 강사들의 수업을 일부 대체해보는 식으로 훈련을 받았고, 이윽고 정규적으로 수업을 시작하면서 강사가 되었다. 공식적인 훈련 프로그램은 없었다. 사실 이러한 스튜디오를 열고 운영하는 사람들 중에서 정규 교육을 받은 사람들은 거의 없었다. 당시 요가 문화는 마치 지금의 서핑 문화와 비슷했다. 즉 사람들은 다른 사람들로부터 배우고, 스스로 연습하고, 때로는 집단으로 연습했다. 대부분의 '스튜디오'는 거실이었다.

요가는 보디빌딩, 조깅, 댄스 수업, 에어로빅과 같은 다른 운동들과 마찬가지로 현대 피트니스 문화의 혜택을 받았다. 보디빌딩과 러닝은 그룹 수업에 특화되어 있다고 말하기 힘들 수도 있지만, 댄스(무용)와 에어로빅 수업은 그룹 환경에서 태어났다. 요가 수업은 댄스 수업의 형태를 본보기로 삼기 시작했고 이를 기반으로 현대적인 '요가 수업'이 탄생했다. 요가를 개인적으로 수련하는 사람들은 줄어들었다.

피트니스 붐이 일어나기 전, 요가는 평온함과 고요함에 초점을 맞춘 히피/힌두교 요가 수련자들의 작은 틈새에 있었다. 요가는 파타비 조이스Pattabhi Jois의 아쉬탕가/빈야사 요가가 아니었다면 피트니스 붐의 혜택을 받지 못했을 것이다. 이러한 스타일의 요가는 덥고 땀이 나며 에어로빅 수업과 비슷한 느낌을 주었다. 빈야사 스타일의 요가는 결국 에어로빅만큼 인기를 얻었으며 지난 몇 년간 부드러운 히피 스타일 요가는 거의 잊혀졌다.

아쉬탕가/빈야사 덕분에 요가 시장은 폭발적으로 성장하였다. 하지만 강사들이나 스튜디오는 이러한 수요에 부응할 만큼 충분하지 않았다. 요가 TT 프로그램은 이러한 요구를 충족하기 위해 만들어졌다. '정기적으로 수업에 참여하고 난 뒤 정규 강사 수업을 대체해보는' 구식 방식으로 강사를 양성할 시간이 없었다. 요가 강사들은 200시간 단위로 대량 생산되어야 했다. 하지만 이러한 교육들이 어떤 불순한 의도가 있던 것은 아니었고 진정 필요에 의해 만들어진 것이었다.

하지만 어떻게 200시간 안에 강사들을 만들 수 있을까? 교육은 시간적 효율성을 높이기 위해 체계화되어야 하고 학생들을 정확히 평가할 수 있는 기준이 있어야 했다. 자세를 어떻게 가르쳐야 하는지에 대한 엄격하면서도 기억할 수 있는 '정렬 규칙'이 포함된 매뉴얼은 위의 두 가지 요구를 모두 충족시킬 수 있는 도구였다.

요가 붐이 일어나기 전 수년 동안 계속되었던 TT 프로그램은 '정기적으로 수업에 참여하고 대신 가르치고, 그 후 정기적으로 가르치는' 모델 이후에 생긴 패턴화되지 않은 형태였다. 이는 인도의 Iyengar School of Yoga와 그 미국 분점, 특히 샌프란시스코의 지점에서 이루어지던 프로그램이었다. 실제로 《Yoga Journal》은 샌프란시스코에 있는 Iyengar School의 저널로 시작되었다.

아헹가Iyengar 강사들은 정렬에 대한 정확한 규칙을 가지고 있다는 것에 자부심을 가졌었다. 이런 점을 중요하게 여기는 방식에서 그들은 다른 스타일의 요가들과 요가 TT 프로그램과 차별화되었다. 아헹가에서는 이미 많은 인증 '레벨'들을 개발했다. 이는 로스앤젤레스의 Yoga

Works에서 처음 사용한 매뉴얼이 아헹가와 다른 정렬 열성자들에 의해 작성되었기 때문에 중요하다. Yoga Works는 요가 비지니스 호황의 산지인 로스앤젤레스에서 가장 성공적인 TT 프로그램을 개발하였다.

이후 Yoga Works는 LA와 미국 전역의 많은 스튜디오로 확장되었으며 TT 프로그램을 멀리는 아시아까지 적극적으로 수출했다.

그러나 정렬의 규칙을 표준화하는 것은 아헹가 요가 또는 Yoga Works만이 아니었다. 즉 빠른 확장을 시도하는 모든 요가에서 동일하게 하고 있는 일이다. 비크람 요가는 틀에 박힌 공장식으로 수백 명의 강사들을 배출하였고, 그들의 '훈련'은 대체로 정렬 지침들의 교본을 엄격하게 암기시키는 것이다. 아누사라 요가는 '세계에서 가장 빠르게 성장하는 요가'라고 자칭하며, 그 정렬 규칙에 대해서는 '스파이럴spiral이 있는 아헹가'로 설명한다. 거의 매월 누군가가 요가 '브랜드'를 상표 등록하는데, 이는 본질적으로 정렬 규칙에 대한 상표이다.

정렬은 요가 전통에 어긋나는 '서구의 타락'이 아니다. 아헹가는 인도 전통을 따르는 인도인이다. 그러나 인도 요가 학교에는 엄격한 정렬을 중시하지 않는 곳이 많으며 파타비 조이스의 아쉬탕가 요가도 그중 하나이다. Kripalu 요가와 같이 엄격하지 않은 서양 요가 학교도 있다. 따라서 정렬에 대한 엄격성은 동양의 것이거나 서양의 것이나 보편적인 것이 아니다. 이는 강사의 대량 생산을 용이하게 하려는 TT 프로그램의 결과이다.

어느 때든지 예술을 대량 생산하기 위한 강제성이 발생하면 단순화되고, 예술이 대량 생산으로 제한될 때마다 단순화되고, 문서화되며, 엄격해진다. 이러한 점은 요가, 무용, 무술 그리고 종교에서 사실로 다가온다. 더 단순해질수록 가르치고 흡수하기 더 쉬워지지만, 부정확한 일반화와 개별성에 억압으로 이어진다.

그러나 엄격한 정렬 규칙을 수용하려는 충동은 TT를 위한 필수품의 개념에서만 동기 부여가 되는 것은 아니다. 전통을 깨고 새로운 것을 창조하려는 것이 인간 본성의 또 다른 부분인 것처럼 문서화하고 경직화하는 것 역시 인간 본성의 한 부분이다. 우리는 어느 정도의 일반화 없이는 효과적으로 가르칠 수 없지만, 일반화에서 벗어나고 모든 학생들이 모든 자세에서 고유한 요구 사항에 능숙하게 집중할 수 있을 때까지의 숙련성을 갖추는 것은 힘들다. 하지만 이는 불가능한 꿈이 아니다. 단지 TT 프로그램이 감당할 수 있는 것보다 더 많은 시간이 걸릴 뿐이다. 학생의 지속적인 성장의 책임은 모든 요가 강사에게 있다. 이는 강사가 자신의 잠재력을 최대한 발휘할 수 있는 유일한 방법이다.

스와미 비베카난다Swami Vivekananda는 종교의 영역에서 이러한 문제를 언급하였다. "교회에서 태어나는 것은 좋은 일이다. 홀로 죽음을 맞이하는 것은 슬픈 일이다."

폴 그릴리

2015. 9.

Contents

Volume 2. 하체: 인체 다양성과 긴장/압박의 원인에 따른 결과

사이드 바

중요한 내용

어려운 내용

지도자에게 보내는 메모

VOLUME 1

무엇이 나를 멈추는가?

긴장과 압박의 원인

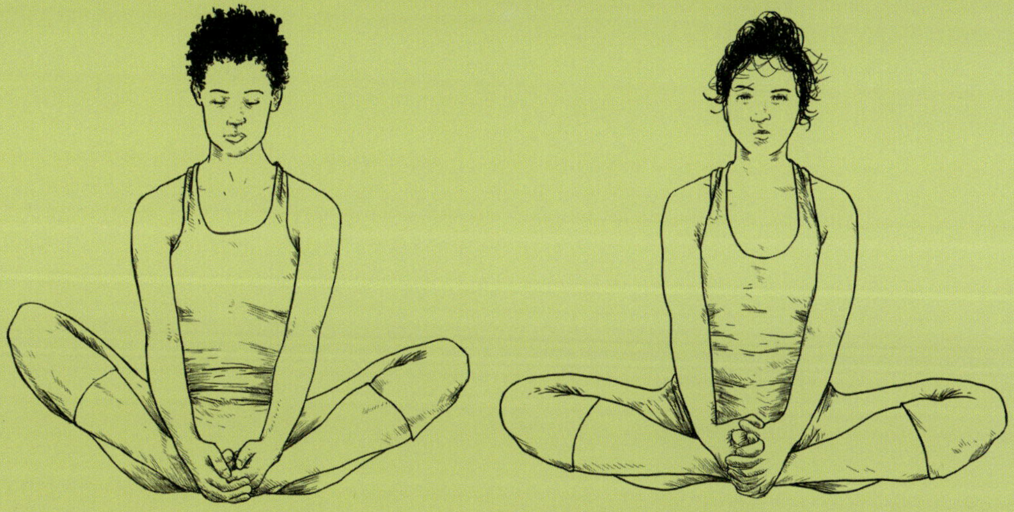

이번 장의 의도

당신은 유일한 존재이다. 이러한 말은 새로운 것이 아니지만, 이 짧은 문장이 내포한 의미들은 막대하다. 당신이라는 존재는 유일하고 따라서 당신에게 효과가 있는 것, 당신의 몸(당신 인체의 생물학적 특성)에 맞는 것은 다른 사람들과는 다를 것이다. 당신의 역사(당신의 생애)도 당신만의 고유한 것이다. 당신 몸의 생물학적 특성과 생애에 담긴 이야기, 즉 당신을 구성하는 재료와 당신을 형성한 힘들을 모두 고려할 때 당신에게 필요한 것과 다른 사람들에게 필요한 것들이 상당히 다르다는 것을 빌견하는 것은 놀라운 일이 아니다. 당신의 안경 도수, 신발 사이즈, 자동차 시트의 위치, 글을 쓰거나 물건을 던질 때 사용하는 손, 미소 지을 때 입술이 움직이는 방식, 척추의 곡선과 아치 등, 이 모든 작고 막대한 범위의 차이들은 당신의 유일함과 고유함을 만드는 것이다.

그렇다면 왜 우리는 모든 이들의 내부가 모두 같을 것이라는 믿음을 기본적으로 가지고 있을까? 왜 우리는 요가 자세들을 만들 수 있는 유일한 방법이 있고, 모든 신체들에 대해 하나의 '올바른' 지침이 있다고 믿는 것일까? 정렬을 위한 규칙들이 보편적으로 작용하고 모든 사람들이 같은 방식으로 몸을 움직여야 한다고 믿는 이유는 무엇일까?

이 책의 첫 번째 의도는 당신의 고유성uniqueness과 이 고유성이 당신의 요가 수련에서 의미하는 바를 이해하는 것이다. 그러나 이를 실현하는 것은 요가를 수련하는 것만으로는 어려운 일이다. 자신의 유일성을 이해하게 되면 삶의 많은 것들이 바뀔 것이다. 어떤 식단이 당신에게 가장 적합한지, 얼마큼의 휴식이 필요한지, 운동은 어떤 종류를 하고 얼마큼 해야 유익한지, 어떤 약과 치료가 도움이 되는지, 이 모든 것들 그리고 그 이상의 것들은 우리가 생각해볼 가치가 있는 것이다. 무언가가 친구 또는 가족(또는 완전히 낯선 사람들)에게 효과가 있다는 사실이 당신에게도 효과가 있다는 것을 의미하지는 않는다. 물론 그럴 수도 있으나 당신은 그 사람들이 아니므로 그렇지 않을 수도 있다. 어떻게 알 수 있겠는가?

이 최우선의 의도를 요가 탐구에 적용해볼 때, 우리는 이 책에서 여러 번 반복될 질문에 빠르게 도달하게 된다. 즉 "무엇이 나를 멈추는가?"이다. 때때로 우리는 이 질문을 간단히 "WSM?What stops me?"로 줄여 사용할 것이다. 당신의 유일함 때문에, 당신을 멈추는 것은 당신의 요가 강사를 멈추게 하는 것과 완전히 다를 수 있다. 만약 당신이 요가 강사라면 당신의 학생들의 몸을 막는 것은 당신을 막는 것과 매우 다를 수 있다.

이 책의 두 번째 의도, 특히 볼륨 1에서의 의도는 WSM?에 대한 답을 찾는 것이다. 현대의 하타Hatha 요가에서는 신체의 근육에서 육체적인 측면의 답을 찾는다. 언제나 그 답은 짧고, 타이트하고, 제한된 근육 때문이라는 설명을 한다. 어떤 근육이 문제의 범인인지, 그리고 요가 자세를 더 깊게 하고 더 개선시키기 위해 이러한 근육들을 어떻게 다루어야 하는지를 보여주기 위해 그림들과 컴퓨터 그래픽을 사용하였다. 심리학자인 아브라함 매슬로Abraham Maslow는 당신이 가진 것이 망치뿐이라면 세상의 모든 것은 못처럼 보이기 시작할 것이라고 말하였다. 요가 이론이 근육만을 중심으로 전개된다면 모든 문제들의 해결책은 근육을 다루는 것으로 귀결될 것이다. 그러나 볼륨 1을 살펴보면서 WSM?에 대한 답은 상당히 넓어지게 될 것이다. 우리는 신체적 제약에 대한 두 가지 주요 원인인 신장tension과 압박compression을 발견할 것이다. 또한 이 원인들이 복잡한 범주에 속한다는 것도 알게 될 것이다.

많은 책들의 다양한 요가 자세에서 근육들의 역할을 잘 설명하고 있다. 그러한 책의 내용들을 그대로 가져오는 것이 이 책의 의도가 아니므로 우리는 어떤 근육들이 어떻게 팔다리를 움직이는지, 그리고 어떤 근육이 움직임들에 저항하는지 설명하는 데 많은 시간을 들이지 않을 것이다. 따라서 우리는 이러한 점들을 일반적이고 개괄적인 관점에서 다룰 것이다. 근육들에 대해 더 많이 배우고 싶은 독자에게는 추천할 만한 자료 중 하나는 레슬리 카미노프Leslie Kaminoff의 요가 아나토미Yoga Anatomy이다. 우리는 근막의 전반적인 효과pervasive effect들과 인장성 저항tensile resistance에 대한 기여에 대해서도 많은 시간을 배정하지 않을 것이다. 그렇다고 해서 근막이 중요하지 않다는 의미가 아니다. 근막은 매우 중요하다. 근막의 제한은 짧고 타이트한 근육보다 우리의 움직임 범위 제한에 훨씬 더 많이 영향을 미칠 수 있다. 이에 관련한 주제는 우리의 책을 넘어서므로 전문적인 책이 필요하다. 다행히 토마스 마이어스Thomas Myers의 『근막경선 해부학Anatomy Trains』과 같은 훌륭한 책이 있으니 이를 참고하라. 해부학에 대해 더 심도 있게 공부하고 싶은 학생들은 『Thieme Atlas of Anatomy』(한국명 인체해부학)와 같은 훌륭한 대학 수준의 해부학 교과서를 선택하는 것이 좋을 것이다.

이 책은 방대한 범위의 인체 변이 내에서 당신의 고유성을 인식하고, 긴장과 압박의 원리들을 설명하여 "무엇이 나를 멈추게 하는가?"라는 질문을 제기하고 답을 찾게 하는 것을 목표로 한다. 그리고 이 모든 것이 당신의 요가 수련에서 어떤 의미를 지니는지 깨닫도록 도와, 당신의 몸을 이해하여 → 당신만의 요가!Your Body → Your Yoga!를 수련하게 하는 것이 목표이다. 이 책은 당신을 위해, 당신에 대해, 그리고 스스로를 더 잘 알 수 있도록 돕기 위해 쓰여졌다. 나는 당신이 이러한 과정을 즐기고 이 과정으로부터 혜택을 받기를 바란다.

추신: 과학은 끊임없이 변화하고 있으며, 이는 축복이면서 동시에 저주이다. 오늘날 우리가 진실이라고 믿는 과학적 모델들과 이론들이 몇 년 후에는 그다지 사실이 아닐 수도 있다. 생각을 열고, 겸손하고, 계속 배우길 바란다. 이 책에서 소개하는 이론들과 사실들은 바뀔 수 있지만, 당신의 의도 즉, 당신만의 요가를 찾는 것은 바뀌지 않을 것이다. 이를 위해 어느 이론이나 신념을 넘어 당신의 경험을 믿도록 하라.

Chapter 1
당신은 고유하다 — 그러므로 당신의 요가도 고유하다

당신은 유일한 존재이다! 이 문장은 놀라운 뜻을 가지고 있다. 온 우주를 통틀어 당신과 같은 사람은 없다. 당신은 '평균'이 아니며 '표준'이 아니다. 실제로 평균적인, 표준적인, 또는 일반적인 존재는 없다. 당신은 다른 사람들과 몇 가지 유사한 특성들을 공유할 수는 있다. 당신은 수백만 명의 다른 사람들과 같은 미디움 사이즈의 셔츠를 입을 수 있다. 당신은 형제와 신발 사이즈가 같을 수도 있다. 널리 알려져 있다시피, 우리의 몸은 동일한 모양의 양성자, 중성자 및 전자들로 구성된다. 그러나 전체로서의 당신이 누구인지를 살펴볼 때, 이러한 작은 요소들이 함께 모여 '당신'을 형성하는 방식을 보면 당신은 완전히 그리고 명백하게 독특한 존재이다.

이것이 의미하는 바를 고려하라. 만약 당신이 완전히 고유하다면 건강과 온전함을 가지기 위해 필요한 것은 다른 사람들이 필요로 하는 것과는 매우 다를 것이다. 과학자이자 저술가, 그리고 비타민 B5의 발견자인 로저 윌리엄스Roger Williams는 모든 인간들이 얼마나 서로 크게 다른지 표현하기 위해 '생화학적 개별성biochemical individuality'이라는 용어를 사용하였다.[1] 무엇이 우리의 건강을 유지하고 아프고 질병을 겪게 하는 원인인지를 볼 때 모든 차이를 만드는 것이 바로 이러한 변이이다. 인간 변이의 본질은 의학계와 피트니스 세계(요가 산업 포함한)에서 크게 무시되어왔는데, 이러한 오류는 윌리엄스와 다른 사람들이 수정하려고 노력한 것이다. 18세기 의사인 패리Parry는 "어떤 종류의 질병이 환자에게 생기는지보다 어떤 환자들에게서 질병이 발생하는지를 하는 것이 더 중요하다"라고 말했다.[2] 이를 요가에 대입하면 다음과 같이 말할 수 있다. "어떤 종류의 자세를 학생이 할 수 있는지보다, 어떤 학생이 요가 자세를 할 수 있는지 아는 것이 더 중요하다." 허리 장애에 관한 연구자인 스튜어트 맥길Stuart McGill은 엘리트 운동선수를 훈련시키는 방법에 대해 조언하면서 "각각의 사람은 신체 분절의 길이, 근육 길이, 근육 대 힘줄 길이의 비율, 신경전도 속도, 조직의 내성 … 등이 다르다. 판에 박힌 '이상적인' 기술을 강요하면 선수가 자

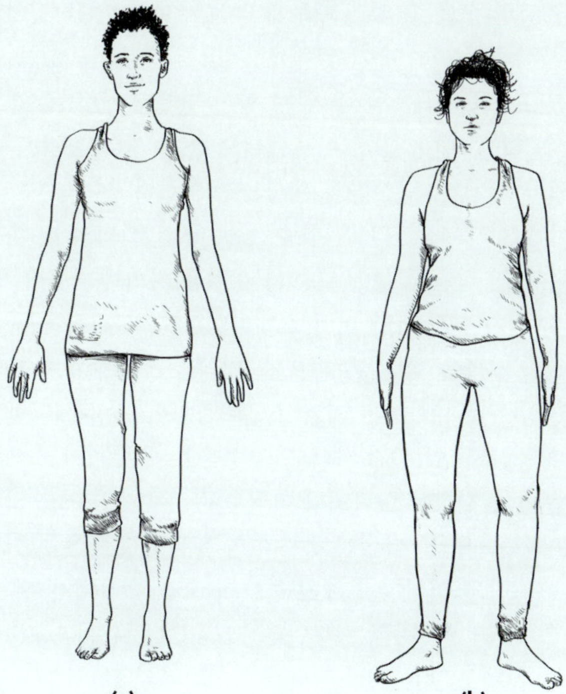

(a) (b)

그림 1.1 오른쪽 (b)의 여성은 뚜렷하게 내반된 다리를 가지고 있어 내반슬이 있고 고관절이 상당히 외회전되어 발끝이 바깥으로 향하고 있다. 왼쪽 (a)의 여성의 경우 고관절이 살짝 내회전되어 있고 그녀의 다리는 조금 더 바르게 되어 있다.

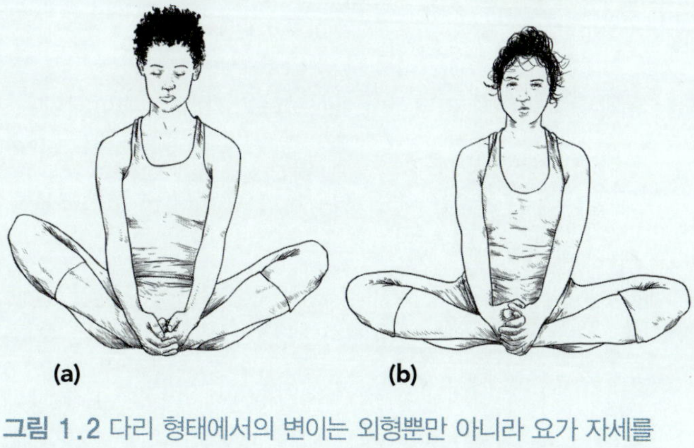

(a) (b)

그림 1.2 다리 형태에서의 변이는 외형뿐만 아니라 요가 자세를 취하는 능력에도 영향을 미친다. 학생 (b)는 학생 (a)보다 나비자세(밧다코나사나)에서 무릎을 바닥으로 내리는 것이 더 쉬울 것이다.

신이 가진 잠재력을 최대한 발휘하는 것이 막히는 경우가 종종 있다."[3] 그림 1.1과 1.2는 우리의 고유성이 요가 자세에 어떻게 영향을 미치는지에 대한 설명을 한다.

어느 누구도 당신과 같은 치아 패턴을 가지고 있지 않은 것처럼, 당신의 척추 또는 고관절과 같은 뼈 구조를 가진 사람은 없다. 그렇다면 다른 누군가가 할 수 있는 것을 당신도 할 수 있어야 한다고 생각해야 하는가? 반대로, 다른 사람이 할 수 없기 때문에 당신도 할 수 없을 것이라고 생각해야 할 이유가 있을까? 지금 당장 할 수 있는 것이 있고, 언젠가는 할 수 있는 일이 있으며, 앞으로 결코 할 수 없는 일이 있다. 이러한 점들은 당신의 능력을 비판해야 하거나, 당신만의 개성을 반영한다고 하거나, 고쳐야 할 결점이 있다고 할 수 있는 근거가 되지 못한다. 이는 그저 단순히 당신 존재의 현실을 나타내는 것일 뿐이다. 키가 150cm인 피겨 스케이팅 선수가 미식축구 선수에게 태클을 할 일은 없으며, 미식축구 선수에게 태클을 할 수 있다고 해서 피겨 스케이팅에서 올림픽 금메달을 획득할 수 있는 건 아니다. 그렇다고 해서 피겨 스케이팅 선수가 결함이 있다거나 미식축구 선수가 노력을 하지 않는다는 의미는 아니다. 눈송이의 독특한 모양은 그야말로 아름다운 것이지만 결코 별들이 모인 은하계가 될 수는 없다. 왜 될 수 없는 무언가가 되려고 하는가? 눈송이는 가장 아름다운 눈송이가 되는 것이 더 낫다. 우리는 우리의 고유성과 타고난 한계들을 이해할 필요가 있다.

우리가 측정할 수 있는 요소들을 생각해보라. 키, 체중, 나이, 학력, 소득 수준, 가족 규모, 자라온 도시, 혈압, 심박수, 척추에 대한 팔의 상대적인 길이, 발이 바깥으로 회전한 정도, 다리의 굴곡 정도… 목록은 얼마든지 더 할 수 있다. 당신은 이러한 요소들 중 그 어느 하나에라도 '평균 범위'에 속할 수 있다. 실제로, 당신은 평균 키와 평균 체중에 속할 수 있지만 여기에 혈액 검사, 성격, 식단, 생활 방식, 직업, 체형, 생년월일[4] 등을 추가하면 당신은 평균적인 사람에서 점점 멀어질 것이다. 어느 누구도 평균적인 사람일 수 없다(6쪽의 '어려운 내용: 평균과 표준'을 보라). 이는 '평균적인 사람'(실제로는 존재하지 않은)에게 효과가 있다고 하는 것은 무엇이든 당신에게 효과가 없음을 의미한다.

로저 윌리엄스의 말을 다시 인용하자면, "사실상 모든 인간은 어떤 면에선 일탈자이다."[5] 정상도 없고 비정상도 없다. 당신이 가진 모든 고유성은 오직 당신만이 온전히 가지고 있는 것이고, 이 고유성이 모든 생명체 중에서 당신이 할 수 있는 것과 올바르게 해야만 하는 것을 결정할 것이다.

어려운 내용: 평균과 표준

"통계를 들먹인다고 그것이 확실하다고 말하는 게 아니다."

평균Average or Mean은 측정 범위의 모든 값을 더하고 샘플 수로 나눈 값이다.

중앙값Median은 측정 범위의 중간 값으로, 측정치의 절반은 중앙값 위에 있고 절반은 그 아래에 있다.

최빈값Mode은 가장 빈번히 발생하는 값이다.

어느 소년의 생일 파티를 준비해달라는 의뢰를 받았다고 상상해보라. 당신은 현명한 판단을 위해 "파티에 참석하는 사람들의 평균 나이가 어떻게 되나요?"라고 묻는다. "파티 참석자들의 평균 연령은 18세 정도예요"라는 답을 받았다. 자, 그럼 이제 파티 준비에 대한 계획이 세워졌다. 당신은 18세 소년들이 좋아하고 도전 욕구를 불러일으킬 만한 환상적인 게임들과 시끄러운 록 음악과 섹시한 여성들이 나오는 뮤직비디오를 발견하고 다 준비가 되었다고 생각한다. 그리고 파티 장소에 오니 그곳에서는 30세 엄마 10명과 6세 소년 10명이 있었다. 평균 연령 18세! 우리는 이 파티에 참석한 사람들의 나이를 더하고 인원수로 나누어 평균 연령을 결정한다. 단순 평균은 18세이다(그러나 이 쌍봉분포 bi-model distribution에서 최빈값은 6과 30이다). 결국, 평균이라는 함정에 빠져 안타깝게도 파티에 참석한 그 누구도 당신이 준비한 이벤트를 즐길 수 없었다. 파티 참석자 그 누구도 평균 나이에 속하지 않았기 때문이다. 평균만 고려하는 것은 위험한 일이다.

과학자와 의학 연구자들은 인간의 변이를 측정하기 위해 표준norm이라는 개념을 사용한다. 이들은 표준에 속한 사람들을 정상 범위로 간주하고 인구의 95%를 여기에 배정한다. 표준에 벗어난 사람들(나머지 5%)은 이러한 정의에 따라 비정상으로 간주된다. 이는 20명의 수강생이 참가하는 요가 수업에서, 평균적으로 한 수강생은 어떤 면에선 비정상이라는 의미이다. 하지만 이건 그리 간단한 문제가 아니다.

인간의 변이는 종 곡선(그림 1.3 참조)이라고 하는 것으로 매핑할 수 있다. 어떤 주어진 특성에 대한 사람들의 분포는 이 곡선 아래 어딘가에 배치될 것이다. 곡선의 중간으로 갈수록 더 많은 사람들이 배치된다. 68%의 사람들이 1 표준편차(시그마, σ로 표시됨)라는 범위에 속하고 95%는 2σ 내에 있다. 2σ 밖에 있는 사람은 비정상으로 간주된다(이는 그들이 나쁘다는 것이 아니라, 정상에서 매우 멀어져 있다는 것을 의미한다). 수학자들의 정의에서는 2σ 범위 내에 있는 경우 표준이라고 부른다.

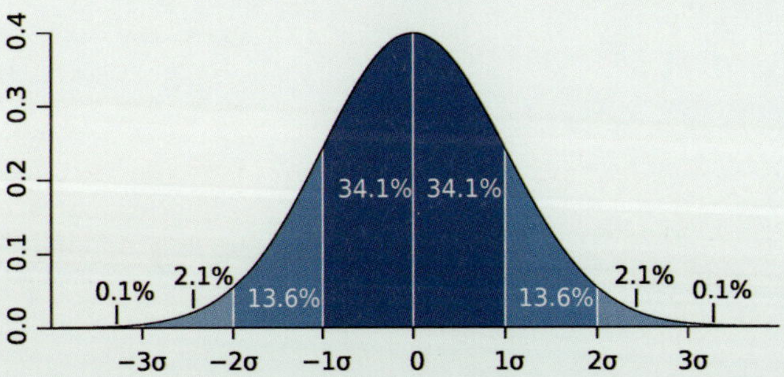

그림 1.3 이 종 모양의 곡선은 정규 분포를 그래프로 나타낸 것이다. 여기에서 사람들은 곡선 아래에 분포하고 많은 사람들이 표준에 가깝고 표준에서 멀어지는 사람은 적은 것을 의미한다.

당신의 키가 표준 안에 있을 수 있고, 몸무게가 표준 안에 있을 수도 있다. 하지만 키와 몸무게 모두가 표준 안에 있는가? 두 가지 요인을 동시에 고려할 때 우리는 다중 정규 분포를 사용한다. 예를 들어 성별과 신장이라는 요소들을 생각해보자. 어떤 사람의 정상적인 키는 얼마일까? 이것은 다른 요인이 어떠한지에 따라 달라진다(그림 1.4 참조). 여성에게서 정상적인 기준이 남성에게서도 반드시 정상적인 기준이 되지는 않는다. 우리는 또한 인간 변이의 범위가 일정하지도 않다는 것을 알 수 있다. 여성보다 남성의 키에 대한 범위는 더 넓다.[6]

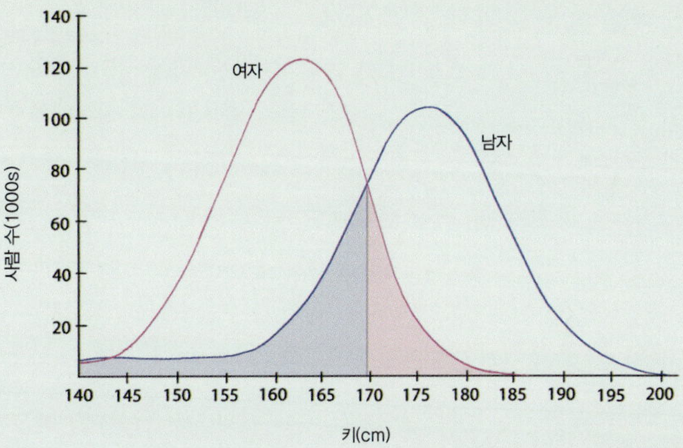

그림 1.4 키와 성별의 분포를 보여주는 다중 정규 분포.

나이, 체중, 혈압 및 공복 혈당과 같은 다른 요소를 추가하기 시작하면 표준에 속하는 사람들은 점점 더 적어진다. 이제 우리의 유전적 구성과 같은 더 많은 요인들을 고려해보자. 완전히 같은 DNA를 가진 두 사람은 존재하지 않는다. 심지어 일란성 쌍둥이도 말이다![7] 완전히 똑같은 두 사람이 없다면 우리는 어떻게 정상 또는 평균에 대해 이야기할 수 있을까? 모든 사람을 똑같다고 생각하고 대하는 것은 모든 사람들을 잘못 대할 위험이 크다. 모든 요가 수강생들을 똑같이 대하는 것은 어떤 수강생들에게는 해를 끼치게 하는 것이며, 다른 학생들에게는 적절한 지도를 하지 못할 위험성이 있는 것이다.

중요한 내용: 연구는 신중히 살펴보라

대중적으로 쉽게 받아들여지는 것: 연구들에 따르면, 사람들은 당신이 "연구들을 통해 그러한 결과가 나왔다"라고 운을 띄우면서 말하면 그 말에 신뢰감을 느낀다고 한다. 한 사실fact은 정보의 일부분 또는 경험이나 관찰을 통해 검증할 수 있는 진실로 정의된다.[8] 우리는 과학자들이 어떤 사실에 대해 알려줄 때 당연히 그것을 믿는 경향이 있다. 우리가 직접 그 과학자들이 수행한 연구를 검증하지 않아도 믿는다. 그러나 대중 언론에서 인용되는 모든 연구들을 믿어서는 안 된다. 종종 언론에 나오는 연구들을 기존과 다른 완전히 새로운 것들을 주로 이야기하며 이 때문에 뉴스로서는 가치가 있는 것이지만, 아직 활발한 검토와 검증을 거치지 않은 것들이 많다. 시간이 지남에 따라 그 새로운 연구들이 추가적인 검증을 겪어냈는지 알 수 있을 것이다.

예를 들어 그림 1.5에는 우리가 먹고 있는 음식들에 대해 암 발생 위험성이 있다고 하는 연구들과 암 예방에 도움을 준다는 연구들의 수를 표시하고 있다.[9] 어떻게 이런 일이 벌어지는 것일까? 이는 연구의 설계, 연구에 참여한 특정 사람들, 연구 및 연구자의 질 및 기타 여러 요인에 따라 다르다. 하나의 단독 연구만으로는 인과 관계에 대한 전반적인 주장을 하기에 충분하지 않다. 또한 모든 연구가 질과 연구가 다루는 범위가 동등하지는 않으며 모든 참가자가 동일한 유전적 배경과 생활양식을 가지고 있는 것이 아니다. 오직 반복(검증)과 시간만이 진정한 상황을 밝혀낼 것이며, 진실은 어떤 주어진 음식이 모든 사람들의 신체에 미치는 영향을 일반화할 수 없다는 것이다. 생물학은 우리가 기대하는 만큼 정확하지 않다. 연구 결과들에서 소금이 암 발생 위험을 증가시킨다고 하더라도 당신이 읽는 모든 것들에는 (요리에 소금을 가감하듯이) 적절히 가감하여 받아들이도록 하자.

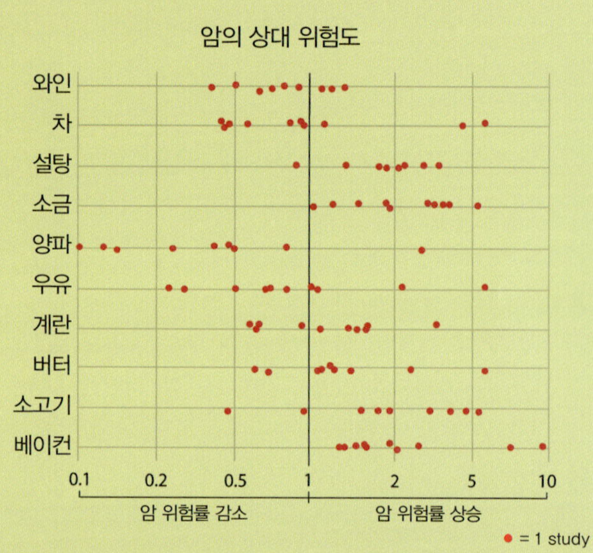

그림 1.5 단일 연구들은 잘못된 현실 인식을 만들 수 있다.[10] 인과 관계를 이해하려면 다양한 모집단으로 반복되는 여러 연구들이 필요하다.

인간 변이의 범위

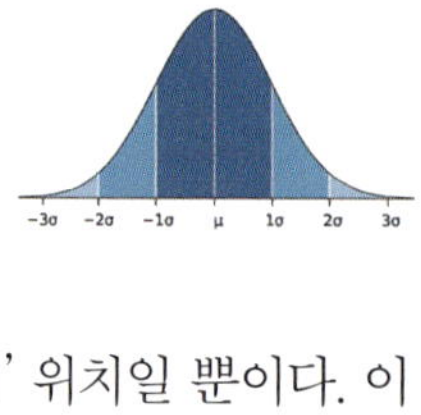

당신의 맹장은 어디에 있는가? 해부학 공부를 해본 사람 대부분은 아마 복부의 오른쪽 아래를 가리킬 것이다. 그러나 그림 1.6을 보면 알 수 있듯이, 오른쪽 아래라는 것은 '평균적인' 위치일 뿐이다. 이는 표준적인 맹장의 위치인데 당신은 '표준적인' 인간인가? 복부 왼쪽에 갑작스러운 통증이 발생했다고 상상해보라. 당신의 친구들을 당신을 병원으로 데려갔고, 새로 들어온 인턴이 당신을 돕기 위해 왔다. 그 인턴의 첫 생각은 맹장염이 아닐까 했지만 통증을 호소하는 부위가 맹장 근처도 아니고 최소한 맹장도 그 부위에 있지도 않다고 깨달았다. 그는 당신의 생명을 구하는 데 필요한 수술을 지시하지 못했고 대신 진통제를 처방한 채 집으로 귀가시켰다. 그는 옳지 않은 판단을 한 것이다![11]

이제 모든 사람들이 결국에는 로투스 자세Lotus Pose(파드마사나Padmasana)를 할 수 있다고 믿는 요가 강사의 수업에 참석한다고 상상해보라. 오늘은 안 될지 몰라도 근면함과 연습 및 단단하게 지도하는 손, 그리고 멋진 룰

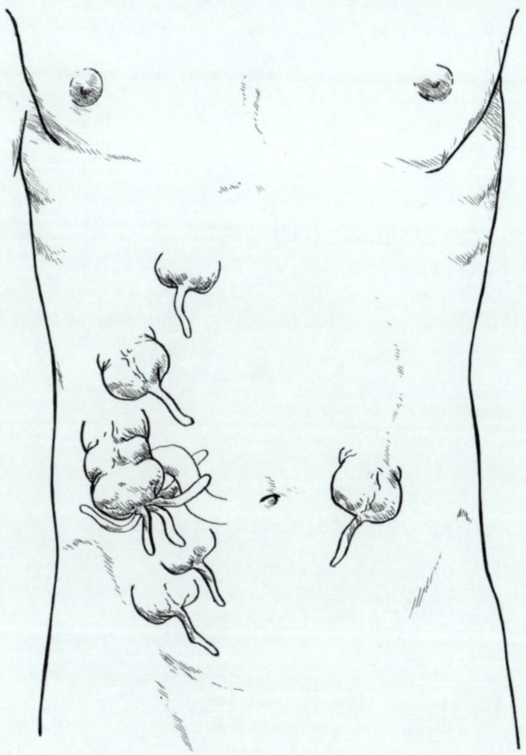

그림 1.6 당신의 맹장은 어디에 있는가? 이 그림에서는 몇몇 다양한 맹장의 위치들을 보여준다.[12]

루레몬 바지와 최고의 히말라야 인센스와 함께 이 선생님은 다리를 꼬고 앉는 이 어려운 자세를 취할 수 있는 방법을 보여줄 수도 있다. 이 사람은 자신의 프로그램에 충분히 오래 참가했던 모든 수강생들이 이 자세를 취할 수 있었다고 말한다. 만약 당신이 결코 다리를 꼬고 편안하게 앉을 수 없다면 어떨까? 당신은 도전 욕구가 생길 것이다. 당신은 노력한다. 무릎이 약간 비틀어진 느낌이 들 때까지 무시하고, 어느 날 그 통증은 심지어 수업이 끝난 후에도 불타는 느낌까지 들게 된다. 당신의 내측 반월판이 찢기고 로투스 자세는 요가를 처음 시작할 때와 별반 다른 점이 없다. 그 요가 강사는 당신만의 고유성에 대한 현실을 무시하고 있다. 당신은, 골반과 대퇴골의 모양으로 인해 로투스 자세를 할 수 없으며 그 자세에 도달하려고 하면 무릎이 손상되는 사람이었던 것이다.

요가는 스스로 선택하는 수련이다. 특정한 자세를 취하기에 적합한 뼈 형태를 가진 사람들은 계속해서 결과가 나오고 발전한다. 그들은 최대 가동범위를 달성하지 못하게 막는 모든 인장성 저항tensile resistance을 늘려 자신들이 원하는 관절 위치positions들에 도달한다. 그러나 뼈가 그렇게 최적의 형태가 아니고, 긴장tension으로 멈추지 못하고 오히려 압박compression이 일어나 뼈들끼리 부딪히게 되면 결코 원하는 자세를 취할 수 없다. 그들은 좌절감으로 노력을 그만하게 되고, 어떤 깊은 개인적 결함이 자신의 발전을 방해하고 있다고 확신하게 되는데, 이는 일부 강사들이 비밀리에 공유한 망상이다.

인간 변이의 예들

과학자들은 일반화시키는 것을 좋아하고 또 그럴 필요를 느낀다. 이들은 그래프상에 무수한 점들을 찍어 선을 그으며 이 선이 현실을 나타낸다고 말하지만, 현실은 그렇지 않다. 이는 일반화시킨 것이다. 이러한 일반화들은 유용한 측면이 있지만, 전체 스토리에서 놓치는 부분들이 발생한다. 사람의 허벅지 뼈(대퇴골)의 대퇴-경간각neck-shaft angle이 126° 라고 하는 통계치를 생각해보라.[13] 그림 1.7은 두 개의 대퇴골을 보여주는데, 둘 모두 평균 각도와는 다르다. 실제로, 어떤 연구에서는 평균 대퇴-경간각은 문화에 따라 상당히 다르다는 사실을 밝혔다. 유럽권 문화를 따르는 북미인들의 평균 대퇴-경간각은 134° 에 가깝다.[14]

이러한 내용이 우리 요가 수련에 있어 어떤 의미를 가질까? 맹장 위치에 대한 변이를 잘 알지 못한 의사와는 다르게, 요가 강사가 인간의 변이를 잘 알지 못한다 할지라도 당신의 생명을 위험하게 하지는 않을 것이다. 하지만 그럼에도 불구하고 요가 선생님으로서 이러한 사항에 대한 무지는 다른 문제를 일으킬 수 있다. 대퇴골경의 각도(그리고 골반의 모양)는 다리 외전(다리를 벌리는 동작)이 움직일 수 있는 궁극적인 범위를 나타낸다. 예를 들어

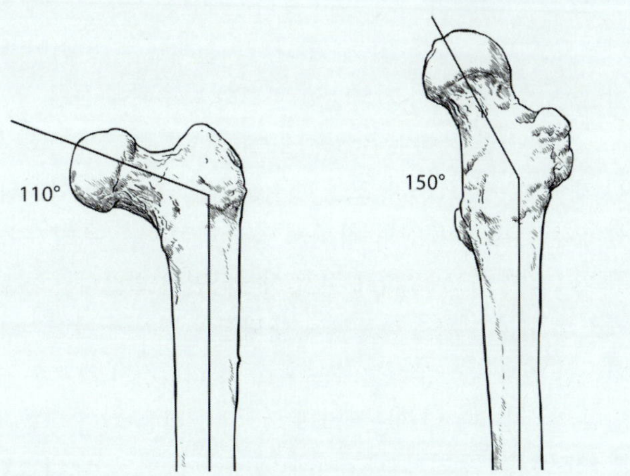

그림 1.7 대퇴-경간각은 상당히 다양한 범위를 보인다.

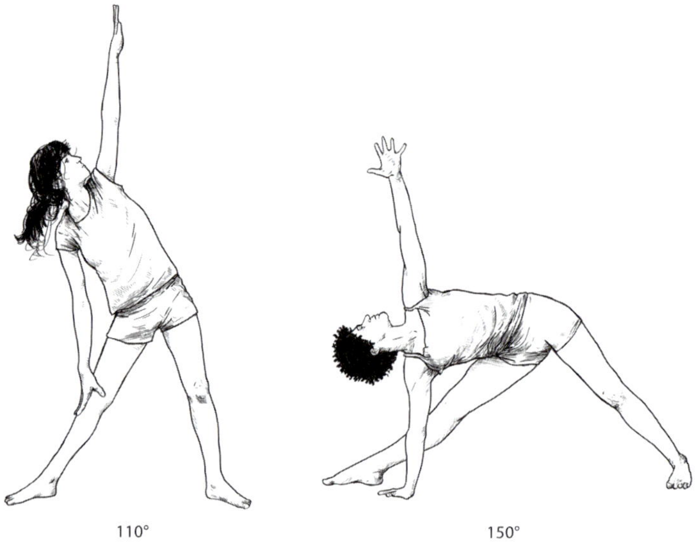

그림 1.8 트라이앵글 자세에서 다리를 벌릴 수 있는 능력의 일부는 대퇴골경의 각도에 의해 결정된다. 왼쪽 학생의 대퇴경간 각도는 110°에 불과한 반면, 오른쪽의 학생은 150°의 각도를 가지고 있다.

트라이앵글 자세(트리코나사나Trikonasana)는 두 다리를 벌릴 수 있는 능력이 필요하지만 외전에 대한 인장성 저항을 해결하고 난 다음에는 결국 대퇴골경의 각도에 의해 사용 가능한 움직임 범위가 결정된다. 그림 1.7에서 보이는 대퇴골을 가진 두 학생은 그들의 노력이나 동기 부여와는 상관없이 그들의 뼈 모양 때문에 다른 트라이앵글 자세(그림 1.8)를 취하게 되는 것이다.

의학 연구자들은 대퇴경간 각도가 120° 이하인 사람을 내반고coxa vara라고 부르고 135° 이상인 사람은 외반고coxa valga라고 부른다. 내반고나 외반고를 가진 사람은 이상자(異常者)로 간주되며, '정상' 범주에 있지 않다고 여겨진다. 그러나 대퇴경간 각도에 대한 광범위한 연구를 보면 많은 사람들이 정상 범주보다 크거나 작은 각도들을 가지고 있다는 것을 알 수 있다. 즉 실제로 '일반적인 사람들은 약 110°에서 거의 150°까지의 범주에 속한다.'[15]

궁극적인 움직임 각도는 유전적인 부분에서 정해지긴 하지만, 이 요소가 모든 것을 설명하는 것은 아니다. 유아기일 때, 대퇴경의 각도는 약 150°이다.[16] 우리가 성장하고 일어서고, 그리고 걷기 시작하면서 발생하는 스트레스 부하는 고관절의 소켓과 대퇴골의 경부에 가해진다. 이러한 스트레스 부하는 수년에 걸쳐 대퇴경의 각도를 줄인다. 이 시기에 더 활동적일수록, 이와 같은 뼈의 변형은 더 커진다.[17] 우리가 사춘기에 접어들게 되면, 대퇴경과 대퇴간의 각도는 성인 시기 내내 사실상 거의 변하지 않

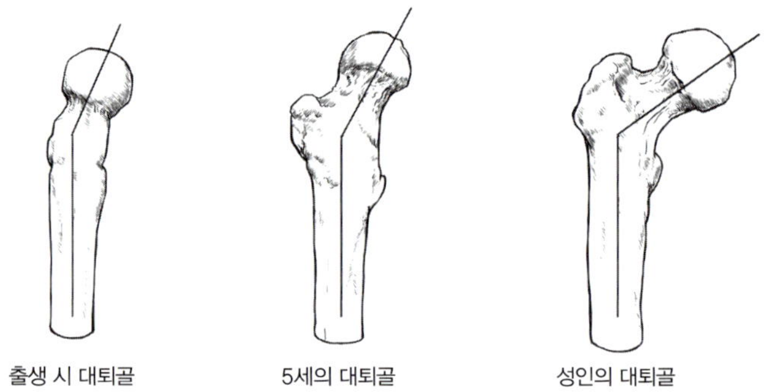

그림 1.9 성장에 따른 대퇴골 경부 각도의 변화[18]

는 값에 도달하게 된다(그림 1.9 참조). 하지만 최종적으로 도달하게 되는 각도는 어떻게 될 것인가? 이는 여러 요인에 따라 달라지며, 11쪽 '어려운 내용: 대퇴골경부-대퇴골 간부의 각도 변이'에서 설명할 것이다.

인간 변이의 다양한 방식들

개개인의 요가 수련에서 해부학적 변이 결과를 깊이 있게 연구해온 요가 강사인 폴 그릴리는 학생들에게 다음과 같은 사명을 암송하게 함으로써 고유성을 강조한다.

> 나는 유일한 존재이다.
> 나에게도 무언가 문제가 있다.
> 나는 어떤 면에서는 부족한 부분이 있다.
> 샨티, 샨티, 옴…

우리 모두는 스스로 특정한 자세를 취할 수 없는 것은 나만이 그런 것이라고 생각한다. 그리고 특정 자세를 할 수 없을 때, 우리는 정말로 스스로에게 '뭔가 잘못된 것'이 있다고 믿는다. 인간 변이의 현실과 당신의 고유성을 이해하는 것은 이러한 망상을 씻어내는 데 도움이 된다. 특정한 자세를 취할 수 없는 사람은 당신만이 아니다! 당신은 고유하고 그 고유성이 '모든 사람들'이 할 수 있는 것과 '당신'이 할 수 있는 것 사이의 차이를 만드는 것이다. 요가에는 모든 사람들이 할 수 있는 자세란 없고, 모든 자세를 취할 수 있는 사람도 없다.

저명한 의과학자, 의사이자 교수인 배리 앤슨은 표준적인 모델을 따르길 간절히 원하는 의대생들의 좌절감에 대해 이야기하였다. "학생들에게 있어, 인체 구조에서 전형적인 모습이 있다는 믿음은 영원하고 끈질기다. 학생들은 기준에서 벗어나는 것에 대해 종종 짜증을 내곤 한

다."[19] 요가 학생들과 요가 강사들 역시 같은 욕망을 가지고 있다. 모든 사람들의 몸이 똑같고 우리의 몸이 해부학 교재나 해부학 교실 구석에 걸려있는 플라스틱 골격처럼 보인다면, 이는 확실히 멋진 일일 것이다. 하지만 우리는 그렇지 않고, 그래서도 안 된다.

로저 윌리엄스는 다음과 같이 설명하였다. "변이는 모든 구조들, 뇌, 신경, 근육, 건, 뼈, 혈액, 내부 장기 무게, 내분비선 무게… 등을 포함하다. 이러한 구조들은 종종 사람마다 엄청난 차이를 보이기도 하다."[20] 그는 또한 다음과 같은 지적도 하였다. "인간 해부학자들은 여러 세대들 간의 변이들을 확인하였지만… 교육상의 이유들로 '정상 범주'에 대해 주로 말하고 언제나 존재해온 변이들에 대한 가능한 중요성들에 대해서는 거의 또는 전혀 관심을 보이지 않고 있다."[21]

다시 한 번 말하자면, 우리는 요가의 세계에서도 의학계와 같은 경향을 발견한다. 모든 학생들에게 그들의 고유성에 대해 정성을 다해 설득하는 것은 불편한 과정이며 어떤 요가 자세를 취하기 위해 어떤 근육을 사용해야 한다는 식으로 해부학 서적을 활용해 가르치는 것이 현실적이며 더 쉬운 것으로 여겨지고 있다. 하지만 불행하게도 그렇지 않다. 게다가 대부분의 움직임들에서 아름답고 기분 좋은 형태를 가질 수 없게 하는 것은 긴장이 아니라 압박이다. 우리는 중요한 질문인 "무엇이 나를 멈추게 하는가?"에 대한 답을 찾을 때 이 두 가지 핵심 개념을 살펴볼 것이다.

나는 우리의 뼈, 관절, 근육 등의 모양과 크기에 있어서 큰 범주의 변이를 보여주는 많은 연구들을 인용할 것이다. 여기에서 핵심은 한 특정 연구에서 발견한 것에 집중하는 것이 아니라, 모든 연구들에서 인간 변이의 범위가 존재하며, 그리고 그 범주는 넓고, 종종 상당한 의미를 지니고 있다는 것을 보여주는 것이다. 연구들을 인용하려는 나의 요점은 이러한 연구들 중 어느 하나라도 인체가

어려운 내용: 대퇴골 경부–간부 각도 변이

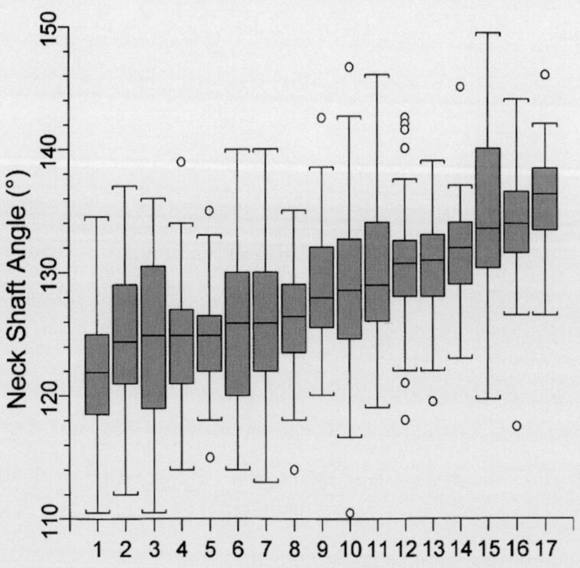

그림 1.10 모집단 유형별 대퇴골 경부 각도의 범위. 아래쪽 축을 따라 있는 숫자는 #1=남아프리카 공화국 사람들에서부터 #17=현대 중국인에 이르기까지 다양한 인구 유형을 나타낸다. 유럽계 미국 북동부 지역의 현대 미국인은 #15에 나타나 있으며, 인구의 50%가 130~140° 사이의 범주를 가진다.[24]

사람들은 자신의 지배적인 활동에 따라 다른 대퇴골 경부-간부 각도를 가지고 있다. 도시에서 생활을 하는 현대 북미인들은 약 134°의 각도를 가지고 있지만,[22] 농부, 수렵 채집가, 그리고 젊은 시절 매우 활동적이었던 사람들은 평균적으로 120°에 가까울 수 있다.[23] 여기서 흥미로운 점은 그 범위이다. 그림 1.10에 표시된 110~150°의 변이 범위를 살펴보라. 이는 매우 중요하다! 상당히 중요하다! 음영 영역들의 범위는 118~140°까지이며, 음영 영역들은 모집단에서 2사분위 범위를 나타내므로 이는 연구 대상자의 50%가 음영 범위 내에 있다는 것이다. 물론 나머지 50%는 음영 범위 밖에 있다. 따라서 이 넓은 범위의 변이가 일반적인 요가 수업에서 마주할 가능성이 매우 높으며, 이는 모든 사람들이 트라이앵글 자세에서 발목까지 손을 뻗을 수 있는 것은 아니라는 것을 의미한다.

나는 볼륨 1 전체에 걸쳐 인간 변이의 예를 제시할 것이다. 이러한 정보들을 제공하는 의도는 우리 모두는 고유성을 가지고 있고 이러한 진실이 결국에는 당신이 하려고 하는 모든 것을 알려주게 될 것이라는 점을 상기시키기 위한 것이다.

어떠한지에 대한 '진실'을 알려준다고 주장하려는 것이 아니라, 우리 신체에는 언제나 변이의 범주가 존재한다는 것을 알리려는 것이다. 특정 통계량이나 측정치 또는 특정값 범위에 초점을 맞추지 마라. 핵심은 범위가 존재한다는 것이다. 인간의 변이성을 우리 요가 수련에 적용하기 위해, '범위'라는 현실을 사용해 당신을 인도할 것이다.

중요한 내용: 누가 비행기를 조종하는가?

불교 경전인 깔라마경Kalama Sutta에서, 깔라마족의 선한 사람들은 부처에게 누구를 믿어야 할지 묻는다. 왜냐하면 깔라마족에는 자신은 진실을 알고 있으며 다른 사람의 가르침은 무시하라고 주장하는 구루, 승려, 스승 들이 넘쳐나 혼란스러웠기 때문이다. 부처는 그들이 스스로 입증할 수 있는 것만을 진실로 받아들이라고 충고한다. 단순히 지식인 같고, 길고 흰 수염을 가지고 있고, 고서의 내용을 가르치고 있고, 화려한 타이틀이나 명문 대학의 수료증을 가지고 있고, 책을 썼다고 해서 그 사람을 믿어서는 안 된다. 진실을 찾을 수 있는 유일한 방법은 원리를 개인적으로 평가하여 그것이 효과가 있는지, 고통을 감소시키는지를 알아보는 것이다. 그렇지 않다면, 그만두라. 부처는 합리주의자이자 경험주의자였다.

유전학 교수이자, 강연자, 그리고 『Biology of Belief』의 저자인 브루스 립톤Bruce Lipton은 다음과 같이 질문한다. "당신의 주치의와 비행기 조종사의 차이점은 무엇인가?" 당신이 대답하기 전에, 그는 비행기 조종사는 절차상 비행기를 출발시키기 전 많은 체크리스트를 확인해야 한다고 알려주었다. 당신의 주치의도 비행기 조종사와 같이 표준적인 질문과 절차 목록을 검토할 것으로 기대하겠지만, 진료 시간에는 10분 정도밖에 할당되기 때문에 실제로 완전한 체크를 할 시간이 없는 것이다. 의사와 비행기 조종사 사이의 진짜 차이점은 무엇일까? 그것은 바로 '비행기 조종사는 당신과 함께 비행기에 있다는 것이다.' 다시 한 번 말하자면, **비행기 조종사는 당신과 함께 비행기를 타고 있다!**

립튼의 발언은 의사들을 깎아내리려는 의도를 가진 것이 아니다. 이는 치과의사, 회계사, 변호사, 그리고 요가 강사들에게도 적용되는 내용이다. 당신은 밝고 학식이 있으며, 선의를 지닌 사람들에게 둘러싸여 있을지도 모르지만, 당신은 자신의 비행기를 조종하는 사람이다. 전문가들이 당신의 자문 집단의 일부가 될 수 있지만 당신의 삶, 건강, 그리고 요가 수련의 최종 책임자는 당신이다.

요가 선생님이 당신에게 말하는 어느 것도 불변의 진리로 받아들이지 말라. 즉 확인의 과정을 거쳐라. 선생님의 충고는 분명 좋은 의도에서 나오는 것이지만, 당신은 당신의 비행기를 조종하고 있다. 당신은 특별하다. 당신의 선생님은 절대 당신만큼 당신을 잘 알지 못할 것이다. 그녀의 조언은 안내 역할을 하는 것이지 신으로부터의 계명은 아니다! 그 조언이 당신에게 작용하지 않을지 어떻게 알 수 있겠는가? 부처의 가르침대로 고려해보고, 시도해보되, 주의를 집중해야 한다. 고통은 종종 무언가 잘못되었다고 알려주는 훌륭한 신호이다. 만약 어떤 조언이 당신에게 맞지 않는다면 다른 옵션을 찾아보라. 이론을 고려하는 것은 좋은 일이지만, 다른 사람의 이론이나 철학과 대치된다고 해서 절대 당신의 경험을 무시하지 말라.

당신은 선생님을 위해 요가 수업에 참가하는 것이 아니다. 즉 선생님이 당신의 이득을 위해 노력하는 사람이다. 만약 그녀가 당신에게 도움이 되지 않는다면, 당신에게 도움이 되는 다른 선생님을 찾아라.

Chapter 2
무엇이 나를 멈추게 하는가?

우리의 고유성을 깨닫는 것과 함께, 우리에게 주어진 도전 과제가 어디에 있는지 이해하는 것도 중요하다. 이러한 내용을 평온을 구하는 기도에서는 다음과 같이 이야기한다.

> 주여, 내가 바꿀 수 없는 것을 평온하게 받아들일 수 있는 은혜를 주시고,
> 내가 바꿀 수 있는 것을 바꿀 수 있는 용기를 주시고,
> 그리고 그 차이를 깨닫게 할 수 있는 지혜를 주하라.[58]

차이를 아는 지혜가 우리 여정의 목표이다. 우리가 무엇을 할 수 있는지 이해하고, 우리가 가용할 수 있는 한계들까지 성장할 수 있는 용기를 가지며, 그리고 우리의 한계점에 마주했을 때 이를 알아차리고 존중하는 것이 우리가 추구하는 지혜이다. 이러한 지혜는 중요한 질문을 낳는데, 이 질문은 어느 시기에서든 삶이 우리에게 시련이나 도전을 줄 때 우리에게 도움을 줄 것이다. 그 질문은 바로 "무엇이 나를 멈추게 하는가?"이다. 우리는 이 질문에 대해 신체적인 관점에서 주로 살펴보겠지만, 당신을 멈추게 하는 것이 무엇인지는 신체적인 요소가 전혀 없을 수도 있다는 점에 주의하라. 그것은 심리적 또는 정서적 요소가 될 수도 있다(이러한 장애 요소들에 대해 더 자세히 알아보려면, 15쪽의 '중요한 내용: 한계점 다스리기'를 읽어보기 바란다).

신체적으로 우리는 다음 두 가지 중 하나가 일어나면 막다른 길에 부딪힌다. 우리의 조직들이 더 이상 늘어나지 않거나, 우리의 몸이 서로 부딪힐 때, 앞의 경우에 대해 우리는 긴장tension이 있다고 한다. 즉 긴장이란 신체의 조직들이 더 이상 길어지지 못하고, 이로 인해 더 큰 움직임이 제한되는 것이다. 이 긴장 상태는 우리의 근육에서 일어날 수 있지만 또한 우리의 근막, 인대, 그리고 관절낭에서도 생길 수 있다. 많은 사람들에게서 보이는 긴장의 가장 흔한 예시는 햄스트링 긴장이다. 만약 햄스트링이 짧고 타이트하다면, 앉은 자세나 다리를 펴고 몸을 앞으로 구부릴 때 다리 뒤쪽에서 긴장을 느낄 수 있을 것이다. 햄스트링의 긴장은 당신의 움직임 범위를 제한한다(그림 1.12a 참조).

움직임을 제한하는 두 번째 이유는 압박compression이다. 이는 신체의 한 부위가 다른 부위와 접촉될 때 발생하며 두 신체 부위가 부딪히게 되는 방향으로는 움직임이 더 이상 진행하지 못하게 된다. 압박의 종류는 여러 가지가 있고 그 원인도 다양하다. 첫 번째는 부드러운 압박soft compression이라고 부른다. 이는 부드러운 부위와 부드러운 부위가 부딪힐 때 생긴다. 이에 대한 좋은 예는 그림 1.12b에서 볼 수 있는 가슴의 살과 다리의 살이 닿는 것이다. 두 번째는 중간 압박medium이라고 부르는 것으로 살과 뼈가 부딪히는 것이다. 이에 대한 예는 런지 자세를 취할 때 골반의 뼈(ASISanterior superior iliac spine, 또는 전상장골극)와 허벅지의 살이 부딪혀 압박되는 것이다. 세 번째 종류는 단단한 압박hard으로, 이는 한 뼈와 다른 뼈가 부딪히는 어떠한 부드러움 요소가 없는 압박이다.

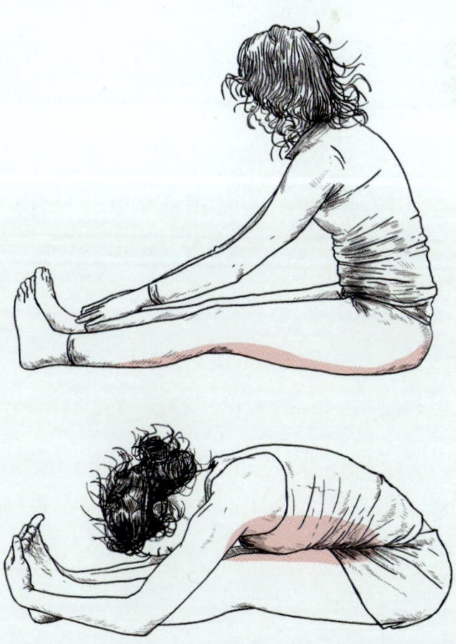

(a)

(b)

그림 1.12 긴장(a)과 압박(b)은 우리의 움직임 범위를 제한한다. 긴장은 그림 (a)에서 햄스트링에 표시된 것처럼 움직임에서 멀어지는 방향에서 느껴진다. 압박은 그림 (b)에서 가슴과 허벅지를 따라 표시되는 것처럼 움직임의 방향에서 느껴진다.

"차이는 결손이 아니다"라고 집단 유전학자인 테오도시우스 도브잔스키 Theodosius Dobzhansky는 말했다.[25] 우리는 다양한 방향에서 차이를 드러내는데, 이러한 차이들은 나쁜 것이라고 할 수 없다. 때로는 이러한 차이들이 결과들을 가져오기도 하고, 때로는 그렇지 않기도 하다. 이러한 차이들은 우리가 이를 무시하거나 거부할 때 문제로 바뀔 수 있다. 차이는 실존하고 정상적인 것이다.

기술적인 관점에서 볼 때, 우리 조직에 작용될 수 있는 몇 가지 종류의 스트레스가 있는데, 각각의 스트레스 형태들은 제한을 만든다. 그러나 우리의 목적에 비추어볼 때 긴장과 압박 두 가지만 집중하여도 충분할 것이다(요가 수련에서 생길 수 있는 다섯 종류의 스트레스들에 대한 완전한 논의는 '부록 A: 스트레스의 형태' 참고).

긴장과 압박이라는 스트레스는 움직임에 대한 가장 약한 인장성 저항에서 최종적으로 가장 강한 저항인 뼈와 뼈 사이의 압박으로 나열되는 스펙트럼을 이룬다. 나는 이를 WSM? 스펙트럼이라고 부른다(그림 1.11 참조). 우리는 우리의 요가 수련을 WSM? 스펙트럼의 가장 왼쪽에서부터 더 이상 움직일 수 없는 가장 오른쪽의 영역으로 이동되는 것을 볼 수 있다. 하지만 많은 사람들에게 있어 이러한 과정은 그렇게 선형적으로만 진행되지 않는다. 우리가 살아온 바는 우리가 이러한 스펙트럼에서 얼마나 빠르게 움직일 수 있는지 결정하긴 하지만, 생물학을 따르는 우리의 몸은 주요 멈춤 지점들에서 재정렬될 수 있다. 예를 들면 당신의 고유한 해부학적 생명작용 때문에 당신은 어떤 특정 자세에서 인장성 저항을 이겨낼 수 없을 수도 있다. 당신이 가진 단단한 막다른 벽이 너무나도 당신에게 가까이 위치하고 있을 수도 있기 때문이다. 즉 당신은 시작하기도 전에 벽에 막혀 멈추게 되는 것이다.

일반적으로 요가 초심자들은 긴장 제한이 그들의 가동범위를 줄이는 것을 발견하게 된다. 시간이 지남에 따라, 그러한 긴장은 줄어들게 된다. 그러나 어느 순간 수련생은 그녀의 제한들이 더 이상 긴장 때문이 아니라는 것을 알게 된다. 그녀는 압박 제한의 지점으로 도달하게 된 것이다. 이에 대한 한 가지 예외 사항은 긴장 제한이 관절낭에서 발생한 것이다. 관절낭인대들은 해당 관절에서의 가동범위를 크게 제한하는 억제적인 긴장을 제공한다. 이러한 긴장은 시간이 지난다고 사라지지 않을 수도 있고 그녀가 얼마나 더 움직일 수 있는지에 대한 궁극적인 한계가 될 수도 있다. 이에 대한 좋은 예는 고관절 신전을 30° 이상 일으키지 않게 하는 고관절의 관절낭인대들이다. 요가 수련에서 우리의 바람은 과가동성을 가진 관절을 만드는 것이 아니다. 그러므로 우리의 관절낭들이 제공하는 긴장 제한들을 받아들이고 이를 더 이상 늘리려고 하지 않아야 한다.

긴장과는 달리 압박으로 인한 제한 지점들은 수련을 한다고 해서 변하지 않을 것이다. 압박이 발생하게 되면 (해당 자세에 대한 압박이 일어나는 움직임 방향에서) 움직임 범위는 근본적인 한계에 도달하게 된다. 이 점을 인정하는 것이 중요하다. 압박 지점에 도달하게 되면 더 이상 진행할 수 없게 되지만 때로는 둘러가서 움직일 수 있다. 그림 1.12b에서 깊게 앉아 몸을 앞으로 접는 요가 수련자의 예를 보면, 그녀는 상체가 하체에 부딪히기에 더 나아갈 수 없다. 그녀는 압박 지점에 닿게 된 것이다. 그러나 그림 1.13a와 같이 양 다리를 벌리면 이러한 압박을 피해

(a)

(b)

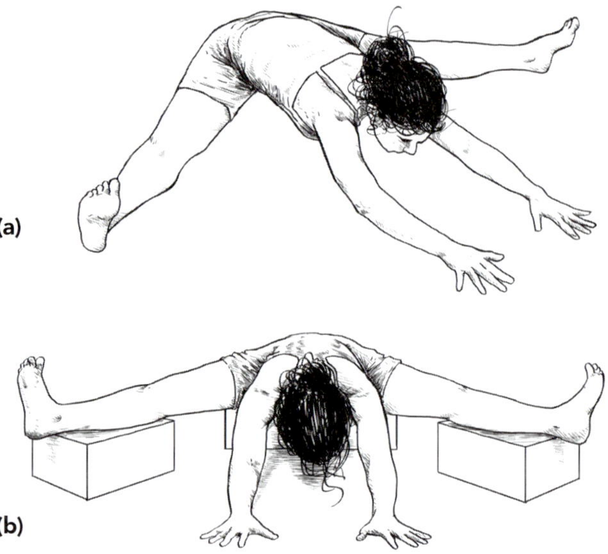

그림 1.13 좌전굴 자세에서 발생한 압박 지점은 일시적으로는 돌아갈 수 있지만 결국 압박 지점은 우리가 지나갈 수 없는 궁극적인 막다른 벽이다.

인장성 저항				압박		
표면 긴장	근막경선	근육 & 건	인대 & 관절낭	부드러운 압박: 살과 살	중간 압박: 뼈와 살	단단한 압박: 뼈와 뼈

그림 1.11 WSM? 스펙트럼

둘러갈 수 있고 여정은 계속되어, 다음에 마주치는 압박 지점(이 경우에는 바닥이다!)에 이를 때까지 긴장 스트레스를 제거하는 작업을 이어나갈 수 있다. 가슴이 바닥에 닿아 더 깊게 내려갈 수 없을 것이다. 우리는 그녀 아래 구덩이를 파거나 플랫폼을 만들어 더 깊게 내려갈 수 있게도 할 수 있다. 그녀의 엉덩이 아래와 종아리 아래에 블록을 깔고 그녀를 더 높은 위치로 올릴 수 있다(그림 1.13b 참조). 이제 그녀는 여정을 계속할 수 있었다. 마침내 어느 순간, 몸의 어떤 부분이 그녀의 몸의 다른 부분에 부딪힐 때까지, 그리고 이것이 마지막 압박 지점이 될 것이다. 궁극적으로, 당신이 할 수 있는 한 많이 당신의 조직들을 늘린 후에 특정 자세에 대한 당신의 여정의 끝에 도달할 것이다. 지금 당장 더 많이 움직이려고 하는 것은 위험을 초래할 수 있고, 부상은 종종 압박 지점을 이겨내려고 자신을 밀어붙이는 학생들에게서 발생한다(중요한 내용: 요가로 생길 수 있는 부상들. 18쪽 참조).

긴장과 압박이라는 이 두 가지 개념은 신체에 대한 우리의 탐구 여정에서 여러 번 다시 등장할 것이고 우리에게 어떤 움직임이 가용한 것인지 알려줄 것이다. 이 개념들은 단순하지만, 표현되는 현상은 다양하다.

중요한 내용: 한계점 다스리기 Playing your edge

당신이 한계점을 두려워해야 하는 데는 타당한 이유가 있다. 바로 위험이 도사리고 있기 때문이다. 하지만 두려움은 발전을 추구할 때에도 문제가 된다. 만약 공포심이 한계점에 도전하는 것을 막는다면, 같은 공포심이 학습을 하는 것을 막고, 성장하는 것을 막으며, 건강을 비롯한 완전한 잠재력을 발달시키는 것을 막을 것이다. 특별한 선생님은 어떻게 한계점에 도전하는지를 보여줄 수 있고 언제 한계점을 돌파해나갈 수 있는지 보여줄 것이다. 이를 위해서는 당신의 선생님과 당신 스스로에 대한 신뢰가 필요하다.

요가에서 한계점은 도전과 변화라는 절벽이다. 그것은 높을 수도 있고, 무서울 수도 있지만, 필요한 것이다. 한계점에는 많은 종류가 있다. 육체적인 한계에는 그 너머에 부상이 기다리고 있다. 감정적인 한계에는 그 너머에 눈물과 웃음이 동시에 피어난다. 심리적인 한계도 있는데, 그 너머에는 신경정신적인 문제가 있기도 하다. 그리고 영적인 한계 너머에는 자유가 기다리고 있을지도 모른다. 한계점들은 어떤 일이 일어나려고 하는 곳인데, 어떤 때는 아픈 일이 일어나기도 하고 어떤 때는 좋은 일이 일어나기도 한다.

신체적 한계

잘 듣기만 한다면 우리 몸이 항상 말을 걸고 있다는 것을 알 수 있다. 우리의 신체적 요가 수련에서는 자세를 통해 가해지는 기계적 스트레스 부하에 대한 조직 내성의 한계점에 접근하도록 장려된다. 조직 수용력 tissues' tolerance을 넘게 되면 손상이 초래된다. 우리 몸은 우리에게 임박한 부상들에 대해 작은 '소음'이라는 신호를 보낸다. 통증이나 불편함의 작은 신호들은 중요한데, 우리가 위험을 무릅쓰고 이러한 신호들을 무시하면 작은 소음들은 어느 날 갑자기 구조적인 붕괴와 오래 지속되는 부상이라는 큰 문제가 된다. 몸은 튼튼하고 건강하게 지내기 위해 도전을 필요로 한다. 너무나 작은 스트레스 부하는 조직을 위축시킨다. 하지만 지나친 스트레스 부하는 조직을 퇴화시킨다. 만약 우리가 한계점을 두려워한다면, 너무 적은 자극에 대해 디폴트될 것이고 이는 불행한 일이다. 만약 우리의 한계점을 무시한다면, 우리는 무턱대고 절벽을 넘어 손상과 쇠퇴에 빠질 것이다.

신체적 한계점을 다스리기 위해서는 의도와 주의(집중)가 필요하다. 즉 온전함을 만들고 건강해지려는 것에 의도를 가져야 하고, 신체가 보내는 신호들과 감각들에 대한 주의가 필요하다. 요가의 자세를 취하면서 우리는 도전을 해야 하는 지점에 부딪히는데, 이것이 우리가 처음 마주하는 한계점이다. 하지만 이때 우리는 조금 뒤로 물러서야 한다. 한계점을 처음 마주하면 이 절벽을 잠깐 살펴보고 너무 강하게 밀어붙일 때 어떤 위험이 도사리고 있는지 확인해야 한다. 그러나 우리의 몸은 적응력이 있고, 우리의 한계점들은 살아있는 것이다. 즉 우리가 한계점을 존중한다면 그것은 변한다. 일단 한계 지점에 가까이 가보고, 이를 체크하고, 조금 뒤로 물러나 몸을 이완시킨다. 이때 너무 멀리 물러나서 어떤 도전적인 상황이 전혀 발생하지 않으면 안 되니 한계점에 대한 통찰이 생길 만큼만 물러나도록 한다. 이 상황에 대해 신체가 완전히 신뢰감을 가지게 된다면 우리 몸은 열린다. 한계점은 희미해지고, 당신이 따라올 수 있게 초대할 것이다. 시간이 지나면(이는 매우 짧거나 매우 긴 시간이 될 수 있다. 오직 주의를 집중해야만 알 수 있을 것이다) 한계점은 움직이며, 이에 따라 접근하고, 관찰하고 약간 물러나고 인내하는 사이클을 반복하면서 당신은 한 번 더 안전하게 그곳에 다가갈 수 있을 것이다.

신체적 한계는 당신의 정렬 상태에 대해 걱정하거나 신체적 왜곡에 대해 관여함으로써 도달되는 것이 아니라 감각에 주의를 기울여야 도달하는 것이다. 당신의 외형과는 관계가 없다. 당신이 어떻게 느끼는지가 관건이다. 당신의 느낌에 따라 적응하고, 조정하며, 발전하기도 하고 후퇴하기도 한다. 정렬에 대한 지시사항들은 당신을 이끌 수는 있지만, 결코 이러한 것들이 끝은 아니다. 그저 당신의 한계를 찾는 수단의 한 가지일 뿐이다.

특별한 상황에서는, 가이드를 받는 것이 신체적인 한계 너머로 당신을 밀어낼 수도 있다. 이는 적절한 상황에서는 유익할지도 모르지만 많은 다른 학생들이 가득 차 있는 교실에서는 그렇지 않다. 당신과 당신의 몸을 잘 아는 물리치료사, 당신을 이해하기 위해 공들이는 건강관리 전문가, 당신과 일대일로 마주하는 치료사가 제공하는 가이드들은 당신을 좋은 상태로 만들어줄 수도 있는데, 이들이 제공하는 가이드는 부상을 입었던 상태에서 좋게 만들어주는 것이다. 흉터 조직scar tissue은 손상에 대한 불완전한 반응이다. 완전한 회복 상태로 만들기 위해, 치료사는 흉터 조직을 없애기 위해 당신을 불편하게 하는 과정을 거치게 해야만 할 수도 있다. 프롤 요법과 연골 재생scarring cartilage과 같은 다른 기술들은 신체의 회복 메커니즘을 자극하고 완전한 치유가 진행될 수 있도록 한다. 이런 상황들에서는 밀어붙여야 할 필요가 있다.

감정적 한계

우리의 몸은 관찰 가능한 방식으로 감정에 반응한다.[59] 그리고 우리의 감정은 우리의 몸에 반응한다. 우리가 강렬한 감정을 경험할 때 우리의 몸은 반응한다. 얼굴이 붉어지고, 긴장되며, 뜨거워지고, 배 속이 뒤집어지는 등 다른 다양한 감정들이 신체 감각으로 느껴진다. 하지만 요가 수련을 하는 것처럼, 우리가 몸을 움직일 때 또한 감정적 반응들이 일어날 수 있다. 신체와 가슴/마음 사이에는 순환하는 흐름이 있는데, 이는 중국의 도교도들과 인도의 요기들이 잘 알고 있는 것이다. 서구 문화에서는 원인과 결과로 끝나는 선형적인 개념지도를 선호하지만, 이러한 개념을 넘는 결과 → 원인 → 결과 → 원인과 같은 순환적인 개념을 담아보라. 우리의 감정은 신체적인 반응들을 일으키고, 우리의 움직임은 감정적인 반응들을 일으킨다.

신체적 한계들을 넘어서는 것은 신체 조직을 찢을 위험이 있다. 그리고 감정적 한계를 넘어서는 것은 마음을 찢을 위험이 있다. 만약 그 한계점을 너무 빠르고 강하게 밀어붙인다면, 찢어진 감정은 감정적인 상처가 될 수 있다.

주의하라! 만약 어떤 자세에서 더 깊게 들어갈 수 없다면, 당신은 아마도 감정적인 한계에 도달했을지도 모른다. 어쩌면 신체적으로는 더 깊게 들어갈 수도 있을 것이다. 하지만 당신의 마음은 더 깊게 들어가면 지금 당장은 감당하기 힘든 감정적인 위기를 촉발할 것이라는 것을 아는 것이다. 감정적인 한계점도 다스려보자. 가까이 다가가보고, 그 뒤 조금 뒤로 물러선다. 기다린다. 시간이 지나면, 당신의 마음은 부드러워지고 당신이 좀 더 가까이 오도록 초대할 것이다. 당신의 감정적인 한계점은 움직일 것이고, 이로써 절벽을 안전하게 확인해볼 기회가 한 번 더 생기게 될 것이다.

절대로 한계점을 억지로 밀어붙여서는 안 된다. 하지만 때로는 감정적인 한계점을 넘어야 할 필요가 있고, 이를 위한 세심한 가이드는 매우 도움이 된다. 두려움이 마음의 열림을 막을 때, 사랑을 하거나 화내는 것을 어려워할 때, 우리는 한계점을 피한다. 선생님이 우리보다 우리를 더 잘 알고 우리가 감정적 한계점을 넘도록 도와줄 때, 두려움은 사라지고 우리의 마음은 자유로워진다. 사랑하고, 화도 내라. 우리를 억압해온 감정을 표현하라. 두려움으로부터의 갑작스러운 해방감의 충격과 기쁨은 기쁨의 눈물과 참기 힘든 웃음으로 표현될 것이다. 이제 자유롭게 날아보라.

심리적 한계점

신비주의자는 정신이상자라면 익사할 수 있는 물속에서도 유유히 헤엄을 친다.[60] 우리는 신체적, 감정적 한계를 가진 것과 함께 심리적 한계점 역시 가지고 있다. 심리적 한계 너머에는 우리의 자아 속에 똬리를 틀고 있는 어둡고 무서운 모습이 존재하는 심리적으로 깊은 곳이 열려있다. 이러한 한계점에 접근하는 것은 요가 수련에서 드물긴 하지만 실제로 일어나는 일이다. 만약 준비가 되지 않았다면, 이 한계 절벽으로 뛰어내리는 것은 정신병을 유발할 수 있다. 자아는 기꺼이 그곳에 가지 않을 것이다. 그리고 이 한계점 근처에 있게 되면 신체적, 감정적으로 강한 신호가 발생한다. 바로 본능적인 위험함, 공포, 그리고 도망치고 싶음이다. 심리적 한계는 우리의 개념들이 변하는 곳이고 의식 상태가 바뀌어 들어가는 곳이다. 익숙한 것은 잃고 낯선 것이 우리를 공격한다. 지나치게 멀리 간 것이다.

이 한계점을 그냥 지나쳐서는 안 된다는 내면의 경고를 들어라. 다시 뒤로 물러서라. 한계점을 다스리고 심연을 살펴보라. 그러나 그곳으로 뛰어들 필요는 없다. 안전하게 머무르고, 주변을 둘러보고, 그리고 천천히 날이 밝아지기를 기다려라.

원시 문화의 샤먼들은 그들보다 먼저 신병을 겪은 선배 샤먼들에 의해 인도되었다. 현대에는 어린 시절과 성년기에 겪는 심리적 문제들이 화학적 치료법에 의해 망쳐진다. 연장자의 인도가 끊긴 것이다. 경험을 통한 가이드와 장애를 넘기 위해 필요한 밀어주기는 요가 교실에서 찾아볼 수 없다. 숙련된 심리치료사로부터 개인적으로 요가를 배우지 않는 한, 심리적 한계에 대해서는 매우 조심스럽게 다뤄야 한다.

영적인 한계점

우리가 방문한 각 한계점들에는 잠재적인 위험과 보상이 있었다. 이러한 점은 마지막 한계점이자 당신의 삶에서 가장 큰 한계 지점인 영적인 한계점에서도 동일하다. 이 한계점 너머에는 자유가 있지만, 이 자유는 서구권에서 여겨지는 그 자유는 아니다. 이는 우리가 원하는 것을 할 수 있는 자유가 아니다. 바로 욕망으로부터의 자유이다. 즉 더 이상 아무것도 욕망하지 않는 것이다! 당신은 이 자유를 맞이할 준비가 되어 있는가? 아마 아닐 것이다. 이를 원하는 사람은 매우 적을 것이다. 이러한 엄청난 자유는 당신 삶의 사회적 구조에 영향을 미칠 것이다. 무섭게 들리지만, 이렇게 생각해보자. 여러분은 친구나 가족을 보듯 다른 모든 이들을 대하게 될 것이다. 더 붙일 것도 없고, 더 떼어낼 것도 없다. 경계선이 더 이상 존재하지 않게 되는 것이다.

당신이 따르기로 선택한 영적인 지도와 여러분을 선택한 가이드에 따라, 당신의 여정은 당신을 아름다운 경관으로 인도하거나 신성함에 완전히 빠져들게 할 수도 있다. 자아감과 다른 것의 존재는 느끼지 못하게 될 것이다. 다른 것과 당신을 구분 짓는 당신의 자아에 대한 궁극적인 경계가 사라질 것이다. "그대가 바로 그것이다Tat tvam asi"라고 어느 현자가 말했다. 당신이 이 한계를 넘어 날아오를 때, 당신은 현실이 오직 한 가지만이 있고, 당신은 이미 그 안에 있다는 것을 알게 될 것이다. 당신의 한계를 즐기고, 즐거운 비행이 되길 바란다.

통증: 우리는 모두 통증을 느끼는 데 있어 다른 능력을 가지고 있다. 이는 우리가 가지고 있는 통증 수용기의 숫자 때문이다. 적은 통증 수용기 수는 더 긴 삶으로 이끈다. "고통이 없으면, 이득도 없다"라는 나쁜 아이디어는 창 밖으로 던져버려라! 만성 통증을 가진 사람들은 수명이 줄어든다. 통증 수용기를 활성화시키는 유전자를 차단한 쥐는 더 오래 살 뿐만 아니라 더 건강하게 지냈다는 것을 보여주는 연구들이 있다. 우리는 몸에 손상이 일어나는 것을 알기 위한 정도의 약간의 통증 수용기가 필요하다. 하지만 너무 많은 통증 수용기나 통증을 너무 크게 느끼는 것은 대가를 치를 것이다.[54]

중요한 내용: 요가로 생길 수 있는 부상들

요가 수련을 시작하는 초심자들 중에는 꽤나 뻣뻣한 사람들이 있다. 그들은 자신들이 요가를 하기에는 너무 뻣뻣하다고 주장한다. 그런데 이는 자신은 샤워를 하기에는 너무 더럽다든가, 의사에게 진찰 받기에는 너무 아프다는 것과 비슷한 말이다.[61] 우리는 뻣뻣하니까 요가를 하는 것이다! 하지만 부상을 당하기 위해 요가를 하지는 않는다. 한편, 많은 숙련되고 경험 있는 수련생들과 선생님들은 요가 수련 중에 부상을 입기도 하고 요가 수련을 막 시작한 수련생들은 그렇지 않는 경우가 있다. 왜일까?

대부분의 초심자들에게는 긴장이 가동범위 제한의 원인이다. 요가 수련이 거듭되면서, 이들은 긴장 요소가 더 이상 제한하지 않는 선까지, 몸의 저항을 다스리고 가동 범위를 증가시킬 것이다. 그 이후는 오직 압박만이 움직임을 멈추는 원인이다. 이 학생은 몸이 허락하는 한계점까지 도달하였다. 지금부터가 위험한 시기이다! 지난 몇 년 동안, 그녀의 몸은 점점 열리게 되었고 요가 수련에도 푹 빠졌다. 그녀가 몇 년 더 수련을 계속한다면, 만약 그녀가 몇 년 더 진행을 계속할 수 있다면, 백 밴드에서 머리를 엉덩이 닿게 할 수도 있고 드위파다시르사사나(그림 1.14)에서 두 발을 머리 뒤로 가져올 수 있을 것이다. 하지만 이와 같은 자세를 취할 수 있는 날이 당신에게는 결코 오지 않을 수도 있다. 왜냐하면 일단 당신의 뼈 구조에 따라 결정되는 압박에 도달하게 되면, 더 많은 수련을 하더라도 요가가 당신을 더 이상 열어주지 않을 것이기 때문이다. 마지막 압박 지점을 지나치려는 것은 부상을 초래하는 것이지, 더 이상의 진전이 아니다.

휠 자세(우르드바다누라사나)와 같은 깊은 백 밴딩을 만들기 위해 노력하고 있다고 상상해보자. 당신은 선 자세에서 휠 자세를 만들기 위해 108번씩 드롭 백을 수행하려고 한다(그림 1.15 참조). 몸 앞쪽에서 형성되는 긴장이 당신이 더 깊은 자세를 취하는 것을 막기는 하겠지만, 등허리 구조물들이 부딪혀서 생기는 압박에 도달하기 전까지는 진전을 보일 것이다. 반대로 말하자면 압박 스트레스의 벽에 가로막히면 아무리 긴장 스트레스를 개선해 나가더라도 더 이상의 진전을 만들 수 없다는 뜻이다. 압박에 가로막히면 더 깊은 휠 자세를 만들거나 발목을 잡을 수 없는 것이다. 몸 앞쪽에 발생하는 긴장은 척추에 가해지는 깊은 동적 스트레스를 막는 데 도움이 되지만, 그 모든 인장성 저항tensile resistance들을 뚫고 나면 이제 뼈들끼리 서로 부딪치기 시작할 것이고, 퇴행성 변화(혹은 골관절염 상태)가 시작될 것이다. 하타 요가 수업에서 근육을 사용하는 법을 배우는 이유 중 하나는 요가 자세를 취할 때 발생하는 역동적인 스트레스가 우리의 관절과 연골을 손상시키는 것을 막기 위해서이다. [관절에 가해지는 스트레스 부하(관절의 건강을 유지하기 위해선 어느 정도의 스트레스 부하가 필요하다)를 더 안전하게 다루는 방법은 정적이고 지속적인 스트레스를 가하는 것이다. 이것이 바로 인요가yin yoga로 불리는 수련법의 배경 원리이다.]

초심자들은 경험이 많은 수련자들보다 관절에 손상이 갈까 걱정할 필요가 거의 없다. 초심자들의 경우 몸에 높은 수준의 긴장이 있기 때문에 요가 자세로 인한 역동적인 스트레스가 관절에 도달하는 것을 막기 때문이다. 한편 경험이 많은 수련생들은 관절에 가해지는 압박의 감각을 무시하고 자신의 몸이 허락하는 것보다 더 큰 동작 범위를 계속 얻으려고 하기에 부상을 당할 위험이 높다.

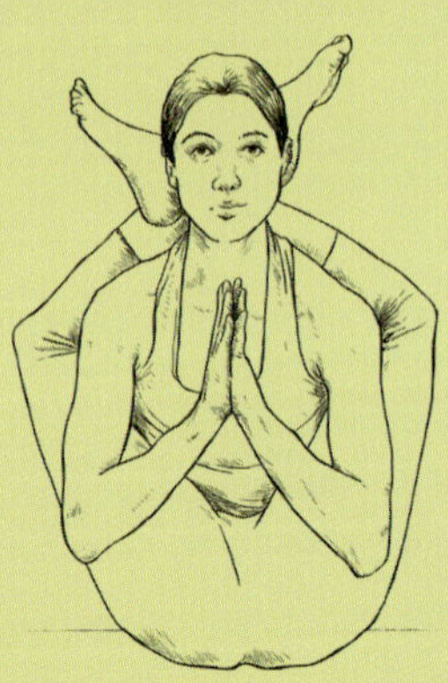

그림 1.14 드위파다시르사사나. 대부분의 사람들은 근육 긴장이 아니라, 고관절 소켓의 압박이나 고관절 관절낭인대의 기잔 때문에 이 자세를 취할 수 없을 것이다.

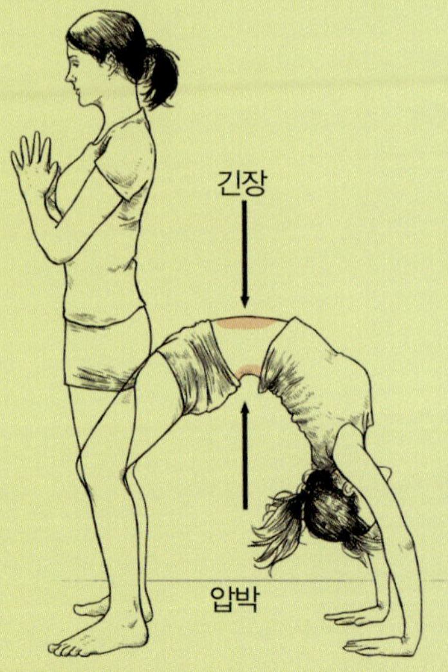

그림 1.15 휠 자세를 취하기 위해 백 밴딩하기. 척추를 보호하기 위해 수련생은 자신의 코어 근육을 동원하는 법을 배운다. 코어의 조직에 생긴 긴장은 요가 자세에서 발생하는 스트레스를 받아내고, 척추 관절들에 가해지는 동적인 압박을 막아준다.

긴장

나는 앞서 신체 조직이 늘어나는 것에 저항하는 성질을 긴장tension이라고 정의했다. 그리고 긴장은 더 큰 움직임이 일어나는 것을 제한하며, 타이트한 햄스트링은 고관절 굴곡을 막는다는 것을 그 예시로 들었다. 이는 순수하게 근육에서 일어나는 긴장을 뜻한 것이다. 하지만 긴장은 근육뿐만 아니라, 다양한 조직에서 발생할 수 있다. 긴장은 근육, 건(힘줄), 피부, 인대, 그리고 모든 신체 조직에 연결되어 있고 감싸고 있는 근막에서도 발견할 수 있다. 한 연구[62]에서 관절 움직임의 중간 범위에서 긴장을 유발하는 4가지 주요 요소들의 기여도를 다음과 같이 제시하였다.

- 피부: 2%
- 근육: 41%
- 건: 10%
- 관절낭: 47%

가장 작은 긴장에서부터 상당한 수준으로 진행되는 긴장 양상은 이 연구의 결과들과 WSM? 스펙트럼에 반영된다. WSM? 스펙트럼은 피부(표면 긴장)에서 긴장이 최소로 발생할 수 있으며, 그다음에는 천층 근막과 더 심부에 위치한 근막에서, 그리고 근육과 힘줄에서 더 크게 발생할 수 있음을 보여준다. 이러한 인장성 저항들을 거친 후, 인대와 관절낭에 가해지는 긴장은 움직임을 제한하는 주요한 원인이 된다.

위에서 인용한 연구를 보면 근육의 타이트함은 움직임 범위를 제한하는 주요 원인이 아님을 보여준다. 즉 관절낭이 근육보다 우리의 가동성에 더 큰 영향을 미친다. 움직임 끝 범위에 도달했을 때, 근육들은 그 이상의 움직임을 내는 데 영향을 미치지 않는다. 이때부터는 (관절낭의) 결합 조직들이 인장성 저항을 완전히 담당하게 된다. 한편, 이 연구에서 빠뜨리고 있는 점은 우리의 가동성을 제한하는 다른 많은 요소들이 있다는 것이다. 근막들 사이의 제한 요소들이 이러한 것들이다. 종종 우리를 뻣뻣하고 타이트하게 만드는 것은 조직들 표면의 미끄러운 면에서 발생하는 유착들이다. 이러한 유착의 일반적인 예는 상처 조직이 있다. 상처가 근섬유들의 정상적인 미끄럼 표면 사이에 형성되게 되면, 우리는 점점 더 타이트해지고 움직임이 줄어들게 된다. 이러한 형태의 긴장은 근육을 늘린다고 해서 제거되는 것이 아닌데, 근육이나 관절낭의 단축 때문에 우리를 멈추는 것이 아니라 근막 네트워크의 한 부분에 수축이나 고착 상태가 있기 때문이다. 근막 긴장을 일으키는 다른 원인은 근막 자체의 수축이다. 근막은 수축되어 긴장을 유발할 수 있고, 이 역시 자연스러운 가동성을 제한한다.

얼굴: 우리의 얼굴은 신체의 다른 어떤 부분보다 더 많은 변이를 가지고 있다. 양쪽 눈과 입으로 형성된 삼각형 부위에서 가장 큰 변형들이 일어난다. 인간은 다른 동물들에 비해 상대적으로 후각이 약하기 때문에, 그 대신 시각적인 단서들과 거대한 두뇌에 의존하여 다른 사람들을 구별하여 인식한다. 우리의 얼굴은 서로를 구분하기 위해 다양하고 독특하게 외모를 진화시켜왔다.[27]

긴장은 움직임의 반대쪽에서 느껴진다. 예를 들어, 그림 1.12a에서 살펴본 좌전굴 자세에서 인장성 저항은 몸 뒤쪽(햄스트링에서)에서 느껴진다. 긴장이 움직임을 제한할 때, 긴장은 움직임과 반대 방향에서 나타난다. 이러한 점은 훈련할 때 중요한 사항이다. 우리가 하는 훈련은 긴장이 우리를 멈추게 하는 순간을 인지하는 능력을 키운다. 긴장이 우리가 움직이려는 방향과 항상 반대 방향에서 발생한다는 것을 깨닫고 나면, 우리는 긴장이 발생하는 순간에 주목할 수 있고 분별할 수 있다. 긴장은 정성스런 수련과 꾸준한 시간을 들이면 바뀔 수 있다는 것을 기억하라. 만약 우리를 멈추는 것이 긴장이 아니라면, 우리는 압박에 도달한 것이고, 이때는 다른 전략을 필요로 할 것이다. 압박이 발생한 지점을 돌아가든지 또는 우리가 궁극적인 한계에 도달했다는 것을 겸허히 받아들이든지 말이다.

압박

우리는 신체의 한 부분이 신체의 다른 부분과 부딪혀 더 이상의 움직임을 불가능하게 만드는 상태를 압박이라고 정의했다. 사소하지만 이해하기 좋은 예는 팔꿈치 관절이다. 팔을 옆으로 뻗고, 왜 팔뚝을 어깨에서 더 멀리 움직일 수 없는지 생각해보라. 팔꿈치 관절에서 어떤 일이 일어나 더 이상의 움직임을 제한하는 것일까? 답은 아마도 압박일 것이다. 그림 1.16a에서 보듯이 척골ulna이 상완골humerus에 부딪혀 더 이상 나아갈 수 없는 것이다. 불가사의하게도 팔을 구부리는 경우에도 골격에 대한 압박이 발

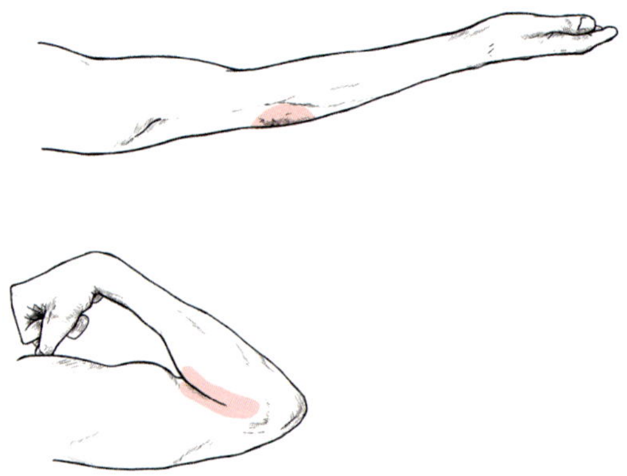

그림 1.16 단단한 압박. 뼈와 뼈의 압박은 단단하고 더 이상 움직이지 않는 느낌을 준다.

생해 움직임이 제한되는 사람들이 많다(그림 1.16b 참조). 이 경우, 척골의 구상돌기(갈고리 돌기coronoid process)가 상완골에 부딪히는 것이다. 우리는 이와 같은 압박, 즉 두 뼈가 서로 부딪히는 경우를 단단한 압박hard compression이라고 정의한다. 단단한 압박은 견고하고, 단단하며, 더 이상 움직이지 않음이 느껴진다.

뼈와 뼈가 부딪히는 것 외에 다른 종류의 압박도 있다. 몸을 접어 가슴을 허벅지로 가져가는 그림 1.12b의 요기니를 다시 보자. 여기에서는 살과 살이 부딪히는 압박을 볼 수 있다. 우리는 이것을 부드러운 압박이라고 부른다. 이는 부드럽고, 스펀지 또는 통통 튀는 느낌이 드는 압박이다. 요가는 이러한 상황을 바꾸려는 목적을 가지진 않는다. 이 요기니는 이 자세와 그 방향으로 얼마나 접을 수 있는지에 대한 근본적인 한계점에 도달한 것이다. 그녀의 경우, 부드러운 압박이 생긴 지점을 다루려 해볼 수는 있다. 하지만 팔꿈치의 압박 지점은 다룰 수 있는 게 아니다. 지혜로운 사람이라면 이것을 어떻게 해보려고 노력하기보단 자신의 한계로 받아들여야 할 것이다.

세 번째 형태의 압박은 뼈가 살에 부딪힐 때 발생한다. 우리는 이를 중간 압박이라고 부른다. 이 압박은 찝히는 것과 같은 불편한 느낌을 준다. 중간 압박은 많은 수련생들이 고관절을 굴곡할 때 종종 느낀다. 골반의 형태와 허벅지의 사이즈 때문에 골반이 허벅지에 부딪힌다. 이 압박점은 종종 아기 자세Child's Pose(발라사나Balasana)와 낮은 런지low lunge(안자니아사나Anjaneyasana)와 같은 자세에서 나타나거나, 허벅지가 가슴 쪽으로 당겨지는 동작들에서 나타난다. 다행히도, 이러한 경우에는 압박 지점을 돌아갈 수 있는 쉬운 선택지가 있다. 수련자들은 다리를 약간(혹은 많이) 외전하기만 하면 된다. 이러한 외전은 골반이 허벅지 안쪽으로 들어가도록 하여 압박 지점을 우회시켜 더 큰 움직임을 만들 수 있게 한다. 한편, 불행히도 요가 선생님이 '바른 정렬'에 대한 믿음이 있어 아기 자세에서는 양 다리가 붙어 있어야 한다고 가르치거나 런지 자세에 무릎은 반듯이 똑바르게 향해야 한다고 지도하면 이러한 우회법을 사용할 수 없을 것이다. 기능보다 정렬을 우선시하는 이러한 가르침은 득보다 실이 많을 것이다(그리고 위험하기까지도 하다. 24쪽의 기능적 요가 vs 미적 요가를 참고하라).

압박과 긴장은 매우 다른 느낌을 가지고 있으며, 매우 다른 부위에서 일어난다. 앞서 말한 바와 같이, 긴장은 움직임으로부터 멀어지는 방향으로, 압박은 움직임의 방향에서 느껴진다. 다시, 그림 1.12b에서 요기니가 그녀의 가슴을 다리로 가져가는 좌전굴 자세를 보라. 그녀는 압박 지점에 도달했다. 그녀는 앞으로 나아가고 있기 때문에, 그녀의 가슴이 허벅지에 부딪히는 몸의 앞부분에서 압박을 느껴지게 된다.

긴장과 압박을 느끼기

긴장과 압박의 개념은 단순하다. 요가를 수련하는 동안 우리를 멈추게 하는 것이 무엇인지는 종종 매우 명백하게 깨달을 수 있다. 하지만 어떤 것이 더 나아가지 못하게 하는지 확신할 수 없게 하는 깊고 미묘한 부분들도 많이 있을 것이다. 예를 들어 고관절 소켓에서 관절낭을 감싸고 있는 인대들의 타이트함으로 인해 긴장이 발생할 수 있다. 또는 고관절 소켓(관골구acetabulum)의 테두리에 대한 대퇴골의 목 부분(대퇴골경neck of femur) 압박에 의해서도 움직임이 막힐 수 있다. 그렇다면 움직임을 막는 것이 어떤 것 때문일까? 그리고 어떻게 할 수 있을까?

요가 선생님이 학생들에게 줄 수 있는 가장 큰 선물 중 하나는 바로 관심을 기울이는 능력이다. 즉 수련생들의 WSM?은 무엇인지 스스로 찾게 돕는 것이다. 문제를 느끼게 하는 것이 긴장 때문인지 압박 때문이지를 알기 위해서는 고도의 집중과 주의, 관심이 필요하다. 이러한 노력들은 시간이 지남에 따라 우리를 더욱 발전시켜나갈 것이다. 우리를 멈추게 하는 것이 무엇인지를 처음 알아차리는 것은 비교적 단순한 상황에서부터 시작할 수 있다. 이 기술을 발전시키기 위해서, 스스로에게 계속해서 질문해보라. "무엇이 나를 멈추게 하는가?" 그리고 그것이

지도자에게 보내는 메모: 수련생들이 더 이상 나아가지 못할 때

무엇이 수강생의 움직임을 멈추는지는 눈으로만 보아서는 알 수 없다. 당신은 그녀가 경험하고 있는 것을 물어보아야 한다. X-ray처럼 몸을 투과해서 볼 수 없다면, 그녀가 더 깊이 움직이지 못하는 이유를 (1) 당신의 말을 듣지 않아서, (2) 그녀가 충분히 노력하지 않아서, (3) 그녀의 몸이 단순히 타이트한 것이기에 근육을 더 스트레칭시켜야 한다고 쉽게 가정해서는 안 된다. 대부분의 경우 수련자들은 당신의 말을 잘 듣고, 당신이 하라는 것을 하려고 노력함에도 불구하고 움직임에서 진전이 없는 것이다. 무엇이 그들을 멈추게 하는지 찾아라. "어떤 느낌이 들어요?"라고 물어보라. 그리고 그들의 말에 따라 적절한 방향을 제시하라. 가장 적절한 방향은 한발 뒤로 물러나는 것일 수도 있다는 것을 기억하라! 그 수련자는 더 이상 나아가면 안 되는 위험한 한계에 도달했을 수도 있다(중요한 내용 참조: 한계점 다스리기. 15~16쪽). 궁극적으로 당신이 수련생에게 줄 수 있는 가장 큰 선물은 무엇이 그들을 멈추게 하는지 스스로 결정할 수 있는 능력을 길러주는 것이다. 이를 통해 그들은 가장 능숙한 행동 방침을 결정할 수 있는 사람이 될 수 있을 것이다

"어떤 느낌이 들어요?"라고 묻는 질문에 어깨를 으슥하면서 멍한 표정의 반응을 보이는 수련생이 있다면, 그는 자신의 느낌을 표현하기 힘든 것이므로 가이드라인을 안내한다. 표 1.2에 있는 형용사들 중 몇 가지를 사용하여 그들이 무엇을 찾아야 하는지 알 수 있도록 도와준다. 긴장과 압박의 차이를 설명하라. 보통 긴장은 꽤 뚜렷하게 느낄 것이며, 긴장이 수련생을 멈추게 하는 원인이라면 그들은 그것을 알아차리고 그 부분을 가리킬 것이다. 압박이 범인일 경우 당신이 직접 그 지점을 알려주어야 할 수도 있다. 자세의 목표 부위를 가리키고 그들이 거기서 무엇을 느끼고 있는지 물어보라. 그들이 당신이 느끼기를 바라는 자세를 느끼지 못한다면 무엇이 그녀를 막고 있는지 알아내도록 하라. 압박이 일반적으로 발생하는 지점을 가리키고 그들이 거기서 무엇을 느끼고 있는지 물어보라. 만약 그 지점에서 그들의 움직임이 저지당하고 있다면, 그 지점들을 피할 수 있는 선택권을 제시하라. 만약 그들이 자신의 자세에서 궁극적인 깊이에 도달했는데도 이를 피해 넘어갈 수 없다면, 두 가지 선택권이 있다.

1) **가만히 놔둬라.** 때때로 압박 지점에 머무르는 것은 큰 가치가 있다. 많은 조직들이 압박 부하 상태를 유지함으로써 이득을 얻는다(중요한 내용 참조: 압박의 중요성. 33쪽). 압박이 드는 느낌은 나쁘지 않다! 하지만 통증이 동반된 압박은 좋지 않다. 통증이 동반된 긴장도 좋지 않다. 최소한 일반적인 요가 수업의 환경에서 통증을 느끼게 하는 것은 좋지 않다. 치료사가 흉터 조직이나 다른 유착을 뚫기 위해 고통스러운 부위를 헤쳐나가야 할 때가 있을 수 있지만, 훈련을 받은 치료사가 아닌 이상 당신의 요가 수련생들에게 통증을 느끼게 해서는 안 된다.
2) **문제가 되는 부위를 겨냥하는 다른 자세를 취하도록 한다.** 다른 요가 자세를 사용하면 동일한 압박 지점을 부딪치게 하지 않으면서도 그 부위를 다룰 수 있다. 이는 다양한 자세를 가진 하타 요가의 장점 중 하나이다. 만약 한 가지 자세가 목표로 하는 부위에 도달하지 못하면 몇 가지 다른 자세가 그 부위를 다룰 수도 있다. 다른 자세를 실험해보라. 하지만 한편으로는 수련생들에게도 약간씩 움직여보거나 자세를 조정해보면서 당신이 그 수련생이 느꼈으면 하는 감각으로 가는 길을 찾도록 실험해보라고 하라. 이러한 약간의 움직임이나 조정은 미적으로 완벽한 정렬에서는 벗어날 수도 있지만, 기능적인 정렬로 전환하여 그 자세에서 실제로 이점을 얻을 수도 있다. 그리고 결국 그것이 핵심이다.

긴장 때문인지 압박 때문인지를 결정하라. 일단 그 질문에 대한 답을 알고 나면, 다음에는 어떤 종류의 긴장(근육, 인대, 근막의 긴장)인지 알아내려 노력하라. 또는 어떤 유형의 압박(부드러운, 중간, 또는 단단한 압박)이 당신을 방해하고 있는가?

WSM?을 찾는 데 도움이 되는 몇 가지 단서들이 있

> **눈:** 망막과 홍채 스캔은 주변 사람을 식별하기 위해 우리가 일상적으로 사용하는 안전 시스템이다. 이러한 일을 가능하게 하는 것은 모든 사람들의 눈이 다르기 때문이다. 심지어 한 사람이 가진 왼쪽 눈과 오른쪽 눈도 서로 다르다. 그 차이는 망막에 혈액은 공급하는 혈관의 패턴과 홍채의 근육, 인대, 모세혈관 등에서 발견되는 능선과 고랑의 변이 때문이다.[32]

다. 압박에 도달했을 때에도, 여전히 약간의 긴장이 있을 것이다. 모든 긴장을 없애기 위해, 우리는 긴장이 발생하는 부분을 이완시켜나가야 할 것이다. 하지만 우리가 내린 정의상, 일단 압박 지점에 도달한 후라면 더 이상 나아갈 수 없기 때문에 어떤 긴장감이든 남아 있을 것이다. 즉 당신이 압박 지점 때문에 멈추게 될지라도 긴장은 여전히 느낄 수도 있다는 것이다. 하지만 오직 긴장 때문에 멈추는 상태라면, 아직 압박은 거의 느끼지 못할 것이다.

표 1.1은 저항이 발생 가능한 원천들과 발생할 수 있는 감각들 사이의 상관관계를 보여준다. 이 표는 모든 사람들이 서로 다르기에 절대적인 목록은 아니다. 이 표는 일종의 가이드라인으로 삼고 수정하고 응용하여, 당신이 막다른 길에 도달했을 때 어떤 감각이 일어나는지 결정하라. 이 표를 소개하는 이유는 당신 스스로 WSM?에 대해

표 1.1 자세를 취할 때 생기는 감각들은 더 큰 움직임을 막는 원인들을 찾는 단서가 될 수 있다.

WSM? 스펙트럼	저항감	통증
표면 긴장	• 퍼지는 느낌 • 부드러운 느낌 • 스트레칭되거나 잡아당겨지는 느낌	• 타는 듯한 통증(약한 정도) • 국소화된 통증 • 참을 수 있는 정도의 통증
근막경선	• 일순간 여러 부위에서 느껴지는 퍼지는 느낌 • 선상이나 줄 같은 느낌 • 잡아당겨지거나 끌려지는 느낌 • 먹먹한 느낌	• 긁히는 느낌 • 꼬인 듯한 통증 • 비틀린 듯한 통증 • 쑤시는 느낌
근육 & 건(힘줄)	• 국소화된 느낌 • 당기는 느낌 • 타이트한 느낌 • 근육 형태를 따라 생김 • 넓게 퍼짐 • 판판한 느낌 • 근육: 근육의 근복에서 느낌이 생김 • 건(힘줄): 뼈에 가까운 부착부에서 느낌이 생김	• 날카로운 통증 • 타는 듯한 통증
인대 & 관절낭	• 무언가 탁 막힌 느낌 • 깊은 곳에서 느껴짐 • 막연하고 잘 표현이 안 됨	• 방사통 • 찌릿한 통증 • 전기에 감전된 것 같은 통증 • '악' 소리나는 통증
부드러운 압박	• 부드러운 느낌 • 끈적한 느낌 • 통통 튀는 느낌 • 넓은 부위에 퍼져 있음	
중간 압박	• 방해받고 막힌 느낌 • 찝힌 느낌 • 국소화되어 있음	• 찝힌 듯한 통증 • 편하지 않은 느낌
단단한 압박	• 움직임이 막힘 • 단단한 느낌 • 무거운 느낌 • 매우 국소화되어 있음	• 먹먹한 느낌 • 욱씬한 통증[63] • 둔탁한 통증 • 위험할 것 같은 통증

직접 답할 수 있도록 안내하고 감각을 느끼는 민감도를 높이는 데 도움을 주는 데 있다.

통증을 느끼는 것은 우리의 요가 수련에서 찾는 바가 아니지만, 많은 수련생들은 그들이 느끼는 감각이 진짜 통증인지 아닌지 잘 알지 못한다. 통증란에 나열된 감각이 느껴진다면 그곳에서 물러나는 것이 좋다. 통증은 치료 영역에 속하는 것으로, 자격을 갖춘 치료사의 전문적인 손길에서는 흉터 조직을 제거할 때에는 느껴질 수 있는 유용한 지표가 될 수 있다. 그러나 대부분의 요가 선생님들은 훈련된 치료사가 아니며, 20명 이상의 학생이 있는 요가 수업은 개인 맞춤 치료를 추구하는 장소가 아니다. 만약 여러분이 통증 감각을 경험하고 있다면, 그곳에서부터 천천히 뒤로 물러나라.

통증에 대한 마지막 포인트: 자세를 취하고 있을 동안뿐만 아니라 자세를 풀었을 때, 혹은 다음 날이나 그다음 날 발생하는 통증에 대해서도 주의를 기울이는 것은 가치 있는 일이다. 통증이 나중에 시작되는 것은 당신이 수련할 때 건강에 좋지 못한 몇 가지 이유가 발생해서일지도 모른다. 통증을 느낄 때마다 그 원인을 탐색해보는 것은 가치가 있다. 만약 통증과 당신의 요가 수련에서 무엇을 하고 있었는지를 연관 지을 수 있다면, 당신의 수련을 능숙하게 수정할 수 있는 옵션을 가지게 될 것이다.

주의를 집중하고 현재 상태에 대해 파악하고 어떤 일이 일어나고 있는지 알아차리는 능력을 기르는 것도 요가 수련 중 일부이다. 무엇을 찾아야 하는지, 우리의 인지력을 날카롭게 하는 데 도움을 주는 것은 무엇일지에 대해 생각해보는 것이 도움이 될 것이다. 표 1.2는 우리의 감각을 묘사할 때 사용할 수 있는 몇 가지 형용사를 나열한 것이다. 감각을 신체적인 방법으로 추적하는 것도 도움이 될 수 있다. 손가락 끝을 사용하여 감각이 느껴지는 곳의 윤곽을 그리고 그 위를 가볍게 그어보도록 하라.[64] 이는 인지력을 가이드할 것이고 주의를 깊게 하도록 도와줄 것이다. 몇몇 감각은 긴장에서 특이성을 가지는 반면, 다른 감각은 압박에 특이성을 가질 것이다. 모든 느낌들이 고유한 특징을 가지지만, 빨간색으로 적힌 감각들은 긴장보다는 압박에서 전형적으로 나타날 것이다(이러한 감각들은 염증이나 다른 병리적인 원인들에 의할 수 있으며 정상적인 요가 수련에서 발생하지 않을 수 있다는 것을 염두하라).

표 1.2 매우 다양한 감각의 종류

	감각 표현
위치	• 깊거나 표면에 가깝거나 • 널리 퍼진 • 집중됨/국소화 • 형태가 불분명함 • 여기저기 돌아다님 • 위아래로 움직임
형태	• 넓음 • 판판함 • 구불구불한 • 실 같은 • 노끈 같은 • 선상의 • 점선 같은 • 대쉬 선 같은 • 중간에 끊긴 줄 같은/ 중간에 뛰어 넘겨진 • 원형의
압력	• 가벼운 • 무거운 • 짓눌린 듯한
강도	• 단단함 • 중간 정도 • 가벼운 • 부드러운
기간/주기	• 지속적인 • 박동치는 듯한 • 간간히 일어나는
온도	• 차가운 • 따뜻한 • 뜨거운 • 타는 듯한
저항감	• 끈적한 • 딱 막힌 듯한 • 가죽 같은 • 엿처럼 끈적한 • 탄력 있는 • 당기는 • (강하게) 당겨지는 듯한 • 스트레칭되는
기타 느낌 (통증을 의미할 수도 있다)	• 막연한 • 날카로운 • 둔한 • (칼로) 찔리는 듯한 • 욱신한 • (바늘로) 찔리는 듯한 • 뻗어지듯 퍼지는 • 활동과 연관된

빨간색 감각은 장력보다 압박에서 전형적으로 표현되는 감각이다.

기능적 요가 vs 미적 요가

요가를 수련하는 데에는 두 가지 주요한 이유가 있다. 하나는 건강해지기 위해서, 또 하나는 자세를 익히기 위해서이다. 본인의 목표가 전자라면 요가 수련은 기능적 접근 방식을 채택했을 때 더 성공을 거둘 것이다. 이는 외향보다는 자세의 의도에 초점을 맞춘다는 것을 의미한다. 혹은 당신의 수련 의도에(아마 이 경우에 당신은 무용수나 체조 선수 같은 직업이면서, 멋있어 보이는 것이 직업에서 필수적일 것이다) 미적 접근이 필요할지도 모른다. 만약 기능적인 접근법을 따르기 원한다면, 요가 수련 원칙에 세 가지 핵심적인 요소가 있다.

1. 영향을 주려는 목표 부위를 파악한다.
2. 자세를 취하고 있는 동안 목표 부위에 어떤 느낌이 생기는지 판단한다.
3. 해당 자세를 취하고 있는데 목표 부위에 아무런 느낌이 없는 경우, 자세를 변경하고 예상하던 느낌이 유발되는 위치를 찾는다.

목표 부위는 집중하고자 하는 신체의 모든 부위가 될 수 있다. 고관절, 척추, 다리, 어깨, 팔 등등. 이러한 콘셉트는 좀 더 확장하여 비육체적인 요소인 의도, 움직임 에너지, 감각에 집중하기, 또는 명상 다듬기까지도 포함시킬 수 있다. 요가 수련을 이러한 방식으로 생각하는 것은 요가를 순수하게 미적, 또는 퍼포먼스적 관점에서만 접근하는 것을 넘어 요가에 대한 기능적인 접근법을 발달시키게 할 것이다.

요가 수업을 받다보면, 요가 선생님이 주는 자세 취하는 팁들에만 초점을 맞추게 되기도 한다. 물론 자세는 요가에서 중요한 도구이기 때문에 이해가 가는 바가 있지만, 요가 자세에 숨겨진 의도는 본래, 자세를 취하는 능력이나 예쁜 자세를 보이게 하는 것이 아니라 신체에 어떤 효과가 발휘되는가로 생각해야 한다. 이것은 요가에 대한 기능적 접근법과 미적 접근법 사이의 주요한 차이점이다. 선생님, 또는 학생 스스로가 자세에서 어떤 느낌이 드는지가 아니라, 어떻게 보이는지가 중요하다고 판단하기 시작하면 건강을 최적화하려는 의도가 없어진다. 자세에서 어떻게 보이는지는 중요하지 않다. 중요한 것은 자세에서 무엇을 느끼는가이다.

> 우리는 자세를 취하기 위해 몸을 사용하지 않는다.
> 우리는 몸을 탐구하기 위해 자세를 사용할 뿐이다.[65]

이 간단한 사실을 깨닫는 것은 완벽이라는 도그마와 이미지에서 벗어나게 해주고 우리가 가진 육체를 다룰 수 있게 해준다. 요가에서 진정으로 성취하려고 노력하고 있는 것에 집중할 수 있게 해준다. 모든 사람이 모든 요가 자세를 취할 수 있는 것은 아니며, 그래도 괜찮다. 요가 수련에서 기능적인 접근법에 집중한다면, 당신의 고유한 해부학적 구조가 어떤 자세가 당신에게 위험하거나 건강상 이점을 주지 않는 경우, 특정한 형태를 취할 수 없게 만들 것이다.

우리는 스트레스가 압박과 긴장이라는 두 가지 형태로 나타날 수 있다는 것에 대해 이야기하였다. 다행히 어떤 자세가 당신이 원하는 스트레스를 유발하지 않는다면, 당신이 시도할 수 있는 다른 자세들도 있을 것이다. 미적으로 기분 좋은 정렬에서 벗어나도 괜찮다! 얼마든지 꿈틀거려도 된다. 자세를 바꿔가면서 약간, 혹은 그 이상의 극적인 조정으로 인해 이후에 어떤 감각이 나타나는지 확인하라. 통증이 발생하지 않는다면, 당신이 어떻게 보이는지는 중요하지 않다. 당신이 어떻게 보이는지는 아무도 신경 쓰지 않을 것이다. 이 말은 다음과 같이 표현할 수도 있다.

> 만약 여러분이 어떤 것을 느끼고 있다면, 당신은 그것을 하고 있는 것이다!

한계 지점으로 가보라. 때로는 당신이 필요로 하는 조정은 매우 작을 수도 있다. 아마도 블록이나 받침대를 사용하면 한계점을 찾는 데 필요한 지지대로 기능할 수 있을 것이다. 때로는 당신이 해야 할 일이 그저 조금 뒤로 물러서는 것일 수도 있다. 놀랍게도, 많은 사람들에게 자세에서 약간 물러나는 것은 그들의 동작 범위의 궁극적인

신체의 수분 함량: 당신은 아마도 우리 몸의 60%는 물로 되어 있다는 것을 들어봤을 것이다. 사실 이는 평균 수치이다. 이 수치의 범위는 매우 넓고 성별에 따라 유의하게 달라진다. 남성 18명과 여성 11명을 대상으로 한 연구에서, 신체 내 수분 함량은 46%에서 70%까지 다양하다는 것이 밝혀졌다.[26] 남성의 평균은 62%였지만, 여성의 평균은 52%에 불과했다! 성별에 따른 이러한 차이는 부분적으로 지방이 다른 조직에 비해 물을 적게 함유하고 있고, 여성이 남성보다 지방 축적량이 많기 때문인 것으로 보인다.

한계까지 가는 것보다 더 많은 감각을 유발한다.

당신의 요가 수련에 기능적인 접근법을 채택함으로써 부상의 위험을 최소화하면서 건강을 최적화하려는 당신의 의도를 성취할 가능성이 훨씬 더 높아질 것이다. 요가에 대한 기능적인 접근은 또한 직접적으로 다른 깨달음으로 이어진다. 즉 우리의 몸은 요가를 필요로 한다는 것이다. 미적이 부분에 대한 집중은 요가 세계를 기능적인 가르침 대신 정렬적인 가르침에 초점을 맞추도록 이끌었다. 같은 사람은 하나도 없는데, 어떻게 몇몇 미적인 가르침이 모든 사람들에게 작용할 수 있겠는가? 안타깝게도 그럴 수는 없다.

유전자: 유전적 구조가 같은 사람은 아무도 없다. 우리 인간들의 유전자는 서로 비슷하지만, 침팬지와도 비슷하다. 침팬지와 우리는 약 97%의 DNA가 동일하지만 나머지 3%가 중요한 차이를 만든다. 인간들끼리도 서로 DNA의 약 99.5%를 공유하지만 0.5%의 차이 때문에 서로 달라진다. 우리의 DNA는 4가지 염기의 수백만 쌍으로 구성되어 있는데, 0.5% 변이는 1600만 개의 다른 염기쌍을 구성한다. 이 변이성의 범위는 4~16,000,000 제곱이며, 이는 백만이라는 숫자 뒤에 0이 7개가 더 붙는 것이다![28]

유전자를 넘어선 변이: 만약 우리의 유전자가 동일하더라도 활성화되는 유전자는 개인마다 크게 다르다. 긴 가닥의 DNA가 세포핵에 쉽게 들어갈 수 있도록 감싸는 원통 모양의 단백질인 히스톤은 어떤 세포가 활성화되는지에 영향을 미칠 수 있다.[30] 우리의 유전자는 어머니, 심지어 할머니가 임신 중의 일로 인해서도 영향을 받을 수 있다. 만약 할머니가 임신 중일 때 운동을 많이 하고 과식을 하지 않았다면 우리가 비만이 될 가능성은 매우 낮다. 그러나 그녀가 현대의 모든 노동절약 장치들을 사용하고 저품질/고칼로리 패스트푸드를 대량으로 먹었다면 당신의 유전적 구조가 그렇지 않음에도 불구하고 일반인보다 더 뚱뚱해지고 덜 활동적일 가능성이 훨씬 더 높을 것이다.[31]

Chapter 3
스트레스의 가치

우리를 멈추게 하는 것은 긴장이라고 불리는 인장응력 tensile stress 또는 압박응력compressive stress이라고 불리는 압박이다. 안타깝게도, '스트레스'라는 단어는 부정적인 평판을 가지고 있다. 우리는 스트레스가 나쁘다고 생각하지만, 사실 그렇지 않다. 스트레스가 없다면 우리는 생존할 수 없다. 문제는 신체에 지나친 스트레스가 가해질 때 그리고 스트레스로부터 충분히 휴식을 취하거나 회복하지 않을 때 발생한다. 몇몇 이유로 요가 선생님들은 스트레칭이 스트레스의 좋은 형태라고 이야기하기도 하지만 압박에 대해서는 관대하지 않은 모습을 보인다. 심지어 매우 경험이 많은 선생님들은 학생들에게 압박에 대해 경고를 한다. 그들은 매우 부정적인 이미지를 사용하여 이 점에 대해 강조한다. "허리를 찌그러뜨리지 말라. 자세를 무너뜨리지 말라." 우리는 어깨가 귀 쪽으로 올라가지 말라는 주의를 받는데 그렇게 하면 우리 목이 압박을 받기 때문이라는 것이다. 이러한 부정적인 이미지를 통해 압박은 나쁘다는 생각이 전달된다. 하지만 이는 사실이 아니다.

만약 압박이 나쁜 것이라면 모든 마사지 치료사는 일을 그만두어야 할 것이고, 걷기는 가장 나쁜 형태의 운동 중 하나가 될 것이다. 우리는 세포 수준에서 신체를 자극하기 위해 조직을 압박할 필요가 있다. 압박은 치유 과정을 자극한다. 뼈들에 압박 스트레스를 가하면 더 두껍고 강하게 자란다는 사실은 이미 100년 이상 우리가 확인해온 바이다. 이러한 스트레스가 없으면 뼈는 약해질 것이다. 우주에 관한 연구에 따르면 뼈에 아무런 스트레스도 받지 않는 우주인들은 지구로 돌아온 후 걸을 수 없을 정도로 상당한 양의 칼슘을 잃고 뼈가 약화된다고 한다. 이러한 사실은 궤도에 있는 우주 비행사들에게 일어난다(이를 '비사용에 의한 골다공증'이라고 부른다[66]). 모든 조직은 어느 정도의 스트레스가 없다면 위축된다.

관절들은 뼈, 연골, 인대, 그리고 관절낭으로 구성되어 있다. 이 모든 조직들은 건강한 상태를 유지하기 위해서 스트레스가 필요하다. 때로는 관절 주위에 견인 distraction이 발생하기도 하는데 이는 관절낭의 일부를 당기는 장력pulling tensile이 가해지는 것이긴 하지만, 종종 스트레스는 압박에서 온다.[67] 인대에 스트레스가 가해지면 섬유아세포fibroblast라고 하는 세포가 활성화된다. 이 세포는 히알루론산을 분비하여 관절의 활액을 형성하고 관절의 움직임을 윤활하며 콜라겐을 분비하여 관절낭을 두껍게 하고 강화한다. 연골에 스트레스가 가해지면 연골세포(연골을 형성하는 세포)를 자극하여 연골을 강화하고 복구하는 데 사용되는 콜라겐을 분비한다. 이 외에도 스트레스에 의한 다른 효과들은 신체 조직을 강하고 건강하게 만든다. 여기에는 항염증 사이토카인 분비와 기질 저하 효소matrix-degrading enzyme(성장인자와 기질을 붕괴시키는 효소) 감소도 있다.[68] 즉 우리는 관절에 스트레스를 줄 필요가 있다! 조직에 스트레스를 주는 것을 피하려고 하면 신체 내구성 약화가 발생할 위험이 생긴다(중요한 내용 참조. 30~31쪽). 한편 스트레스는 적절하게 다뤄야 한다. 뼈, 인대, 연골과 같은 수동적인 조직들은 오래 유지되고 정적인 스트레스(음적인 스트레스)를 받을 때 가장 효과적이다. 반복되고, 리듬감 있는 스트레스(양적인 스트레스)는 신용카드가 앞뒤로 반복적으로 구부러져 손상되는 것과 같은 방식으로 이러한 조직을 손상시킬 수 있다.

우리는 무엇이든 지나치게 하는 경향이 있다. 너무 적은 스트레스는 위축을 초래한다. 너무 과도한 스트레스는 조직의 퇴행을 초래한다. 따라서 중도적인 자세가 필요하다. 너무 많지도, 너무 적지도 않아야 한다. 이는 그래프로 나타낼 수 있는데, 그림 1.17에서 우리는 최적의 한

일란성 쌍둥이: 일란성 쌍둥이는 배아 상태에서는 정확히 동일한 유전 구조를 공유하지만, 출산의 순간부터는 갈라지기 시작한다. 후생유전적 변화(환경적 요인 및 기타 요인에 의한 변화), 작은 무작위성 돌연변이들, 유전자 복제수 변이copy number variations(DNA 코드의 세그먼트가 실수로 복제되거나 삭제되는 경우)의 과정을 통해, 유전 암호는 세포들이 새롭게 생성될 때마다 함께 변할 수 있다. 이러한 변화들은 시간이 지남에 따라 축적되어, 다른 유전자들이 발현되거나 억제되어, 한 쌍둥이가 질병에 더 걸리기 쉽거나, 다른 쌍둥이보다 매우 다른 체형을 갖게 할 수도 있다.[29]

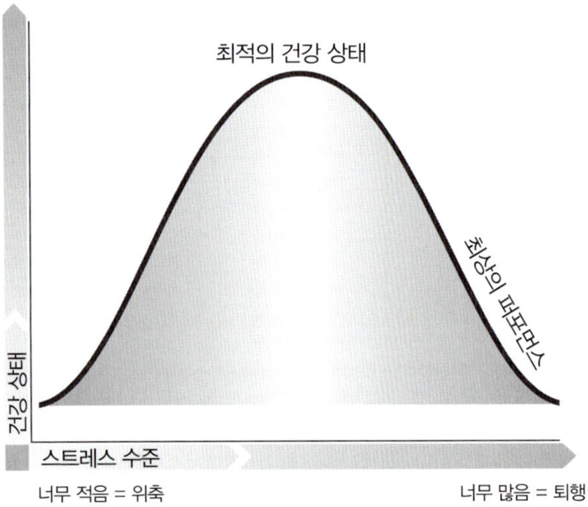

그림 1.17 스트레스 vs 건강. 최적의 건강 상태를 위해 우리는 적절한 양의 스트레스가 필요하다. 너무 많거나 너무 적은 것은 피해야 한다. 이를 골디락의 커브Goldilocks Cuve라고 부른다.

계를 벗어날 위험을 보여주는 고전적인 n자 곡선을 본다. x 축은 조직에 가해지는 수준을, y 축은 조직의 건강 수준을 볼 수 있다.

만약 조직에 너무 적은 스트레스를 가하면, 신체 조직들은 위축되고 연약해지며 실패를 겪기 쉽게 만들 것이다. 모든 생물은 건강해지기 위해 약간의 스트레스를 필요로 한다! 그러나 스트레스를 너무 많이 받으면 조직이 퇴화한다. 그래프에 나타난 n자 곡선은 골디락스의 철학이라고 할 수 있다.[69] 어떤 사람들은 맨 오른쪽으로 갈 필요가 있다. 왜냐하면 그들의 스포츠나 직업은 그들의 몸이 줄 수 있는 최대의 퍼포먼스를 요구하기 때문이다. 예를 들면 댄서, 체조 선수, 운동선수, 무술가들은 모두 최대의 퍼포먼스를 해야 한다. 그러나 최대 성능에 초점을 맞추면 전반적인 건강을 줄일 수 있기 때문에 치러야 하는 비용이 커진다. 요가 수업에서 볼 수 있는 가장 망가진 신체를 가진 사람들 중 일부는 은퇴한 무용수, 체조 선수, 그리고 프로 운동선수들이다. 그들은 삶의 첫 부분을 그들의 조직에 과도한 스트레스를 주면서 보냈고 남은 생애 동안 그 대가를 치러야 했다.

스트레스가 가해진 조직은 처음에는 그 내성 수준tolerance level이 감소한다. 운동 효과는 전부 여기에서 나온다. 우리는 적어도 처음에는 조직을 약하게 만들기 위해 조직에 스트레스를 준다. 하지만 일단 우리가 스트레스를 풀면, 조직은 회복되고 더 강해진다. 만약 우리가 너무 많은 스트레스를 가하거나, 스트레스를 너무 오래 참거나, 스트레스 사이에 충분한 휴식을 허용하지 않는다면, 우리는 위험에 처하게 될 것이다. 그림 1.18은 스트레스, 휴식 및 시간의 세 가지 변수가 어떻게 함께 작용하는지를 보여준다. 그래프 상단의 곡선은 조직이 손상되기 전에 가졌던 스트레스에 대한 내성 수준을 보여준다. 아래의 구불한 선은 반복 스트레스 또는 하나의 지속적이고 꾸준한 스트레스를 통해 가해지는 스트레스의 정도를 보여준다. x 축은 시간을 나타낸다.

우리 조직이 견딜 수 있는 스트레스 양이 총 스트레스 양과 시간에 따라 어떻게 감소하는지 주목하라. 결국 두 선이 교차하는 지점까지 조직에 계속 스트레스를 가하면 손상이 발생한다. 이는 '마지막 갈대 효과last straw effect'(무거운 갈대 더미를 들고 있는데, 마지막 갈대줄기 하나가 올라가면서 쓰러지는 모습에서 유래)라고 알려져 있다. 이는 허리 부상이 일어나는 전형적인 모습에서도 보인다. 집에서 허리를 구부려 양말을 신으려 할 때 허리를 다치게 되었다. 산재 보험에서는 부상이 집에서 발생했기 때

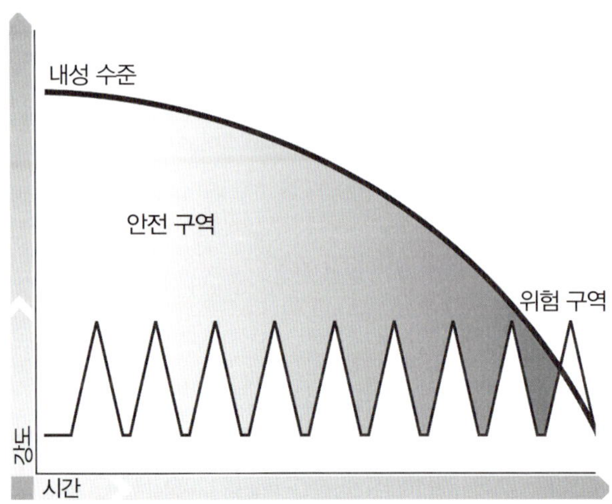

그림 1.18 스트레스에 대한 내성은 지속적인 스트레스에 의해 감소된다.[70]

시력, 파트 1: 모든 사람이 같은 범위의 색을 볼 수 있는 것은 아니며, 많은 사람들이 특정한 색을 보지 못한다. 적색이나 녹색을 볼 수 없는 것은 대부분 남성에게 나타나며 X 염색체의 변화에 의해 발생한다. 여성은 두 개의 X 염색체를 가지고 있기 때문에, 두 개의 염색체가 같은 문제를 가질 확률은 작다. 그러나 남성은 X 염색체가 하나만 있어 백업이 없다. 어린 소년들의 색맹 비율은 민족에 따라 다르다. 한 연구에서 백인 5.6%, 아시아인 3.1%, 히스패닉 2.6%, 아프리카계 미국인 소년 1.4%가 적색/녹색맹을 가지고 있는 것으로 밝혀졌다.[33] 여성과 남성은 똑같이 청색 색맹을 가질 가능성이 있지만, 이것은 인구의 약 0.5%에만 영향을 미치는 적색/녹색 실명보다 더 드물다.[34]

문에 보상을 거부한다. 사실 직장에서 수년 동안 반복적이거나 만성적으로 가해진 스트레스로 인해 약해진 조직의 내성이 마지막의 작은 스트레스로 인해 심각한 부상을 일으켰는데도 말이다. 이 '마지막 갈대 효과'는 요가 스튜디오에서도 나타날 수 있다. 수년 동안 조직의 내성이 감소된 사람이 수업에 와서 비둘기 자세Pigeon Pose를 하였는데 "뚝!" 소리가 났다(그녀의 고관절이나 무릎에 무리가 간 것이다). 그녀는 타는 듯한 통증을 호소하였다. 그리고 이에 대해 요가 스튜디오를 고소하기로 결정했다. 그러나 실제로는 부상이 발생하기 위한 조건을 만든 것은 그녀가 수년 동안 그 신체 부위에 적용한 다른 모든 스트레스였었다.

한편, 그림 1.19의 그래프를 보자. 여기서 우리는 불응기refractory period(여기서는 휴식 기간으로 표시)를 확인할 수 있다. 만약 우리가 스트레스를 주고 조직을 쉬게 한다면, 조직의 내성 수준은 이전 수준보다 높아진다. 그러므로 중요한 것은 단순히 조직에 과도한 스트레스를 주는 것을 피하는 것이 아니라 조직이 회복되고 더 튼튼해질 수 있는 충분한 시간을 주는 것이다.

모든 신체 조직들은 스트레스를 필요로 한다. 다시 한 번 강조해보자! 모든 신체 조직들이다. 여기에는 관절, 뼈, 근막, 근육, 신경, 내장기관 등등을 포함한다. 그야말로 모든 조직들이다. 다르게 말해 부상을 우려해 신체 일부 부위를 무시할 수 없다는 뜻이다. 많은 선생님들이 천장관절에 스트레스를 가하는 것은 좋을 것이 없다고 말한다. 하지만 천장관절에 적절한 스트레스가 가해지지 않으면 그 관절에는 위축이 생기고 타이트해지며 가동범위를 잃게 될 것이다. 그렇다. 너무 과도한 스트레스는 관절염

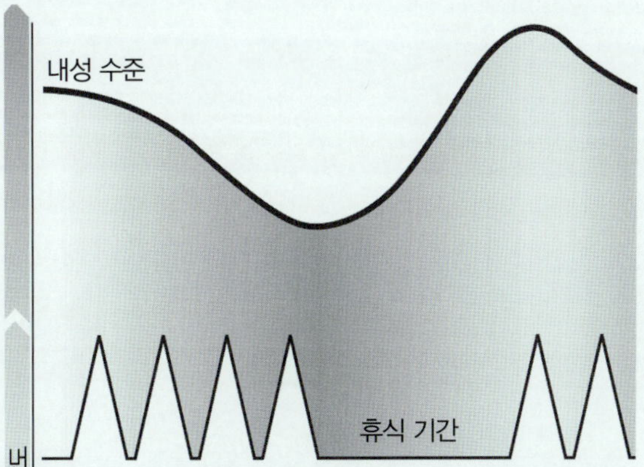

그림 1.19 휴식은 내성을 회복하고 증가시켜준다.[71]

시력, 파트 2: 근시Myopia = nearsightedness는 전 세계에 퍼져 있지만, 멀리 있는 사물을 보는 능력의 차이는 문화와 교육 수준에 따라 다르다. 책을 많이 읽을수록 근시가 될 확률이 높다. 근시가 있는 사람은 녹내장뿐만 아니라 황반변성, 조기백내장, 망막박리 등의 질환을 앓을 위험이 더 크다. 한 연구에 따르면 고등학교 교육이나 다른 교육훈련을 받지 않은 사람의 24% 이상이 근시인 반면, 고등학교 졸업자와 직업학교 졸업자의 35%가 근시였고, 대학 졸업자의 경우 53%는 근시였다. 근시는 미국 인구의 42% 정도에서 보이지만, 아시아 국가에서는 80%에 이른다.[35]

이나 과가동성hypermobility을 만들 수도 있지만, 그렇다고 해서 이 말이 그 부위에 대한 스트레스를 완전히 피해야 한다는 것을 의미하지는 않는다.

만성적인 스트레스는 취약성fragility을 만든다. 한편 급성 스트레스는 휴식이 동반되는 경우 반-취약성antifragility을 만든다. 나심 탈레브Nassim Taleb의 말을 인용하자면, "반-취약성을 만드는 데는 조건이 있다. 스트레스 요인의 빈도도 어느 정도 중요하다. 인간은 만성 스트레스 요인보다 급성 스트레스 요인을 더 잘 다루는 경향이 있는데, 특히 급성 스트레스에 대한 회복할 시간이 충분할 때, 스트레스 요인은 메신저로서 역할을 할 수 있게 된다."[72] 스튜어트 맥길은 "부하loading는 최적의 조직 건강을 위해 필요하다. 부하와 그 이후 내성이 저하된 후 휴식 시간이 뒤따르면 적응성 조직 반응adaptive tissue response이 내성을 증가시킨다"[73]라고 말하였다. 따라서 부하에 대한 노출은 바람직하긴 하지만, 미세손상들이 축적되는 상황이라면 적용된 하중은 반드시 제거되어야(휴식을 동반해야 함) 치유 및 적응 과정이 점진적으로 실패내성failure tolerance을 더 높은 수준으로 증가시킬 수 있을 것이다.

어떤 스트레스는 좋지만, 많은 스트레스나 만성적인 스트레스는 나쁠 수 있다. 어떻게 차이를 알 수 있을까? 바로 통증이다! 몸은 일반적으로 당신이 너무 깊이 들어가거나 스트레스를 너무 오래 갖고 있을 때 당신에게 경고할 것이다. 일부 선생님들은 학생들의 안전을 우려해 "몸을 앞으로 접을 때 항상 무릎을 굽히고 척추를 구부리지 말라"거나 "비둘기 자세는 천장관절에 스트레스를 주므로 절대 취하지 말라"고 경고한다. 이러한 지침 또는 유사한 경고는 학생들을 돕고 보호하기 위한 것이지만, 스트레스의 본질과 필요성에 대한 오해와 취약성의 원인에 대한 무지를 나타낸다. 이때 선생님이 학생들에게 통증을 느낀다면 몸의 어떤 부위에 스트레스를 주지 말라고 경고한다면 더 도움이 될 것이다. 작은 비틀림이라도 주의해

야 하고 피해야 한다. 왜냐하면 작은 비틀림은 큰 비틀림으로 이어지기 때문이다. 그리고 큰 비틀림은 비싼 수술과 휴직, 그리고 요가 수련의 중단으로 이어져서 요가 스튜디오가 폐업하게 되기 때문이다. 요가 선생님들이 실직하고, 결국 이 산업은 무너져버릴 것이다. 이 모든 것은 당신이 통증에 관심을 기울이지 않았기 때문이다. 그러니, 작은 비틀림을 무시하지 말라! 이것은 통증을 유발하는 스트레칭, 비틀기, 압박 등 스트레스에 대한 경고이다. 그러나 압박 자체를 두려워하지 말라! 건강을 유지하기 위해서는 조직은 압박되어야 한다.

중요한 내용: 반-취약성(스트레스가 없으면 얻는 것도 없다!)

트루디 이모는 항상 달랐다. 그녀는 개구리를 좋아했고, 예술적이고 도자기 같은 개구리 수집도 좋아했다. 그녀는 자신이 아끼는 도자기 개구리를 열린 캐비닛에 자랑스럽게 전시했다. 여기에는 어느 크리스마스에 그녀의 조카가 그녀에게 준 철로 된 개구리가 있었고, 때때로 그녀의 조카가 그녀를 위해 잡아온 살아있는 개구리가 있었다. 어느 날, 약간의 지진이 캐비닛을 흔들었고, 이 개구리들은 모두 바닥으로 떨어졌다. 정교한 도자기 개구리는 충격으로 산산조각이 났고, 철 개구리는 단지 튀었을 뿐이고, 반면에 진짜 개구리는 안전한 곳으로 뛰어올랐다. 도자기 개구리들은 깨지기 쉬웠다. 자그마한 흔들림도 이 개구리에게는 해가 될 수밖에 없었다. 철개구리는 아무 문제가 없었다. 어떤 일이 있어도 부서지진 않을 것이지만 또한 전보다 발전하지는 않을 것이다. 진짜 개구리는 반-취약성을 가졌고 사실 점프 운동으로 이득을 보았다. 도전과 변화가 없는 좌식 생활은 실제 개구리에 해롭지만, 삶의 스트레스는 개구리를 더 강하게 만든다.

인간은 매우 연약해 보인다. 우리는 쉽게 다친다. 그러나 인간은 반-취약성을 가지고 있다고 말할 수 있는 여러 측면이 있다. 반-취약성(안티프래질Antifragile)은 철학자, 작가, 및 금융전문가인 나심 니콜라스 탈레브Nassim Nicholas Taleb가 만든 단어로, 한 개체가 무작위성, 스트레스 및 무질서에서 얻는 성질을 일컫는다.[82] 그 예로는 뼈를 들 수 있다. 나무로 된 골격과 비교해보면 나무 골격은 시간이 지남에 따라 부서지기 쉽다[나무는 취약성(프래질)을 가진다]. 반면 뼈는 반복적인 스트레스로 인해 더욱 강해진다. 즉 뼈는 반-취약성을 가진 것이다. 반-취약성을 가진 개체는 스트레스가 증가함에 따라 (한계점 안에서) 힘을 얻는다. 트루디 이모의 개구리 이야기에서 보았듯이 취약성을 가진 개체는 혼란과 변화로 고통받는다(취약성-반취약성 스펙트럼의 이미지는 그림 1.20~1.23을 참조). 컴퓨터나 자동차와 같은 기계는 취약성을 띤다. 시간이 지남에 따라 마모되고 스트레스가 쌓인다. 반면에 살아있는 유기체는 시간과 스트레스에 따라 강해진다. 당신은 기계가 아니다. 스트레스는 당신을 약하게 만드는 것이 아니라 강하게 만든다(한계 지점까지는). 당신의 삶에서 적절한 양의 스트레스를 계속 찾는 한 여러 면에서 반-취약성을 가진다. 편안함은 스트레스의 반대이다. 현대 생활은 스트레스 없는 환경을 추구하는 경향이 있다. 현대의 환경은 편한 곳이긴 하지만, 이에 대한 대가는 끔직하다. 바로 취약성을 가지게 되는 것이다.[83] 다르게 말하자면, 편안함은 당신을 취약하게 만들 것이다!

허리에 부상을 입은 사람(아마도 그는 척추가 손상되었거나 취약했을 것이다)에게 일부러 부상 부위에 스트레스를 주도록 제안하는 것은 상당히 직관에 어긋나는 것처럼 보일 수 있다. 이러한 조치의 첫 번째 절차는 먼저 그 부위에 휴식을 주고, 잘 보호하고 손상받고 약해진 조직에 가해지는 모든 스트레스를 없애는 것이다. 한편 이러한 논쟁은 출산 후 여성의 회복이라는 측면에서 진행되었다. 20세기 초에는 산모가 힘을 회복할 수 있도록 많은 휴식을 처방하는 것이 일반적인 관행이었다. 시간이 흐르면서 의사들은 이러한 관행이 대부분의 산모들에게 최악의 것이라는 것을 깨달았다. 대신에, 그들은 가능한 한 빨리 움직일 수 있어야 했다. 사실, 권위 있는 의학 저널인《The

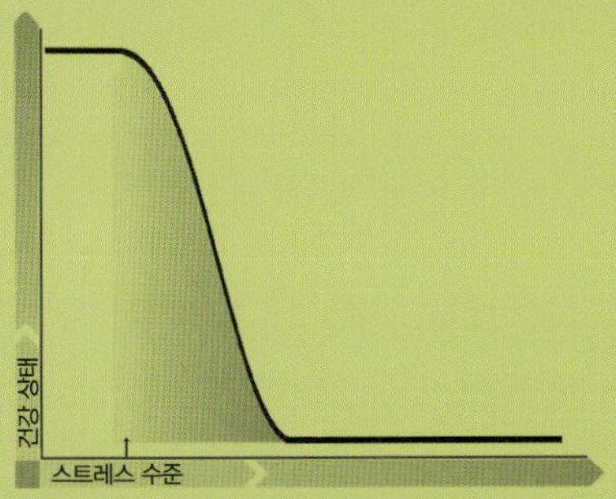

그림 1.20 취약성 모델. 취약성이 높은 물체$_{fragile}$는 내성 수준이 넘어가는 스트레스에서 산산조각 나고 파괴된다. 스트레스가 내성 수준에 도달하면 전환은 갑자기 일어난다.

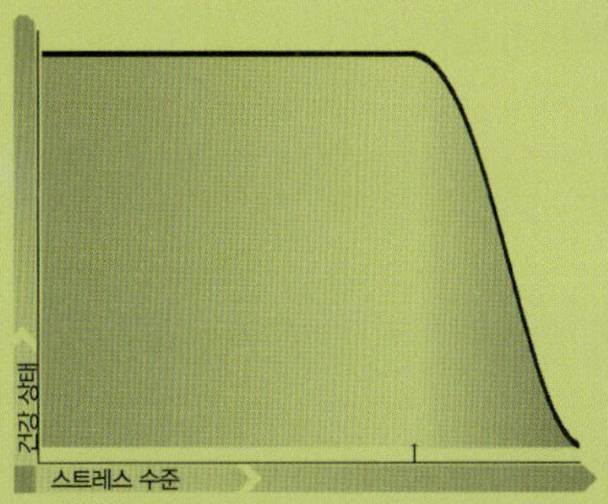

그림 1.21 견고성 모델. 견고함$_{Robust}$이 있는 물체는 어떠한 스트레스에도 영향을 받지 않는다. 한계 지점에 도달할 때까지 스트레스로 인한 이득도 피해도 없다.

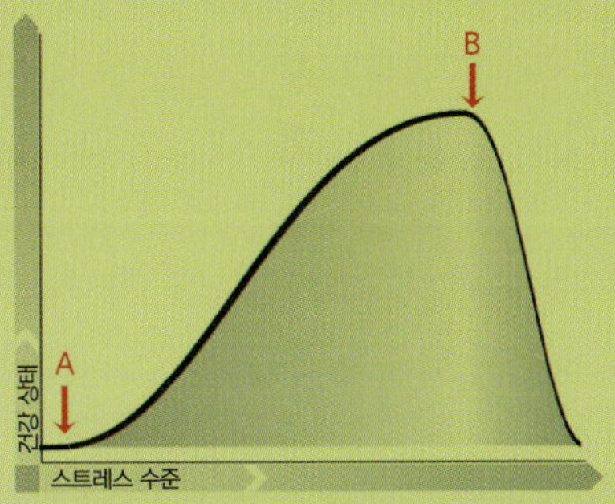

그림 1.22 반-취약성 모델. 반-취약성$_{antifragile}$을 가진 물체는 특정 지점까지 스트레스의 이점을 누릴 수 있다. 이러한 특성이 가진 물체는 스트레스 수준이 증가할수록 건강 상태와 스트레스가 증가한다. 그러나 스트레스가 특정 수준을 넘어서면 반-취약성을 유지하지 못하고 취약성 상태로 들어간다(B). 만약 스트레스 수준이 A 지점에 머무르고 있다면 건강하지 않은 상태에 머무른다.

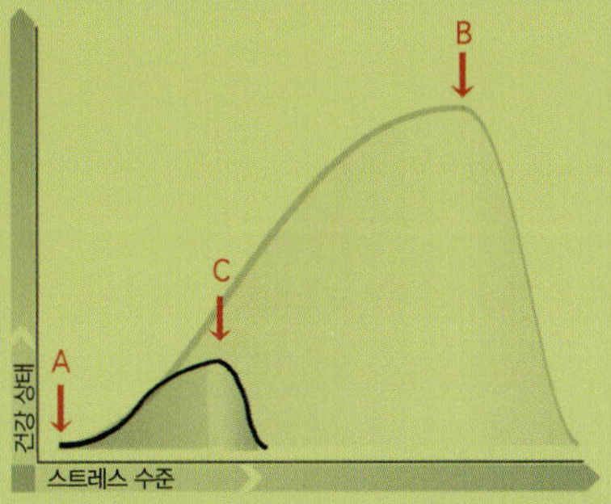

그림 1.23 부상 조직의 취약성과 반-취약성 모델. 일단 조직이 손상되면 반-취약성의 역치 값은 B 지점에서 C 지점으로 이동한다. 분명, 스트레스가 B 지점 수준으로 가해지면 조직이 손상되지만, 만약 스트레스 수준이 A 지점에서만 적용되면 그 물체는 취약성 상태에 머물 것이다. (반-취약성을 높이기 위해선) 스트레스는 C 지점 수준에 가깝게 유지되어야 하지만 이를 넘어서서는 안 된다.

Lancet》에 발표된 한 연구는 침상 휴식이 어떤 상태에서도 결코 좋은 생각이 아니라는 것을 시사하였다.[84] 이와 같은 연구가 회복 중 무리하게 움직여도 된다는 점의 면허가 되지는 않지만, 작은 스트레스에 우리 자신을 노출시킴으로써, 우리는 반-취약성을 가질 수 있다. 그림 1.23은 이것을 잘 보여준다. 만약 우리가 나심 탈레브의 논리를 부상 입은 사람들에게 확장한다면, 그들에게 여전히 약간의 스트레스가 필요하다는 것을 발견할 수 있을 것이다. 그렇지 않으면 그들은 점점 더 취약해질 위험이 있다.

지나치게 해로운 것도 아주 작은 단위로 적용했을 때에는 반-취약성을 만들 수 있다. 아무런 스트레스를 가하지 않는 것은 취약성을 만들 것이다. 다음은 좋은 의도들에 의해서이지만, 스트레스를 줄이게 됨으로써 실제로 우리 몸을 더 약하고 연약하게 만든 몇 가지 예시들이다.

턱: 농업혁명 이후 인간의 얼굴은 5~10% 작아졌다. 많은 사람들은 젊은 나이에 사랑니를 제거해야 하는 시간이 찾아온다. 그들의 턱은 너무 작아서 모든 치아를 수용할 수 없다. 농업혁명 이전의 우리 조상들은 그렇지 않았다. 오늘날의 음식들은 쉽게 씹히는 것들이 많다. 저작작용이 거의 필요 없는 잘 준비된 음식은 편하다. 하지만 이는 결국 대가를 치른다. 어렸을 때 턱에 가해지는 스트레스가 적기 때문에 턱뼈가 충분히 자라지 않는 것이다. 이 작은 턱에는 더 이상 우리의 이를 모두 넣을 공간이 없다. 딱딱한 음식을 씹는 아이들은 턱이 더 크고 성인이 되어서 사랑니를 뽑을 필요가 덜한 경우가 많다.[85]

발: 발 아치를 튼튼하게 유지하기 위해서는 스트레스가 필요하다. 우리가 걷고 뛰지 않으면, 즉 발의 아치에 스트레스를 주지 않으면, 인대가 느슨해지고 발이 아

치를 잃으면서, 아치를 무너뜨리고 족저근막염과 같은 문제를 일으킨다. 발 아치 지지대가 있는 신발이나 매 걸음마다 쿠션으로 우리 발을 감싸는 운동화는 발을 튼튼하게 유지하는 데 필요한 스트레스를 줄여준다. 발 교정 장비Orthotics는 발이 완전히 무너진 사람들에게 필요할 수도 있지만, 발에 아무런 문제가 없고 필요한 스트레스를 견딜 수 있는 사람들에게도 위와 같은 문제를 일으킬 수 있다.[86]

면역 시스템: 우리의 면역체계는 스트레스를 통해 발달한다. 어렸을 때, 우리는 정상적으로 기능하는 면역체계를 발달시키기 위해 일정량의 흙과 세균을 섭취해야 하기도 한다. 데이비드 스트라찬David Strachan은 이러한 이해를 '위생 가설'이라고 불렀다. 면역체계에 힘을 키우기 위해 때때로 감기와 독감에 걸릴 필요도 있다. 만약 우리가 어렸을 때 나쁜 물질에 충분히 노출되지 않는다면, 우리는 나이가 들었을 때 (문제가 되지 않는) 양성 물질에도 과민반응을 일으켜 알레르기와 다른 면역체계 장애를 일으킬 수 있다.[87]

눈: 실내에서 더 많은 시간을 보내는 아이들은 성인이 되었을 때 근시가 될 가능성이 더 높다. 수렵-채집 공동체에서는 이런 현상이 드물지만, 실내에서 더 많은 시간을 보낼수록 근시를 가진 사람의 비율은 증가한다.[88] 19세기 덴마크의 한 연구에 따르면 수렵 채집인과 비슷한 환경인 실외 노동자들은 3% 정도만이 근시였고, 실내 수공업자들과 장인들은 12%, 대학생의 경우 32%에 달했다. 오늘날, 컴퓨터의 보편성과 함께, 이러한 비율은 의심할 여지없이 더 나쁜 쪽으로 높아지고 있다. 눈은 정상적으로 발달하기 위해 가까이에서뿐만 아니라 멀리의 사물에까지 집중해야 하는 스트레스가 필요하다.[89]

식사: 너무 많은 음식을 먹거나 너무 규칙적인 식사는 건강에 해로울 수 있다는 의견이 있다. 배고픔은 우리 조상들이 육체를 날씬하고 건강하게 유지하기 위해 마지못해, 그리고 자신도 모르게 사용하던 필수적인 스트레스 요인이다. 우리가 가끔 굶을 때, 예를 들어 1~3일 동안 굶는다면 우리 몸은 일상생활에 필요한 단백질을 얻기 위해 자신의 조직을 먹기 시작한다. 이때에는 가장 약하고 가장 손상된 세포들을 분해하고 그로부터 발생하는 영양분을 재투자하는 것으로 시작한다. 그 과정을 자가포식autophagy라고 하는데, 신체는 나중에 문제를 일으킬 가능성이 가장 높은 세포, 즉 암 전단계 세포pre-cancerous cells와 같은 것을 분해하여 그들이 나중에 우리에게 해를 끼치는 것을 막는다. 만약 우리가 결코 배고플 일을 만들지 않는다면, 이 세포들은 그들의 나쁜 일을 할 수 있도록 남겨지는 것이다.[90] 가끔 식사를 거르는 것은 편하지 않지만, 당신의 건강에 꽤 좋은 일일 수도 있다.

마르쿠스 아우렐리우스는 "불은 장애물을 먹고 산다"고 말한 적이 있다. 로마의 시인 오비드는 "고난은 천재를 일으킨다"라고 썼다. 히드라의 머리는 하나를 자르면, 바로 두 개가 더 자라난다! 이런 식으로 우리는 급성 스트레스가 몸과 마음, 그리고 정신을 건강하게 유지하는 데 필요하다는 점을 다양한 방법으로 끊임없이 설명할 수 있다(기억하라. 만성적인 스트레스가 피해를 주지 않는 경우나 도움이 되는 경우는 거의 없으며, 급성 스트레스처럼 신체의 내성을 초과하지도 않는다). 급성 스트레스의 기전은 운동의 세계에서 널리 알려져 있다. 즉, 우리는 다루는 중량이 증가함에 따라 우리 근육에 가해지는 스트레스는 커져가며, 이로 인해 근육들이 더 강하고 건강해질 것이라는 것을 안다. 그러나 우리는 종종 스트레스가 우리의 근육에 좋은 영향을 미친다는 인식, 그리고 더 나아가 우리는 뼈와 관절, 그리고 인대(사실 인체의 모든 측면에)에 스트레스를 가해야 한다는 인식을 가지지 못하곤 한다. 물론 당신은 너무 많은 스트레스를 가할 수도 있다(중도의 철학: 골디락스 철학을 기억하라). 그러나 스트레스를 전혀 가지지 않는 것은 위험하기도 하며 건강에 나쁘기도 하다. 여기 기억해야 할 유용한 구절이 있다. "스트레스가 없으면 얻는 것도 없다."[91] 스트레스는 건강하고 필요한 것이지 어떤 대가를 치르고서라도 피해야 하는 적이 아니다.

중요한 내용: 압박의 중요성

근육은 본래 양(陽)의 성질을 가졌기 때문에 이러한 성질을 가진 운동을 하는 것이 좋다. 리드미컬하고 반복적인 스트레스가 가해지는 운동을 해야 한다. 결합 조직(뼈, 인대, 관절)은 음(陰)적인 성질을 가졌기 때문에 이러한 성질을 가진 운동을 하는 것이 좋다. 정적이고, 오래 유지하고, 장력과 압박 스트레스가 가해지는 운동.

1892년, 줄리어스 울프Julius Wolff는 「뼈의 변형의 법칙」이라는 논문을 발표했다. 오늘날 우리는 그의 발견을 '울프의 법칙'이라고 부른다. 울프는 뼈에 가해지는 스트레스에 의해 뼈가 변형된다는 것을 발견했다. 뼈에 가해지는 스트레스가 증가하면 뼈의 구조적 저항도 증가한다. 점점 더 두꺼워지고 강해지는 것이다. 이러한 효과를 가장 높이는 것은 주기적인 방법으로 부하를 가하는 것이다. 이를 통해 뼈의 흡수작용은 억제되고 형성 과정은 증가된다.[74] 이러한 과정이 일어나는 과정에는 기계적 변환과 압전기이다. 기계적 변환mechanotransduction은 세포가 기계적 스트레스를 생화학 및 전기적 신호로 변환할 때 발생한다. 세포막이 물리적 압력을 감지하면 세포 내에서 일련의 사건이 일어난다. 특정 단백질이 발현되고 특정 화학적 전달자를 분비한다.[75] 압전기piezoelectricity는 물질이 변형될 때 작은 전류가 생성되는 현상이다(어린이 운동화의 LED는 이런 효과에 의해 불이 들어온다). 우리가 뼈에 스트레스를 줄 때, 작은 압전 전류가 우리 조직을 통해 흐르고 특정 세포가 활성화되거나 비활성화되도록 신호를 보낸다. 이 효과는 또한 우리가 연골, 치아, 힘줄, 혈관 벽, 근육 그리고 심지어 피부에 스트레스를 줄 때 발생한다. 스트레스는 건강에 필수적이며, 압박 스트레스는 개별 세포의 세포질 깊숙이 신호를 보내는 것을 포함하여 조직 전체에 신호를 보낸다.[76]

조직을 건강하고 튼튼하게 유지하기 위해, 즉 항-취약성을 만들기 위해 압박할 필요가 있다. 하지만 어떤 이유에서인지 요가의 세계에서는 압박 스트레스는 건강을 해치거나 위험한 것으로 여겨지게 되었다. 강사들은 압박에 대해 '부서지는', 혹은 '찌부러지는'이라는 형용사로 표현하곤 한다. 압박 스트레스(부하)는 문제를 일으키는 위험한 움직임과 뭉뚱그려 사용되지만, 사실 모든 스트레스가 꼭 나쁜 것만은 아니다. 예를 들면 다운 독 자세(아도무카스바사나)를 할 때 '어깨가 귀에 붙으면 목을 압박하기 때문에' 어깨를 귀에서 떼라는 말을 듣곤 할 것이다. 목을 압박하는 게 나쁜 이유는 무엇인가? 우리의 몸은 어깨를 귀에 붙일 수 있도록 설계되어 있다. 이것은 자연스러운 움직임이다. 누군가 당신에게 질문을 하였는데 잘 모르는 문제라면 당신은 어깨를 귀 옆으로 으쓱하면서 붙일 수 있다.[77] 이와 마찬가지로, 백 밴딩을 할 때 요추가 '찝히지' 않게 주의하라는 경고를 듣는데 척추 뼈끼리 '부딪히기' 때문이라는 말을 들을 것이다. 척추 뼈를 압박하는 것은 왜 나쁜가? 우리가 '절대로' 척추 뼈들을 압박하지 않는다면, 척추 뼈는 튼튼하고 건강하게 유지되기보다는 위축될 것이다. 골디락스 철학(적절함)을 기억하라.

언제나 그렇듯이 우리는 쉽게 무언가를 지나치게 하는 경향이 있다. 압박으로 인해 통증이 발생한다면, 현재 하고 있는 것을 조절하는 것이 현명하다. 이미 척추에 손상을 가진 사람이라면 과도하게 압박하는 것을 피하기 위해 백 밴딩을 할 때 매우 조심해야 한다. 만약 동작을 깊게 하기 위해 근육을 사용하지 않고, 계속해서 잘못된 움직임을 하고 동작을 제한하는 데 인대에만 의존을 한다면 결국 '신용카드 효과'를 감수해야 할 것이다. 신용카드를 매일 아침 앞뒤로 108번씩 구부리면 어떤 일이 벌어지겠는가? 결국 신용카드는 툭 부러질 것이다. 물론 이런 일이 당신의 재정 상태에는 좋을지 모르겠지만, 허리나 손목에 이런 일이 일어나는 것은 이상적이지 않을 것이다. 허리를 근육으로 안정화시키는 방법을 배우지 않고 매일 아침 휠 자세로 허리를 안정시키는 근육을 결속시키는 것을 배우지 않고, 또는 허리에 선천적인 불안정이 있는데 매일 아침 서서 휠 자세(우르드바다누라사나)로 108번씩 백 밴딩을 하는 것은 요추의 인대나 관절에 손상을 일으킬 수 있다. 그렇다고 해서 인대에 정적인 스트레스를 유지하는 동작이 반드시 허리에 나쁠 것이라고 말하는 것은 아니다. 신체 조직에 어떤 운동을 적용하는가는 큰 차이를 만들지만, 모든 조직은 건강하기 위해 스트레스를 받아야 하고, 그 스트레스에는 압박 스트레스를 포함한다.

지도자에게 보내는 메모: 부상과 스트레스

요가 수련의 목적인 건강함을 위해서라면, 우리는 신체에 어느 정도의 스트레스를 주어야 하는지 알아야 한다. 이에 대한 답은 앞서 살펴본 취약성 그래프에서 찾을 수 있다. 너무 적은 스트레스를 가하면 조직은 위축된다. 반면 너무 많은 스트레스를 가하면 조직은 손상된다. 만약 당신의 목적이 건강이라면 그림 1.22의 그래프에서 B 지점 이하 수준의 스트레스를 가해야 할 것이다. 하지만 일부 학생들은 건강보다는 최적의 퍼포먼스가 목적일 수도 있다. 즉 그들은 신체적, 감정적인 한계의 최대치까지 자신의 자세를 밀어붙이기 원할 것이다.

모든 조직에는 스트레스가 필요하다! 이러한 사실은 요가를 치료법으로 제안하는 논의에서 혼돈을 일으킬 수 있다. 요추에 골다공증을 가진 학생의 경우 척추를 보호하기 위해서 허리에 전혀 스트레스를 가해서는 안 된다는 말을 들었을 수도 있다. 이러한 조언은 좋은 의도로 한 것이겠지만 현명한 조언은 아닐 수 있다. 왜냐하면 척추에 가해지는 스트레스가 전혀 없다면 조직은 위축될 것이기 때문이다. 하지만 분명, 너무 많은 스트레스는 뼈를 퇴화시키고 더 심각한 문제를 일으킬 수도 있다. 그럼 어떻게 해야 하는가? 이러한 경우, 취약성의 곡선이 더 좁아지고 왼쪽으로 이동하였다고 생각하는 것이 가장 좋다.

이제 다시 그림 1.23 그래프, 즉 손상 받은 조직의 취약성-반취약성 그래프를 살펴보자. 이 그래프에서 스트레스 안전 영역은 훨씬 작고 잘못될 수 있는 범위는 훨씬 좁다는 점(A와 C 사이)에 유의하라. 핵심은 모든 조직에는 스트레스가 필요하지만, 부상이나 질병이 있을 경우 안전한 스트레스 범위가 매우 좁아진다는 것이다. 지나치게 하는 것은 쉽고 학생을 다치게 할 수 있지만, "아무것도 하지 마"라고 말하는 것 역시 너무 쉬운 일이다. 당신의 요가 수업을 듣기 원하는 학생들에게는 적절한 방식을 적용할 필요가 있다. 부드러운 회복을 위한 요가 수업은 그들에게 효과가 없을지도 모른다. 너무 쉬울 수도 있고, 또는 관리가 필요한 곳은 한 곳뿐이고 신체의 나머지 부분은 규칙적인 운동이 필요하거나, 그들이 손상된 결합조직에 적절한 정도의 자극을 원하고 일반적인 강도에서만 그러한 자극을 얻을 수도 있다.

키워드는 적절함이다. 스트레스를 어느 정도로 가하는 것이 적절한가? 웨어러블 X-ray 안경이나 손으로 들고 다닐 수 있는 소형 MRI가 나오지 않는 이상, 당신이 학생들에게 제공할 수 있는 가장 확실한 방법은 자신의 한계에 집중하는 법을 가르치는 것이다. 수업 시작 시간에 갑자기 나타난 척추 협착증을 가진 학생에게 할 수 있는 말은 다음과 같다. "자신의 한계에 주의하라! 신중하게 수련하라!"

학생들에게 무슨 일이 일어나고 있는지에 대한 감각을 가르쳐라. 이는 쉽지 않고 시간과 노력이 필요하다. 모든 자세에서 아주 천천히 부드럽게 들어가면, 일어나는 모든 느낌을 상세하게 느끼라고 조언하라. 통증은 부적절한 감각이라고 가르쳐라. 안타깝게도, 학생은 항상 통증을 느낀다고 말할 수도 있다. 이러한 경우, 통증이 증가하거나 질적인 변화가 생기는지 찾아보라고 말할 수 있을 것이다. 분명히 해야 할 주의사항은 다음과 같다. 이는 치료를 위한 요가가 아니며, 치료 요가를 학생에게 해보는 것이 적절하지 않을 수도 있다. 당신은 의료 전문가가 아니다. 하지만 학생이 약속 사항들을 잘 준수한다면, 당신이 제안하는 모든 것을 수정하려 노력할 것이고 수정 사항이 너무 어렵게 느껴진다면 당신이 그 자세에서 벗어나도록 도울 수도 있을 것이다. 그러고 나서 정규 수업에 참여하게 이끌 수 있다. 통증에 대한 구체적인 해결법을 제시하지 못하더라도, 당신은 계속해서 학생을 확인하고 그녀의 상황에 맞는 적절한 옵션을 제시해야 한다(만약 당신이 이러한 준비가 되어 있지 않거나 할 수 없다면 학생을 정규 수업에 들여보내지 말라!). 또한 사바나사shavasana(요가 수업을 마무리 짓는 누운 자세) 이후, 그녀가 수업에서 바로 나가지 말게 하고 다시 한 번 더 이야기를 나눠라. 그녀의 상태를 체크하고, 어떻게 느끼고 있는지 보고, 이상적인 중용적 자세를 설명하는 데 공을 들여라.

마지막으로, 앞으로 48시간 동안 그녀가 어떤 느낌을 가지게 되는지에 대해 주의와 관심을 가지라고 요청하라. 좋고 나쁨의 변화는 때때로 바로 나타나지 않을 수도 있다. 자신의 몸 안에서 무슨 일이 일어나고 있는지 계속 주의하고, 어떤 변화든 자신이 하고 있는 움직임과 연관시키려고 노력할 필요가 있다. 이것은 또한 마음 깊이 요가를 수련하는 방법의 일부이다.

어려운 내용: 세포 수준의 스트레스

우리가 하는 모든 움직임은 우리 몸에 스트레스를 가하고, 우리 몸은 수조 개의 세포들로 이루어져 있다. 세포 외 기질(ECM extracellular matrix) 덕분에, 대부분의 세포들은 서로 연결되어 있다. 우리 몸에 대해 하는 일, 세포에게 하는 일들은 매우 좋은 영향을 미치는데, 우리의 세포들은 활성화되기 위해 기계적 스트레스를 필요로 하기 때문이다. 이러한 과정을 기계적형질변환mechanotransduction이라고 부른다. 이러한 과정이 어떻게 작동하고 우리의 건강과 치유에 왜 그렇게 중요한지 이해하기 위해서, 우리는 ECM에 대해 약간 이해할 필요가 있다.

ECM은 우리가 모든 살아있는 조직 즉, 근육 세포, 혈액, 장기 그리고 피부를 제거했을 때 남아 있는 것이다. 이렇게 남아 있는 조직은 몸의 형태와 지지대 역할을 하는 콜라겐 섬유와 다른 근막 섬유들로 이루어져 있다. 이와 같은 단백질로 이루어진 ECM은 신체의 치유 과정에 아무런 역할을 하지 않는다고 오랫동안 생각되어왔다. 하지만 ECM은 우리 몸에서 엄청나게 중요한 부분일 뿐만 아니라 건강에도 절대적으로 중요한 역할을 하는 것으로 밝혀졌다. ECM은 구조나 안정성을 제공하는 것 이상의 역할을 수행하며 여러 가지 기능적 역할을 수행한다.

우리 몸에 골격구조가 있는 것처럼, 모든 세포들에도 골격을 가지고 있다. 세포 안에는 ECM을 구성하는 것과 동일한 유형의 콜라겐 단백질로 구성된 세포골격cytoskeleton이 있다. 그림 1.24에서 볼 수 있듯이, 세포 내부의 골격은 세포핵의 DNA에서부터 세포막을 넘어 뻗어 나오며 ECM 내의 구조와 연결된다. 우리의 세포 대부분은 신체 전체에서 기계적으로 연결되어 있다. 따라서 우리가 우리 몸에 스트레스를 줄 때, 이 기계적인 스트레스 신호는 세포로 전달되고 각각의 세포 내의 골격 구조를 통해, 세포 내부 깊은 곳, 심지어 DNA까지도 전달된다. 기계적 형질 변환의 스트레스는 세포들이 외부 세계를 감지하기 위해 사용하는 주요한 통신 경로 중 하나이다.

그림 1.24는 콜라겐 단백질로 형성된 세포의 내부 골격의 모습을 보여준다. 세포 골격이 ECM과 연결되는 세포 벽의 통합 구조와 연결되어 있는 방식을 보라. ECM은 단순한 와이어 이상의 기능을 제공하면서도, 세포가 이러한 와이어를 따르는 스트레스에 반응한다는 사실도 발견되었다. 찢어진 반월판 연골이나 손상된 기도를 대체할

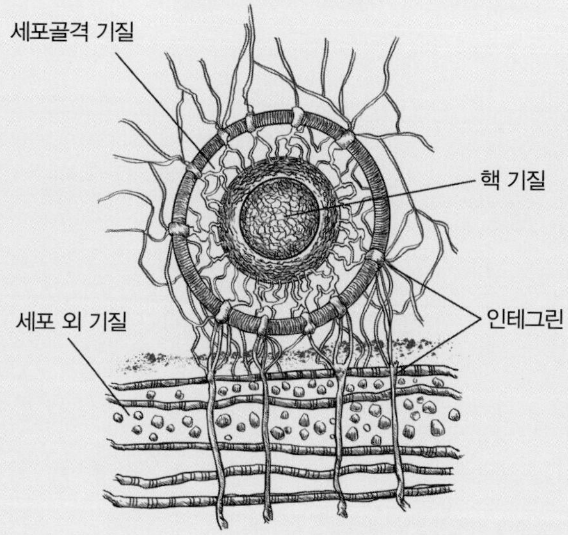

그림 1.24 세포의 세포골격은 인테그린Integrins을 통해 세포 외 기질로 연결된다.[78]

연골과 같은 조직을 재생시키려면 인공 구조물이 필요하다. 이러한 구조물은 줄기세포가 올바른 위치에서 새로운 연골을 형성하도록 안내하는 역할을 한다. 그러나 실험실에서 확인한 바에 따르면 이렇게 형성된 조직은 원래의 신체 구조보다 훨씬 약했다. 무언가 빠진 게 있는 것이다.

의학계에는 한 가지 수수께끼가 있다. 왜 상처는 어느 정도 아물긴 하지만, 완벽하게 낫지는 않는 것일까? 왜 부상은 잠시 좀 더 나아지기는 하지만, 완벽하게 회복되지는 않고 어느 정도의 약화 또는 견고하지 않음이 남아 있는 것일까? 이러한 미스터리에 대한 답이 발견되기 시작했다. 그것은 바로 스트레스이다! 세포들이 의사소통을 하기 위해서는 스트레스를 필요로 한다. 우리의 ECM은 지속적인 긴장 상태에 놓여 있다. 실험실 접시에 들어 있는 인공적 생체 구조물에는 긴장 스트레스가 가해져 있지 않아 줄기 세포들에서 적절한 정보전달들이 이루어지지 않는다. 세포들은 무엇을 해야 할지 모르는 것이다. 연구진이 ECM에 스트레스를 가하기 시작했을 때, 줄기세포는 가장 주목할 만한 방식으로 작용하기 시작했다. 이 세포들은 증식을 시작하고 가장 효과를 발휘할 수 있는 지지체scaffold로 이동하였다. 게다가 또 다른 놀라운 일도 발생했다. 기질에 가해지는 스트레스의 수준에 따라 줄기세포들이 다른 조직들로 분화되었던 것이다! 단일 지지체

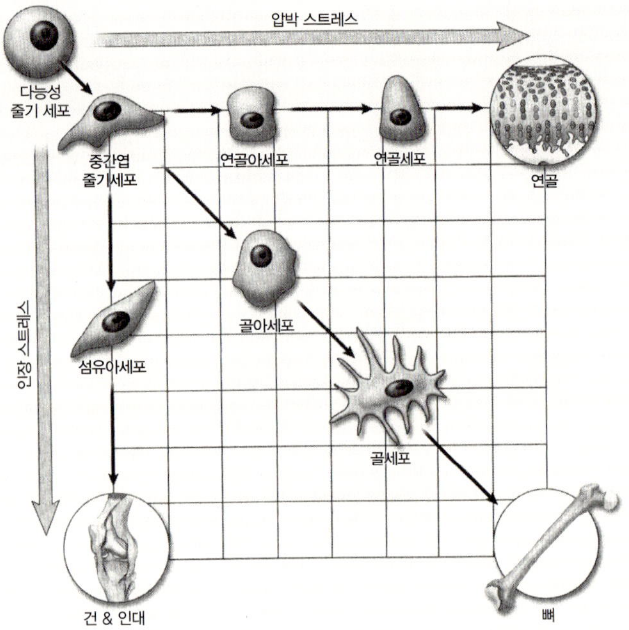

그림 1.25 압박 스트레스가 가해지는지, 인장 스트레스가 가해지는지에 따라 세포의 미래가 결정된다.[80]

는 다양한 조직 유형으로 줄기세포 분화를 시작할 수 있었다. 지지체의 기질 내 다른 위치에서는 서로 다른 수준의 스트레스가 존재했기 때문이다(그림 1.25 참조). 이제는 겨우 몇 가지 종류의 줄기세포가 있는 지지체를 파종함으로써 구조, 혈관, 신경 세포의 모든 복잡성을 가진 완전한 장기를 재생하는 것이 가능하다. 연구자들은 최근 매우 복잡한 기관인 완전한 신장을 배양하여 동물에게 성공적으로 이식하였다.[79]

스트레스는 줄기세포가 활성화되도록 자극시키는 데 필요하며, 세포들은 스트레스의 정도에 따라 상황에 필요한 종류의 조직이 될 수 있다. 줄기세포가 흐르는 움직임을 감지하면 혈관이 된다. 스트레스의 양이 매우 가벼우면 신경세포가 된다. 스트레스가 조금만 더 강하면 지방세포가 된다. 더 강한 스트레스는 근육세포가 되게 한다. 스트레스가 더 쌓이면 뼈가 된다. 한편 너무 많거나, 적거나, 또는 아무런 스트레스가 없으면 줄기세포는 전혀 반응하지 않는다.

우리의 세포 외 기질은 벨크로처럼 생긴 고리(이를 fibronectins이라고 부른다)가 있는데, 이 고리들은 세포의 인테그린에 걸치고, 원하는 종류만 선택하며, 제자리에 고정시켜 세포 깊숙이 스트레스를 전달하는데, 여기서 세포핵은 신호를 해독하고 필요한 것은 무엇이든 준비할 수 있게 된다. 그러나 ECM은 또 다른 장치를 가지고 있다. 즉 새로운 세포의 성장을 자극하는 성장 호르몬을 함유하고 있는 것이다.

과학 분야의 저술가인 밥 홈즈Bob Holmes의 말을 인용하자면, "이는 운동과 물리 치료가 건강과 치유에 있어 왜 중요한지를 설명해줄 것이다. 예를 들면 만약 여러분이 부상에서 회복하고 있을 때, 세포들이 올바른 신체 신호를 받지 못한다면, 그들은 무엇을 해야 할지 모를 것이다."[81] 그리고 이것은 우리를 요가의 마법 재료인 스트레스로 되돌아가게 한다. 모든 조직은 건강을 유지하기 위해 스트레스가 필요하다. 취약성 그래프를 기억하라. 때로는 스트레스가 세포에 도달하지 못하는 경우도 있다. 흉터 조직이 일반적인 ECM 구조를 대체한 경우가 그러한 예일 것이다. 조직이 너무 빽빽해진 것이다. 또한 스트레스가 너무 적을 때 세포는 메시지를 받지 못할 수 있다. 근육, 뼈 또는 근막이 재생되는 대신 지방만 생성되어 부상 부위에 힘이나 움직임의 범위를 회복하는 데 도움이 되지 않는다. 우리는 조직에 스트레스를 줘야 하지만, 올바른 방법으로, 올바른 정도로 해야 한다.

우리는 근육을 강화하고 관절에 스트레스를 주기 위해 움직이고, 걷고, 숨쉬고, 스트레칭해야 한다. 우리가 움직일 때, 숨을 쉴 때, 걸을 때, 기지개를 켜거나 몸을 압박할 때, 우리는 세포기질 전체에 기계적인 신호를 보내고 있다. 우리의 수조 개의 세포들이 우리가 어떤 지시를 보내는지 듣기 위해 기다리고 있다. 오랜 동안 유지하는 요가 자세를 취할 때 이러한 점들을 떠올려라. 당신은 말 그대로 스스로를 변화시키고 있는 것이다.

Chapter 4
신체 조직의 생리

이 책의 앞에서 "무엇이 나를 멈추게 하는가?"라는 것에 대해 질문하였고 우리를 제한하는 요소가 조직에 걸리는 긴장, 신체와 신체가 부딪히는 압박이라는 것을 알아보았다. 이것들은 이해하기 매우 간단한 개념들이지만, 이를 인지하는 것은 쉽지 않다. 여기에는 연습, 의도, 주의가 필요하다. 긴장과 압박을 구별하고 언제 발생하는지를 알기 위해서는 우리가 가진 조직들의 종류에 따른 차이를 아는 것이 유용하다. 이것이 바로 이번 섹션에서 다루는 것이다. 이 섹션에서는 신체를 구성하는 조직과 다른 물질들을 소개할 것이다.

과학자들은 사물을 범주로 나누고, 그 범주의 하부 범주, 그 하부 범주의 하부 범주로 나누는 것을 좋아한다. 그들은 우리 신체 조직을 네 가지 주요 범주로 나누었다.

- 근육 조직
- 결합 조직
- 신경 조직
- 상피 조직

신체는 약 400조 개의 세포로 이루어져 있다. 즉, 4에 0이 14개 붙어 있다는 것이다! 하지만 여기서 약 90%는 사람의 세포가 아닌 공생 박테리아이다. 대략 37조 개의 인간 세포는 약 210종만으로 구성되어 있다.[92] 어떤 세포는 몸 주위를 움직이는 적혈구와 같은 유주세포migratory cells(이동하는 세포)이고 또 어떤 세포는 우리가 조직이라고 부르는 응집체aggregates를 형성하는 세포이다. 이러한 응집체의 기능에 따라 다양한 유형들을 위의 4개 조직 범주로 나눌 수 있다.

근육 조직은 수축하는 세포와 그 지지 구조의 집합체로 구성된다. 근육 조직이 하는 일은 신체 온도를 유지하기 위해 움직임을 만들고, 자세를 유지하고, 열을 발생시키는 것이다. 뼈, 인대, 연골, 힘줄 및 근막을 포함하는 결합 조직은 세포 외 기질에서 발견되는 세포의 집합체이며, 조직의 장력과 세포 간의 정렬을 유지하기 위한 지지체scaffold 역할을 한다. 신경 조직은 몸 전체에 전기 및 화학적 신호를 전달하는 데 특화된 세포의 집합체이다. 상피 조직은 몸의 가장 바깥쪽 막인 피부와 혈관이나 소화관과 같은 안쪽 막을 형성한다.

요가 수련에서 선생님들이 근육과 결합조직을 가장 많이 이야기하는 이유는 요가 아사나가 이러한 종류의 조직에 깊고 직접적으로 영향을 미치기 때문이다. 하지만 요가는 다른 유형의 조직들에도 영향을 미친다. 더 중요한 점은, 우리의 상피와 신경 조직 또한 우리의 요가 수련 및 유연성에 영향을 미친다는 것이다(비록 2%에 불과하지만 피부도 관절의 움직임에 어느 정도 저항력을 기여한다는 연구 결과가 나왔다. 바로 상피 조직이 영향을 끼치는 것이다.[93])! 모든 조직은 우리의 스트렝스, 가동성 및 전반적인 건강에 기여한다. 반대로, 이러한 조직의 손상이나 오작동은 우리의 건강과 가동성에 영향을 미치는 문제를 발생시킨다.

"무엇이 나를 멈추게 하는가?"라는 문제를 더욱 깊이 다루면서 우리는 많은 요소들을 발견하게 될 것이다. 요가는 단지 근육에 관한 것만이 아니다. 요가 수업에서 우리가 특정한 자세에서 사용하는 각각의 근육의 이름과 기능에 대해 강조하는 것은 이야기의 한 부분일 뿐이다. 우리가 지금까지 배운 것을 사용하고 다른 조직에서는 어떻게 긴장과 압박이 일어나는지 살펴봐야 할 때이다. 우리가 발견하려는 것처럼, 우리의 유연성과 움직임의 범위에

마이크로바이옴Microbiome: 우리의 몸은 37조 개의 인간 세포(일부 추정치는 50조 개)들로 구성되어 있지만, 몸 안밖 세포들의 대부분은 외부 박테리아들이 차지하고 있다. 우리 신체는 이러한 세포들의 공동체이며, 그중 10%만이 인간 세포이고 나머지는 공생하는 손님들이다.[42] 우리 몸에는 1,000종 이상의 다른 종류의 비인간 미생물이 있다. 하지만 이들 대부분은 장에 서식하며, 우리를 건강하게 하는 중요한 기능을 수행한다.[43] 바이러스는 박테리아보다 훨씬 큰 집단이다. 거의 9대 1의 비율을 가지고 있다. 우리는 1,000조 개의 바이러스를 가지고 있으며, 대부분은 좋은 작용을 하고 있다.[44] 분명 나와 똑같은 인간의 세포, 박테리아, 곰팡이, 바이러스의 구성을 가지고 있는 사람은 단 한 사람도 없다.

대한 제한은 많은 다른 종류의 조직에서의 긴장과 압박에서 올 수 있지만 또한 신경학적 요인들, 그리고 우리의 면역과 내분비 시스템의 행동 방식에서도 올 수 있다.

긴장 제공 요소

현대 요가 수업의 초점은 대부분 근육을 스트레칭하는 것에 있다. 요가 선생님을 훈련하는 과정이나 요가 해부학 책에서도 같은 곳에 강조를 두고 있으며 어떤 자세에서 어떤 근육이 표적이 되고 영향을 받는지에 초점을 맞춘다. 하지만 이는 수단과 목적을 혼동한 것이다. 만약 당신의 요가 수련의 목표가 유연성을 높이고, 최적의 움직임 범위를 얻고, 자연스러운 움직임을 되찾는 것이라면, 당신을 멈추게 하는 것의 대부분은 근육의 긴장이 아니라는 것을 이해하는 것이 중요하다. 근육을 늘이는 것에만 집중하는 것은 적절하지 못하다. 가동성이 떨어지는 것에는 짧고 타이트한 근육보다 더 중요한 이유가 많다. 우리는 이러한 긴장을 제공하는 요소들을 알아볼 것이다. 그러나 우리는 대부분의 책들이 그렇듯이 근육에서부터 시작할 것이다. 하지만 여기서 멈추지 않을 것이다! 근막, 신경계, 면역 및 내분비계, 힘줄, 인대, 관절낭과 같은 다른 결합 조직, 그리고 수분에 대해서 살펴볼 것이다. 이 모든 것들이 긴장과 움직임의 제약 요인이 될 수 있다.

근육

근육은 신체 질량의 40~50%를 차지한다. 근육은 혈액을 펌프질하고, 폐를 팽창시키고, 다양한 튜브들을 열고 닫으며, 체온을 만들고, 자세를 유지하며, 달리고 점프할 수 있게 한다. 근육은 특정한 필요나 기능을 위한 다양한 형태를 가지고 있다(부록 B: 근육의 형태와 기능 참조). 하지만 근육에 대해 진정으로 이해하기(즉 근육이 어떻게 우리를 움직이게 하고 또한 제한 요소로 작용하는지) 위해서는 근육의 가장 작은 부분부터 시작해 몸 전체를 바라보는 방향으로 살펴보아야 할 것이다. 근섬유muscle fiber 혹은 근세포myocyte라고도 불리는 근육 세포 그 자체에서부터 시작할 것이다. 이 세포들은 길이는 1~120mm에 달할 수 있다.[95] 근육은 각각의 세포에 수백에서 수천 개의 핵을 포함하고 있는 매우 특이한 세포이다.[98] 근육들은 정상적인 방법으로 복제되지 않는다. 근육 세포는 분열되지 않기 때문에 신체가 더 많은 근육 세포를 필요로 할 때, 근위성 세포myosatellite cell로 알려진 근처의 세포들을 모아 번식시키고 이 세포들이 근육 세포가 된다. 근위성 세포는 우선 근아세포myoblast가 되며,[99] 이것들은 기존의 근세포와 합쳐져서 근육 세포를 수리하거나 더 크게 만들 수 있다. 또는 우리가 아주 어릴 때 근세포는 복제되어 별도의 근세포가 될 수 있다. 근육 세포의 성장은 부상이나 운동에 의해 촉진될 수 있다.

근육 세포에서 수축을 하는 부분을 근절sarcomere이라고 부른다(그림 1.26). 근절이 짧아지는 근육 수축을 구심성 수축concentric contraction이라고 부른다. 한편, 근육이 수축을 하려고 하지만 늘어나는 경우가 있는데, 이를 원심성 수축eccentric contraction이라고 부른다. 이러한 경우 근육이 전혀 '수축'하고 있지 않는데 수축이라는 단어가 붙는 괴상한 일이 벌어지는데, 따라서 원심성 활성화eccentric

근육: 근육에서 보이는 7가지 주요 변이들이 있고 그 외에도 사소한 변이들이 있다. 이러한 변이들은 일반적으로 해부학 교과서에 나와 있는 것처럼 차이를 보이지만, 이러한 변이가 비정상적이라는 것을 의미하지는 않는다. 이러한 변이들은 실제로 발생하며, 병리학적으로 문제가 있지 않다는 것을 알아야 한다. 7가지 주요 변이들은 다음과 같다.

1. 해당 근육 자체가 없을 수 있음.
2. 해당 근육이 두 개가 있을 수 있음.
3. 해당 근육이 두 부분 이상으로 나뉘어 있음.
4. 해당 근육의 부착부의 수와 위치가 더 많거나 적을 수 있음.
5. 해당 근육이 주변 장기와 결합되어 있음.
6. 해당 근육 또는 힘줄의 분포가 다를 수 있음. 또는
7. 완전히 새로운 근육일 수 있음.[45]

중요한 내용: 밀리미터 vs 인치

과학자들은 사물을 측정할 때 미터법 기준을 사용하는 것을 선호한다. 즉 그들은 밀리미터와 센티미터 단위를 사용한다는 뜻이다. 반면 인치 단위를 선호하는 사람들도 많은데, 이 두 단위 사이를 변환하는 것은 그리 어렵지 않다.

- 1인치 = 약 2.5cm 또는 25mm
- 1cm = 10mm 또는 약 0.4인치
- 1mm = 약 0.04인치

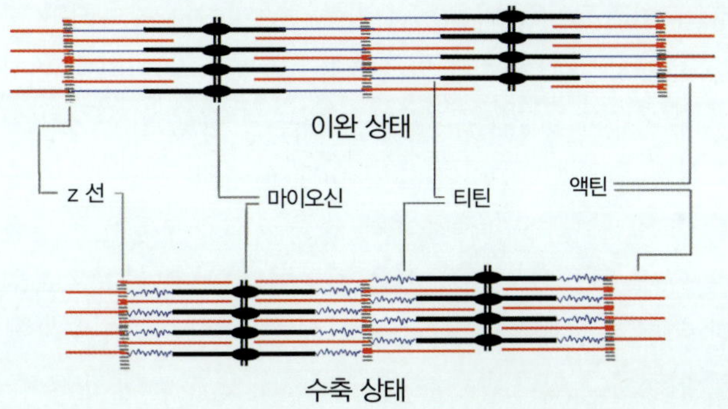

그림 1.26 구심성 수축에서의 근절들. 액틴 섬유는 붉은색, 티틴 섬유는 푸른색, 그리고 두꺼운 마이오신은 검은색으로 표시되어 있다.

activation라고 부르는 것이 더 나을 것 같다. 근육이 활성화되고, 수축하려고 하는데, 결과적으로는 늘어나는 것이다. 이러한 일은 요가 수련 중에 빈번히 일어난다. 예를 들어, 플랭크 자세에서 차투랑가Chaturanga 자세로 내려가 바닥 위로 몸을 띄울 때, 삼두근이 원심성으로 길어진다. 삼두근은 길어지는 동안 아래로 내려가는 것에 저항을 하는 것이다. 근육 수축의 다른 모습은 근육이 수축하려고 하지만 일정한 길이로 유지되는 경우가 있다. 이를 등척성 수축isometric contraction이라고 하는데, 이 역시 수축이라는 용어보다는 '등척성 활성화isometric activation'라고 부르는 것이 좋을 것이다.

근육은 이완될 수 있고, 근육내의 티틴은 약간의 탄성을 가지고 있는데, 근육 스스로 늘어나지는 않는다. 다시 말해, 근육이 늘어나기 위해서는 중력이나 반대쪽 근육에서 오는 외부의 힘이 필요하다. 근절이 늘어나게 되면, 근절의 양끝 부분은 분리된다. 이로 인해 액틴 단백질이 서로 떨어져나가고, 미오신의 끝과 액틴의 끝부분이 정렬될 때까지 액틴 사이의 간격이 늘어난다. 다양한 연구 결과에 따르면 근절이 손상되지 않고 늘어날 수 있는 최대량은 약 67%이다.[100] 이때 늘어나는 것은 티틴이고, 티틴은 미오신에 고정되어 있다. 미오신은 늘어나지 않는다. 수축된 상태의 티틴은 아코디언처럼 접혀 있지만, 근절이 늘어나면 펼쳐진다. 티틴의 탄성과 신장 능력은 유전적 요소를 포함한 몇 가지 요인에 의해 영향을 받는다. 티틴이 얼마나 잘 펼쳐지는지 정도는 개인 DNA에 따라 다양하다. 모든 사람의 티틴이 같은 정도나 같은 방식으로 늘어나지는 않는다. 그러나 티틴이 완전히 펼쳐지고 난 그 이후부터는 근절의 손상이 일어나게 된다. 티틴은 자체에 가해지는 스트레스를 감지할 수 있고, 이러한 스트레스는 유전자 발현과 근육 성장을 이끌면서 세포에 신호를 보낸다. 이와 같은 티틴의 기능은 심장 근육에 있는 근절들의 건강에 중요하다는 점이 발견되고 있다.[101]

또 다른 연구에 따르면, 만약 근절을 근막으로 된 튜브에서 꺼내면 240%까지 찢어지지 않고 늘릴 수 있다고 한다.[102] 위에서는 근절이 휴식 시 길이의 67%만 늘릴 수

어려운 내용: 근절 수축

각 근육 세포는 근절sarcomeres(그리스어: sarco=살, mere=단위)이라고 불리는 수천 개의 작은 단위들로 구성된 근원섬유myofibrils들로 구성된다. 이 근절은 근육 세포 전체 길이에 걸쳐 서로서로 연결되어 있다. 근절은 매우 작아서, 길이가 겨우 2.2마이크로미터(μm)에 불과하다. 근절은 필라멘트들이 서로 미끄러지도록 육각형으로 배열된 단백질의 집합이다. 그림 1.27은 2차원 형태로 근절의 작동 방식에 대한 간단한 모습을 보여준다. 각 육면체에는 '벽'이 들어 있으며, 이를 Z선(3차원에서는 Z 디스크라고도 함)이라고 한다. 벽 사이에는 세 종류의 단백질이 있다. 티틴, 미오신, 액틴. 티틴은 미오신을 Z선에 고정시키는 반면 액틴 단백질은 양쪽의 Z선에 직접 연결된다. 세포 단백질의 약 60%는 세 단백질 중 가장 두꺼운 미오신에서 발견된다. 다음으로 액틴은 근육 단백질의 20%를 함유하고 있다. 양쪽 액틴들의 사이에는 미오신이 깔린 틈이 있다.

근육 수축의 슬라이딩 이론[96]에 따르면, 미오신 단백질은 액틴 필라멘트를 가로질러 '걷고' 두 개의 Z선 벽을 더 가까이 끌어당겨 근육을 수축시킨다. 이런 일이 일어나면 티틴 단백질이 아코디언처럼 접힌다. 일반적으로 근육은 이러한 방식으로 미오신 필라멘트의 길이에 해당하는 1.1μm 또는 휴식 길이의 50%까지 수축할 수 있다.[97] Z선이 미오신의 한쪽 끝에 닿으면 추가 수축이 제한된다.

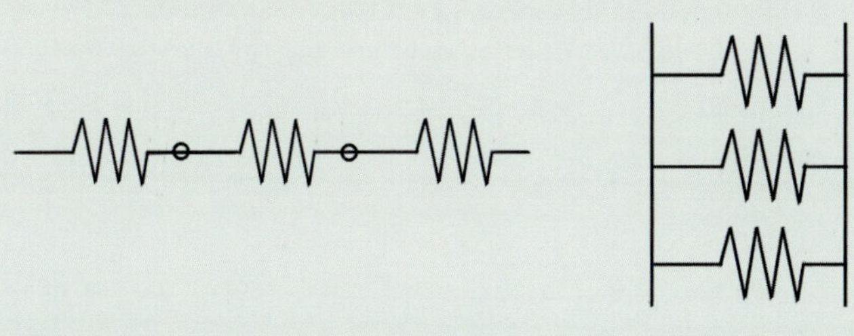

그림 1.27 근절들을 서로 연결하여 근육 길이를 증가한다. 평행하게 놓인 근절들은 힘을 증가시킨다.

있다고 했는데, 체내에 있지 않는 상태(즉 근막에 쌓여 있지 않는 상태)에서는 왜 더 늘어날 수 있을까? 이 연구에서 근육이 더 이상 늘어나지 않게 멈추는 것은 근절이나 티틴 그 자체가 아니라, 이를 감싸고 있는 근막 포장이라고 제안하였다. 즉 우리의 스트레칭을 멈추게 하는 것의 제한 요소는 근육 근절이 아니라, 근육 세포 내외에 있는 근막이다.

잠시 후 근막에 대해 살펴보겠지만, 분명 근육의 근절은 제한 요소가 될 수는 있다. 많은 근절들을 길게 연속으로 연결시키면 근육은 더 길어지고 더 많은 파워를 낸다. 근육이 더 이상 늘어나지 않을 때, 제한 요인은 근절의 수와 근막의 저항 둘 모두이다. 스트렝스 강화 운동으로, 우리는 더 많은 근절을 만들 수 있고 이를 통해 더 긴 근육 만들고 더 넓은 움직임 범위를 만들 수 있다.

만약 팔다리가 움직이지 않고 근육이 짧아진 위치에 고정되거나 유지되면, 세포는 근절을 재흡수하고 근육 세포는 점점 짧아지고 약해진다. 이러한 일은 팔 다리에 깁스를 할 때 쉽게 보인다. 깁스를 하면 팔 다리의 근유고가 관절은 스트레스를 받지도 않고 늘어나지도 않기 때문에 근육의 길이와 스트렝스가 줄어든다. 이러한 현상을 위축atrophy이라고 부른다. 근육 위축은 관절이나 팔다리가 고정되면 상당히 빠르게 발생하며, 첫 48시간 이내에 변화가 일어난다. 고정 후 3일만 지나면 근육량의 약 30%가 소실될 수 있으며, 이는 15일 이내에 거의 50%까지 상승할 수 있다.[106] 25년 전에 비해 요즘은 깁스를 하는 모습을 잘 볼 수 없는데 이러한 이유 때문이다. 이제 고정으로 인한 위험과 신체의 다른 조직이 치러야 하는 비용은 충분히 인식되고 있다.

순전히 근육 세포의 관점에서, 근육 수축으로 발생할 수 있는 긴장tension의 양은 각 세포 내 근절의 수와 근육 내 세포의 수에 기인한다. 만약 어떤 근육이 짧다면 이는 필요한 가동범위를 수용할 만큼의 충분한 근절을 가지고 있지 않아서이다. 움직임을 제한하는 긴장을 줄이기 위해서 근절을 추가하여 근육을 늘려야 하지만, 평행(병렬)이 아닌 직렬로 추가되어야 한다. 하지만 긴장을 높이고 가동범위를 제한하는 요인은 이것이 전부는 아니다. 근육의 근막 역시 이러한 부분에서 크게 기여하는 요소임이 발견되고 있다.

어려운 내용: 근절 추가

근절을 추가하는 방법에는 두 가지가 있다. 하나는 기존의 근절들과 직렬로 추가되는 것이다. 이 경우에는 수축할 수 있는 길이는 증가하지만 수축으로 인한 힘이 증가하지는 않는다. 다른 하나는 병렬로 추가되는 것으로, 수축의 힘은 증가하지만 근육의 길이는 늘어나지 않는다(그림 1.27 참조).[103] 보디빌더는 일반적으로 후자를 수행하고 요가는 전자를 수행한다.

두 경우 모두, 운동을 통해 근절을 추가하면 특정 기간(T) 동안의 길이 변화(L)에 힘(F)을 곱한 것으로 정의되는 근육의 힘이 증가한다(따라서 power = F x L/T[104]). 어떤 경우에는 근절을 병렬로 추가하여 수축력(F)을 늘리고 다른 경우에는 근절을 직렬로 추가하여 길이(L)를 늘린다. 일반적으로 보디빌더는 크고 부피가 큰 근육을 가지고 있는 반면 요가 수련자는 길고 마른 근육을 가지고 있다. 그러나 위의 공식에 따르면 두 사람 모두 근육을 사용할 때 동일한 힘을 생성할 수 있다![105]

근육근막

근육에서 약 30%는 근막fascia이 차지하고 있다. 실제로, 치료사들은 근육을 더 정확히 지칭하기 위해 근육근막myofascia이라는 용어를 사용한다. 근절에서부터 줌아웃을 해보면 왜 그런지 명확히 이해할 수 있을 것이다. 그림 1.28은 근육을 형성하는 튜브 내의 튜브들의 배치를 보여준다. 가장 작은 수준에서, 우리가 논의한 근절들을 포함한 근육 세포(근육 섬유)를 볼 수 있다. 이러한 섬유들은 근육속막endomysium이라고 불리는 근막 튜브에 둘러싸여 있다. 각 섬유가 어떻게 근육다발(fascicle/fasciculus: 둘 다 '다발'이라는 뜻)이라고 불리는 더 큰 튜브의 일부로 구성되고 있는지 보라. 근육 다발들 역시 근육다발막perimysium이라고 불리는 근막에 싸여 있다. 이 근육다발막은 개별 근육속막들이 모여 구성되어 격막septum을 형성하는데, 근육다발막은 라틴어로 '봉투'를 의미한다. 근육다발막 안에는 근육세포를 지탱하는 혈관과 신경이 배치되어 있다. 근육다발막은 다시 근육의 메인 튜브 속에 들어 있는데, 근막은 다시 근육의 주 튜브 안에 들어 있는데, 이것은 근외막epimysium이라고 불리는 또 다른 근막 튜브에 둘러싸여 있다. 근외막들이 모여 근육다발막을 구성한다. 이 모든 근막들이 모여 전체 근육의 30%를 차

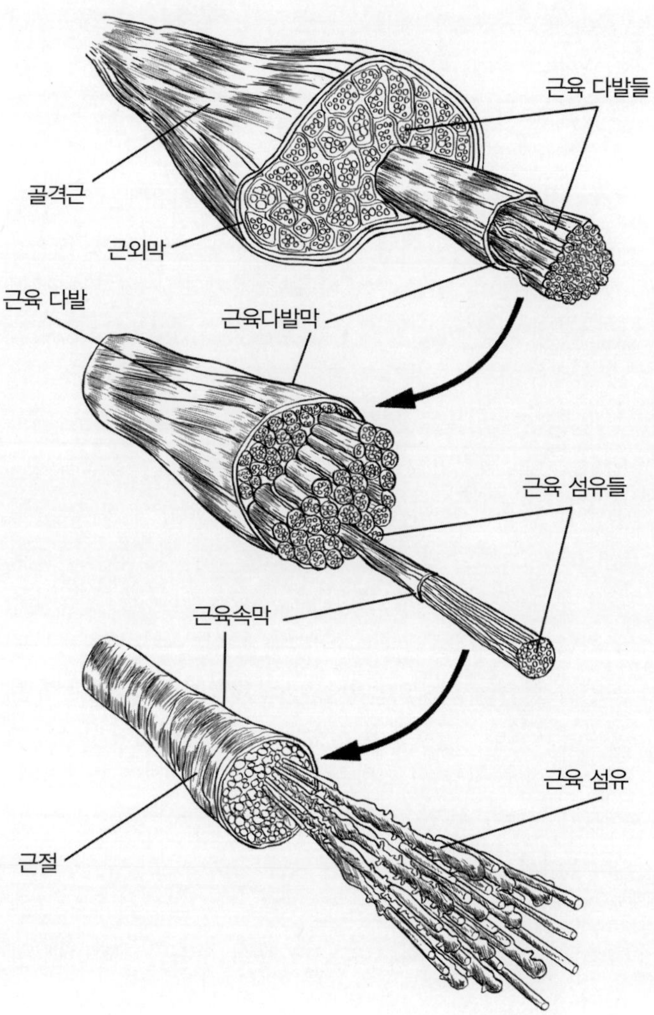

그림 1.28 근육 세포들은 튜브에 감싸져 있고 그 튜브들은 다른 튜브들에 감싸져 있다. 이 튜브들이 근막을 구성한다.

지한다.

근막은 힘을 힘줄, 따라서 뼈까지 전달하는 능력을 근육에 부여하여 관절을 움직이게 한다. 근절의 수축은 근육 세포 내의 세포 골격을 당기는데, 이 세포 골격은 세포막을 통해 근육세포를 둘러싼 근육속막과 연결되어 있다. 따라서 근육속막은 근육다발막을 당기고, 근육 다발막은 근외막을 당기며, 근외막은 힘줄을 잡아당긴다. 각각의 근육 세포 사이에는 느슨한 결합 조직도 있는데, 혈관과 신경이 세포에 도달할 수 있게 한다.

근육의 근막은 근육이 늘어날 수 있는 정도를 제한한다. 근막은 여러 종류의 단백질들로 구성되어 있지만, 가장 많은 것은 콜라겐 단백질로, 강하면서도 탄성이 없는 단백질이다(근막은 위치와 그 기능에 따라 엘라스틴 단백질elastin, 즉 말 그대로 탄성이 있는 섬유를 함유하기도 한다. 이런 종류의 근막은 콜라겐만 함유한 근막처럼 뻣뻣하지는 않다). 콜라겐은 늘어남에 저항을 하긴 하지만, 섬유 하나 자체로는 그다지 강하진 않다. 그러나 많은 수의 섬유들이 모이면 상당히 강해진다. 이러한 안정성을 보조하는 것은 섬유들이 교차로 연결됨에 의해 생기는데, 사다리에서 가로대가 사다리를 안정시키는 것과 유사한 원리이다. 만약 사다리에 가로대가 하나만 있다면, 그 사다리는 매우 불안정하게 흔들릴 것이다. 하지만 사다리에 여러 개의 가로대가 더해지면 그 사다리는 매우 안정적이게 될 것이다. 운동이나 다른 움직임은 콜라겐 섬유 사이의 이러한 가로대 수를 줄이고 섬유들 사이를 더 잘 미끄러지게 하여 더 넓은 범위의 움직임을 허용한다.[107] 섬유 사이의 미끄럼이 일어난 후에는 새로운 교차 연결들이 형성되어 섬유를 다시 안정시키겠지만, 지금 당장은 전체 섬유 다발은 조금 더 길어진 상태가 된다. 이와 같은 근막의 재형성 과정은 튜브(근막)를 더 길게 하고, 더 많은 근절들을 위한 공간을 만들 수 있으며, 따라서 근육 길이와 운동 범위가 더 넓어질 수 있다.

근육 섬유는 수축하고 늘어날 때 서로 잘 미끄러질 수 있어야 한다. 섬유들 또는 근섬유다발 사이에서 유착adhesion이 발생하는 경우 움직임이 제한된다. 이는 근육에서 발생할 수 있는 다른 형태의 긴장tension이다. 즉 미끄러지는 표면 사이의 유착으로 인한 제한이 발생하는 것이다. 이렇게 생기는 긴장 요인은 근절/근육 세포, 또는 콜라겐 섬유들 사이의 교차 연결의 수와는 아무런 관련이 없다.

힘줄

근육과 뼈를 연결하는 것은 단단하고, 긴 조직인 힘줄의 역할이긴 하지만, 항상 그런 것은 아니다. 때로는 근육이 넓은 부착부를 통해 뼈와 직접 연결되기도 한다. 예를 들면 전경골근tibialis anterior이 그러한 연결을 가지고 있다. 전경골근은 그 끝부분뿐만 아니라 경골을 따라 근육과 뼈가 직접 연결되어 있다. 중간광근vastus intermedius은 대퇴사두근의 공통 힘줄에 속해지기도 하지만, '뼈 페인트bone paint' 층을 통해 대퇴골에 단단히 부착된다. 대퇴골을 따라 내려오는 이 근육과 대퇴골 사이에는 힘줄을 통한 연결은 없고 마치 근육이 페인트 층처럼 얇아지면서 대퇴골에 붙는다.[108] 때로는 근육은 건막aponeurosis이라는 넓은 근막초의 형태로 뼈와 연결된다. 등에 있는 광배근이 이런 형태를 가지고 있다. 광배근은 흉요근막의 형태로 변화되어

우리의 걸음걸이: 어떤 사람들은 매우 독특한 걸음걸이를 가지고 있다. 존 웨인의 의기양양한 걸음이나, 마릴린 먼로의 유혹적인 걸음을 생각해 보라. 사실, 우리 고관절의 독특한 형태와 넓이, 다리 길이, 근육 크기 그리고 신체의 길이와 무게 때문에 모든 사람들은 각각 독특한 걸음걸이를 가진다. 물론 걸음이라는 것은 바른발에 대해 한 발 앞으로 내딛는다는 점에서는 공통점을 가지지만 매우 독특한 특성을 가지고 있어, 우리는 각자의 걸음걸이들 사이의 차이를 분별할 수 있다.

부착한다. 그러나 이러한 예외적인 사항 외에 대부분의 경우, 근육근막은 힘줄이 되고, 힘줄이 뼈로 연결된다. 우리 몸에는 있는 모든 조직들은 그 시작과 끝이 명확하게 구분되어 시작하진 않으나, 과학자들은 사물을 분류하길 좋아한다는 점을 기억하라. 이는 무지개를 보는 것과 같다. 우리는 무지개의 어떤 부분은 "주황색이다"라고 말할 수 있고, 다른 곳은 "노란색이다"라고 말할 수 있지만, 주황색과 노란색 사이의 경계를 분명하게 가리키기는 힘들다. 이처럼 자연에서 스펙트럼 사이에 뚜렷한 경계는 없지만, 과학에서는 그런 가정을 하기를 좋아한다. 단순화하는 것은 유용할 수는 있으나, 현실을 반영한다고 하긴 힘들다. 근육의 근막들이 힘줄로 이어지는 것은 주황색이 노란색으로 이어지는 것과 같은 방식으로 이루어진다. 이러한 곳을 근건이행부myotendinous junction라고 부른다. 이곳에서 근육 세포 내의 근절들이 직렬로 추가될 때 근육 성장이 일어나며, 근육에 대한 스트레스와 관련한 대부분의 부상이 발생하는 곳도 바로 이 부위이다. 왜냐하면, 이 부위는 완전한 힘줄도 아니고, 완전한 근육도 아니기에, 근육이나 힘줄보다 약하기 때문이다.[109]

해부학에서는 근육의 기시점origin과 종지점insertion에 대해서 흔히 이야기한다. 하지만 기시점과 종지점은 뼈가 움직이느냐 아니면 멈춰 있느냐에 따라서 달라질 수 있다. 기시점과 종지점이라는 용어로 인해, 근육은 한 뼈에서 시작해 다른 뼈에서 끝난다는 이미지가 생길 수 있다. 어떤 뼈가 고정되어 움직이지 않으면, 이 뼈에서 연결되어 있는 근육 부분을 기시점이라고 하며, 움직이는 뼈에 근육이 연결되는 부분을 정지점이라고 한다. 하지만 만약 고정되어 있던 뼈가 움직이게 되고 움직이는 뼈가 고정되게 되면 이 기시점과 정지점은 뒤바뀌게 된다. 한편, 어떤 뼈가 움직이는 뼈라고 할지라도, 상대적으로 안정적인 위치에 있는 경향이 더 높다면 그 뼈에 있는 부착부를 기시점이라고 부르는 경향이 있다. 이 기시점과 정지점에 대한 개념은 실제로 그러하다고 믿지 않는다면, 신체작용에 대한 개념을 잡는 데에는 유용하다. 하지만 사실은 우리가 앞서 논의한 바와 같이, 근육은 전경골근과 같이 넓은 부착부를 가지고 있을 수도 있다. 전경골근은 경골의 위쪽 끝에서 시작해서 발에 있는 뼈에 이르는 길이에 걸쳐 경골 전체에 부착부를 가진다. 이러한 이유에서, 우리는 보다 정확한 의미 전달을 위해 기시점, 정지점보다는 근위부, 원위부라는 용어를 사용할 것이다. 근위부는 몸의 중심부에 더 가까운 부착부를 의미하고, 원위부는 몸통이나 중심부에서 더 멀리 떨어진 부착부를 의미한다.

근육이 힘줄로 변화하는 것처럼, 힘줄은 뼈로 변화한다. 근육, 뼈, 힘줄을 칼같이 나눌 수 있는 시작점이나 끝점은 존재하지 않는다. 힘줄은 뼈의 표면에 있는 골막periosteum과 뼈의 피질 깊숙한 곳에 강하게 고정된다. 힘줄이 뼈로 변하게 되는 부위 즉, 힘줄도 아니고 뼈도 아닌 부위는 상대적으로 약한 곳이다. 부상은 이 부위에서도 일어날 수 있으며, 보통 부상이 발생하기 전에 힘줄이 뼈에 부착되는 가까이에서 통증이 먼저 발생한다. 만약 이러한 가벼운 통증 신호가 무시되고 이 부위에 고통스러운 스트레스가 지속적으로 발생한다면, 힘줄이 찢어질 수 있다. 이러한 부위에 발생한 부상은 혈액의 흐름이 적기 때문에, 혈액 흐름이 원활한 근육의 부상보다 치유되는 데 훨씬 더 긴 시간이 걸린다. 근육 부상은 며칠 안에 해결될 수 있지만, 힘줄 부상은 환자가 손상 부위를 과도하게 압박하는 것을 멈추지 않거나 적절한 조언, 혹은 치료를 제때 받지 못한다면 해결하는 데 몇 주, 몇 달, 때로는 몇 년이 걸릴 수 있다.

근육근막은 활성화에 의한 스트레스 부하를 받기 때문에, 힘줄을 통해 이 스트레스를 뼈로 전달하며, 이러한 작용은 의도와 상황에 따라 움직임을 만들거나 움직임에 저항을 만든다. 힘줄 역시 힘줄을 통해 흐르는 스트레스를 받는다. 힘줄도 근막과 마찬가지로, 콜라겐 튜브들이 함유된 큰 튜브들로 구성되어 있고,[110] 이러한 튜브들, 즉 섬유들은 힘줄에 가해지는 스트레스의 방향으로 일렬로 정렬되어 있다. 이 튜브는 매우 비탄성적인데, 우리의 움직임을 세밀하게 통제하는 데 매우 중요한 역할을 한다. 근육은 수축하거나 늘어날 수 있는 반면, 힘줄은 그렇지 않다. 그리고 이런 식으로 근육에 의해 발생하는 스트레스는 정확하게 우리의 관절 골격으로 전달된다. 실제로 힘줄이 너무 많이 늘어나 정상 길이의 4~10% 이상(탄성 한계를 초과하여) 늘어나면 부상이 발생한다.[111]

이러한 범위는 통계적인 부분이며 사람과 힘줄마다

다르니 절대불변의 법칙으로 여겨서는 안 된다. 그저 평균적인 수치일 뿐이다. 또한 "힘줄을 절대로 늘려서는 안 된다"라는 주장 역시, 힘줄의 탄성력은 우리를 달리고 점프하게 만들 능력이 있다는 주장과 대립된다.[112] 힘줄은 근육에 비해 상대적으로 뻣뻣하긴 하지만 강철로 만들어진 것이 아니다. 힘줄은 탄성에너지를 저장하는데, 이 에너지가 방출되면 근육의 힘을 증가시킬 수 있다. 캥거루, 가젤, 그리고 인간은 아킬레스 건(힘줄)의 탄성이라는 특성 덕분에 꽤 높이 뛸 수 있다[한편 침팬지와 고릴라와 같은 다른 영장류들은 매우 잘 뛸 수 없다는 점은 궁금점을 자아낸다. 호모 사피엔스(인간)는 뛰어오르는 영장류이다]. 힘줄을 스프링과 같다고 생각할 수도 있다. 스프링이 늘어나면, 이 늘어난 기계적 에너지를 위치에너지로 변환시킬 수 있다. 스프링을 늘리는 스트레스가 멈추면, 전환된 위치에너지는 재빠르게 역학적 에너지로 되돌아와 힘을 방출한다. 즉 스프링이 원래 상태로 돌아와 파워를 방출하는 것이다. 이와 같은 힘줄의 능력은 훈련될 수 있는데, 이는 힘줄이 스프링과 같은 작용을 해야 하는 스포츠(농구와 배구와 같은)나 다른 신체 활동에서는 희소식이다. 왜냐하면 이러한 활동에서는 힘줄이 스프링처럼 작용할 필요가 적은 활동(예: 수영)에서 보다 힘줄 부상이 빈번하기 때문이다. 원심성 신장, 스트레칭 프로그램 그리고 탄도성 운동들은 힘줄의 탄성력을 증가시킬 수 있는데, 힘줄에 스트레스가 가해지는 동안 근육을 수축하여 더 많은 스트레스를 줄 수 있기 때문일 것이다.[113]

보통, 요가 수련을 할 때 힘줄을 타겟팅 하지 말라는 이야기를 듣는다. 즉 만약 요가 자세를 취하고 있을 때 긴장이 주로 힘줄에서 느껴진다면, 좋은 효과를 낼 수 없다는 경고를 듣는다. 이에 따라 근육에서 긴장을 느낄 수 있도록 자세를 수정하라는 말을 듣게 되는데, 힘줄을 훈련시키고, 탄력적인 재감김recoil 능력을 강화하고 싶다면 이러한 접근은 최선이 아닐지도 모른다. 일부 연구자들은 힘줄에 부상이 발생했을 때, 의도적으로 힘줄에 스트레스를 가하는 것은 치료 효과를 낼 수도 있으며, 부상을 피하는 방법이 될 수도 있다고 제안하였다.[114] 이와 같은 스트레스는 힘줄의 치유 반응을 이끌어낼 것이다. 인생의 다른 모든 사항들과 마찬가지로, 너무 많은 것도, 너무 적은 것도 바람직하지 않다. 골디락스(중용)를 기억하라. 힘

지도자에게 보내는 메모: 힘줄에 스트레스를 적용해야 할까?

힘줄에 스트레스를 가해야 할까, 말아야 할까? 모든 몸들에 대해 효과를 발휘하는 단 하나의 처방전이 있으면 좋겠지만, 인생은 그렇게 단순하지 않다. 첫 문장에 대한 대답은 "예, 아니오 또는 아마도"이다. 대부분의 요가 지도자들은 자신들의 훈련 방식을 따르고 힘줄에 스트레스를 적용하지 말라고 충고할 것이다. 다른 어떤 옵션들에 대해서는 생각지 않고, 그들은 수강생들에게 자세를 취할 때 생기는 스트레스가 근육이 부착된 부위에서는 느껴져서는 안 된다고 가르칠 것이다. 이는 그들이 들어왔던 이야기이며, 그들이 가르치는 내용이다. 예를 들면 요가 지도자들은 다음과 같이 말할 것이다. "몸을 앞으로 접는 동안, 햄스트링이 늘어나는 느낌을 받아야지, 햄스트링이 붙은 좌골 근처에서 늘어나는 느낌이 생겨서는 안 돼요." 하지만 지금까지 논의한 바와 같이, 어떤 사람들에게는 이러한 스트레스는 힘줄을 강화하기 위해 필요한 것이다. 힘줄에 스트레스를 적용하면 회복력과 동적인 유연성을 만들 수 있다. 한편으론, 이미 너무 약하고 아무리 약한 스트레스에도 손상이 갈 수밖에 없는 상태의 힘줄을 가진 수강생도 존재한다. 이러한 점들을 고려해, 힘줄에는 절대로 어떠한 스트레스도 적용하면 안 된다고 주장하기보단 힘줄에 스트레스를 적용했을 때, 건강한 스트레스가 가해졌을 때는 어떤 느낌이고, 통증을 수반하는 스트레스는 어떤 느낌인지를 가르치는 것이 더 유용하다. 만약 힘줄에 날카롭고, 타는 듯한 통증의 감각을 느꼈다면 해당 힘줄에 너무 많은 스트레스를 가하는 것은 바람직하지 않다. 하지만 만약 팽팽하거나 당기는 느낌이 든다면 스트레스 적용을 지속하는 것이 꽤 건강에 도움을 줄 수도 있을 것이다.

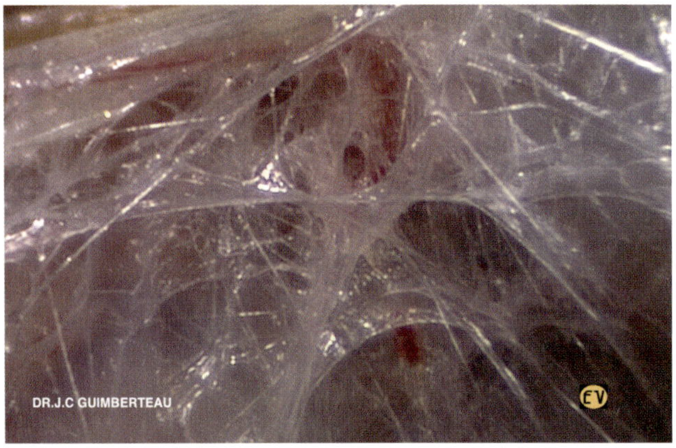

그림 1.29.A 근막은 거미줄처럼 생긴 형태를 띠고 있고, 촉촉하고 신체 어디에서나 볼 수 있다. 이 사진은 섬유와 체액을 포함하고 혈관들을 정렬하고 있는 거미줄 형태의 표층 근막이다. (Images from the DVD *Interior Architectures: Exploring the Architecture of the Human Body*, reproduced with kind permission of Jean-Claude Guimberteau.)

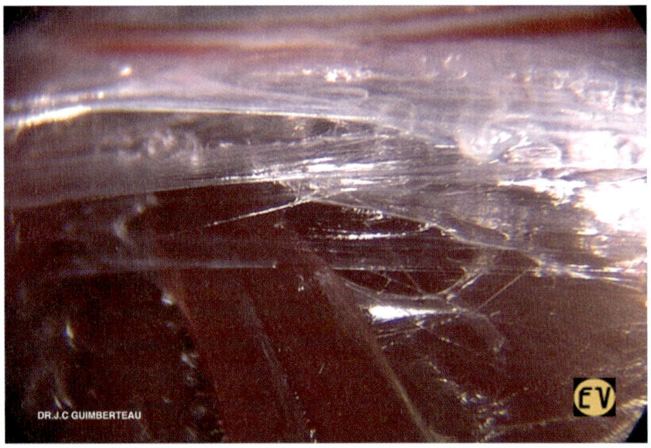

그림 1.29.B 근육을 둘러싸고 있는 근막.

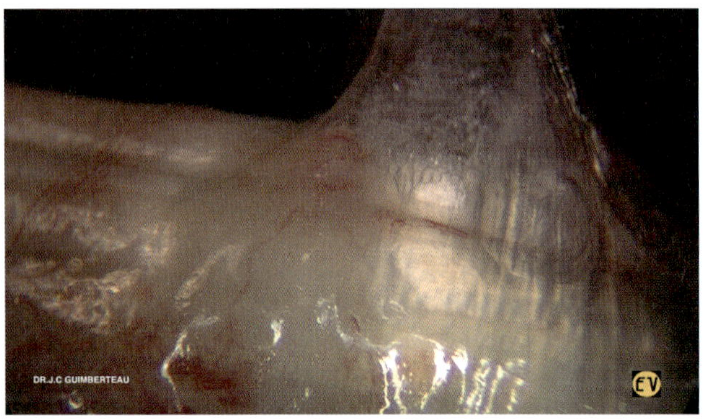

그림 1.29.C 힘줄에서 보이는 근막을 당긴 모습.

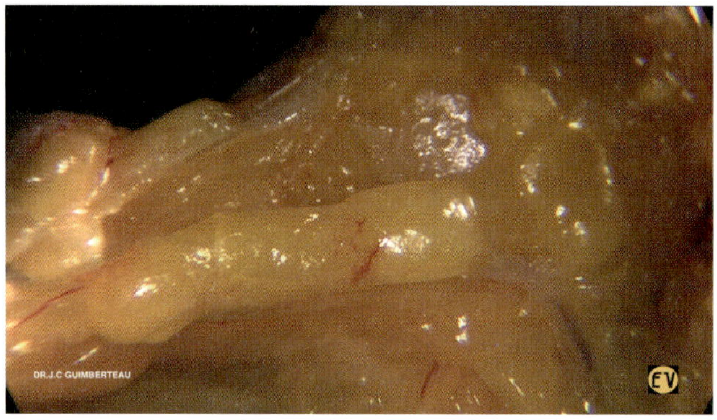

그림 1.29.D 지방을 둘러싸고 있는 근막.

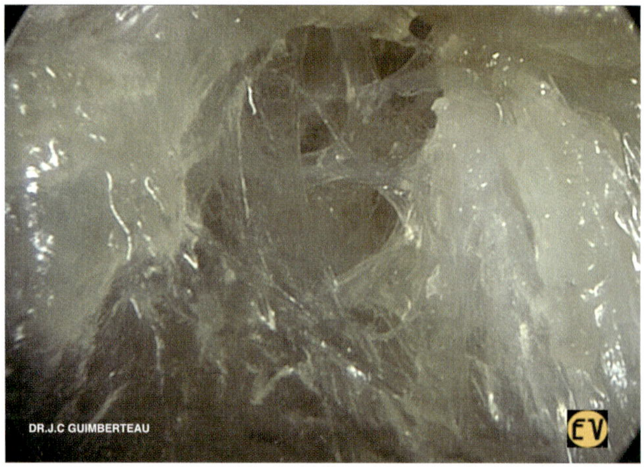

그림 1.29.E 뼈 조직 바깥(뼈막$_{\text{periosteum}}$)에서 자리 잡은 근막.

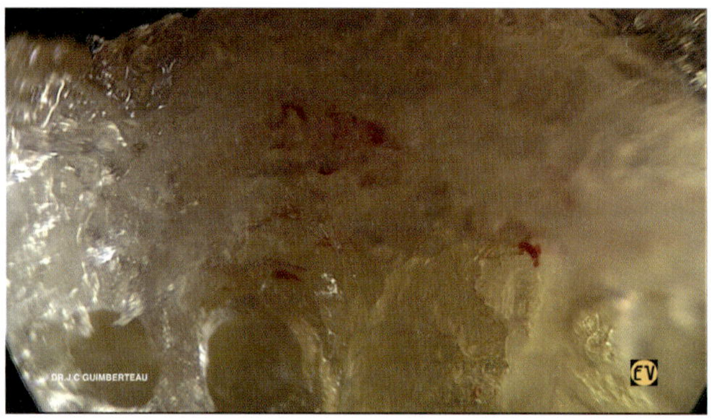

그림 1.29.F 근막과 뼈.

줄에서 스트레스가 발생함을 느낄 때 중요한 것은 그 스트레스가 통증이냐 아니냐이다. 만약 어떤 자세를 취했을 때 통증이 느껴진다면, 부상을 피하는 가장 안전한 방법은 그 자세를 멈추고 목표 부위를 위한 다른 방법을 찾는 것이다.

귀: 개개인을 지문이나 홍채로 식별할 수 있듯, 귀 또한 개인마다 독특한 형태를 띠고 있다. 어떤 귀도 서로 같은 형태가 아니다. 심지어 당신의 왼쪽 귀와 오른쪽 귀도 서로 다르게 생겼다. 귀는 태아의 발달 초기에 머리 옆쪽에 있는 6개의 작은 돌기로부터 시작된다. 이 돌기들은 점차적으로 융합되지만, 최종 모양은 우리의 유전자와 머리 옆부분이 어머니의 자궁 벽에 어떻게 눌리는지에 의해 좌우된다. 일단 형성되면 모양은 (잘) 변하지 않지만 크기는 변한다.[37]

근막

지금까지 근절sarcomeres과 근속muscle bundles을 함유한 튜브들이 들어간 근육 차원에서의 근막에 대해 살펴보았지만, 여기에서는 근막 자체만 있는 부분을 살펴볼 것이다. 근막은 매혹적인 물질이며 최근, 건강과 유연성에 있어 기여자로 인식되고 있다. 과거에 근막이라는 용어는 다른 특별할 것이 없는 결합조직이라는 정도의 의미로 사용되었다. 즉 뼈나 인대가 아니면 근막이라고 불렀다. 근막은 특별한 의미 없는 잡다하고 남겨진 결합조직이었고, 근막에 관심을 가진 사람들을 우스갯소리로 파시스트fascists라고 불렀다. 그러나 이제는 근막이 무엇이고 어떤 일을 하는지에 대한 이해가 상당히 증가하였고, 근막이란 콜라겐으로 구성된 거의 모든 것을 포함한 조직으로 확장되었다. 우리의 힘줄과 인대는 근막의 일종으로 여겨질 수 있다.[115] 근막은 콜라겐 섬유뿐만 아니라 탄력 섬유와 우리 세포를 둘러싸고 있는 세포외액을 포함할 수 있다. 오늘날 근막을 연구하는 사람들은 파시니스타fascinistas 또는 파시나도fascinados라고 불린다.[116]

근막은 우리 몸 어디에나 존재한다. 근막은 전신에서 볼 수 있다(그림 1.29 참조). 전신을 3차원으로 완전히 감싸는 근막 스타킹은 피부 바로 아래에 있다(이를 표층 근막superficial fascia이라고 부른다). 근막은 근육들을 감싸고 둘러싼다. 근막은 장기들을 감싸고 지지한다(심부/심층 근막). 근막은 혈관과 신경들의 위치를 안내하고 정렬시킨다. 근막은 지방세포들이 자리 잡는 공간을 제공한다. 근막은 면역체계에 연결되어 있고 신경들을 풍부하게 공급받고 있어 신경 체계와도 연결되어 있다. 근막에는 이외에도 다른 여러 기능들이 있으며, 연구가 진행되면서 더 많은 기능들이 발견되고 있다.

유착

근막이 근육들 사이에서 미끄러운 면을 제공한다는 사실을 안다면 우리 조직에서 긴장이 어떻게 발생하는지에 대해 이해할 수 있으며, "무엇이 나를 멈추게 하는가?"라는 질문에 대한 또 하나의 대답을 얻을 수 있다. 근육이 수축하거나 늘어나기 위해서는 주변의 간섭이나 저항 없이 자유롭게 모양을 바꿀 수 있어야 한다. 근막은 촉촉하고 미끄럽기 때문에 근육 그룹들이 서로의 표면에서 미끄러질 수 있다. 그러나 근막 손상이 지속되고 흉터 조직이 근육 사이 미끄러움 면 사이에 형성되면, 이러한 '유착adhesions'은 근육이 움직이지 못하게 하거나 심지어 멈추게 할 수 있다.

유착으로 인한 움직임 제한은 유착된 부위에서의 긴장으로 느껴질 수 있지만, 유착된 부위보다 먼 곳에서도 긴장이 느껴질 수 있다! 언뜻 생각하면 이해하기 힘들 수도 있지만, 다음과 같은 간단한 예를 살펴보자. 소매가 긴 셔츠를 입고 왼손으로 셔츠 오른쪽 하단 모서리를 잡고, 오른쪽 엉덩이로 셔츠를 가능한 눌러내려 앉아보라. 그리고 오른쪽 어깨를 들어보면 오른쪽 어깨 윗부분에서 제한되는 느낌이 느껴지지 않는가? 셔츠를 엉덩이 쪽으로 내리는데 왜 어깨에서 긴장된 느낌이 나겠는가? 셔츠의 원단은 신축성이 크지 않기 때문에 팔을 들어올릴 때 원단을 늘이려고 하면 움직임이 제한되는 스트레스가 생기는 것이다. 셔츠와 마찬가지로 근막의 신체 스타킹은 만성적으로 짧아지거나 한 부위에 들러붙거나 유착될 수 있지만, 그 유착의 효과는 신체 다른 부위에서도 나타날 수 있다. 당신은 아마 최근 건조기에서 꺼내 뻣뻣해진 청바지를 입을 때 당신의 움직임을 제약하는 것을 느껴본 적도 있을 것이다. 당신의 몸이 타이트해진 옷감 속에 갇혀 있기 때문에 움직임이 제약되는 것이다. 움직임 범위가 좁아지는 긴장감이 느껴진다면 팽팽하고 짧은 근육 때문이 아니라 짧아지거나 들러붙은 근막 때문일 수 있다.

토마스 마이어스는 근막이 움직임에 어떤 영향을 미치는지를 이해하는 데 지대한 영향을 미친 『근막경선 해부학』이라는 책을 저술하였다. 이 책에서 그는 근막 그물들이 특정한 스트레스 경로를 어떻게 형성하는지에 대해 설명하였다. 이러한 경로들은 근막경선myofascial meridians이

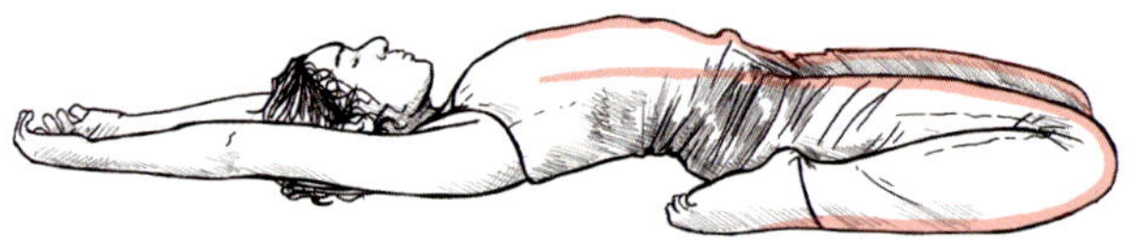

그림 1.30 근막경선은 주요 제한 부위에서 먼 곳의 감각을 만들어낸다.

라고 불리며, 신체의 움직임들을 돕는다. 마이어스는 또한 나쁜 자세와 병적인 움직임 패턴이 어떻게 정상적인 움직임을 제한하는 도움이 되지 않는 경선(셔츠의 예시처럼)을 만들 수 있는지 설명했다. 이 모델을 따름으로써, 우리는 신체의 어느 한 부분의 수축이 어떻게 먼 곳의 관절 주위에서 움직임을 제한하는지를 이해할 수 있다.

요가 선생님들과 학생들이 근막경선을 이해하는 것이 얼마나 중요한지에 대해선 다음과 같은 예를 들 수 있다. 그림 1.30에서, 리클라이닝 히어로Reclining Hero(숩타비라사나Suptavirasana)를 취하고 있는 한 학생을 볼 수 있다. 붉은색 선은 그녀가 긴장을 느끼고 있는 부위이다. 무릎 윗부분, 허벅지 중간, 골반 앞쪽과 흉곽에 가까운 배 그리고 아마도 발과 발목 윗부분까지도. 요가의 동작에 대한 저항이 어디에서 발생하는지를 이해하는 유일한 도구가 근육에 대한 해부학적 지식이었다면, 이 자세에서 생성되는 모든 감각을 설명할 수 없었을 것이다. 대퇴부의 근육은 흉곽이나 골반 앞쪽(ASIS) 부위까지 연결되어 있지 않기 때문에 이 부위의 긴장을 설명할 수 없었다. 그러나 무릎에서 흉곽까지 연결되는 표면 전방선(FSLfront superficial line)의 근막경선의 근막적 연속성을 이해하면 골반과 갈비뼈의 뼈까지 느끼는 긴장감이 설명된다. 우리는 여기 근육뿐만 아니라 FSL에 기여하는 주변의 모든 근막에 스트레스를 주고 있다.

근섬유아세포

근막도 근육처럼 수축할 수 있다! 섬유아세포Fibroblasts는 우리의 신체 구조들 중에 근막, 인대, 그리고 힘줄을 구성하는 단백질인 콜라겐을 생성하고 분비하는 세포이다. 근막에서 발견되는 섬유아세포에는 여러 종류가 있는데, 그 중 하나가 근섬유아세포Myofibroblasts이다. 이 섬유아세포는 근육세포처럼 수축할 수 있지만 근육세포와 달리 반응이 매우 느리고 장기간 지속된다. 한 섬유아세포는 보통 분비된 콜라겐에 박혀서 거미줄 중앙에 매달린 거미처럼 섬유에 달라붙어 섬유에 가해지는 변형을 감지한다. 거미와 마찬가지로 근섬유아세포는 섬유와 연결된 채로 유지될 수 있지만, 섬유질을 잡아당겨 조직의 국소 영역을 수축시킬 수도 있다. 이것은 상처 치유에 매우 유용하다. 우리가 작은 상처를 입으면, 근섬유아세포가 수축하여 손상 부위를 줄여 피부 줄기세포가 손상된 부위를 더 쉽게 다시 봉합할 수 있게 된다. 하지만 만약 이런 일이 항상 일어난다면, 그다지 좋은 일은 아니다.

목이나 허리의 만성 통증은 근육이 뭉친 듯한 느낌을 주는 경우가 많지만, 개별 근육 세포들은 수축한 상태를 오랜 시간 유지할 수 없다. 하지만 근섬유아세포는 수축된 상태를 오랜 시간 유지할 수 있고, 그렇게 한다. 많은 사람들이 허리, 어깨, 목 또는 다른 부위에서 경험하는 만성적이고 고통스러운 뭉친 느낌은 종종 근육 때문이 아니라 근막에 의해 발생한다. 이러한 형태의 장력은 또한 움직임의 범위를 제한하며, 팽팽하거나 짧거나 수축된 근육과는 관련이 없다. 이는 근막 때문이다. 특히, 근섬유아세포가 수축되었고, 이 수축된 상태를 유지하고 있으면 신체는 주변 조직을 개조하여 그 부위를 영구적으로 짧고 팽팽하게 만들 것이다. 한 연구에 따르면 만성적인 허리 통증을 가진 사람들이 허리 통증이 없는 사람들보다 허리 부위에서 근섬유아세포가 더 많이 발견된다고 밝혔다. 한편 이러한 점이 통증의 원인인지, 아니면 결과인지는 불분명한데, 통증은 심리적, 생리학적 스트레스를 유발하고 이러한 스트레스는 근섬유아세포를 수축시켜 해당 부위를 보호하기 위한 노력을 하기 때문이다.[117]

근섬유아세포: 만성 요통이 있는 사람의 허리에는 통증이 없는 사람보다 근섬유모세포가 훨씬 더 많이 존재한다. 이러한 차이가 통증의 원인인지 결과인지는 알 수 없지만 근섬유아세포가 많을수록 허리가 더 뻣뻣하다는 느낌이 드는 것은 분명하다.[52]

우리는 근육이 하나밖에 없다

인체의 근육은 몇 개인가? 과학자들은 무언가를 더 간단한 부분들로 나누는 것을 좋아하지만, 살아있는 유기체에서는 그 나눠진 부분들이 합쳐져도 전체가 되지는 않는다는 점을 기억하라. 인체의 근육 수는 600~850여 개로 여겨지지만, 체모를 똑바로 서게 하는 모낭에 있는 작은 근육들만 해도 수백만 개가 있다. 모든 모세혈관은 수축할 수 있는 능력을 가지고 있기 때문에 모세혈관 벽 역시 근육이라 할 수 있다. 우리가 수천만 개의 근육을 가지고 있다고 할 수도 있지만, 골격근의 관점에서 볼 때, 우리는 하나의 근육을 가지고 있다고 할 수도 있다! 근막이라는 신체 스타킹에 의해 둘러싸인 많은 분절들이 하나의 골격근으로 근막에 의해 포장되었다는 관점인 것이다. 근육 역시 근막fascial이라는 점을 기억하라. 이를 근육근막myofascia이라고 부른다. 따라서 우리의 근육 시스템은 마치 소시지들이 연결되어 있는 것과 비슷하다고 볼 수 있다. 근육의 어느 한 분절이 수축하면 근막을 통해 인접한 분절들에게 타이트한 스트레스를 전달하게 되고 이는 다른 움직임과 시너지 효과를 일으킬 수 있다. 한 근육 분절의 근막은 근육이 수축하는 것에 의해 부풀어 오르고 근처의 근육 분절을 압박하는데 이러한 과정을 유압 증폭hydraulic amplification이라고 부른다. 유압 증폭 효과는 주변 근육 분절들을 눌러 이 근육 그룹들을 사전-긴장 상태로 만들어 더 효과적이고 효율적으로 일하게 한다.[118] 이 모델에서, 긴장은 개별적인 근육에 의해서 생성되고 유지될 뿐만 아니라, 근막 전체 시스템에 의해서도 생성/유지가 된다.

인대

또 다른 신체 조직에 대한 개념을 살펴보자. 일반적으로 근육과 힘줄은 관절을 움직이는 역할을 하는 반면, 관절낭과 인대들은 관절들을 안정화시킨다. 그러나 때로는 근육과 힘줄들이 길항작용을 통해 관절을 안정화시킬 수도 있고, 때로는 인대와 관절이 구축된 상태contracture를 풀어서 관절 가동성을 높이기도 한다.

나를 멈추게 하는 것은 무엇인가? 만약 어떤 관절이 특정 방향으로 너무 많이 움직이면 그 움직임 방향과 반대편에 있는 인대들은 타이트해진다. 일반적으로 힘줄은 근육과 뼈를 연결하며, 뼈를 움직이고 관절 작용을 만드는 것은 근육/힘줄의 당김작용이라는 것을 기억하라. 반면 인대는 관절의 움직임 범위를 제한하는 경향이 있다. 관절이 너무 많이 움직이면 관절낭이 손상될 수 있기 때문에 안전한 가동범위를 넘어서는 움직임이 일어나지 않도록 하기 위해 이러한 작용을 한다. 그림 1.31은 개념을 설명한다. 여기 보면 움직이는 방향에서는 인대가 상당히 이완되고 느슨해지지만, 다른 방향에서는 인대가 상당히 팽팽해져 더 이상의 움직임을 제한한다. 이 타이트함은 오직 움직임의 가장 극한의 범위에서 발생한다. 힘줄이 근육을 뼈와 결합하는 곳에서 인대는 뼈와 뼈를 연결한다. 이 모델에서 인대와 근육-힘줄은 병렬적parallel으로 작동하는 것을 확인할 수 있으며, 인대의 목적은 너무 많은 가동성으로부터 관절을 보호하는 것임을 알 수 있다.

그러나 이 모델은 네덜란드의 마스트리히트 대학의 야프 반 데르 발Jaap van der Wal에 의해 개발된 더 정확한 모델로 서서히 대체되고 있다.[135] 관절 주위의 조직층을 해부함으로써, 훨씬 더 신중한 접근법에 기초한 그의 연구에 따르면, 우리의 인대는 근육과 병렬적인 방식이 아닌, 연속적인 방식으로 작동한다는 것이다(그림 1.32 참조).

이러한 발견은 인대가 우리의 움직임의 극한 범위에서만, 그리고 너무 많은 움직임을 막기 위해만 작용하는 수동적인 구조가 아님을 보여준다. 대신 인대는 근육, 힘줄, 뼈와 인접한 역동적인 시스템의 일부이다. 반 데르 월은 이러한 단위를 다이나먼트dynaments(dynamic ligaments

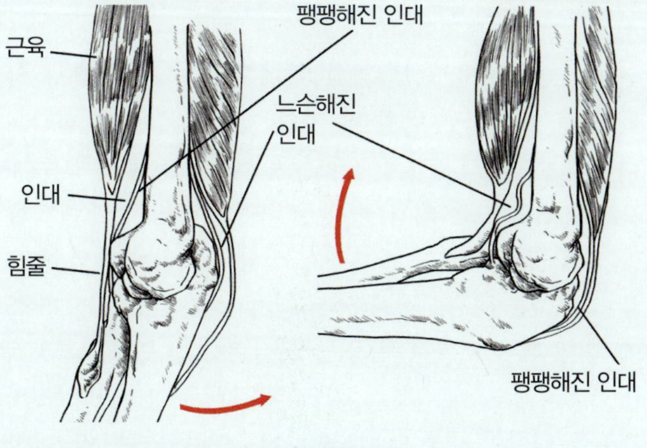

그림 1.31 인대는 움직임의 방향에 따라 느슨해지거나 타이트해질 수 있다. 관절을 펴면 그 관절 뒤쪽의 인대는 느슨해지지만, 구부리면 타이트해진다.

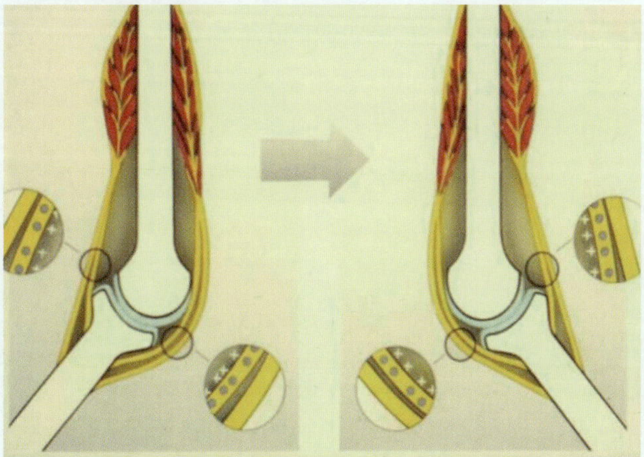

그림 1.32 인대는 기존의 생각과는 달리, 병렬적인 방식이 아닌 연속적 방식으로 근육-힘줄과 연결되어 있다.

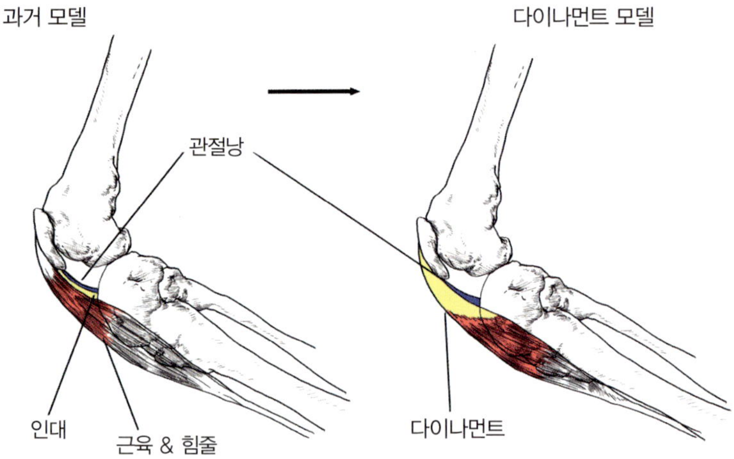

그림 1.33 다이나먼트 모델은 관절의 가동 범위에 인대가 동적으로 연관되어 있음을 보여준다. 파란색 부분은 관절낭, 노란색은 인대, 빨간색은 근육과 힘줄을 나타낸다.

에서 유래함)라고 불렀다[136](그림 1.33 참조). 인대가 뼈와 직접 연결되고 근육 조직이 연관되지 않는 경우(무릎의 십자인대처럼)에는 여전히 과거 인대 모델이 적용되지만, 대부분의 경우 인대는 관절 주변의 움직임 범위를 결정하는 데 적극적으로 관여한다. 힘줄, 인대 그리고 관절낭이 어디에서부터 시작하고 끝나는지 명확하게 구분하기 힘든 경우가 종종 있다.

인대는 관절 움직임 끝에서뿐만 아니라, 근육이 긴장된 상태에서도 힘줄과 인대 모두 스트레스가 가해진다. 이러한 스트레스는 관절이 가동범위가 한계에 도달하기 훨씬 전에도 완전 가동범위를 제한할 수 있다. 우리는 더 이상 움직임이 오직 근육에 의해서만 일어난다고 생각할 수 없다. 이미 논의했듯이, 근육의 30%는 근막으로 되어 있고 이는 힘줄이 된다. 그리고 근육과 인대 사이에도 완벽한 경계가 있지 않다는 것을 알게 되었다. 관절을 움직이는 새로운 모델은 뼈, 근막, 근육, 근막, 뼈로 구성되어 있다. 즉 힘줄과 인대의 다이나먼트의 근막적 구성인 것이다. 인대의 타이트함은 우리를 멈추게 하는 또 다른 형태의 타이트함이다.

힘줄과 마찬가지로 인대도 섬유들로 구성되어 있지만, 힘줄과는 다리 인대의 섬유들은 선상linear의 형태로 배열되지 않고 스트레스 축의 방향을 따라 정렬되어 있지도 않다. 대신, 인대 섬유들은 인대에 작용하는 다양한 힘에 따라 여러 방향으로 배열된다. 관절낭도 비슷하게 구성되어 있다. 또한 힘줄과 달리 인대는 노끈 형태, 면의 형태, 그리고 꼬인 형태 등 다양한 형태로 나타난다. 힘줄은 일반적으로 흰색을 띠고 있지만, 탄성이 있거나 질긴 섬유들(탄력 섬유elastin, 교원 섬유collagen)이 섞여 있기 때문에 더 어두운 색을 띨 수 있다. 인대는 신체를 구속하지 않는 방향에서는 신용카드처럼 유연하면서도 잘 구부러지지만 늘어나지는 않는다. 인대는 강하면서도 휘어지지만 비탄력적이다. 예를 들면 허벅지 바깥을 따라 내려오는 장경인대는 차의 무게를 지탱할 수 있을 만큼 충분히 강하다! 모든 인대가 그 길이 전체에 걸쳐 단단하지는 않다. 어떤 부분은 교원 섬유보다 탄력 섬유의 비율이 높다. 탄력 섬유는 스트레스를 한 곳에 집중시키지 않고 분산시키는 기능을 가지고 있다. 요추와 경추의 추체를 따라 존재하는 일부 인대들은 이러한 방식으로 특히 탄력적이다. 황색인대ligamentum flavum(척추에서 중요한 역할을 하는 인대)는 우리 몸에서 가장 유연한 인대 중 하나이다.[137] 탄력 섬유가 노화되면, 단단한 조직으로 변하게 되고mineralized 다른 섬유와 교차 결합되어 더 단단해진다. 따라서 신체 뒤쪽에 있는 인대들이 노화하게 되면 이러한 교차 결합들이 증가하기 때문에 움직임 범위를 제한하면서 더욱더 뻣뻣하게 만든다.

신경계

신체의 모든 시스템들과 마찬가지로 신경계 역시 하위 구성 요소들로 나뉠 수 있다. 이 중에는 자율신경계(ANSautonomic nervous system)라고 불리는 시스템이 있는데, 우리가 하는 모든 일들 중 정상적인 의식 밖에 있는 일들을 조율한다. ANS는 스트레스 상황에 대한 우리의 반응을 조절하는 교감신경계(SNSsympathetic nervous system)와 SNS에 대한 상호보완적 반응을 활성화하는 부교감신경계(PNSparasympathetic nervous system)의 두 갈래로 나뉜다. SNS의 기능을 일컬어 종종 투쟁-도피 반응이라고 부르지만, 사실 이보다 더 광범위한 기능을 가지고 있다. SNS 또한 경직 반응freeze reaction[119](임박한 위험에 직면했을 때 몸이 얼거

체취: 온라인 뱅킹 비밀번호로 우리의 체취를 사용하기 힘들 수도 있지만, 분명 사람들은 각자 고유의 체취를 가지고 있다. 한 연구에 따르면, 우리의 땀이 산, 케톤 그리고 알데히드를 포함한 5,000개 이상의 화학물질을 포함하고 있다고 한다. 44개의 화학물질이 계속해서 발견되었지만, 그 비율이 너무 다양해서 연구진은 연구 참가자마다 고유한 냄새 지문을 만들 수 있었다고 한다.[39] 사람의 독특한 체취는 또한 신체의 부위와 그 부위를 식민지로 만든 박테리아에 따라 다르다.

나 기절하는 등의 반응)을 만들기도 하며, 특히 여성의 경우, 보호-친교 반응tend-and-befriend response(위험에 직면했을 때, 우리는 다른 사람의 친구를 찾는다)[120]을 보일 수 있다. 이러한 반응들은 적응적 성격을 가졌으며, 우리가 생존하는 데 도움을 주고, 우리의 선조들이 생명을 위협하는 위험을 피할 수 있도록 도와주었다. 그러나 스트레스 반응은 만성화되면 적응 과정이나 더 건강해지는 작용을 멈춘다. 우리는 면역체계를 살펴보면서, ANS가 "무엇이 나를 멈추게 하는가?"에 어떻게 기여하는지 조사해볼 것이다. 지금 당장은, 우리의 가동성을 감소시키는 또 다른 요인으로서 신경계와 근막/근육 사이의 상호작용을 알아보자.

근막에는 신경말단nerve ending이 근육보다 10배나 더 많이 존재한다! 우리 근육이 얼마나 세밀한 조정을 통해 움직이고 있는지 고려할 때 이것은 놀라운 사실이다. 우리는 근육에 대한 신경계의 신경지배innervation 덕분에 정확한 움직임을 만들 수 있지만, 근막은 훨씬 더 많은 신경말단을 가지고 있다. 그러면 신경들은 무엇을 하는가? 바로 피드백을 제공하는 일을 한다. 이를 고유수용성감각proprioception이라고 부른다. 우리는 신경계가 근막과 상호작용하기 때문에 몸 안에서 무슨 일이 일어나고 있는지 알 수 있다. 근막에는 다음과 같은 여러 종류의 신경 말단이 존재한다. 기계적 자극 수용기mechanoreceptor, 통증 수용기nociceptor, 파치니 소체Pacini, 루피니 소체Ruffini, 골지 수용체Golgi와 세포사이수용체interstitial receptor, 그리고 신경은 우리의 ANS와 직접 연결된다. 근섬유 안에는 근육의 스트레스를 측정하는 근육 방추muscle spindle들이 있다. 근육이 힘줄로 변하는 곳에는 골지건 기관Golgi tendon organ들이 내장되어 있는데, 이 상대적으로 약한 부위의 스트레스를 측정한다(근육과 근막에서 발견되는 골지 수용체와 다르다). 이러한 신경들을 간단히 검토하는 것은 근막이 우리 몸 안에서 어떻게 작용하는지, 그리고 요가 수련 중에 일어나고 있는 것에 대해 얼마나 깨어있고 인지하고 있는지를 보여줄 수 있다.

기계적 자극 수용기는 스트레스를 감지한다. 움직임을 통해서든, 자세나 중력을 통해서든, 긴장이나 압박을 통해서든, 요가나 다른 운동을 통해서든, 마사지를 통해서든, 일상생활을 통해서든 간에, 스트레스는 우리의 세포에 도달하고 영향을 미친다. 각 세포의 막(세포의 외벽)은 세포 외 공간으로 도달하여 근막 섬유에 연결되는 인테그린이라고 불리는 수만 개의 단백질로 채워져 있다. 이러한 통합체들은 환경에서 기계적 스트레스를 감지하고, 스트레스의 강도에 따라 세포가 무엇을 해야 하는지에 대한 다양한 결정을 내린다. 인테그린은 외부 환경과 연결되어 있을 뿐만 아니라, 이 중 일부는 세포 내부 깊숙한 곳, 심지어 핵을 통해서 우리의 DNA까지 바로 도달한다. 우리 몸 밖에서 오는 신호는 실제로 우리의 DNA와 직접 소통할 수 있는 것이다(그림 1.24와 1.25 참조)!

우리의 세포는 또한 주변의 유체의 흐름을 감지하기 위해 기계적 감각 수용체를 사용한다. 세포의 섬모(세포가 움직일 수 있게 하는 머리카락과 같은 구조)는 세포외액의 흐름을 느낄 수 있다. 만약 그 흐름이 일정 강도의 것이라면, 줄기세포는 혈액 세포가 될 것이다. 만약 섬유아세포가 아주 약간의 액체의 흐름을 느낀다면, 그들은 콜라겐을 녹여 흉터 조직을 분해할 수 있는 효소를 분비할 것이다.[121] 이러한 발견은 부드러운 마사지와 부드러운 움직임을 통해 몸의 흉터 조직과 다른 유착을 제거할 수 있는 새로운 방법을 제시할 수 있기에 매우 흥미롭다.

파치니, 루피니, 골지, 세포사이 수용체라고 불리는 근막과 근육에 연결된 신경들은 위치, 기능, 작용하는 계기는 다르지만 모두 신체 조직의 압력 변화를 감지한다. 어떤 수용체가 활성화되는지와, 압력이 가해지는 힘과 위치에 기초하여 신체는 근육의 강성(근육의 경직성)을 증가시키거나 감소시키고, 자율신경계의 톤을 높이거나 낮추며, 세포 외 기질로 방출되는 액체의 양을 바꾸고, 신체가 어디에 있고 무엇을 하고 있는지에 대한 신호를 뇌로 보낸다(이를 고유수용성 감각이라고 한다).[122]

통증 수용기는 통각을 만들어내는 신경 말단이다. 예를 들면 대부분의 허리 통증은 디스크 기원의 문제가 아니라 근막 문제에 의해 발생한다고 알려져 있다.[123] 허리 근막의 통증 수용기는 근막의 만성 스트레스에 의해 활성화되고 뇌에 통증 신호를 보낸다. 다만 이 같은 신경은 비정상적인 기계적 스트레스가 없을 때도 활성화될 수 있다는 연구 결과가 나왔다. 왜냐하면 이 세포들은 온도 수용체(온도 변화에 반응하는 신경)와 화학 수용체(신체의 pH 수준의 변화에 반응하는 신경)로도 기능하기 때문이다. 따라서 신체의 변화는 순수하게 기계적 스트레스를 넘어서는 세포들을 활성화시킬 수 있고, 그다음에 뇌가 통증으로 해석하는 신호를 보낼 수 있다.[124] 다행스럽게도 이 수용체들은 기계적 감각 수용체이기도 하기 때문에, 고통스러운 부위를 마사지하면, 신체는 통증 수용기로부터 오는 신호를 압력 신호로 재해석한다. 우리 모두는 이러한 작용을 경험해보았을 것이다. 정강이를 어딘가에 부딪히거나 발가락을 문에 찧으면 어떤 행동을 취하는가? 부딪힌 부위를 문지르면 통증이 줄어드는 것처럼 느껴질 것이다. 그 부위를 문지름으로써, 당신은 통증 부위가 보내는 신호를 통증 신호에서 압력의 신호로 바꾸는 것이다. 이에 따라 뇌가 더 이상 통증을 기록하지 않는 것이다.

근방추와 골지건 기관

우리의 신경계는 근육과 힘줄의 스트레스 상태를 지속적으로 주시하고 있다. 근육이 너무 많이, 혹은 너무 빨리 늘어나면 근방추muscle spindle라고 불리는 근복belly of the muscle 안의 수용체들은 척수(기술적으로는 척수의 뿔 부위the horns of the spinal cord)나 뇌간(기술적으로는 알파 운동 뉴런)으로 신호를 보낼 것이다. 이에 대응하는 신호가 근육으로 보내져 근육이 찢어지는 것을 보호하기 위해 수축하게 된다. 신호는 길항근에 전달되어 긴장을 풀도록 명령할 수도 있다. 이를 반사 작용이라 부른다(반사란 신체의 자율적인 반응으로 종종 뇌에 의해 매개되지 않을 수도 있다. 신호를 뇌까지 보내고 반응을 기다리는 것은 너무 오랜 시간이 걸릴 수 있고 몸이 뇌의 신호를 기다리는 동안 손상이 발생할 위험이 있기 때문이다. 신호를 척수나 뇌간에만 보내고 반응을 보이는 것이 더 빠르다).

근육은 보통 어느 정도의 긴장도를 가지고 있다. 이는 근섬유 중 일부가 약간 활성화되는 상태이다. 전신마취와 같은 특별한 상황을 제외하고는 근육 전체가 완전히 이완되는 일은 없다. 근육의 톤tone은 근방추에 의해 신체에서 조절된다. 근육의 톤은 우리를 멈추게 하는 긴장의 원천 중 하나이며 요가를 하면서도 느낄 수 있는 부분이다. 근육이 약간 활성화되면, 스트레칭에 저항할 것이다. 그 톤을 줄일 수 있다면 당신의 몸은 좀 더 늘어날 수 있다. 근방추의 활성화로 인해 근육의 톤이 높아지면 스트레칭을 하는 데 어려움이 생긴다. 근육의 긴장도가 너무 높거나hypertonia 또는 너무 낮으면hypotonia 병적인 상태로 분류될 수 있다. 어떤 사람들은 근육 톤이 너무 높거나 불규칙하게 켜졌다 꺼졌다 해서 운동 범위를 제한할 수 있는 만성적인 강직rigidity이나 경직spasticity을 경험하기도 한다.

근육의 긴장도를 줄이는 한 가지 방법은 근육과 힘줄 접합 부위에 위치한 골지건기관(GTO)을 이용하는 것이다.[125] 근방추가 근육이 지나치게 늘어나 손상이 생기지 않도록 감시하는 것처럼, GTO는 근육 수축으로 인한 힘줄에 걸리는 스트레스 수준을 모니터링한다. 만약 스트레스가 너무 높아져서 근막-힘줄 사이에 손상이 생길 위험이 있다면, GTO는 척수에 신호를 보내고, 척수는 근육에 수축하는 것을 멈추라는 명령을 보낸다. 이는 근방추가 만들어내는 것과 반대되는 신호인 것이다. 근방추가 보호를 위해 수축하는 것과는 반대로, 근육이 스스로를 보호하기 위해 이완하는 것이다.

많은 물리치료사들과 요가 강사들은 근육의 길이와 그에 따른 움직임 범위를 증가시키기 위해 근육의 톤을 줄이는 방법으로 위의 두 가지 원리를 사용한다. 1950년대에 신경생리학자인 헤르만 카바트에 의해 개발된 한 가지 접근법은 고유수용신경근촉진(PNFproprioceptive neuromuscular facilitation)이라고 불린다. PNF에서는 학생이 강사가 가하는 저항에 대항하는 방식이 사용된다. 예를 들면 파스치모타나아사나Paschimottanasana와 같이 앉은 채로 몸을 앞으로 접는 자세에서, 학생은 종종 몸의 뒤쪽을 따라 있는 근육의 긴장 때문에 더 깊이 들어가는 것을 멈춘다. 이러한 근육은 햄스트링 또는 등허리에 있는 큰 근육들이다. 그림 1.34에서 보는 바와 같이, 스트레칭을 하려는 자세에서 강사가 누르는 힘에 학생이 저항하면 햄스트링과 등 근육이 활성화되며, 근막-힘줄 사이에 있는

분비선: 신체의 분비선gland의 크기는 스트레스에 대한 신체 반응과 관련하여 변한다. 예를 들면 뇌하수체는 매우 다양한 개인 변이를 가지고 있다. 한 연구는 130~1800mg까지 13배나 되는 범위를 발견했다.[49] 확실히 모든 사람의 뇌하수체가 활성화되었을 때 같은 양의 스트레스 호르몬이나 성장 호르몬을 방출하지는 않을 것이다. 당신의 뇌하수체는 다른 사람들과 같은 크기가 아니기 때문에, 스트레스에 어떻게 반응하는지, 그리고 그에 따른 신체 조직에서의 긴장감은 독특한 양상을 띨 것이다. 갑상선은 또한 무게가 8~50g까지 다양할 수 있고 매우 다양한 모양을 가질 수 있다.[50] 어떤 경우에는 갑상선의 위치가 특이하다. 보통 갑상선은 우리 목 앞쪽에 있지만, 어떤 사람들은 혀의 아래에 갑상선을 가지고 있다. 건강한 췌장은 65~160g까지 될 수 있다.[51] 우리는 계속해서 다른 여러 분비선들에 대해서도 이야기할 수 있지만, 요점은 우리의 모든 분비선들이 크기와 모양에서 다양한 변화를 보여서 각 분비선 고유의 특정한 기능을 수행하는 데 영향을 줄 수 있다는 것이다.

심장 박동: 모든 심장들은 제각기 특징적인 박동을 가지고 있고, 각각의 박동은 다르다. 전기 자극의 물결은 심장 근육을 통해 흐른다. 이러한 파동은 심전도(ECG)로 측정할 수 있으며 각 심장의 크기, 모양, 전기 전도 정도에 따라 달라진다. 정확하게 동일한 두 개의 심전도 판독값이란 존재하지 않으며, 전기 흐름은 의식적으로 제어되지 않는다. 이와 같은 심장 박동의 독특한 점은 보안 식별 시스템에서도 적용 여부에 대한 논의가 진행되고 있다.[40]

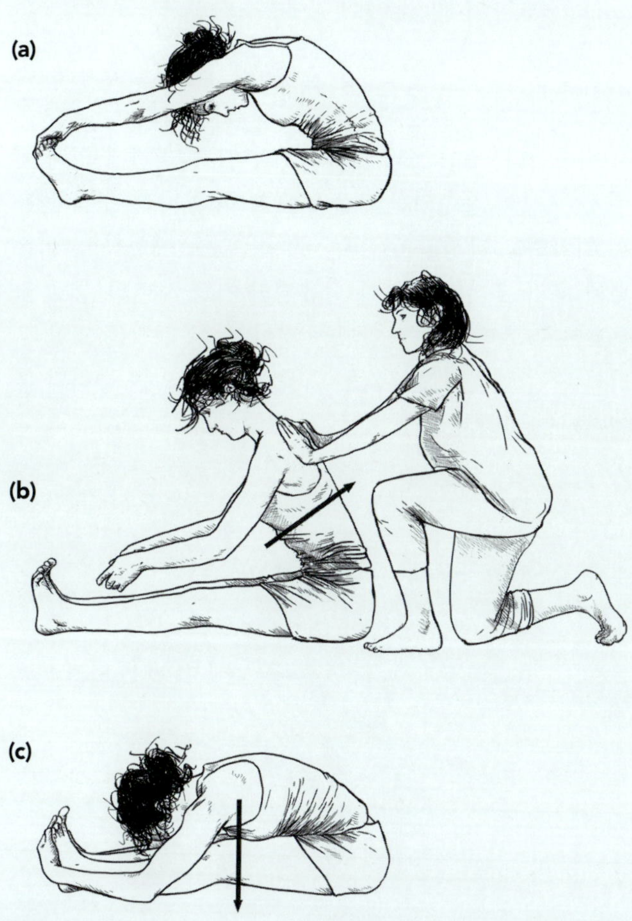

그림 1.34 고유수용신경근촉진을 통해 근육의 톤을 줄이고 길이를 늘일 수 있다. (a)에서 햄스트링은 더 늘어나지 못하고 타이트한 상태에 있다. (b)에서 학생은 반대 저항의 반대 방향으로 몸을 밀어내면서 골지건 기관(GTO)을 활성화시킨다. (c)에서 GTO는 햄스트링에 더 깊은 앞쪽으로 접히는 것을 허용하면서 이 근육에게 톤을 줄이라고 말한다.

GTO가 활성화되고, 이는 다시 척수를 통해 근육으로 신호를 보내어 근육 톤을 감소시킨다. 학생은 몇 초 동안 위쪽으로 힘을 준 후, 긴장을 풀고 더 깊게 접을 수 있다. 이 과정은 여러 번 반복되어 햄스트링의 근육톤이 매우 낮아져 훨씬 더 깊은 스트레칭을 가능하게 한다. PNF의 다양한 변형이 있지만, 거의 틀림없이 최고의 성공을 보여주는 것은 길항근 반전 기법reversal of antagonists(또는 더 일반적으로는 3S-Scientific Stretching for Sports라고 불린다)이라는 방법이다. 3S 프로토콜은 목표하는 근육(주동근)이 늘어나 있는 위치에서 주동근을 사용해 저항(장비나 파트너가 가하는 힘)을 밀어내고 잠시 후, 주동근이 이완되면서 동시에 길항근은 주동근을 더 길게 만들도록 도와주게 된다. 이 전체 주기는 약 15초가 걸리고 4번 반복된다. 3S로

목소리: 사람의 목소리는 기관지와 입의 복잡한 모양, 혀의 위치, 후두 모양, 성대 크기 때문에 가능하다. 심지어 치아도 개인의 목소리에 영향을 미칠 것이다. 이러한 구조에서 가능한 모든 변형으로 인해, 각각의 사람의 목소리가 독특하다는 것은 이해할 수 있다(우리가 다른 사람의 목소리를 모방하기로 결정하지 않는 한). 목소리를 바꾸고 다른 사람들의 목소리를 모방할 수 있는 능력 때문에, 보안 응용 프로그램에서 음성 인식 기술은 보통 다른 기술(예: 홍채 스캔)로 보완되어 사용된다.[38]

부터 증가하는 유연성은 요가에서 주요 사용되는 정적 스트레칭으로부터 얻는 유연성만큼 좋거나 더 좋을 수 있다. 하지만 3S는 특별한 장비나 훈련된 파트너를 필요로 한다.[128]

신경계는 긴장tension이 유연성과 가동범위 향상을 막는 것에 대해 중요한 역할을 한다. 신경계는 우리의 근육, 힘줄, 근막의 상태를 감지하고 근육 톤을 완화하거나 증가시키거나 근섬유아세포 수축의 활동을 켜거나 끌 수 있다. 근막의 스트레스 신호에 따라 자율신경계가 내분비계와 면역체계를 활성화시킬 수 있다. 이 두 시스템은 또한 우리의 유연성과 가동성에 영향을 미치고 우리 조직에 긴장을 발생시키므로, 우리는 다음에 이 시스템들에 대해 살펴볼 것이다.

면역체계

우리의 신경계와 마찬가지로, 우리의 면역체계는 두 가지 핵심 요소를 가지고 있다. 문제에 빠르게 반응하는 선천적인 시스템innate system과, 그리고 특정한 문제에 반응하는 데 시간이 걸리지만 더 많은 대상을 가지고 있는 적응 시스템adaptive system이다. 선천적 면역체계는 우리의 최전방 면역반응이다. 스트레스를 받을 때, 교감신경계가 활성화될 때, 이 최전방 면역체계는 우리의 혈액에 응고인자를 증가시키고(우리가 절단될 경우), 코티졸 수치를 증가시킨다(혈류로의 포도당 흐름을 증진시키고 염증을 감소시켜 혈류 개선에 도움을 준다). 그리고 감염과 싸우기 위해 '당신'이 아닌 것을 목표로 하는 특별한 혈액 세포(대식세포 macrophages, 식세포phagocytes 등)를 유인하는 사이토카인을 방출한다. 급성 스트레스 동안 초기 반응을 돕기 위해, 우리의 심장 박동수, 혈압, 혈액량이 증가하여 면역체계의 전사들을 최전방으로 이동시키는 데 도움을 준다. 최전방 면역 반응은 매우 빠르지만 한편으로는 매우 포괄적으로 작용하기에 종종 허점이 생길 수 있다. 선천면역계가 놓

어려운 내용: 기저 물질(바탕질 혹은 기질)

평균적인 남성의 몸은 62%가 수분이다. 여성의 신체는 평균적으로 52%가 수분으로 구성되어 있다.[126] 즉 우리는 걸어다니는 물주머니인 것이다. 우리의 기저 물질ground substance은 살아있는 세포가 존재하는 곳인 세포외기질(세포 바깥에 있는 물질)의 비섬유 부분이라고 할 수 있다. 기저 물질은 다양한 단백질, 물, 그리고 글리코사미노글리칸으로 이루어져 있다. 물은 기저 물질의 60~70%를 차지할 수 있으며, 글리코사미노글리칸(GAGglycosaminoglycan)이 물을 끌어당긴다. 가장 중요한 글리코사미노글리칸 중 하나는 히알루론산이다. 관절의 액체는 글리코사미노글리칸(주로 히알루론산, 루빈 및 두 종류의 황산 콘드로이틴)으로 구성된 윤활유이다. 다양한 연구자들은 히알루론산이 그 부피의 1,000배의 물을 끌어당기고 결합할 수 있다고 추정해왔다.[127] 글리코사미노글리칸이 단백질과 결합할 때, 프로테오글리칸이라고 불리며, 이러한 형태로 물 분자에 부착되어 우리의 조직에 수분을 공급한다. 프로테오글리칸은 매우 유동적이고 자유롭게 움직인다. 하지만, 물로 만들어졌기 때문에, 또한 압박력에 엄청나게 저항한다. 프로테오글리칸은 그림 1.35와 같이 나무와 같은 배열로 연결된 붓 모양이며, 근막과 연골의 콜라겐 섬유를 감아서 나아간다. 우리 조직은 글리코사미노글리칸에 의해 너무 많은 물이 흡수되면 부풀어 오를 수 있지만, 조직 섬유는 저항하고 발생할 수 있는 붓기의 양을 제한한다. 이를 통해 우리 조직의 팽창과 섬유질의 저항 사이의 상호 작용으로 긴장과 구조를 만드는 것이다. 이 배열은 또한 우리의 관절 연골이 반복되는 힘을 견딜 수 있는 능력의 원인이기도 하다.

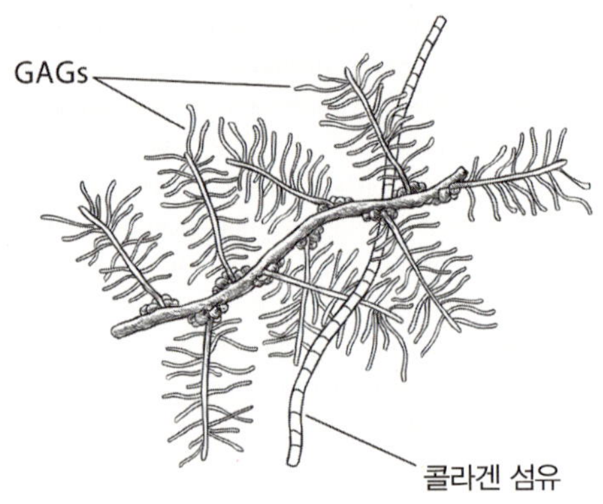

그림 1.35 프로테오글리칸은 여러 개의 글리코사미노글리칸으로 구성되며, 가지 형태를 띠어 물 분자를 끌어당기고 구조화하는 것을 돕는다.

치는 것은 후방 전선, 즉 적응 면역체계가 대응하게 된다.

일단 위기가 지나가면, 우리의 부교감 신경계는 교감 신경계의 작용을 상쇄하기 위해 작동한다. 심박수와 혈류가 감소하고, 소화 과정이 재개되며, 후방전선의 면역체계는 최전방 시스템을 피해간 어떤 감염에도 적응한다. 킬러 T 세포와 베타 세포라고 불리는 특수한 백혈구는 이러한 침입자들을 사냥하기 위해 만들어졌으며, 바이러스와 박테리아는 은신처에서 제거되어 더 이상 그들의 변장은 작동하지 않는다. 만약 우리가 상처를 입었다면, 손상된 부위는 호르몬처럼 기능하지만 훨씬 작고 더 많은 수의 작은 단백질 전달자인 사이토카인에 의해 촉발된 염증을 통해 차단된다(사이토카인은 일반적으로 광범위한 세포에 의해 분비되는 반면, 호르몬은 내분비선에 의해 분비된다). 염증은 감염을 하나의 작은 영역으로 제한하고 적응 시스템이 문제를 보다 효율적으로 해결할 수 있도록 한다. 염증은 후방전선 면역체계의 일부이며, 최전방 시스템에 의해 꺼진다.

이와 같은 자율신경계의 이중 대응 반응은 면역계에서의 이중 대응 반응을 유발하는데, 이런 반응들은 가끔 일어나는 경우에는 훌륭하다. 하지만 스트렝스 활성화가 만성적으로 일어나면 시스템이 오작동하기 시작한다. 스트레스에 만성적으로 노출되면 포도당의 혈류 방출 조절에 어려움이 생기고 코르티솔이 체내에서 생성되는 염증의 정도를 조절할 수 없게 만든다. 이로 인해 만성적인 염증을 갖게 되어 많은 의학적인 문제들을 야기한다. 티모시 맥콜 박사는 그의 책 『yoga as Medicine』에서 "스트레스는 오늘날 서구 세계에서 가장 영향력이 큰 살인자라고 할 수 있다"고 말한다. 그는 계속해서 "스트레스는 다발성 경화증과 류마티스 관절염과 같은 자가면역질환뿐만 아니라 제2형 당뇨병, 우울증, 골다공증, 심장마비, 뇌졸중을 포함한 우리 시대의 가장 큰 건강 문제들 중 일부를 부채질한다"고 말한다.[129]

스트레스를 받거나 아플 때, 우리는 신체적인 가동성을 잃는다. 우리 모두는 이러한 점을 경험해보았을 것이다. 감기나 독감에 걸리면 몸이 뻐근해진다. 아프고 평소처럼 쉽게 움직일 수 없을 것이다. 몸이 뻣뻣하고 타이트해져서 온몸에 긴장이 생긴다. 그 이유는 다음과 같다. 우리의 면역체계에 의해 방출되는 사이토카인 중 하나에는 TGF-β(변형성장인자 베타)가 있는데, TGF-β는 킬러-T와 베타 세포의 성장에 영향을 미치고, 다른 세포들이 세포자멸(세포사멸)을 겪게 하고, 다른 사이토카인의 분비를 증가시킨다. TGF-β는 우리의 면역 기능에서 중요한 부분이지만, 한편으로는 면역 반응과 무관한 또 다른 효과를 가지고 있다. 근섬유아세포의 생성을 증가시키고 이를 수축시키게 한다.[130] 기억을 떠올려보라. 근섬유아세포는 근막에서 발견되고, 이 세포가 단단해지면 우리는 근막-스타킹 전체에 걸쳐 그 감각을 느낀다. 우리가 스트레스를 받거나 아파서 면역체계가 활성화될 때, 몇몇 화학적 전달자들은 우리의 근막을 조이게 한다. 이러한 현상은 단기적으로는 도움이 될 수 있다. 신체는 종종 스스로를 보호하기 위해 부상 기간 동안 수축한다. 그러나 만성적인 스트레스를 받거나 아프면 수축도 만성화된다.

다시, 무엇이 나를 멈추게 하는지 물어보자. 음, 만성적인 스트레스 상태나 나쁜 건강 상태 때문에 가동성과 가동범위가 줄었을지도 모른다! 우리의 면역체계와 근막 사이의 연결은 양방향이다. 앞에서 논의한 기계적 수용체인 다양한 세포 사이 수용체는 자율신경계에 신호를 보내고 스트레스 반응을 촉발할 수 있다.[131]

우리의 자율신경계와 면역체계가 가동성을 감소시키는 또 다른 방법은 염증을 통해 우리 조직 사이의 세포외 공간으로 물을 방출하는 것이다. 이 역시 WSM에 대한 또 다른 대답이다. 염증으로 인해 조직이 부어오르게 되면 신체의 부어오른 부위의 가동성이 떨어지는 것을 경험해본 적이 있을 것이다. 만성 염증을 앓게 되면 염증이 생긴 부위뿐만 아니라 전신의 근막 스타킹 덕분에 운동 범위가 줄어들게 된다. 물이 우리의 가동성에 어떤 영향을 미치는지에 대해 알아보자.

물의 경이로움

물은 끈적한 성질을 가지고 있고 표면에 달라붙는 것을 좋아한다. 이러한 점은 거시적인 일상세계에서는 그렇게 뚜렷해 보이지는 않지만, 세포 안에서 그리고 세포들 사이에서 물의 역할을 조사하기 시작하면서, 이 사실은 매우 명백해지고 매우 중요해진다. 우리는 물의 끈적한 성질을 표면 장력이라고 부른다. 물 위를 걷는 벌레들을 본 적이 있을 것이다. 이 역시 표면 장력 덕분이다. 이 벌레들이 작은 만큼, 우리의 세포들은 엄청나게 작고 물의 끈적임에 훨씬 더 민감하다. 물 층이 얇아질수록 표면 장력은 증가하고, 따라서 끈적임도 증가한다. 물은 또한 압박하기 매우 어려운 성질을 지녔다. 물주머니에 스트레스가 가해지면 물이 압박되지 않는 대신 물주머니 전체에 걸쳐 스트레스가 분산된다. 이 현상은 유압hydraulic('파이프 안의 물'을 의미함)이라고 하며 압력을 증폭하고 분배하기 위해 일상 기계에서 사용된다(예: 자동차의 유압 브레이크). 물에 대해 알 수 있는 마지막 성질은 몸 안에서 물이 구조화된다는 것이다. 젤라틴으로 만든 그릇처럼 서로 달라붙는 층 위에 층을 형성한다. 이러한 겔 상태의 물은 또한 세포 내부 및 세포 사이의 움직임에 인장성 저항tensile resistance을 더할 수 있다. 체내에서 그리고 세포 내에서 발견되는 또 다른 물의 상태는 용액 상태solution state인데, 이것은 물이 덜 구조화된, 부피를 띠고 자유롭게 흐르고 움직일 때의 상태를 의미한다.

만약 두 개의 평평한 유리판 사이에 약간의 물이 들어가면, 미끄러뜨리는 것은 쉽지만 떼어내기는 매우 어렵다는 사실을 알고 있을 것이다. 바닷가에서 모래 위를 걸어도 비슷한 효과를 느낄 수 있을 것이다. 마른 모래 위를 걸으면 발이 푹 빠지지만, 젖은 모래 위를 걸으면 빠지지 않고 걸을 수 있다. 이런 현상이 가능한 이유는 사실 당신이 물위를 걷고 있기 때문이다! 물의 표면 장력은 모래 입자들을 서로 달라붙게 하여 체중을 지탱할 수 있게 하는 것이다. 따라서 물은 유리 슬라이드와 같이 미끄러지는 움직임을 허용하면서 우리의 조직을 윤활할 수 있고, 해변의 젖은 모래처럼 단단함과 지지를 만들면서 조직을 결합시킬 수 있다. 어떻게 이런 일이 일어나는지는 흥미롭긴 하지만 이 책에서 다루는 범위를 넘어선다.[132] 우리가 알아야 할 점은 물에 대한 이러한 사실들의 결과들이다. 왜냐하면 물은 인체 기저 물질의 주요 구성 요소이기 때문이다(어려운 내용: 기저 물질, 52쪽 참조).

기저 물질은 물을 주성분으로 하며, 섬유들과 섬유질 사이에서 우수한 윤활제 역할을 하여 서로 자유롭게 미끄러져 지나갈 수 있게 한다. 또한 물은 신체 조직에 스프링과 같은 성질을 만들어주는데, 가해지는 압력이 멈추면 다시 원래 모양으로 돌아가게 해준다. 이것은 스트레스를 견디는 신체 조직의 능력에 있어 매우 중요하다. 한편 우리가 요가 수련에서 하는 조직의 주기적인 로딩과 언로딩은 세포 건강을 유지하는 데 중요하다.[133]

세포 외 기질이 수분을 잘 공급받으면 세포, 영양소, 기질의 다른 구성 요소들이 자유롭게 움직일 수 있다. 독소와 노폐물은 기질에서 림프계로 옮겨져 몸에서 제거될 수 있다. 섬유아세포에 의해 생성된 기저 물질은 또한 감염의 확산에 저항하는 데 도움이 되며 면역체계 장벽의 일부이다.

불행히도 나이가 들면서 조직을 촉촉하게 유지하는 친수성 단백질을 만드는 신체의 능력은 감소한다. 이용할 수 있는 섬유아세포는 적어지고, 기존의 섬유아세포는 글리코사미노글리칸을 생산할 수 있는 능력이 줄어든다. 결과적으로, 세포 외 기질은 점점 더 많은 섬유로 채워진다. 이 섬유들은 서로 가까워질수록, 서로 결합시키는 교차 연결을 만들어낸다. 따라서 우리의 조직은 더 단단해지고 탄성이 떨어지며 기질 내 다른 구성 요소의 흐름에 폐쇄적으로 변한다. 독소와 노폐물이 기질 내에 갇혀 빠져나오지 못하고 유해균이 자유롭게 증식할 수 있다. 움직이지 않게 되면 관절에서 히알루론산(가장 흔한 글리코사미노글리칸)이 최대 40%까지 손실될 수 있으며, 이로 인해 수분과 조직이 서로 미끄러지는 능력이 감소된다.[134]

무엇이 날 멈추게 하는가? 우리를 더 뻣뻣하게 만드는 원인 중 하나는 세포 외 기질에 물이 부족하다는 것이다. 신체 조직 사이에 윤활유가 없으면, 우리는 자신의 몸에 갇히게 된다. 하지만 만약 신체에 너무 많은 물을 가지고 있다면, 물로 가득 찬 튜브가 빈 튜브보다 덜 유연하듯이, 신체 역시 더 뻣뻣해질 수 있다. 많은 여성들은 생리주기에 따라 자신의 유연성이 달라짐을 느낀다. 물을 너무 많이 보유하면 경직성이 생기고 가동성이 제한되는데, 몸이 심한 염증 상태에 있으면 우리의 조직에 너무 많은 물을 보유하게 되어 가동성을 감소시킨다.

다행히 세포 외 기질을 자극하는 요가나 마사지 같은 운동은 우리가 가지고 있는 섬유아세포의 수를 유지하고 제 기능을 유지하는 데 도움을 줄 수 있어 세포 외 기질과 관절에 수분을 공급하는 데 도움을 준다. 이러한 형태의 운동은 또한 세포의 건강한 기능에 중요한 겔$_{gel}$에서 졸$_{sol}$, 졸에서 겔로 물의 상태를 주기적으로 변화시킬 수 있게 해준다(역자주: 졸은 액체에 고체입자가 분산되어 있는 상태, 겔은 졸이 고체 혹은 반고체로 점도가 높아져 일정한 형태를 갖춘 것을 의미).

소화장기: '소화장기'라고 하면 입에서부터 항문에 이르는 소화에 관련된 모든 장기를 이르지만, 여기에서는 소화 과정 대부분이 이루어지는 소장, 십이지장, 결장에 국한하여 이야기해보자. 인간의 결장은 침팬지나 고릴라보다 작은데, 소화장기는 작다는 것이 효율성이 떨어진다는 의미이다. 1925년의 한 연구는 인간 결장의 길이가 5피트에 이르기까지 다양하다는 것을 발견했다.[46] 내장이 짧을수록 더 적은 칼로리를 추출하고 더 많은 가스를 배출한다. 이러한 가스의 양과 질은 매우 다양하다. 다시 말해서, 당신의 방귀는 당신만의 독특한 것이다. 메탄가스의 방출은 가치 있는 유기 탄소의 손실을 의미하며, 내장이 길면 포획할 수 있었을 것이다.

압박의 원천

WSM에 답하는 데 도움이 될 수 있는 다양한 긴장 원천들을 살펴보았다. 그리고 이제 WSM의 답변 스펙트럼의 또 다른 절반인 압박에 대해서 알아볼 것이다. 우리는 압박의 세 가지 유형에 대해 정의하였다.

- 부드러움: 살과 살이 부딪힘
- 중간: 살이 뼈에 부딪힘
- 단단함: 뼈와 뼈가 부딪힘

지금까지 우리는 근육, 근막과 같은 부드러운 조직에 대해 살펴보았다. 여기서부터는 좀 더 단단한 조직, 뼈와 연골과 같은 조직들이 움직임에 대한 압박 저항에 어떤 역할을 하는지 살펴볼 것이다.

뼈

우리의 뼈는 저항과 움직임을 위한 지렛대이다. 압박 부하에 대해 저항하고 근육의 부착 부위를 제공한다. 하지만 뼈는 그 자체로는 몸을 지탱할 수도 없고 인체의 형태를 만들 수도 없다. 뼈는 근육, 인대, 근막이라는 와이어를 필요로 한다. 교육용 해골 모형을 상상해보라. 모형을 연결하고 지탱하는 와이어가 없으면, 이 모형은 바닥에 쌓여 무너질 것이다. 근육과 근막의 '와이어'에 의해 제공되는 긴장이 없다면 우리 몸에서도 같은 일이 벌어질 것이다. 뼈와 와이어들은 함께 텐세그리티tensegrity 구조를 형성한다. 버크민스터 풀러Buckminster Fuller는 긴장과 압박 시스템을 설명하기 위해 텐세그리티라는 단어를 만들었다.[138] 우리 몸 안에서는 이를 바이오텐세그리티라고 불린다.[139] 근육과 결합 조직은 연속적인 스트레스를 제공하는 반면, 뼈는 압박 스트레스가 일어나는 곳이다.

뼈에는 두 가지 주요 구성 요소가 있다. 하나는 뼈의 바깥층인 피질골cortex(라틴어에서 나무껍질을 뜻하는 단어에서 유래)이고 다른 하나는 내부 구조인 해면골cancellous(라틴어에서 격자를 뜻하는 단어에서 유래)이다(그림 1.36 참조). 피질골은 해면골과 상당히 다른 성격을 가졌다. 피질골은 강하고 단단하며 콜라겐 섬유로 채워져 있고 이러한 단단 구조 사이에 미네랄염mineralized salts들이 함유되어 있다. 이 미네랄염들은 주로 칼슘으로 이루어져 있지만 탄소, 마그네슘, 아연, 구리, 스트론튬, 규소, 망간, 붕소와 같은 다른 원소들의 흔적도 존재한다. 우리가 살펴본 다른 모든 것들과 마찬가지로, 뼈의 구성 요소들에서도 광범위한 인간 변이를 발견할 수 있다. 예를 들면 우리 뼈의 붕소 수치는 16~138ppm까지 다양하다. 이러한 점은 개별 뼈의 강도에 극적인 영향을 미칠 수 있다.[140] 뼈의 길이를 따라 미네랄화된 부위의 강도는 뼈가 압박할 수 있는 큰 저항을 제공한다. 한편으로는, 뼈는 약간 구부러질 수 있는데 이것은 다른 스트레스가 축적될 때 유용한 기능을 제공한다. 즉 부러지는 것보다 조금 구부리는 것이 더 낫기 때문이다. 피질골은 종종 치밀골compact bone이라고도 불리는데, 살아있는 이 뼈 조직은 상아처럼 하얗다. 뼈의 모양과 구조를 부여하는 것이 바로 피질골인데, 이 뼈는 몸 안에서 뼈의 기능과 위치에 따라 상당히 다양하다.

피질골 안의 해면골은 다공성, 격자 구조를 띠고 있는데, 때때로 이 뼈를 소주골trabecular bone(라틴어로 '작은 빔beam'을 의미한다)이라고 부른다. 이 작은 버팀대들은 뼈의 강성을 만들어주기도 하지만, 벌집 형태를 띠기 때문에 무게를 가볍게 만드는 구조를 제공한다. 우리 뼈가 제공하는 압박 저항의 60%는 뼈를 구성하는 물질에 기인하지만 40%는 격자 구조, 즉 뼈 내부의 물질의 배열에 기인한다.[141] 피질골과 소주골의 비율은 몸 전체에 걸쳐 달라질 수 있다. 우리의 손목은 80%의 피질골과 33%의 소주골을 가지고 있다. 스트레스를 많이 받는 대퇴골경골은 75%가 피질골로 구성되어 있지만, 대퇴골의 몸통shafts of the femur은 50% 정도가 피질골이다.

살아있는 뼈에는 콜라겐과 칼슘 염이 상당 부분 포함되어 있다. 미네랄 염은 뼈가 압박을 견딜 수 있게 돕는 반면, 콜라겐은 뼈를 구부리거나 부러뜨릴 수 있는 장력에 저항하도록 도와준다. 만약 뼈가 미네랄 염으로만 만들어지고 극심한 압력을 받는다면, 죽은 나뭇가지가 부러지는 것처럼 부러질 것이다. 깨끗하게. 그러나 콜라겐 함

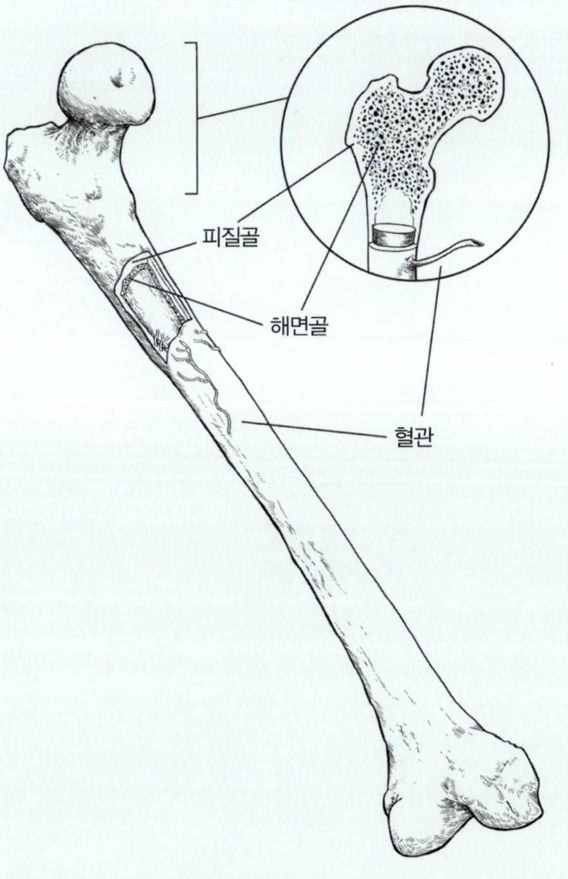

그림 1.36 뼈의 주요한 구조는 두 가지로 나뉜다. 바깥쪽에 있는 치밀골(나무껍질과 같은)과 내부에서 지지 구조를 형성하는 (격자 형태의) 해면골이다.

성 기관: 모든 사람의 외부 성기의 크기와 모양이 다르다는 것은 놀라운 일이 아니다. 하지만 여러분은 이 변이성에 중요한 진화적인 이유가 있다는 것을 알고 있는가? 한 연구는 작은 고환을 가진 남성이 더 좋은 아버지가 된다는 사실을 발견했다. 고환의 몸무게는 건강한 남성에서 10~45g까지 다양할 수 있다.[47] 육아 점수와 MRI 이미지 모두 고환이 작은 남성이 자상한 부모로서 더 높은 점수를 얻었다. 그러나 연구원들은 더 훌륭한 이 아버지들이 처음부터 더 작은 고환을 가졌는지, 아니면 돌보는 사람으로서 더 많이 관여하는 것이 그들의 고환을 수축시켰는지 여부를 결정할 수 없었다.[48]

유량이 높은 건강한 뼈(특히 어린 뼈)는 살아있는 나뭇가지와 같은 성격을 가진다. 살아 있는 나뭇가지를 부러뜨려본 적이 있다면 부러지지 않고 휘어진다는 것을 알 것이다. 이 나뭇가지를 부러뜨리기 위해선, 한쪽이 뭉개지고 다른 쪽이 갈라질 때까지 앞뒤로 계속해서 구부려야 한다.

해면골의 공간(혹은 골수라고 불리는 공간)들 안에는 새로운 혈액, 즉 적혈구와 우리 면역체계의 모든 다양한 백혈구를 만들어내는 혈액줄기세포(조혈세포)가 들어 있다. 이 공간에는 혈관들이 매우 잘 밀집되어 있어야 한다. 이 혈관들은 뼈 안팎으로 흐르며 뼈 세포에 영양분을 공급하고 뼈 안에서 생성된 새로운 피를 위한 통로를 제공한다. 나이가 들거나, 부상이나 질병에 의해 골수는 지방 조직으로 채워질 수 있다. 지방은 우리의 전반적인 건강에 영향을 미치는 혈액 형성 세포를 대체한다. 부비강과 같은 일부 신체 부위에서는, 이 벌집 공간들이 공기로 가득 차 있다.

뼈의 성장과 노화

우리가 갓 태어났을 때, 뼈는 아직 단단하지 않다. 골화ossification라고 불리는 뼈가 단단하게 굳는 과정은 뼈의 종류와 위치에 따라 달라진다. 두개골, 턱, 쇄골에서 발견되는 것과 같은 납작한 뼈들은 콜라겐의 격자 안에서 자라는 줄기세포에 의해 형성된다. 사실상 팔과 다리의 긴 뼈를 포함한 다른 모든 뼈들은 연골 단계cartilaginous stage를 거치며, 이것은 완전히 성숙한 뼈의 형태를 짐작할 수 있는 틀을 제공한다. 신생아의 뼈 안에는 골화 중심ossification center들이 형성되어 있다. 연골은 이들 부위에 천천히, 그리고 지속적으로 침전되어 어린 뼈들이 길어지게 된다. 이 초기 골화 중심들 사이에 원시적인 소주골들이 존재한다. 결국 뼈 끝의 연골이 미네랄화된 뼈로 변하고, 원시 소주골은 성숙한 소주골과 골수로 대체되는데, 여기에는 혈관과 신경 구조가 포함된다. 뼈가 성장되고 있는 말단에는 연골이 축적된 후 뼈로 바뀌는 골단판epiphyseal plates을 포함하고 있다. 이 골단판이 석회화되면 더 이상 뼈를 늘릴 수 없다. 이러한 현상은 사람과 뼈에 따라 18~25세 사이에 발생한다. 만약 뼈의 끝이 관절 관절의 일부가 된다면, 일부 연골은 골화되지 않은 채로 남아 관절에 필요로 하는 연골 표면을 제공한다.

성장이 끝난 뼈에는 약간의 수분이 함유되어 있다. 뼈의 구성 중 약 10~20%가 수분이다. 뼈에서 물을 제외하면 남아 있는 부분의 60~70%는 미네랄화된 염으로 대부분 결정화된 칼슘과 인phosphorous이다. 그리고 수분을 제외한 부분의 30~40%는 염을 위한 발판을 제공하는 콜라겐이며, 약 5%는 당단백질 및 비콜라겐성 단백질과 탄수화물이다. 이제 놀랄 것도 없겠지만, 이러한 물질들의 함유 범위는 개인과 연령에 따라 상당히 다르다.

나이가 들어감에 따라, 뼈속의 섬유주trabeculae는 약해질 수 있다. 이와 같은 현상을 골밀도가 줄어든다고 이야기하고 골감소증osteopenia(그리스어에서 penia는 가난을 뜻함)이라고 부르며, 심하면 골다공증osteoporosis(뼈에 구멍이 생김)이라고 부른다. 이는 두 가지 형태로 일어난다. 뼈 안쪽의 격자 구조를 구성하는 섬유주 지지대가 얇아지거나, 혹은 섬유주 지지대가 완전히 없어지는 것이다. 후자는 여성에서 더 많이 일어나는 반면, 남성의 경우 섬유주가 얇아지는 것만으로도 고통받을 가능성이 더 높다.[142] 어느 경우든 뼈는 밀도를 잃고 약해진다(부록 D: 골다공증에 관한 사실들 참조).

리모델링

골아세포oseteoblast(그리스어에서 '뼈'를 의미하는 osteon과 '싹, 발아'를 뜻하는 blastos의 합성어)는 칼슘을 뼈에 결합시키는 콜라겐 섬유와 당단백질을 분비한다. 시간이 지남에 따라, 골아세포는 골세포osteocyte로 바뀌게 된다. 이 세포는 긴 축수를 가진 별 모양의 세포로 축수들은 뼈 내에서 긴 통로를 형성하여 다른 골세포와 연결된다. 이 세포들은 뼈에서 스트레스를 감지하고 새로운 뼈의 생성이나 흡수를 시작하기 위해 생화학적 신호를 보낼 수 있다. 뼈의 흡수bone absorption는 파골세포osteoclasts(그리스어에서 '부숨'을 의미하는 klasis에서 유래)라고 불리는 세포에 의해 이루어지는데, 뼈를 흡수하여 칼슘을 재활용한다. 이러한 세포들은 모두 큰 세포들인데, 근육 세포들처럼, 하나 이

뇌파: 인간은 태어났을 때 2,000억 개 이상의 뉴런을 가지게 된다. 그리고 나이가 들어감에 따라 이 숫자는 약 1,000억 개로 정리된다. 성인의 뇌에서 각각의 뉴런은 평균적으로 7,000개의 다른 뇌세포들과 연결되어 약 500조 개의 시냅스를 만들게 된다.[41] 이러한 연결들에 의한 네트워크는 당신만의 고유한 구조를 가지게 되고 당신의 뇌에 의해 만들어지는 끊임없이 변화하는 뇌파 역시 비록 시간대에 따른 공통적인 주파수를 보이기는 하지만, 다른 사람들 것과는 다른 고유한 성격을 가진다. 이 주파수들은 알파, 베타, 델타, 세타, 감마파라는 이름으로 분류되지만, 이러한 분류 내에서도 당신 뇌파는 고유한 모습으로 타인과 구별된다.

상의 핵을 가지고 있다는 것을 의미하는 다핵성multinucleate 세포이다. 어떤 골세포는 50개가 넘는 핵을 가지고 있다. 파골세포는 닳거나 오래되거나 손상된 뼈의 부위, 그리고 골세포가 죽은 부위에 모인다.[143] 뼈는 칼슘의 은행이며, 우리가 가지고 있는 모든 칼슘의 99%가 이 은행에 저장되어 있다.[144] 이러한 재배치와 재흡수 과정을 리모델링이라고 한다. 이는 호르몬과 면역체계의 통제하에 있지만, 또한 우리가 받는 햇빛의 양과 우리가 노출되는 독소와 같은 영양, 유전학 그리고 외부 환경 요인에 의해 영향을 받을 수 있다.

뼈가 내부에서 리모델링되는 위의 과정처럼, 뼈 바깥의 피질 외골 역시 리모델링될 수 있다. 이는 피질골에 대한 국소적인 스트레스가 지속되어 해당 부위의 뼈가 두꺼워지는 형태로 발생한다. 피질 외골의 리모델링은 종종 근육 부착 부위에서 발생할 것이다. 예를 들면 대퇴골의 소전자lesser trochanter는 대퇴골의 안쪽에 있는 뼈로 된 돌출부인데, 대퇴골 대전자greater trochanter 바로 아래에 있는 구조이며 장요근이 붙어 있는 부위이다. 소전자가 있는 위치는 그림 1.37에서 알 수 있듯이, 모든 사람이 제각기 다르다![145] 러너들의 경우에는 달리는 동안 다리를 구

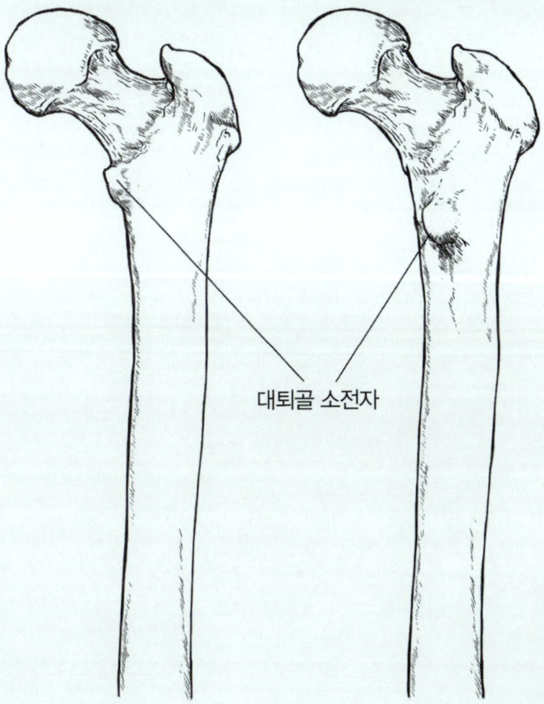

그림 1.37 대퇴골 소전자. 소전자의 크기와 위치의 다양함을 확인할 수 있다. 소전자의 크기는 달리기와 같은 지속적인 스트레스의 영향을 받을 수 있지만 그 위치는 뼈가 성장을 멈춘 후에도 변하지 않는다.

발: 여성들은 남성들보다 발의 움직임 범위가 훨씬 넓은데 이는 우리 조상들이 나무에서 얼마나 많은 시간을 보냈는지에 대한 결과일 수도 있다. 여자아이들은 남자아이들보다 나무를 더 잘 타며 놀이터의 몽키바에서 더 많은 시간을 보낸다. 인류의 초기 조상들은 나무에서 시간을 보내는 정도가 성별에 따라 달랐던 것으로 추측된다. 여성들은 더 가볍고 민첩하며, 과일을 얻기 위해 나무에 오르고 포식자들을 피하기 위해 나무에서 자는 것을 선호했고, 반면 남성들은 땅에서 자는 것을 선호한 것으로 생각된다.[53]

부리는 동작에 의해서인지 그들보다 활동적이지 않은 친구들보다 소전자의 크기가 훨씬 크다. 이러한 뼈의 돌기가 클수록 뼈에 더 많은 근육 힘줄들이 붙을 수 있고, 힘줄들이 많이 붙는다는 것은 근육이 더 커지고 그만큼 강해질 수 있다는 것을 의미한다. 이러한 규칙은 일반적으로 우리 몸 전체에 적용된다. 근육의 힘줄에서 뼈로 가해지는 스트레스가 클수록 뼈의 부착 부위가 커진다. 이 현상은 성별에 따른 차이도 있다. 평균적으로 남성들은 여성들에 비해 뼈의 크기가 큰데 이는 근육 부착부의 크기가 크기 때문이다. 그리고 남성들은 여성에 비해 뼈가 크기 때문에 근육 부착부의 크기가 크다. 여기에는 유전적 소인의 기본적인 성격을 넘어선 원인과 결과의 순환 구조가 존재하는 것이다. (더 강해진다는 것이 반드시 더 건강하거나 더 좋다는 것을 의미하진 않는다. 안정성을 만드는 더 큰 스트렝스와 더 많은 가동성을 만드는 작은 신체 구조 크기 사이에는 대립되는 균형이 존재한다.)

때로는 원하지 않는 부위의 뼈가 성장한 골증식체osteophyte, 더 흔하게 쓰이는 이름으로는 골극bone spur이 생기기도 한다. 이러한 현상이 일어나는 이유는 아직 명확하진 않으나 노화, 역학적인 불안정성, 당뇨병, 주변 뼈의 퇴행화, 골관절염과 같은 만성 염증 등의 여러 질환 때문일 수 있다. 골증식체가 척추를 따라 생기면 척수spinal cord에 침범하기 시작해 통증이나 저림을 유발할 수 있다. 어떤 경우에는 이러한 골극이 힘줄의 자유로운 움직임을 방해할 수 있으며, 힘줄이 거칠어진 뼈 표면 위로 미끄러지면서 딸깍거리는 소리가 일시적으로 걸렸다가 갑자기 풀리는 현상이 발생할 수 있다. (많은 요가 수련생들이 움직일 때 딸깍하는 소리를 인지하게 되는 경우가 있는데 이는 종종 힘줄이 거친 뼈 위를 스칠 때 나는 신호일 수 있다.)

나이가 들어감에 따라 뼈의 내부와 표면에 변화가 생길 수 있지만, 나이가 들면서 뼈의 내부와 표면에 변화가 생길 수 있지만, 질병이나 다른 사고를 겪지 않았다면

사춘기가 지나면 뼈의 전체적인 모양과 구조는 나이가 들거나 운동을 해도 변하지 않는다. 요가를 통해 뼈의 형태를 바꿔 움직임을 만들 수 있는 공간을 더 만들 수는 없다. 요가는 연부조직의 길이와 힘에 영향을 미치고 뼈의 강도에도 영향을 미칠 수 있지만 뼈의 길이를 바꿀 수는 없다.

대퇴골이 좋은 예시가 된다. 우리가 아기일 때, 대퇴골의 경부는 비교적 곧고 매우 작다. 기어서 걷기 시작할 때, 엉덩이 소켓에 가해지는 스트레스는 발달하는 뼈를 구부러진 모양으로 안내하기 시작한다.[146] 많은 걷기, 달리기, 점프, 그리고 다른 신체적인 일로 활기찬 어린 시절을 보내면 대퇴골 경부의 각도는 점점 더 뚜렷해진다(그림 1.9 참조). 그러나 일단 뼈가 다 자라게 되면 변하지 않는다.[147] 성장판이 굳어진 이후 뼈 표면의 국소적 리모델링만 가능하다.

근막과 뼈

관절낭의 근막이 되는 인대의 근막은 단순히 뼈에 '붙는' 것이 아니라 뼈 자체가 된다. 골막periosteum이라고 불리는 뼈의 바깥쪽에 위치한 막성 구조는 근막으로 이루어져 있다. 골막에는 섬유아세포를 포함하는 섬유성 외층이 있고, 내추의 세포층에서는 골아세포로 발전하는 골전구세포progenitor bone cells를 발견할 수 있다. 골막에는 통증수용체nociceptors가 발견된다(테이블에 정강이를 부딪힐 때 이 통증수용체의 존재를 알 수 있다). 그리고 그림 1.38에서 볼 수 있듯, 골막은 골수로 들어가고 나오는 뼈의 혈관이 드나드는 통로를 제공한다. 골막은 피질골의 깊은 쪽까지 계속되는데, 이곳의 골막은 골내막endosteum이라고 불린다.

근막으로 된 중격이 우리의 근육을 감싸고 분리하는 것과 같은 방식으로 뼈에서의 심부 근막 중격은 뼈 내부를 통과하고 있다. 근막에 의해 연결된 한 줄의 긴 비엔나 소시지처럼 우리의 온몸이 하나의 근육으로 이루어진 것과 같은 이미지와 같이, 관절낭이 되었다가 뼈가 되는 근막의 모습은 하나의 뼈로 이루어진 것과 같은 신체 모델을 만들 수 있다.[148] 그리고 인대들은 근육의 힘줄로 이어져 그 근육의 근막과 중력이 된다. 이와 같은 근막 네트워크에는 내장들 또한 포함된다. 실제로 우리는 내부와 외부로 완전히 통합되어 있으며, 신체를 여러 시스템으로

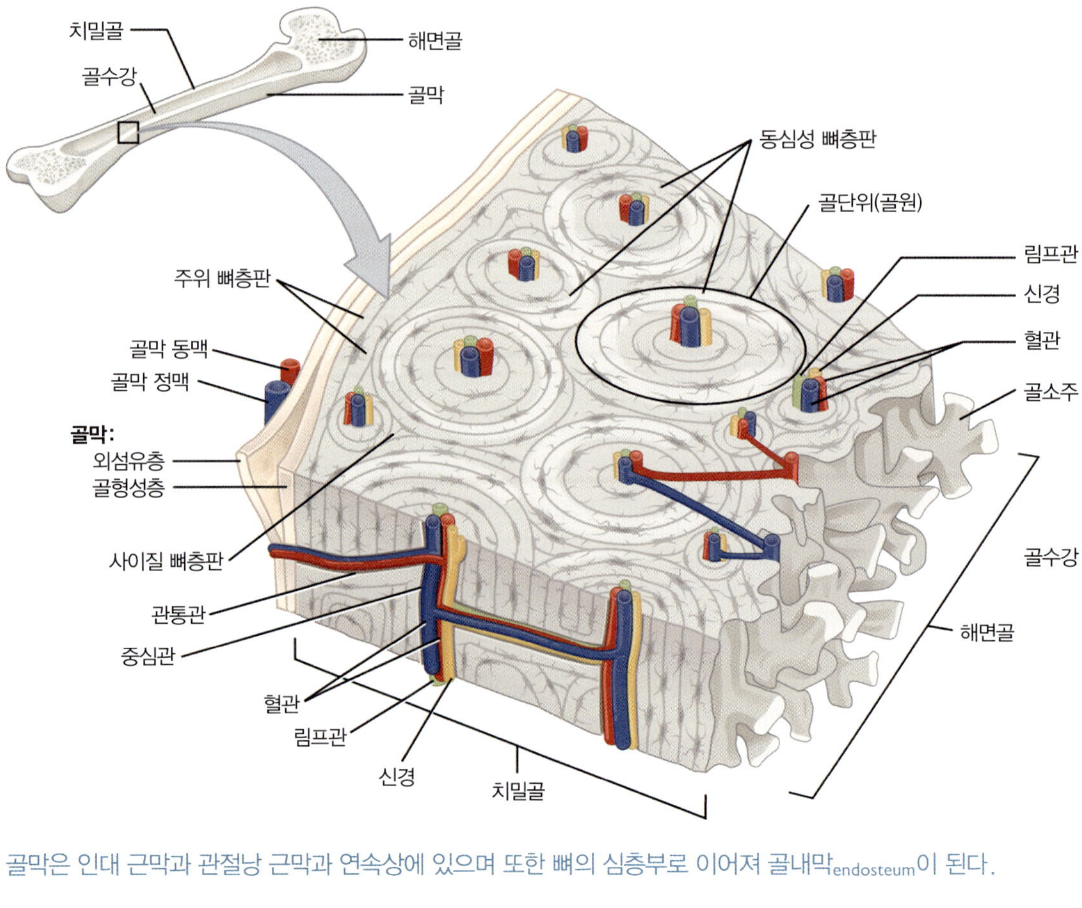

그림 1.38 골막은 인대 근막과 관절낭 근막과 연속상에 있으며 또한 뼈의 심층부로 이어져 골내막endosteum이 된다.

지도자에게 보내는 메모: 압박 스트레스의 원천

요가가 뼈의 모양을 바꾸지 않을 것이라는 사실을 넘어 우리의 뼈에 대해 주목할 마지막 포인트는 우리의 궁극적인 움직임의 범위는 우리의 뼈가 서로 부딪히거나 그 사이에 있는 다른 조직들을 누르는 것에 의해 좌우된다는 것이다. 이 책의 뒷부분에서는 이러한 점들을 신체의 주요 관절/분절에 관련해 자세히 볼 것이다. 하지만 두 사람의 뼈가 매우 다른 모양을 가지고 있다면, 각각의 사람이 얼마나 멀리 움직일 수 있을지는 상당히 다를 것이란 점은 분명하다. 예를 들어 그림 1.39에 나와 있는 두 개의 요추에 대해 살펴보자. 가시돌기(척추 뼈 몸통에서 수직으로 올라오는 뼈 돌출부)의 길이와 넓이, 그리고 그 사이의 공간을 주목하라. 분명 왼쪽에 있는 사람(뻣뻣한 스티브라고 부르자)은 오른쪽에 있는 사람(유연한 플로라라고 부르자)만큼 척추를 신전(백 밴드)시킬 수 없을 것이다. 이때 두 사람의 다른 모든 조건을 같다고 가정한다. '다른 모든 것'에는 두 사람의 몸 앞쪽에 동일한 인장 저항을 가지고 있다는 것으로 예를 들자면 두 사람의 복부 근육의 유연성이 동일하다는 것이다.

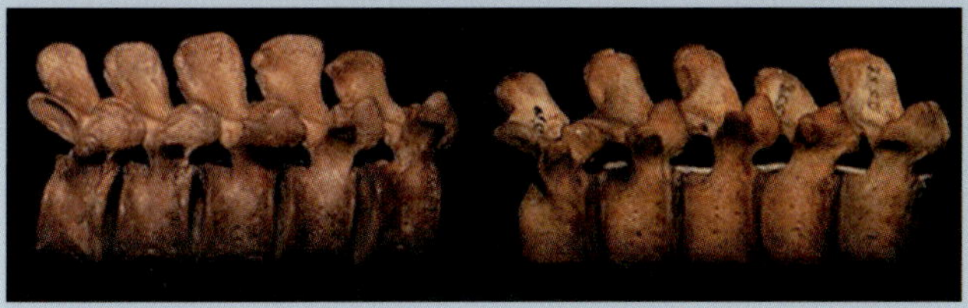

그림 1.39 오른쪽은 뻣뻣한 스티브의 척추 뼈, 왼쪽은 유연한 플로라의 척추 뼈이다.

만약 스티브와 플로라가 동시에 요가 아사나를 시작했다면, 몸의 앞부분의 비슷한 인장 저항 때문에 똑같이 제한된 범위의 움직임을 가졌을지도 모른다. 그러나 그들이 이러한 저항의 영역들을 통과하면서, 뻣뻣한 스티브가 빠르게 압박 지점에 도달하는 동안 유연한 플로라는 점점 더 깊이 신전하게 될 것이다(그림 1.40 참조). 유연한 플로라만큼 깊이 갈 수 없는 것에 대한 좌절감으로 뻣뻣한 스티브는 자신에게 문제가 있다고 생각하고 요가를 그만뒀을지도 모른다. 그의 선생님 또한 스티브가 계속 노력하면 몸을 더 열어낼 수 있을 것이라고 내심 생각했기에 스티브가 더 좌절했을지도 모른다. 그의 선생님은 그가 요가 수련을 쉽게 포기하는 사람이구나 하고 믿을지도 모른다! 불행하게도, 인간의 변이에 대한 이러한 무지는 스티브가 쉽게 깊이 신전하는 플로라의 수준으로 자신의 척추를 밀어붙이게 노력하여 부상을 일으켰을 수도 있다.

요가 수련생이 더 노력하기만 한다면 어떤 자세든 깊게 할 수 있다고 생각하는 것은 위험하며, 심지어 선생님도 같은 믿음을 가질 때 부상의 위험은 더 커진다. 우리의 뼈는 몸의 다른 것들과 마찬가지로 독특하다. 뼈의 모양, 구조, 방향에 따라, 우리는 다른 사람들만큼 움직일 수도, 덜 움직일 수도 있는 것이다.

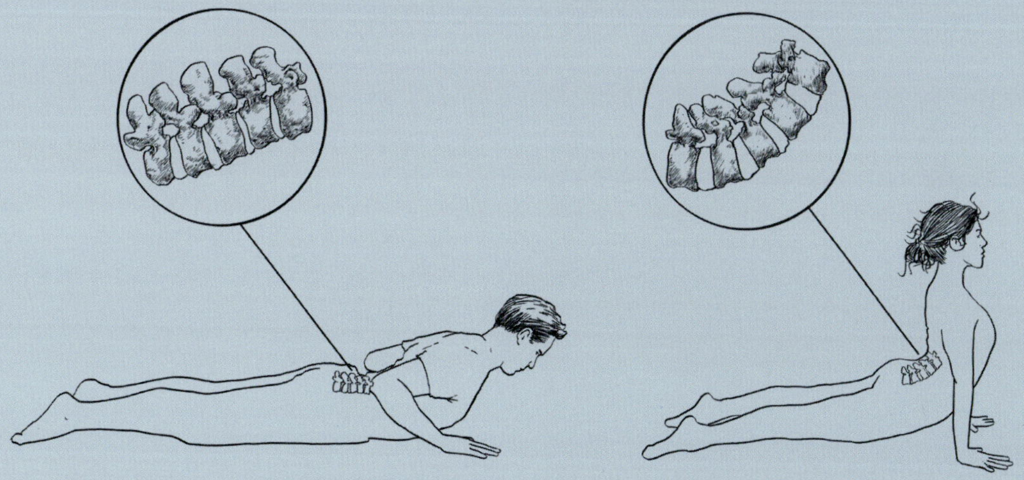

그림 1.40 유연한 플로라의 척추 뼈는 뻣뻣한 스티브의 궁극적인 움직임보다 더 많은 움직임을 만들 수 있다.

탄수화물 소화: 맛을 보는 능력에 많은 차이가 있는 것처럼, 탄수화물을 소화시키는 능력도 큰 차이를 보인다. AMY1이라고 불리는 한 특별한 유전자는 입에서 아밀라아제라고 불리는 효소를 만드는 것에 관여하는데, 이 효소는 녹말이 위장으로 들어가기 전에 녹말을 분해하는 것을 돕는다. 2012년의 한 연구에 따르면 AMY1의 여러 복사체들을 가진 사람들이 더 적은 복사체를 가진 참가자들보다 녹말이 함유된 음료를 마신 후 침에서 더 많은 아밀라아제를 생성했고 혈당의 급격한 상승이 낮다는 것을 발견했다. 이 연구의 주요 저자는 "다른 두 사람 각각이 가진 아밀라아제 수준에 따라 같은 양의 녹말이 든 음식에 대해 매우 다른 혈당 반응을 보일 수 있다"고 언급했다. 이 연구를 바탕으로, AMY1의 더 많은 복사체를 가진 사람들이 더 적은 복사체를 가진 사람들보다 당뇨병이나 비만에 걸릴 가능성이 적다고 추측할 수 있다.[56]

구분하는 것은 단지 우리의 신체 전체를 체계적인 요소로 개념화하여 이해를 돕고자 하기 때문이다. 현실은 훨씬 더 완벽하고 복잡하다. 우리는 분리되지 않은 전체이다.

관절과 연골

관절joint이라는 단어는 명사이지만, 동사라고 생각하는 것이 관절을 이해하는 데 도움이 된다. 연결하다. 결합하다. 레슬리 카미노프는 관절이 결혼과 같다고 생각하였다. 즉 강하고 균형 있는 관계를 형성해야 한다는 것이다.[149] 관절의 아름다움과 기능을 완전히 이해하기 위해, 이 관계에 대한 모든 요소들을 고려하고 이 연결에 구성 요소들이 어떻게 기여하는지 알아야 한다. 즉 가동성을 만들고 안정성을 만드는 데 어떤 역할을 하는지 알아야 하는 것이다. 모든 건강한 관계에는 가동성과 안정성이 모두 필요한데, 우리의 관절도 예외는 아니다. 한 연결은 뼈와 결합 조직으로만 구성되는 것이 아니다. 관절은 근육, 표면 근막, 신경계, 순환계, 그리고 관절의 주인이 제공하는 정신적 의도와 주의를 포함하는 역동적인 관계이다.

관절은 인대, 관절낭 그리고 뼈의 압박뿐만 아니라, 움직임 제한에 관여하는 근육과 유체정역학적 긴장hydrostatic tension을 만들어 뻣뻣함이 유발된 근막에 의해서도 제한된다. 우리는 관절을 둘러싼 결합 조직의 기능과 정렬을 연구하는 동시에, 뼈의 연골 관절 표면과 같은 관절의 안정성에 대한 다른 기여자들에 대해서도 유념해야 한다. 이 관절 표면은 두 뼈를 떨어뜨리는 기능을 하고, 뼈를 둘러싸고 있는 연부조직으로써 두 뼈 사이를 보호한다. 이는 모든 활막성 관절synovial joint들이 가지는 기능이긴 하지만, 단단한 조직과 부드러운 조직이 해당 관절의 안정성에 기여하는 정도에 따라 그 기능 역시도 달라진다. 뼈의 관절 표면 기능 부전은 최소한 인대나 관절낭의 기능 부전만큼이나 자주 관절에 불안정성을 초래할 수 있다.[150]

스튜어트 맥길은 "강성stiffness은 언제나 안정적이다"라고 말했다.[151] 그리고 관절이 하중을 견딜 때는 단단해질 필요가 있다. 우리의 근육은 관절 주위에서 수축하여 필요한 강성을 만들기 시작한다. 인대가 변한 관절낭과 이와 관련된 근막 역시 강성의 원인이 된다. 물론 무엇이든 지나치면 문제가 될 수 있지만, 우리가 추구하는 강성은 경직성rigidity이 아니다. 스튜어트 맥길은 건강한 척추는 신체 코어 전체에 걸쳐 강성이 필요하긴 하지만, 이때 필요한 근육의 활성 정도는 5~10%에 불과하다는 것을 발견했다.[152] 반면 덜 건강한 척추의 경우에는 이보다는 근육 활성화가 조금 더 필요하긴 하지만,[153] 이보다 지나친 근육 긴장은 부작용을 낳는다. 근육이 지나치게 활성화돼 뻣뻣해지면 관절에 가해지는 하중이 증가해 움직임을 억제한다. 요가의 반다bandhas에서처럼, 근육의 활성화는 필요하지만 이러한 활성화는 강하게만 하는 것보다는 미묘한 지점이 있는 것이다.

의도적으로 강성을 만들게 되면 관절이 완전한 가동범위로 움직일 수 없다. 관절을 운동시키고(이에 따라 관절낭과 관련된 인대, 근막이 강화되고 두꺼워짐) 가동범위를 개선하기 위해선 하중이 실리지 않을 때, 즉 관절이 이완되어 있을 때 스트레스를 가하는 것이 가장 좋다. 하중을 싣는 것과 극도의 가동범위를 동시에 적용시키는 것은 매우

중요한 내용:
관절에 안전하게 스트레스 가하기

일반적으로 관절을 운동시킬 때는 다음과 같이 생각하길 권한다.

1. 어떤 관절에 부하를 실을 때, 관절의 움직임 범위를 제한한다. 근육을 사용해 관절에 강성을 만든다.
2. 어떤 관절의 움직임 범위를 증가시키려 한다면, 그 관절에 부하를 싣지 않은 상태에서 자연스러운 한계까지 움직인다. 근육을 이완한다.

위험할 수 있다.

관절에 대한 정의

관절 연결은 쉬운 개념이 아니지만 과학에서는 어떤 구성 요소를 이해하기 위해 단순화시키는 것을 선호한다. 이러한 단순화는 우리가 매우 복잡하고 복합적이며 경이로운 실제 모습에 대한 통찰을 잃지 않는 이상 유용한 방법이다. 우리는 역학적인 접근법을 따르고 관절 구성에 대한 전통적인 방법으로 사용하여 관절에 대해 정의 내릴 것이지만, 이러한 정의는 단순화된 것이라는 것을 명심하기 바란다.

관절(그리스어에서 결합을 의미하는 arthrosis에서 나옴)은 두 개 이상의 뼈가 결합된 것을 의미한다. 부록 E: 관절의 종류에서 논의한 것처럼 관절은 다양한 종류와 기능이 있다. 일반적으로 관절은 신체 움직임을 가능하게 하고 안정성과 지지 기능을 제공하긴 하지만 예외가 존재한다. 두개골의 섬유관절fibrous joints과 같이 어떤 관절은 움직임을 제한하기 위해 설계되었다. 움직여야 하는 관절의 경우, 근육은 뼈의 부착점을 통해 관절 움직임을 위한 힘과 역학적인 지렛대를 제공한다. 활막관절synovial joint이라고 부르는 이러한 형태의 관절을 감싸고 있는 것은 그 관절을 지지하고 보호하는 근막, 힘줄, 인대로 구성된 섬유성 주머니 형태를 띠고 있다. 관절낭은 두 뼈의 관절면을 가깝게 연결하지만, 긴 뼈의 경우 관절낭의 부착 부위는 실제 관절에서 꽤 멀리 떨어져 있을 수 있다.

관절 연골

관절에 있는 뼈의 관절 표면은 유리연골hyaline cartilage이라고 불리는 특별한 형태의 연골로 덮여 있다. (흉골과 쇄골의 관절, 견봉과 쇄골의 관절과 같은 몇 가지 예외가 있는데, 둘 다 밀도 높은 섬유성 결합으로 이루어져 있다). 연골은 콜라겐 대비 프로테오글리칸(물을 좋아하는 분자) 비율이 높아 뼈보다 부드럽고 유연하다. 유리연골은 마찰계수가 매우 낮고 (얼음보다 5~20배 더 미끄럽다![154]) 찢김과 마모에 강한데, 어느 정도 탄력이 있으면서도 약간의 압박이 가능해 반복적인 스트레스를 견딜 수 있어 비슷한 성질의 표면에서 쉽게 움직일 수 있다. 연골의 두께는 개인차와 연령에 따라 달라지는데, 젊었을 때는 고관절과 같은 큰 관절의 연골은 두께가 7mm에 달할 수 있지만 나이가 들면 그 두께가 1~2mm에 그치는 경우도 있다.[155] 연골이 완전히 닳아 없어진 질환을 골관절염osteoarthritis이라고 부른다.[156] 연골이라는 보호막이 사라지면 뼈의 끝부분이 서로 갈리기 시작하는데, 매우 심한 통증이 수반되며 쇠약한 상태가 된다. 연골의 두께는 연골이 덮인 뼈의 모양에 따라 차이가 있다. 뼈가 볼록한 경우(대퇴골두처럼 바깥쪽으로 부풀어 오른 경우), 연골은 가운데가 가장 두껍고 가장자리가 가장 얇다. 뼈의 형태가 오목한 경우(고관절 소켓처럼 안쪽으로 꺼져 있음) 가장자리가 가장 두껍고 가운데가 가장 얇다. 오목한 뼈의 연골 가장자리에서 두꺼워지는 것은 고관절과 어깨 관절에서만 발견되는 와순labrum(라틴어에서 그릇의 가장자리라는 단어에서 유래)을 형성하는 것을 돕는다. 와순의 기능은 완전히 이해되지 않지만, 단순하게는 관절 소켓 내의 접합부 넓이를 넓게 하거나 관절 활액synovial fluid을 더 넓게 확산시키는 데 도움을 주는 것으로 생각된다.[157]

> **이상적인 다이어트:** 뉴트리겐노믹스Nutrigenomics는 유전자를 기반으로 이상적인 식단을 처방하는 과학이다. 사람들마다 음식을 처리하는 방법을 다르며, 신진대사가 얼마나 빨리 또는 느리게 진행되는지는 유전자와 선호하는 음식의 종류 둘 다와 연관되어 있을 수 있다. 예를 들면 APOE라고 불리는 유전자는 지방을 분해하는 방법에 영향을 줄 수 있지만, 이 유전자의 어떤 버전은 심혈관 질환과 치매 발생률과 관련이 있다. 다른 유전자는 우리가 최적으로 건강해지기 위해 얼마나 많은 비타민 B9가 필요한지를 안내한다. 유전자는 또한 우리가 브로콜리나 방울양배추와 같은 특정 음식의 맛을 좋아하는지 여부를 결정할 수 있다.[55]

연골 손상은 회복에 사용해야 하는 영양소 이용이 제한되기 때문에 치유에 오랜 시간이 걸릴 수 있다. 관절 연골에는 직접적인 혈액 공급과 신경 종말 분포가 존재하지 않는다. 연골이 어떻게 영양분을 공급받는지는 분명하지 않지만, 관절 윤활액 순환이 연골-형성 세포chondrocytes(연골세포)에 영양분을 공급하는 것이 아니냐는 의견이 있다. 하지만 뼈의 주변 혈관으로부터 약간의 영양분이 스며들 수 있다는 추측도 있다. 우리가 이러한 메커니즘을 완전히 이해하지는 못하지만, 이러한 낮은 수준의 영양분을 고려할 때 손상된 연골은 치유되는 속도가 느리다는 것은 분명하다. 손상된 연골 주변의 관절윤활액의 흐름을 좋게 하기 위해서는 관절을 부드럽게 움직이는 것이 중요하다는 추측도 나올 수 있다. 걷기나 자전거 타기 등 간단한 활동을 통해 주기적으로 발생하는 연골로의 스트레스는 연골의 강도를 높여준다.[158]

반월상연골

대퇴골과 경골 사이에는 특수한 형태의 섬유성연골인 반월상연골meniscus(그리스어에서 초승달에 해당하는 단어에서 유래)이 있다. 이 C-자형 반원판 연골은 활액막에 덮여 있지 않다. 반월상연골은 어깨의 견쇄관절과 몇몇 다른 곳에서도 발견된다.[159] 반월상연골의 정확한 기능은 알려져 있지 않지만, 충격 흡수제로 작용하고 두 뼈 사이의 불규칙한 끝부분을 더 잘 맞출 수 있도록 돕는다.[160] 충격 흡수제로서 반월판은 하중이 가해질 때 평평하게 펴지며 스트레스를 방사적으로 분산시킨다. 콜라겐 섬유의 구성과 방향은 가해지는 다방향의 힘을 분산시키는 데 도움을 준다. 무릎의 반월판은 또한 대퇴골이 경골의 상단을 가로질러 미끄러지는 정도를 줄이는 데 도움이 될 수 있다. 게다가, 관절 내에 윤활액을 퍼뜨리고, 무게를 더 넓은 표면에 분산시키며, 연골의 가장자리를 보호하는 것을 돕는다. 보통 반월상연골들은 무릎 내측 측부인대에 고정된 내측 반월상연골처럼 섬유성 관절낭에 가장자리가 연결되어 있으나 예외는 있다. 무릎의 외측 반월상연골판은 관절낭에 연결되어 있지 않다. 무릎 관절 내에는 혈관 분포가 없기 때문에, 반월상연골판 손상은 치유가 매우 어렵다. 바깥쪽 가장자리 근처에서는 관절낭에서 약간의 영양분을 얻을 수 있지만, 관절 안쪽에는 손상된 섬유를 대체할 연골세포가 거의 없다. 내부의 연골판이 찢어지거나 파열된 경우 대개 손상된 부분을 잘라내는 수술만이 의지할 수 있는 수단이다. 그러나 어떤 사람들은 발뒤꿈치에 앉거나(선더볼트 또는 다이아몬드 자세라고 불리는 요가의 바즈라사나Vajrasana) 발뒤꿈치에 앉아 있는 동안 무릎 뒤에 수건 등을 말아 끼워넣음으로 무릎의 증상을 완화할 수 있다.[161] 그러나 이러한 방법이 모든 이들에게 효과가 있는 것은 아니다!

추간판

척추체 사이에 존재하는 디스크에서 발견되는 연골은 관절 연골과 다르다. 반월상연골과 마찬가지로, 척추의 디스크는 스트레스를 분산시키고 두 관절 뼈들을 더 단단하게 연결하는 데 도움을 주지만, 실제로 이 관절들은 직렬로 정렬되어 있다. 이러한 두 관절들은 하나의 관절보다 더 넓은 범위의 움직임을 허용한다. 추간판(척추 디스크)들은 반월판보다 더 복잡하다. 그림 1.41에서 볼 수 있듯이, 추간판은 두 가지 주요 성분을 가지고 있다. 섬유륜anulus fibrosus이라고 불리는 섬유성 고리와 수핵nucleus pulposus이라고 불리는 젤리 형태의 내부 코어 물질이 그것이다. 추간판을 젤리 도넛으로 비유하는 것이 그럴 듯한데, 도넛의 빵 부분은 디스크의 섬유성 연골인 반면, 젤리는 스트레스를 흡수하는 것을 돕는 젤이 가득 찬 주머니이다. 디스크의 두께는 척추에 따라 다양하다. 경추에서 가장 얇고 허리 부분에서 가장 두껍다. 각 디스크의 두께는 그 자체로도 다양하다. 경추와 요추의 디스크는 앞쪽이 뒤쪽보다 두껍다. 이러한 형태는 전만lordosis이라고 불리는 척추가 뒤로 휘는 커브에 기여한다. 흉추에서 추간판은 모든 면에서 비슷한 두께이다. 후만khyphosis이라고 불리는 흉추 부위의 앞쪽 곡선은 디스크가 아닌 척추의 모양 때문이다. 반월상연골과 비슷하게 추간판도 인대와

지문: 지문은 사람들 사이에서 가장 잘 알려진 변이이지만, 당신의 독특한 지문은 유전자에 전적으로 의존한 것이 아니다. 당신이 배아로 있는 동안, 당신을 둘러싼 양수의 압력과 흐름을 변화시키는 어머니의 움직임에 의해 지문이 형성되는 것이다. 아주 소수의 사람들의 경우 자신의 다른 가족들과 같은 지문 패턴을 가지고 있는데, 이는 지문이 전혀 없기 때문이다! 이는 매우 희귀한 유전자 돌연변이 때문이다.[36]

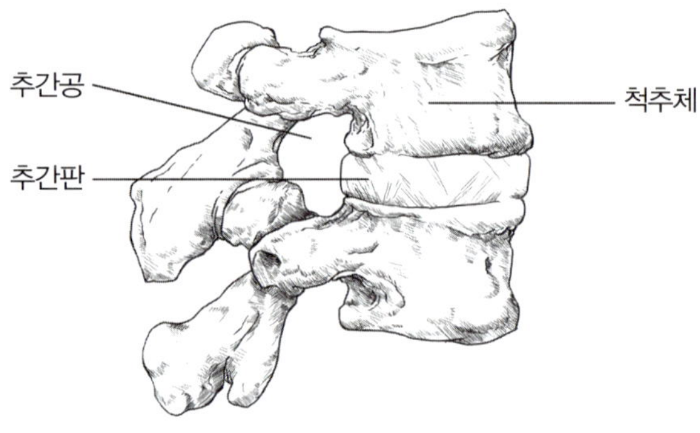

(a)

측면

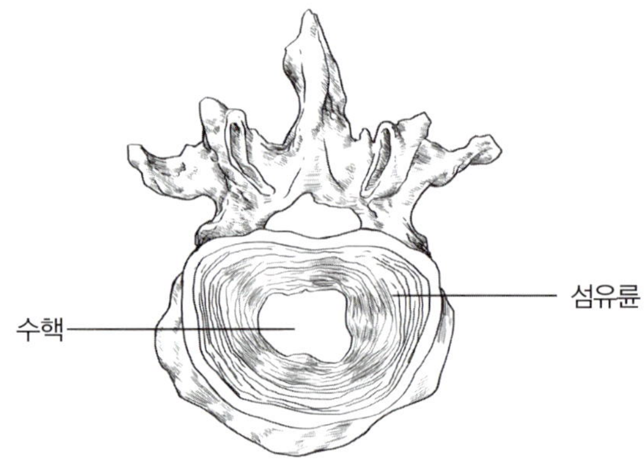

(b)

상단면

그림 1.41 추간판 (a)은 두 가지 구성 요소인 내부의 젤 형태의 수핵과 바깥쪽의 섬유륜으로 구성된다.

어려운 내용: 관절의 다른 부분들

활액성 구조(활액막synovial membrane이라고 부른다)인 점액낭bursa은 인대나 힘줄 아래 위치한다. 이 작은 주머니들은 활액을 함유하고 있으며 관절낭 위로 미끄러지는 인대와 힘줄의 마찰을 줄이는 데 도움을 준다. 활막성 관절synovial joint 내부에는 관절의 종류와 기능에 따라 활액이나 연골 또는 둘 다 발견될 수 있다.

그림 1.42는 활막성 관절을 보여주는데, 뼈와 뼈의 끝부분을 덮고 있는 연골, 연골 사이의 공간, 관절낭을 형성하며 활액synovia이라고 불리는 윤활액을 분비하는 얇은 근막층을 확인할 수 있다. 활액은 히알루론산, 황산 콘드로이틴, 루브리신lubricin과 같은 특별한 글리코스아미노글리칸으로 이루어져 있다. 실제 두 뼈와 연골 사이의 공간은 이 그림보다 훨씬 좁으며 활액의 막도 매우 얇다.

무릎을 포함한 일부 관절 속에는 관절판, 반월상연골, 관절 내 인대(예: 무릎에서의 십자인대)뿐만 아니라 섬유로 다른 구조와 지방 패드가 들어 있다. 이러한 구조들은 두 뼈 사이를 더 잘 메꿔주고 안정성을 높여준다. 지방패드는 다양한 크기로 존재하며 관절낭과 활막 구조 사이에 위치한다. 지방패드는 특히 팔꿈치와 무릎에서 두드려지는데, 관절을 형성하는 뼈들의 불완전한 결합으로 인해 생긴 움푹 들어간 공간을 채워주는 역할을 한다. 지방패드 덕분에 관절에 필요한 활액의 양을 줄일 수 있는 것이다. 관절 내 패드와 막성 구조들은 상당히 탄력적이고 유연하며 변형될 수 있어 관절에 가해지는 스트레스의 일부를 분산시키는 데 도움이 된다. 활막성 관절 내에 있는 또 다른 막성 구조에는 추벽plicae(라틴어로 주름을 뜻함)이 있다. 무릎에서 보이는 이러한 추벽들은 발생학적 잔재물이며 보통 성인이 되면서 눈에 띄게 사라지게 되며 큰 의미가 없는 활막성 주름으로 남는다. 그러나 어떤 경우에는 대퇴골과 슬개골 사이에 유착되어 무릎의 완전한 움직임을 제한할 수 있다.[165] 이와는 반대로, 추벽은 활막의 면적을 넓혀 더 큰 움직임을 만드는 경우도 있다.

때때로 관절 내에서 이러한 섬유성 구조들이 제자리를 벗어나게 되면 다른 섬유 구조들을 방해하거나 뼈의 연골에 고착되어 움직임을 막을 수도 있다. 이러한 경우 딸깍하거나, 갈라지는 듯하거나, 팡 하는 소리를 내기도 한다. 시간이 지남에 따라 마모되거나 찢겨져 나간 섬유 조각이나 세포 파편에서 나온 이물질은 관절 내부에 쌓일 수 있는데, 이는 관절 내에서 무언가 갈리는 느낌이나 소리를 유발할 수 있다. 관절낭은 단일한 구성의 단단한 덮개가 아니다. 무릎과 어깨 관절에서 볼 수 있듯이 관절낭에서는 관절을 통과하는 신경, 혈관, 인대, 힘줄을 볼 수 있다.[166] 관절낭 외부에서도 힘줄과 인대를 덮어서 미끄러지는 움직임을 용이하게 하는 활액을 발견할 수 있다. 그러나 활액의 기능은 움직이는 표면들 사이의 마찰을 줄이는 것에만 국한되지 않는다. 연골이 있는 세포들에 영양분을 공급하는 데에도 활액은 관여한다.[167]

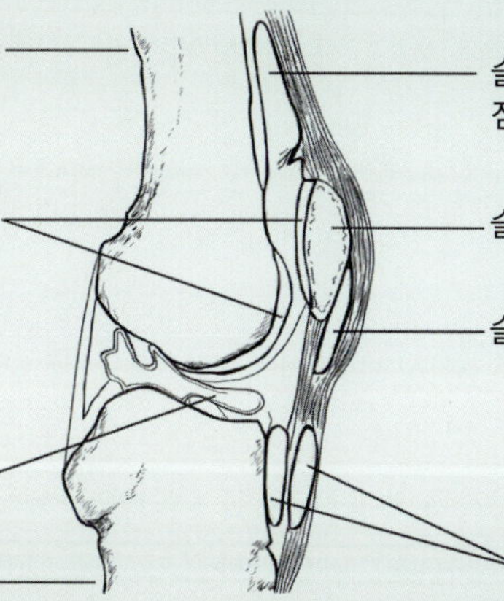

그림 1.42 무릎은 관절을 이루는 뼈와 이를 덮는 관절연골, 활액이 찬 활막성 공간과 인대와 연결되며 이 모든 것을 감싸고 있는 관절낭으로 구성된 활막성 관절이다.

연결되어 있다. 척추의 앞쪽과 뒤쪽을 따라 전방종인대와 후방종인대, 두 개의 긴 인대가 연결되어 있다. 흉추 디스크는 또한 관절 내 인대와 측면으로 연결되어 있다.

디스크들의 길이는 척추 길이의 약 25%를 차지한다. 하지만 이 길이는 하루 중 시간에 따라 달라질 수 있다. 아침에는 디스크에 수분이 가장 많이 함유되어 두껍지만, 밤에 잠을 자려고 할 때쯤이면 수분 함량이 가장 적어서 길이가 가장 짧아진다.[162] 이러한 이유에서 아침에 척추에 스트레스를 가하는 것은 권장되지 않는데, 왜냐하면 우리가 잠을 잘 때 발생하는 수분 공급으로 인해 척추는 이미 긴장이 매우 높은 상태이기 때문이다. 하루 일과가 진행됨에 따라, 중력은 디스크들에 자연적인 압박을 제공하여 디스크들이 약간의 수분을 잃고 수축하게 하고, 이로 인해 척추에 가해지는 스트레스도 줄어들게 된다. 대부분의 사람들은 아침보다 밤에 훨씬 더 유연함을 느낀다. 나이가 들면서 척추 길이에 대한 디스크의 기여도 변한다. 놀랍게도 우리의 디스크는 나이가 들수록 실제로는 두꺼워지지만, 회복력 역시 떨어진다.[163] 나이가 들면서 척추가 줄어들고 키가 줄어드는 것은 디스크가 아니라 척추 뼈가 얇아지기 때문이다. 여기서 우리는 다시 인간의 다양한 변이에 주목해야 한다. 모든 사람의 디스크가 같은 크기이거나 스트레스를 견딜 수 있는 능력이 같은 것은 아니다.

경추와 요추에는 수핵이 상당히 발달되어 있지만, 흉추에는 덜 발달되어 있다. 수핵은 태어났을 때에는 크고 부드럽지만, 나이가 들어감에 때라 수분을 보유하는 능력이 떨어져 젤 상태와 같은 성질을 띠게 된다. 그리고 좀 더 섬유성이 강해져 스트레스를 견디는 능력이 떨어진다. 섬유화가 증가하면 수핵 역시 두껍게 됨에도 불구하고 강도는 더 약해진다.[164] 어떤 사람의 경우(26세 정도로 젊음에도 불구하고) 수핵이 완전히 사라지는 현상을 발견할 수 있다. 이 역시 우리 모두가 얼마나 서로 다른지 보여주는 또 다른 예이다.

잠긴 위치와 느슨한 위치

관절이 최대한으로 일치된 상태에 있을 때(보통 가동범위의 끝에 해당하는데) 잠긴 위치closed-packed position에 있다. 이 위치에서 인대는 마치 관절낭처럼 팽팽한 상태가 되어 관절을 지지한다. 이 위치에서 관절은 관련된 결합조직들에 의해 최대한 지지되므로 이 위치를 지키기 위한 부수적인 근육 활동은 최소화된다. 이러한 상황은 종종 전형적인 서 있는 자세, 즉 무릎이 바르게 펴져 있고 대퇴골두가 고관절 소켓에 단단히 묶여 있는 자세에서 종종 발견된다. 이 대칭적인 서 있는 자세에서 우리는 자세를 유지하기 위해 최소한의 에너지를 소비한다. 고관절 관절낭인대들의 나선 꼬임 작용으로 인해, 이 완전히 일치하는 위치에서 대퇴골과 골반은 문자 그대로 함께 나사로 고정된다. 이 최대 안정성은 뼈에 가해지는 스트레스의 분포 측면에서 두 뼈가 마치 관절이 없는 것처럼 거의 하나로 작용하도록 만든다. 이 상태에서 관절의 움직임 범위를 더 늘리려고 하면 관절 구조에 부상이 생길 것이다.

느슨한 위치loose-packed position는 관절이 일치된 상태가 최소한이며 관련 인대와 관절낭이 느슨한 상태를 의미한다. 이는 보통 관절의 움직임 범위 중간쯤에 발생한다. 이때 관절은 지지 구조물의 느슨함으로 인해 약간 분리될 수 있다. 느슨한 위치에서는 롤roll, 슬라이드slide, 스핀spin 등의 움직임이 발생할 수 있다(이러한 종류의 움직임들에 대한 자세한 내용은 부록 F: 관절 동작의 생체역학 참조). 이 상태에서 관절 표면들 사이의 접촉 면적은 최소화하고 어떤 움직임에서든 마찰과 마모를 줄여준다. 90° 구부러진 무릎의 느슨한 위치에서는 경골의 회전이 가능할 정도로 인대가 느슨해진다. 아랫다리에서의 이와 같은 비틀림은 무릎이 잠긴 자세에서는 금지되거나 심지어 위험할 수 있는 몇 가지 움직임들(예: 무릎이 앞을 향한 상태에서 발을 바깥쪽으로 돌리는 것과 같은)을 허용한다. 볼륨 2에서 무릎관절에 대해 논의할 때 자세히 살펴보겠지만, 이러한 점은 어떤 경우에는 그렇게 움직이면 안 되는 움직임들이 인대와 관절낭의 느슨함에 따라 특정 방식으로 몸을 움직일 수도 있다는 것을 말해준다.

관절 구축

관절 자체와 관절낭에서 발생하는 몇 가지 긴장 요인들이 우리의 운동 범위를 제한하거나 줄일 수 있다. 활액이 부족해지면 관절이 뻣뻣해질 수 있다. 연골은 더 이상 인접한 연골의 표면을 따라 자유롭게 미끄러질 수 없다. 결국 앞서 언급했듯이 연골의 표면이 마모되어 골관절염을 일으킬 수 있다. 이러한 침식이 계속되면 연골이 완전히 마모되어 뼈의 끝부분도 마모되기 시작할 수 있다.

관절낭의 또 다른 긴장의 원천은 구축contracture이라고 불리는 과정으로, 관절낭의 콜라겐이 타이트해지고 더 짧은 가닥으로 리모델링된다. 노스캐롤라이나 대학의 로렌스 다너스 교수는 이 현상을 연구했다. 그는 신체가 인대에서 물질을 제거함으로써 관절을 구축시키는 메커니즘을 발견했다.[168]

이러한 구축의 예는 어깨가 움직이지 않게 되었을 때 볼 수 있다. 예를 들면 한 할머니가 넘어져서 팔이 부러지고, 뼈를 맞춘 후, 몇 주 동안 보호대를 착용해야 했다. 이제 뼈가 다 나아서 보호대를 제거했는데, 어깨가 뻣뻣해 움직일 수가 없었다. 무슨 일이 일어난 것인가? 이 경우 움직임 범위가 줄어든 원인은 어깨 관절의 사용 부족, 즉 움직이지 않는 것이다. 몸이 더 이상 사용하지 않는 물질을 어깨 관절에서 빼앗아, 다시 어깨를 쓸 때가 오면 반응하지 못하게 된 것이다.

움직이지 않음으로 인해 발생한 어깨 제한을 위한 한 가지 치료법은 놀랍지 않게도 가동성이다. 구축 회복에 대한 연구는 활동적인 요가 연습에서 발견되는 것과 같이 짧고 강렬한 스트레스와 음의 요가 연습에서 발견되는 오래 지속된 가벼운 스트레스를 비교하고 있다.[169] 연구자들은 다음과 같이 결론지었다. "긴 시간의 낮은 힘의 늘림 작용은 결합조직의 구조적인 약함과 손상의 양을 최소화하면서 영구적으로 조직의 길이를 상당하게 증가시킨다. 결론적으로 영구적인 결합조직 길이 증가는 환자의 움직임 범위 증가로 이어진다." 더 강하지만 짧은 스트레스보다 길고 부드러운 스트레스가 관절의 건강을 회복하는 데 더 낫다는 얘기다.

무엇이 나를 멈추게 하는가? 만약 우리의 인대나 관절낭이 짧아졌고, 구축이나 우리가 이미 살펴본 많은 다른 원인들 중 하나 때문에 신체 조직이 짧아졌다면, 우리는 관절에서 긴장을 경험할 것이다. 다시 말하지만 이 긴장감은 짧고 팽팽한 근육에 의한 것이 아니며, 인대나 관절낭에서 느껴지는 긴장은 근육에 의한 긴장과는 사뭇 다를 것이다. 이러한 부위의 긴장은 다른 위치에 있고, 더 국소적이고 미묘하며, 근육의 긴장보다 감지하기 어려울 것이다. 우리는 이 구조들을 늘려야 할까? 많은 물리치료사들, 요가 선생님들, 그리고 피트니스 전문가들은 관절이 불안정해지는 것을 두려워하면서 관절과 인대에 스트레스를 주지 말라고 충고한다. 이들이 근거 삼고 있는 신체 모델에서는 우리 인대의 목적이 관절이 너무 멀리 움직이고 스스로를 손상시키는 것을 억제하는 것이라고 가정한다. 그러나 우리는 움직임 범위와 가동성이 지나치게 제한되고 있는 상황을 자주 마주한다. 즉, 우리는 너무 잘 움직이는 것을 두려워할 필요가 없는 것이다. 사실, 우리는 자연스럽고 정상적인 움직임 범위를 가질 수 없기 때문에 어려움을 겪고 있다. 잃어버린 기동성을 되찾는 유일한 방법은 우리를 멈추게 하는 구조물을 목표로 하고 인대와 관절을 운동시키는 것이지만, 반드시 이러한 부위에 해를 끼치지 않는 방향으로 해야 한다.

골디락스 철학이 여기서 적용된다. 그렇다. 지나치게 가동성을 추구하는 것은 관절을 손상시킬 수도 있지만, 그렇다고 해서 다른 극단이 더 건강하다는 뜻은 아니다. 관절에 스트레스를 주지 않는 것은 위축, 병적 상태, 연약함을 불러일으킨다. 너무 많지도 적지도 않은 중간 길을 찾아야 한다.

정상적에 대한 인식: 평균적인 미국 여성은 키가 5피트 4인치이고 몸무게가 140파운드이며, 평균적인 패션모델은 5피트 11인치이고 몸무게는 117파운드이다.[57] 무엇이 보통(평균)인가? 물론 패션모델의 몸이 평균일리 없지만, 많은 미국 여성들의 마음속에서는 자신들의 몸은 정상이 아니라고 생각한다. 그들은 패션모델처럼 되기를 원한다. 정상(보통, 평균) 개념은 특정한 방식으로 보이고자 하는 우리의 욕망과 혼동된다. 그러나 아름다움의 정의는 문화적으로 다양하며 수세기에 걸쳐 극적으로 변화해 왔다. 마찬가지로, 요가 선생님들과 요가 잡지에서 우리가 보는 유연성의 범위는 무의식적으로 그들의 몸이 정상이고, 우리의 몸은 부적절하고 뻣뻣한 마네킹이며, 지독하게 딱딱하고 생기가 없다고 믿게 만들 수 있다. 현실을 바라보면, 정상이란 우리가 '원하는' 모습이 아니라, 우리 개개인의 몸에 있어 건강함이 기본이 되어야 한다. 우리가 정말로 물어봐야 할 것은, 나의 생물학적 특성과 내가 살아온 생애를 고려했을 때, 무엇이 정상적인가 하는 것이다.

Volume 1
요약

"무엇이 나를 멈추게 하는가?"라는 질문에는 수많은 대답을 할 수 있다. 하지만 원인은 크게 두 가지로 나눌 수 있다. 우리를 더 이상 나아갈 수 없게 만드는 조직의 긴장, 또는 한 조직이 다른 조직에 부딪히면서 생기는 압박 때문에 움직임은 멈추게 된다. 지금까지 우리는 긴장의 원인들에 대해 논의해왔고 다양한 방법에 의해 긴장이 발생할 수 있다는 것을 알아보았다. 우리는 근육에서 긴장을 경험할 수 있는데, 이는 가장 작은 근육 세포 내에서 그리고 근육의 전체 길이에 걸쳐 발생한다. 근육 내의 근막이나 근육 외의 근막에서에서 긴장이 발생하는데, 이 근막은 모든 장기와 다른 조직들을 감싸고 그곳에 뿌리내린 콜라겐으로 된 전신 스타킹을 형성한다. 이는 힘줄, 인대, 관절낭에서도 볼 수 있다. 또한 스트레스나 통증으로 인한 신경계의 반응, 면역체계 반응, 그리고 관절, 근육, 근막의 수분 부족 또는 과잉에서도 긴장이 발생한다.

우리가 어떤 두 사람도 겉모습이 완전히 같지 않다는 것을 아는 것처럼, 인체의 내부 역시 정확히 같은 경우는 없다. 우리는 신체가 보유하고 있는 물의 양이 우리의 유연성에 영향을 미치는 것에 대해서도 알아보았다. 수분 함량은 사람마다 46~70%까지 다양하다.[170] 물은 신체에 상당한 정도의 긴장을 일으키기도 하기 때문에, 신체의 수분 함량은 당신의 유연성에 영향을 미칠 것이다. 또한 개인의 수분 함량이 언제나 일정하지는 않는다는 사실도 기억해야 한다. 어떤 날은 다른 날보다 우리 몸에 더 많은 물이 있는데, 이것은 우리가 어떤 날은 다른 날보다 더 유연해질 것이라는 것을 의미한다.

신경계와 내분비계가 함께 일하는 면역체계가 근섬유아세포가 생산되고 활성화되는 정도에 영향을 미칠 수 있다는 사실도 확인하였다. 일상에서 생기는 심리적 스트레스의 정도와 이 스트레스에 반응하는 방식 또한 매우 독특하다. 스트레스를 받게 되면, 내분비 시스템이 활성화되고 호르몬, 스테로이드, 사이토카인이 우리의 혈액 체계로 방출된다. 이때 그 유명한 시상하부- 뇌하수체-부신 축이 자극을 받지만 모든 사람이 스트레스에 같은 방식으로 반응하는 것은 아니다. 분비선의 크기의 변화는 스트레스에 대한 우리의 반응과 관련이 있다. 예를 들면 뇌하수체는 개인들 사이에 매우 다양한 변화를 가지고 있다. 한 연구는 130~1800mg까지 13배나 되는 범위를 발견했다.[171] 분명히 뇌하수체가 활성화되었을 때 모든 사람의 뇌하수체가 같은 양의 호르몬을 방출하지는 않을 것이다. 당신의 뇌하수체는 다른 사람들과 같은 크기가 아니며, 스트레스에 대해 다른 사람들과 다르게 반응하고, 그 결과로 경험하는 조직에서의 긴장 또한 매우 독특할 것이다.

우리가 가지고 있는 신경 종말의 수도 사람마다 다르다. 만성적인 요통을 가진 사람은 그런 통증이 없는 사람보다 허리에 있는 근섬유아세포의 개수에 뚜렷한 차이가 있다. 요통 환자에게서 발견되는 근섬유아세포의 증가가 통증의 원인인지 결과인지는 알 수 없지만 근섬유아세포가 많아지면 그 부위는 더 타이트해지는 것으로 알려져 있다.[172]

요가 자세의 가장자리에서 느껴지는 긴장은 근막의 구조(성격) 때문인가? 아마도 그럴 수 있다. 그리고 근막이 독특하게 구성되었듯, 인대와 관절낭 역시 독특한 방식으로 구성되어 있다. 이 모든 조직들은 수축할 수 있는 능력을 가지고 있고, 이 능력은 개인의 생물학적 특성과 살아온 역사에 의해 고유한 성격으로 결정된다. 근육의 수축과 신장을 조절하고 허용하는 근절과 활주 근세사 sliding filaments 구성처럼, 근육과 힘줄에 있는 신경 말단의 수들도 개인마다 다르다.

긴장을 유발하는 모든 요소들을 볼 때 인간 변이의 범위는 엄청나다. 개개인의 독특함이 너무나 다양하여 평균이 무엇인지, 정상 범주가 무엇인지, 그리고 "이건 모든 사람이 해야 해"라고 말하는 것은 무의미하다. 우리가 할 수 있는 것은 고유한 한계점을 확인하고, 당신을 멈추게 할 수 있는 긴장과 압박의 근원을 알게 함으로써 당신의 독특함을 고려하여 당신에게 가장 좋은 행동 방침을 결정할 수 있게 하는 것뿐이다.

요가 커뮤니티에는 좋은 스승과 도움들, 그리고 그에 맞는 요가복과 매트만 있으면 모든 사람이 충분히, 오랜 시간 충분히 열심히 하면 모든 자세를 할 수 있다는 속설이 있다. 하지만 이는 위험한 신화이다. 우리는 인간의 변이에 대한 과학을 살펴보았고, 결국 압박이 발생하는 지점에 도달하게 되면 그 어떤 자세도 취할 수 없다는 사실도 알게 되었다. 당신의 몸이 당신을 데려갈 수 있는 곳을 지나가려고 하면 진보가 아닌 부상으로 이어진다는 것을 이제는 알 것이다.

압박에 도달하면 더 이상 나아갈 수 없는 정지점에 이를 것이란 사실을 기억하라. 볼륨 2에서는 우리 하체에서 발견되는 구조와 변이들을 살펴보면서 이 점에 대해 더 자세히 다룰 것이다.

부록 A
스트레스의 형태

스트레스를 공학적으로 접근할 때 종종 하중load(또는 부하)이라고 부른다. 어떤 구조물이 하중을 견딜 때, 스트레스를 받게 된다. 스트레스는 크게 다섯 가지 종류로 분류되는데, 그림 1.43에서 우리는 압박compression, 긴장tension, 비틀림torsion, 전단shearing, 휨bending이 가해진 뼈를 볼 수 있다. 이 다섯 종류의 스트레스는 보통 복합적으로 발생한다. 긴장은 구조물을 잡아당기거나 늘이려고 하는 스트레스이다. 압박은 이와는 다르게, 구조물 자체의 방향으로 가해진다. 긴장과 압박은 구조물을 관통하는 축을 따라 서로 반대 방향으로 진행되는 스트레스인 반면, 전단 스트레스는 축이 아니라 두 개의 평행하지만 반대 방향으로 가해진다. 힘의 방향만 보면 압박과 전단은 유사해 보이지만, 전단에서는 가해지는 두 힘이 정확히 같은 선상에 있지 않고 약간의 간격을 두고 있다. 비틀림은 구조물을 뒤틀리게 하는 스트레스이다. 비틀림은 전단shear과 유사하지만, 원형 또는 방사형으로 적용되며, 일반적으로 스트레스를 가하는 힘의 원천이 전단보다 더 멀리 떨어져 있으며, 종종 구조물의 끝에 있다. 마지막으로, 휨(구부러짐)은 구조물을 곡선으로 만들게 하는 스트레스이다. 결과적으로 보면 긴장과 압박이 서로 반대편에서 발생한다. 압박은 곡선 안쪽에서 발생하는 반면, 긴장은 곡선 바깥쪽에서 발생하는데, 구조물이 과도하게 피로한 상태가 되면 곡선 바깥에서 파손이 생기게 된다. 즉 골절은 구부러진 곡선의 바깥에서 발생한다. "무엇이 나를 멈추게 하는가?"라는 질문의 대답은 요가 자세에서 발생하는 긴장 또는 압박 때문이라고 간주해도 충분할 것이다. 이러한 대답은 단순하지만 실용적이다.

오래된 통나무 오두막에서 볼 수 있는, 두 벽에 의해 지지되는 나무 지지대에 작용하는 하중을 생각해보라(그림 1.44 참조). 여기서 우리는 다섯 가지 형태의 스트레스를 모두 발견할 수 있다. 나무 지지대의 중간에서 작용하는 무게는 나무를 약간 구부린다. 이것은 기본적으로 지지대의 위쪽에서 압박되는 스트레스와 아래쪽을 따라 가해지는 긴장의 스트레스이다. 벽 쪽에 가까워지면 비틀림 스트레스를 확인할 수 있다. 이 비틀림은 벽 쪽이 고정되어 있지만 중간에 있는 하중이 나무를 아래로 이동시키려고 하기 때문에 발생한다. 나무 지지대의 일부가 아래로 내려오기를 원하기 때문에 벽과 접촉하고 있는 곳에서는 전단 스트레스도 발생하게 된다.

우리가 요가 수련을 할 때에도 이와 같은 스트레스가 신체 조직에서 일어난다. 트라이앵글 자세(트리코나사나) 동안 앞쪽 다리의 대퇴골에서 어떤 일이 일어나는지 살펴보자. 그림 1.45에서 볼 수 있듯이 대퇴골이 경골을 지나 미끄러지려고 할 때 무릎 관절에는 전단이 일어

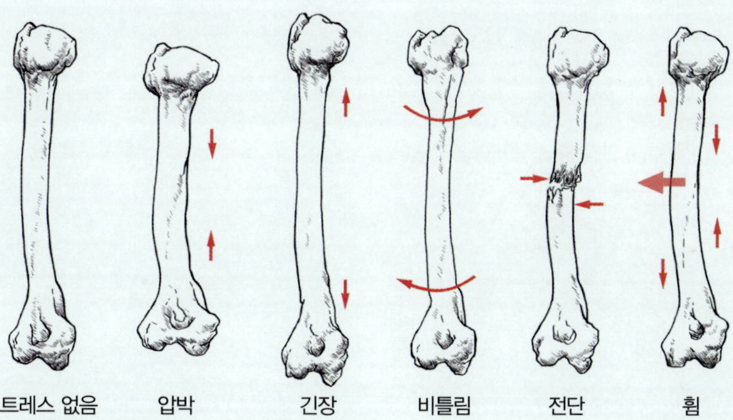

그림 1.43 스트레스의 5가지 형태

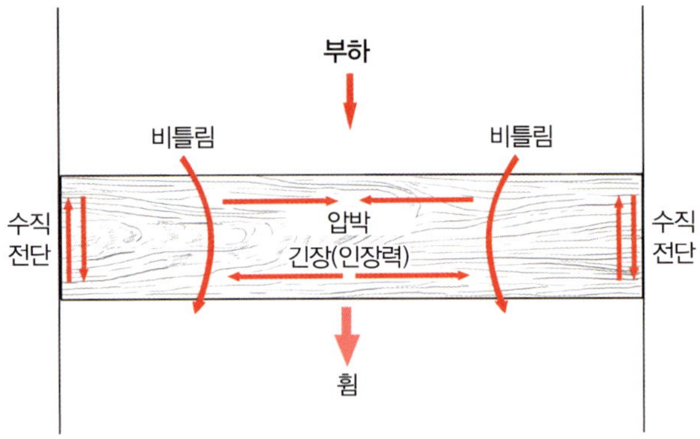

그림 1.44 나무 지지대에 가해지는 5가지 스트레스 형태

난다. 발과 무릎을 고정시키고 고관절을 바깥으로 회전시키려고 할 때, 대퇴골을 따라 비틀림이 발생한다. 체중은 대퇴골의 길이를 따라 압박을 발생시킨다. 나무 지지대에서처럼, 대퇴골의 길이를 따라 구부림에 대한 스트레스가 발생한다. 이 휘어짐은 긴장과 압박 스트레스 모두를 포함한다. 트라이앵글 자세에서는 몇 차례 호흡을 하면서 자세를 취하는데, 이때 조직에 정적인 하중static loading이 발생한다. 다른 하중들은 우리가 움직임을 하는 동안 발생한다. 예를 들면 우리가 빈야사나 태양 경배(수리야나마스카라Suryanamaskar)와 같이 플로우 동작을 할 때, 주기적인 하중cyclic loading을 생성하기도 한다. 어떤 종류의 하중이 우리의 신체에 영향을 미치든, 그리고 이러한 하중이 지나쳐 미세한 수준의 구조적 피로가 쌓이게 되면 결국 부상과 통증을 초래할 수 있다. 하지만 트라이앵글 자세에서의 대퇴골과 오두막을 지탱하는 나무 지지대 사이에는 큰 차이가 있다. 우리의 신체는 스스로 수리를 하고 있다는 점이다. 우리가 조직에 가하는 스트레스는 세포 수준에서 일련의 계단식 변화를 만들어내며, 이것은 스트레스를 받는 조직이 더 강해지는 결과를 낳는다.

스트레스, 변형strain, 염좌sprain, 크리프creep

스트레스는 우리의 근육에 의해, 중력에 의해, 또는 체중을 넘어서는 무게를 지탱함으로써 신체 조직에 생겨날 수 있다. 예를 들어 모래주머니를 사용하거나 요가 선생님 또는 파트너가 우리를 밀어낼 때처럼 말이다.

스트레스와 늘어남은 다르다. 스트레스를 받을 때, 움직임이 일어나지 않는 경우가 있다. 즉 길어지거나 짧아지지 않는다는 것이다. 이러한 형태의 스트레스는 우리의 조직, 뼈, 근막, 인대 등의 회복탄력resilience으로 인한 내부 저항에 의해 균형을 이루고 있는 상태에서 볼 수 있다. 하지만 스트레스가 이 내부 회복탄력을 초과하면, 약간의 변형이 발생한다. 즉 늘어나거나 압박되어 움직임이 발생한다. 이러한 움직임의 양은 엄밀히 말하면 변형strain(변형률, 의학용어에서는 좌상이라고 부른다)이라고 불린다. 탄성 밴드를 생각해보라. 아무런 스트레스가 가해지지 않으면 탄성 밴드는 본래의 길이resting length(안정 길이)를 유지한다. 약간의 스트레스가 가해지면 원래의 길이를 유지는 하겠지만, 팽팽해질 것이다. 여기서 조금 더

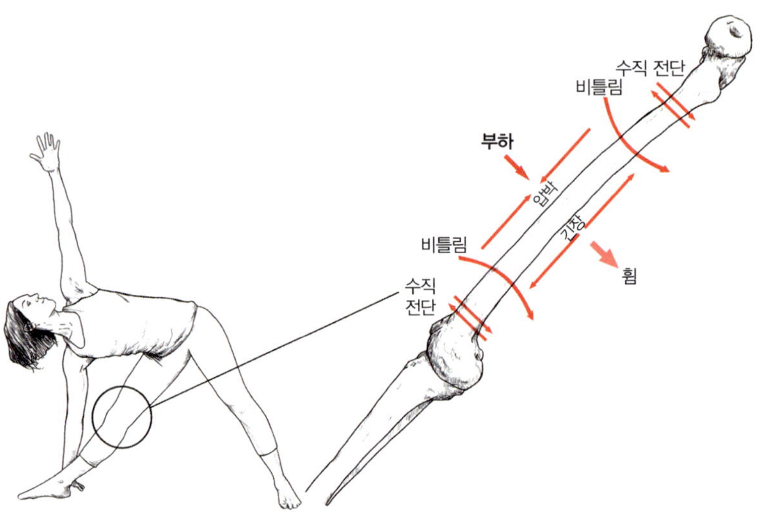

그림 1.45 우리의 대퇴골은 다양한 자세에서 5가지 스트레스 형태를 경험한다.

스트레스를 받으면, 이제 늘어나기 시작한다. 이때 탄성 밴드가 보이는 늘어나는 양을 변형이라고 부르는데, 보통 안정 길이의 퍼센트로 측정된다. 스트레스 대 변형의 비율을 그림 1.46과 같이 재료의 강성stiffness이라고 한다. 강성은 재료마다 다르다. 탄성 밴드에서 발생하는 변형은 숟가락과 같은 금속 조각에서 같은 스트레스를 받는 변형보다 더 크다. 숟가락은 탄성 밴드보다 단단하다. 우리의 조직에서도 같은 일이 일어난다. 힘을 내지 않는 근육은 스트레스를 받으면 쉽게 늘어날 수 있지만, 훨씬 더 단단한 뼈는 같은 스트레스를 적용할 때 전혀 늘어나지 않는다. 인대와 힘줄은 스트레스를 받을 때 약간의 변형을 보이지만, 근육만큼은 아니다. 근막의 강성은 근육과 인대의 강성 중간쯤에 있다.

일반적으로 근육은 탄성이 있다고 이야기하는데, 이는 스트레스 적용이 끝나면 근육은 원래 길이로 돌아간다는 뜻이다. 반면 인대와 힘줄은 가소성plastic이 있다고 말하는데 이는 이 두 조직은 잘 늘어나지 않는다는 뜻이다. 하지만 스트레스가 늘어남에 저항하는 근육의 능력을 초과한다면, 근육은 늘어나게 될 것이다. 다만, 이는 일반화시킨 것이고, 모든 수준의 스트레스에 그렇다는 것은 아니다. 인대에 적은 양의 스트레스가 가해진다면, 적은 양의 변형이 발생하고, 이때 인대(그리고 힘줄)는 탄력적인 성격을 가진 것으로 볼 수 있다. 변형률이 4~10%를 초과하지 않는 한 인대나 힘줄은 탄력적으로 원래 길이로 되돌아간다. 그러나 일단 이 임계값이 넘어가면 인대가 급격하게 변형되어 원래의 길이로 돌아가지 않는다. 이 영구적으로 늘어난 상태를 염좌sprain라고 부른다. 탄성 한계yield strength(항복 강도)를 초과하는 스트레스를 받아 급격하게 변형된 인대는 염좌된 것이다. 이 경우에는 원래 길이로 돌아가지 않을 것이다. (예를 들면 누군가가 발목을 접질려 측면 인대에 스트레스를 줄 때, 이를 발목 염좌라고 한다. 근육의 경우 휴식 길이의 50% 이상으로 늘어나면 이러한 현상이 발생할 수 있다.[173])

인대나 힘줄과 같은 가소성이 있는 조직에 정적인 스트레스가 가해지면 시간이 지남에 따라 이러한 조직들의 길이가 천천히 증가한다(그림 1.46 참조). 이러한 현상은 크리프creep라고 부른다. 스트레스가 너무 오래 지속되면 피로가 쌓여 구조가 무너질 수 있지만, 임계 시간critical

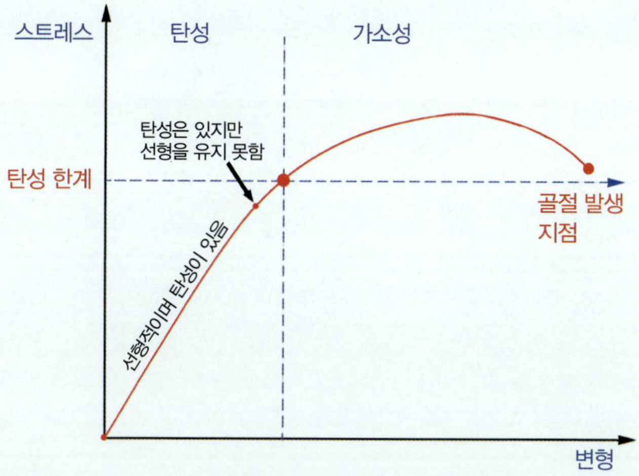

그림 1.46 스트레스와 변형(률) 사이의 관계는 탄성이 있거나 가소성이 있는지에 대한 조직의 강성을 결정한다. 일정 수준의 변형까지는 조직이 원래 길이로 되돌아갈 수 있다. 즉 탄성이 있는 것이다. 하지만 조직의 항복 강도를 지나게 되면 조직은 가소성에 따라 늘어난 상태를 유지한다.

time 전에 스트레스가 중단되면 증가한 조직의 길이는 유지된다. 이러한 작용은 과하지 않는 한 살아있는 조직에서는 가치가 있다.[174] 인대나 힘줄의 길이가 증가할 수 있고, 따라서 관절의 운동 범위는 약간 증가할 수 있으나, 한편으로는 일시적으로 조직이 약해진다. 시간이 지남에 따라, 신체는 새로운 콜라겐 섬유의 축적을 통해 조직을 강화할 것이다. 분명, 이러한 현상은 건물이나 다리와 같은 무생물 시스템에서는 일어나지 않는다. 무생물 구조에서 발생하는 크리프는 이러한 구조를 더 약하게 만든다.

사실 크리프는 점탄성viscoelasticity이라는 더 일반적으로 알려진 상태의 한 예이다. 우리 조직의 점탄성에 대해 알아보는 것은 이 책의 범위를 벗어나는 것이지만, 간단히 설명하자면 스트레스가 변화함에 따라 강성이 변화하는 성질이라고 할 수 있다. 우리의 모든 조직들은 점탄성을 지닌다. 이는 좋은 일이다! 예를 들어 무릎 연골은 스트레스 속도에 따라 강성이 변하는데 달리기를 할 때마다 무릎 관절에 가해지는 일시적인 스트레스가 상당히 높지만 다행히 무릎 연골은 점탄성을 가졌기 때문에 빠르게 발걸음을 내딛을 때마다 연골의 강성이 증가해 손상으로부터 관절을 보호한다.[175]

부록 B
근육의 형태와 기능

근육의 스트렝스를 결정하는 데에는 몇 가지 요소들이 있다. 여기에는 우리가 가진 근육 섬유의 수, 근육 섬유의 크기, 이러한 섬유들의 나이(근육 섬유는 나이가 들어감에 따라 위축되고 지방이나 콜라겐으로 대체된다), 근육 섬유들과 신경계의 상호작용, 혈액 공급(즉, 섬유로 전달되는 영양의 질과 호르몬), 그리고 길항근의 긴장 정도 등이 포함된다. 분명, 근육들 사이에는 근력 차이가 있다. 눈을 움직이는 작은 근육들은 신체를 움직이는 다리 근육만큼 강할 필요는 없다. 다리의 근육은 그 근력만큼 크기도 상당하다. 근육들의 힘은 해당 근육이 가진 모든 근섬유들의 단면적에 비례하는데, 단순히 근육 섬유의 수를 지속적으로 추가하는 것은 불가능하다. 근육의 단면적은 근섬유 방향의 구조적인 변화를 통해 증가한다. 이는 근육들 사이에 서로 다른 형태를 만들어낸다.

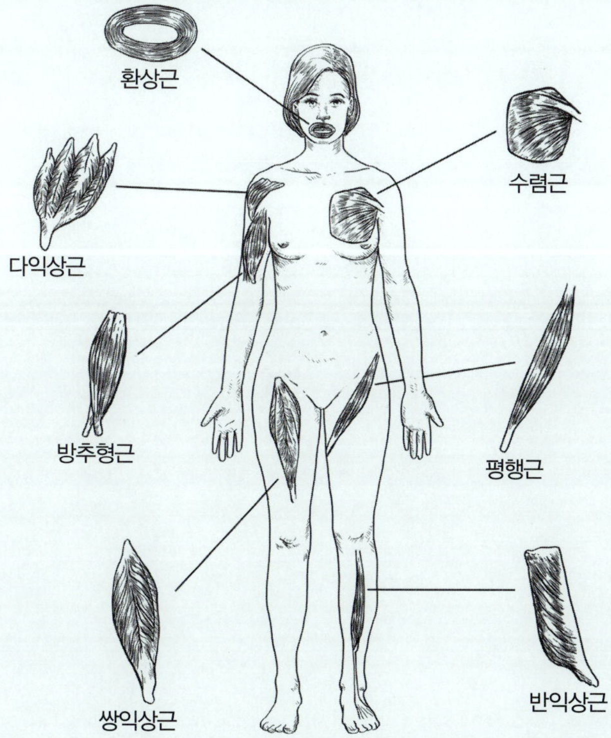

그림 1.47 근육은 당기는 파워를 높이기 위해 여러 형태로 존재할 수 있다.

근육의 모양은 여러 범주로 나눌 수 있고, 연구자들은 각기 다른 방법으로 근육 모양의 범주를 정의한다(그림 1.47 참조). 우리는 다음과 같은 네 가지 범주를 사용할 것이다.

1. **평행근**Parallel. 띠 형태 근육 또는 방추형 근육이라고도 불리며, 봉공근sartorius muscle과 같이 섬유들이 병렬형으로 평행하게 배열되어 있다. 일부 서적에서는 방추형fusiform 근육을 별도의 범주로 나누기도 한다. 방추형 근육은 이두근과 같이 근육의 가운데인 근복이 근육의 양끝 부분보다 두꺼운 형태를 띤다. 대부분의 골격근은 방추형 근육이다.[176]
2. **환상근**Circular. 눈, 입 주위의 근육이나 다양한 괄약근과 같이 원형의 근육으로, 방사형radial 근육이라고도 부른다.
3. **수렴근**Convergent. 삼각형 또는 부채형 근육이라고도 하며, 대흉근과 같이 넓은 기시점과 좁은 정지점을 가진 근육이다.
4. **익상근**Pennate. 라틴어의 날개에서 유래된 이름으로, 깃근pinnate(라틴어의 '깃털'에서 유래)이라고도 불린다. 이 근육들은 짧은 근섬유를 가졌고 근섬유들이 비스듬하게 배열되어 있다. 이러한 배열로 인해 근육의 단면적이 더 넓어져 근육의 힘을 강하게 한다. 하지만 이로 인해 근육의 길이 자체는 짧아져 수축의 속도는 느리다.[177] 한편 근절들이 평행하게 증가하는 근비대로 인해 근섬유 방향의 각도가 달라질 수도 있다. 익상근에는 아래와 같은 세 가지 하위 범주가 있다.
   i. **반익상근**unipennate: 힘의 방향을 따르는 긴 힘줄 하나에 대해 대각선으로 섬유들이 배열되어 있다(예: 햄스트링의 반막양근semimembranosus).
   ii. **쌍익상근**Bipennate: 힘의 방향을 따르는 근육 가운데에 위치한 힘줄에 대해 두 줄, 대각선으로 근섬유들이 배열되어 있다. 허벅지의 대퇴직근이 쌍익상근의 예로 꼽을 수 있다. 생김새가 깃털이나 나뭇잎과 닮았다.

iii. **다익상근**Multipennate: 근육 가운데에 위치한 힘줄에 대해 여러 평행 근섬유들이 배열되어 있다. 전면, 중간, 후면으로 이루어진 어깨의 삼각근을 예로 꼽을 수 있다.

그림 1.48에서 볼 수 있는 것처럼, 근육 내 섬유들의 배치 외에도, 부착부와 근복의 수에 따라서 근육을 분류할 수 있다(참고: ceps는 라틴어로 '머리'를 의미하는 단어. 이두박근biceps은 머리가 2개bi 있다는 뜻이며, 삼두박근triceps은 머리가 3개 있다는 것).

- 상완 이두근bicep brachii과 같이 머리가 2개인 근육은 근위 부착부 2개와 원위 부착부 1개로 이루어져 있다.
- 상완 삼두근triceps brachii과 같은 삼두근은 3개의 근위 부착부과 1개의 원위 부착부를 가지고 있다.
- 사두근quadriceps과 같은 머리를 4개 가진 근육은 4개의 근위 부착부와 1개의 원위 부착부를 가지고 있다.
- 아래턱에 있는 악이복근digastricus과 같은 근육은 근복이 2개로 이루어져 있지만 원위/근위 부착부는 하나씩 있다.
- 복부에 있는 복직근은 4개의 근복을 가지고 있는데, 이 중 3개가 배에 위치하여 좌우 복직근이 합쳐 배에 '식스팩'을 만든다. 이와 같은 근육은 근복을 여러 개 가지고 있다.

다시 한 번 강조해도 부족하지 않은 것은 기시부 또는 근위부 부착부에 위치한 근육의 '머리'가 해부학 서적에서 제시되는 것처럼 항상 명확하고 분리된 것은 아니라는 것이다. 해부학 책의 작가는 그가 묘사하고 싶은 바에 따라 근육을 묘사하는 방법을 결정한다. 예를 들면 해부학 책에서는 햄스트링의 반건양근의 근위부 부착부는 대퇴이두근의 부착부와는 분리된 것처럼 묘사된다. 그러나 실제로는 이 두 '머리'는 하나이며 같은 것이다.[178] 이 두 근육은 다른 구조가 아니지만, 만약 해부학 책의 삽화가가 선택한 바에 따라 분리된 구조로 조각나버리는 것이다. 다시 말하지만, 과학에서 우리는 종종 현실을 쉽게 이해시키기 위해 단순화하곤 한다. 하지만 이것은 현실 모습에 오해를 가져온다.

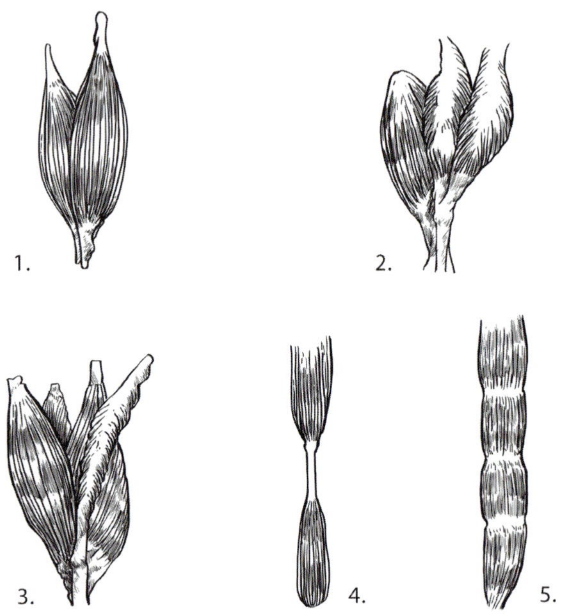

그림 1.48 1. 머리가 2개인 근육, 2. 머리가 3개인 근육, 3. 머리가 4개인 근육, 4. 근복이 2개인 근육, 5. 근복이 여러 개인 근육.

부록 C
근막경선

『근막경선 해부학』이란 책에서, 토마스 마이어스는 머리에서 발끝까지 전신을 관통하는 연속적인 근막 선로들에 대해 설명하였다. 그는 이러한 연결선들이 몸 전체에 걸쳐 있다는 것을 강조하기 위해 근막경선myofascial meridians이라는 용어를 만들었다. 신체의 좁은 부위에서 근육의 국소적인 효과만을 보지 않고, 근막경선에 대해 고려하는 것은 우리에게 전신적인 인식을 제공한다. 마이어스는 혼란을 피하기 위해 전통적인 중국 의학의 동양 에너지 패러다임에서 발견되는 '경락'이라는 용어를 사용하지 않고, 그가 말한 것처럼, '표준적인 서양 해부학에 기초한 당김의 선, 즉 압박과 반동을 전달하고 움직임을 용이하게 하며 안정성을 제공하는 선'이라고 묘사하였다.[179]

마이어스는 표 1.3에 요약되고 그림 1.49[180]에 설명된 12개의 근막경선들의 특징들을 설명하였다. "무엇이 나를 멈추게 하는가?"라는 대답에서 우리는 표의 '제한' 항목에 주의를 기울일 것이다. 만성적인 수축, 또는 근막경선을 따라 있는 흉터 조직이나 유착과 같은 근막경선의 오작동으로 인해 멀리 있는 움직임들이 제한될 수 있다.

표 1.3 근막경선들과 'WSM'에 대한 근막경선의 역할[181]

경선	경로	기능	제한
표면 전방선 (SFLSuperficial Front Line) 그림 1.49a	신체 전방에 위치하는데, 발가락들에서부터 시작하여 다리와 몸통의 앞부분을 지나 목의 옆부분을 따라 두개골의 뒷부분까지 이어진다.	코어와 고관절을 구부리고, 무릎을 펴고 발을 배측굴곡시킨다.	무릎 위 전신의 신전을 제한하고 몇몇 국소 부위의 움직임을 제한한다.
표면 후방선 (SBLSuperficial Back Line) 그림 1.49b	SBL은 발바닥에서 시작하여 신체 후면을 감싼다. 종아리, 햄스트링, 척추를 따라 목 뒤, 두개골 앞, 눈썹까지 이어진다.	신체의 신전과 과신전을 만들어내지만, 무릎과 그 아래에서는 굴곡을 만든다.	무릎 위 전신의 굴곡 및 몇몇 국소부위의 움직임을 제한한다.
외측선 (LLLateral Line) 그림 1.49c	LL은 발 바깥에서 시작하는데, 다리와 몸통의 측면을 지나고 목의 측면을 따라 두개골의 바닥까지 이어진다.	자세적으로 앞뒤, 좌우 균형을 맞춘다. 몸통의 측면 굴곡을 만들고 다리를 외전시킨다.	한쪽 LL이 팽팽하면 반대쪽의 움직임을 제한할 수 있다. 다리의 내전 제한 및 만성적으로 허리가 측면으로 구부러지는 문제가 나타날 수 있다. 이러한 자세적 보상은 무릎의 내반 또는 외반을 만들 수도 있다.

부록

경선	경로	기능	제한
나선형 경선			
나선선 (SPLSpiral Line) 그림 1.49d	SPL은 루프(고리)를 생성한다. SPL은 발등에서 다리 앞부분을 따라 올라가서 허벅지 바깥쪽으로 이동하고, 복부에서 교차선을 그리며, 늑골과 등 윗부분을 감싼다. 거기서부터 다시 발로 돌아가기 위해 SBL의 대부분을 따라 내려간다. 이 경선에서 발견되는 근막의 대부분은 또한 SFL, SFL, LL에도 참여하고 있다.	움직임 3면의 신체 균형을 유지한다. 신체의 나선형 움직임들을 만드는 데 도움을 준다.	이 경선에서의 제한 문제들은 SBL, SFL 및 LL을 따라 나타날 수 있다. 만성적인 회전이 신체에서 나타날 수 있다.
전방 기능선 (FFLFront Functional Line) 그림 1.49e	2개의 FFL은 한쪽 어깨에서 반대쪽 다리로 서로 교차하는데, 상완골의 윗부분에서 시작하여 대흉근의 바깥쪽 가장자리를 따라 복직근 피복 측면을 내려가 치골로 가고 장내전근을 따라 이 근육의 부착부인 대퇴골의 대퇴골 조선에서 끝난다.	일반적으로 공을 던지는 것과 같이 신체 한쪽이 지지하고 다른 쪽이 움직이는 것과 같은 운동 움직임에서 사용된다. 요가에서 이 선들은 팔이 머리 위에 위치는 상지 움직임에 대해 신체의 축 중심을 안정화하기 위해 사용된다.	한쪽 어깨가 몸의 앞부분을 가로질러 반대쪽 엉덩이에 가까워지는 방향으로 짧아질 수 있다. 반복적인 일측성 움직임은 이 경선의 톤을 높일 수 있다(예: 한 팔로 반복적으로 던지는 동작).
후방 기능선 (BFLBack Functional Line) 그림 1.49f	2개의 BFL은 한쪽 어깨에서 반대쪽 다리로 교차한다. 상완골 위 뒤쪽 윗부분에서 시작하여 광배근을 거쳐 천요근막sacrolumbar fascia으로 가고 대둔근, 외측 광근과 슬개하 힘줄로 내려와 최종적으로 경골조면에서 끝난다.	일반적으로 공을 던지는 것과 같이 신체 한쪽이 지지하고 다른 쪽이 움직이는 것과 같은 운동 움직임에서 사용된다. 요가에서 이 선들은 팔이 머리 위에 위치는 상지 움직임에 대해 신체의 축 중심을 안정화하기 위해 사용된다.	한쪽 어깨가 몸 뒤쪽을 가로질러 반대쪽 엉덩이에 가까워지는 방향으로 짧아질 수 있다. 반복적인 일측성 움직임은 이 경선의 톤을 높일 수 있다(예: 한 팔로 반복적으로 던지는 동작).
일측 기능선 (IFLIpsilateral Functional Line) 그림 1.49g	2개의 IFL은 상완골의 윗부분에서 시작하여 광배근의 바깥쪽 가장자리를 따라 외복사근의 뒤쪽을 내려와 전상장골능으로 오고 그 뒤 봉공근을 거쳐 무릎 안쪽으로 이어진다.	일반적으로 수영의 오버헤드 스트로크나 체조 선수의 링에서의 동작과 같이 코어의 지지가 필요한 상체 움직임에 사용된다.	이 경선이 만성적으로 긴장되면 코어가 굴곡되거나 골반이 전방 경사될 수 있다.
상지 경선			
심부 후방 상지선 (DBALDeep Back Arm Line)	아래쪽 경추의 가시돌기들에서 시작하여, 견갑골 내측으로 내려와 상완골두를 지나고, 척골의 팔꿈치머리olecranon를 지나 새끼손가락의 바깥쪽으로 간다.	다리의 LL과 마찬가지로 DFAL와 함께 작동하여 팔꿈치의 각도와 몸통의 좌우 움직임을 조절할 수 있다.	상지 경선의 문제들은 목과 흉곽의 문제로 나타날 수 있으며 호흡에도 영향을 미칠 수 있다. 어깨의 경우 모든 방향에서 움직임이 억제될 수 있다.
표면 후방 상지선 (SBALSuperficial Back Arm Line)	머리 뒤쪽의 항인대nuchal ligament에서 시작해, 견갑극을 따라 상완골의 뒷면을 내려와 팔꿈치 외측 상과를 거쳐 손가락들의 뒷면으로 이어진다.	팔의 뒷 방향 움직임, 즉 팔을 몸 뒤로 보내고, 팔과 어깨를 외전하는 동작을 조절한다. 또한 SFAL의 작용을 균형 있게 제한한다.	SBAL의 제한은 팔의 신전과 외전 범위에 영향을 미칠 수 있다.

경선	경로	기능	제한
표면 전방 상지선 (SFAL Superficial Front Arm Line)	쇄골과 갈비뼈들의 전방 기시부에서 부채 형태로 시작하여 겨드랑이 앞쪽에 모인 뒤, 상완골 내측을 따라 팔꿈치 내과로 내려오고, 손바닥과 손가락 전면으로 이어진다.	팔을 전방과 측면으로 움직이는 것을 광범위하게 제어한다. 팔의 내전과 신전은 요가의 팔 움직임뿐만 아니라 수영과 테니스의 오버헤드 스트로크와 같은 동작에서도 중요한 움직임이다.	SFAL이 짧아지거나 타이트해지면 팔의 신전과 내전 동작이 제한될 수 있다.
심부 전방 상지선 (DFAL Deep Front Arm Line)	세 번째, 네 번째, 다섯 번째 갈비뼈에서 시작하여 오훼돌기 coracoid를 거쳐 요골 조면 radial tuberosity으로 가고, 요골을 따라 내려가 엄지손가락 바깥쪽으로 이어진다.	팔이 수평 위로 위치할 때 소흉근과 상완이두근, 오훼완근 사이의 근막 연속성을 만든다. 요가 플랭크 자세 같은 상황에서 엄지손가락에서 가슴까지의 상지를 안정화시킨다.	이 경선이 짧으면 견갑골이 전방 경사되어 라운드 숄더와 같은 상황을 만든다.
코어			
심부 전방선 (DFL Deep Front Line) 그림 1.49h	이 경선은 SBL과 SFL 사이, 그리고 두 LL 사이에 있는 심부근막의 코어층이다. 발바닥에서 시작해 무릎 뒤를 지나 허벅지 내측으로 따라가고, 두 경로로 갈라진다. 하나는 골반 전면과 허리를 지나고, 다른 하나는 허벅지 뒤쪽을 따라 골반저를 통해 허리로 간다. 여기서부터 신체 내부에서 장기를 감싸고 두개골에 이른다.	DFL은 장기의 움직임을 근육 활동과 연결시킨다(예: 보행 중의 호흡작용). 다리와 골반 안정화, 요추의 지지, 머리와 목의 균형을 잡는 중요한 기능을 제공한다. DFL은 고관절 내전에서도 중요한 역할을 한다.	DFL의 문제가 미치는 영향은 미묘하다. DFL 작용의 실패는 다른 근막경선들의 보상으로 가려지지만 시간이 지남에 따라 관절에 영향을 미친다. DFL의 결함은 움직임에서 우아함을 빼앗는다.

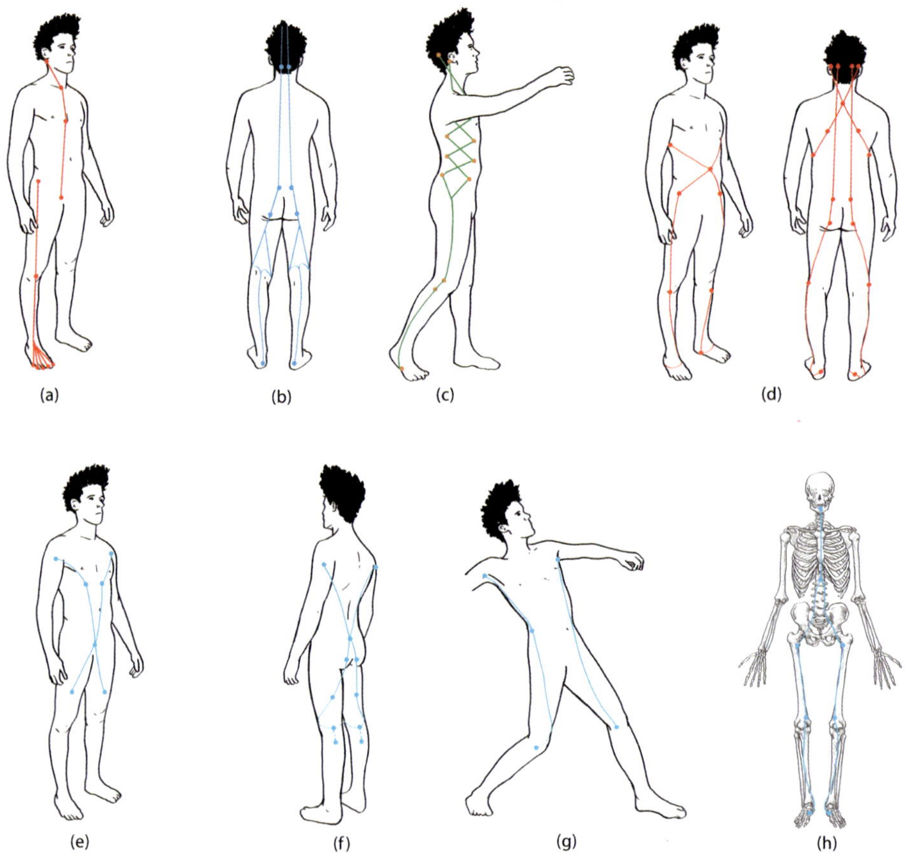

그림 1.49 기본 및 나선 근막경선: (a) 표면 전방선, (b) 표면 후방선, (c) 외측선, (d) 나선선, (e) 전방 기능선, (f) 후방 기능선, (g) 일측 기능선, (h) 심부 전방선.

부록 D
골다공증에 대한 사실들

골다공증osteoporosis은 '다공성 뼈'를 의미한다. 이보다 조금 덜한 상태는 골감소증osteopenia이라고 부르는데, '부족한 뼈'라는 의미를 가진다. 골다공증이라고 할 정도로 뼈가 얇아지면 골절 위험이 높다. 미국의 통계에 따르면 50세 이상의 여성 2명 중 1명은 골다공증에 걸릴 위험이 있다. 남성들에서도 50세 이상의 남성 4명 중 1명이 골다공증에 걸릴 위험이 있기에 그 수치가 낮다고 할 수 없다.[182] 이에 따라 남성들은 전립선암보다 고관절 골절을 겪을 위험이 더 높고, 여성들의 경우 난소암, 유방암, 자궁암을 가진 사람들을 합친 것보다 더 많은 여성들이 고관절 골절을 겪는다![183] 고관절이 골절보다 유방암이 더 무서운 질병으로 들리겠지만, 고관절 골절로 인한 라이프 스타일의 변화로 사망하는 확률이 더 높다.[184] 50대 이후, 고관절 골절이 생긴 첫해에 사망할 확률은 25%에 달한다.[185] 그리고 고관절만이 골다공증이 발생할 수 있는 유일한 부위가 아니며, 심지어 골절이 생기는 가장 흔한 부위도 아니다. 골다공증으로 인해 미국에서 매년 발생하는 150만 건의 골절 중의 분포는 다음과 같다.

- 47%는 척추에서 발생
- 20%는 고관절에서 발생
- 17%는 손목에서 발생
- 16%는 다른 부위에서 발생[186]

이 모든 것들은 골다공증이 어려운 건강 문제라는 점을 지적한다. 우리 몸의 세포는 제대로 기능하기 위해 칼슘을 필요로 한다. 신체는 필요한 칼슘을 뼈에서 얻는다. 뼈에 저장된 칼슘 대부분은 해면골trabecular bone로 저장되는데, 뼈의 밀도가 낮아진다는 것은 세포가 필요로 할 때 사용할 수 있는 양이 적다는 것을 의미한다. 너무 많은 칼슘이 손실되면 뼈는 다공성이 된다. 대퇴골의 다공성은 20세에 5%에서 80세가 되면 30%에 이른다. 다공성 증가는 골밀도가 감소했다는 뜻과 같으며, 뼈가 예전만큼 튼튼하지 않다는 것을 의미한다. 상체의 무게를 지탱하는 대퇴골 경부에서 다공성은 우리가 25세일 때 70%, 고령일 때 95%에까지도 이를 수 있다. 따라서 이 부위는 골절되기 매우 쉽다.[187] 뼈의 골절 위험은 우리가 가지고 있는 해면골의 지주strut의 수와 두께에 달려있다. 나이가 들면서 우리는 뼈의 질과 밀도, 즉 지주와 두께를 잃게 된다.

나이가 들수록 더 약해지는 것은 해면골만이 아니다. 피질골 역시 밀도가 떨어지게 된다. 피질골이 스트레스를 견딜 수 있는 능력은 25세 이후 10년마다 2%씩 감소한다.[188] 우리의 뼈를 부러뜨리는 데 필요한 에너지의 양은 우리가 젊을 때보다 나이가 들어감에 따라 점점 적어진다. 그러므로 우리가 젊을 때 '뼈 통장'의 잔고를 많이 채워넣을수록, 우리의 뼈는 나이가 들어도 더 오래 튼튼하게 유지될 것이다. 이 말은 당신의 뼈를 보호하는 가장 중요한 시기는 바로 어릴 때라는 것을 의미한다. 아이일 때, 그리고 10대일 때 운동들과 스포츠를 통해 뼈에 좋은 스트레스를 많이 가한다면 훗날 건강한 뼈를 간직하며 살아갈 수 있을 것이다.

골다공증의 잠재적인 원인은 많다. 식습관, 유전자, 호르몬, 운동 부족 그리고 움직임 부족. NASA는 우주의 궤도에 있는 동안 뼈에 대한 스트레스가 부족하기 때문에 우주비행사들의 골밀도가 매달 1.5%씩 잃을 수 있다는 사실을 발견했다. 그러나 영양학적인 조절, 비타민 D 수준, 저항성 운동을 적용하며 극미중력 상태에서도 골밀도를 유지하는 것이 가능하다는 점을 보여주었다.[189] 필수 미네랄이 함유된 적절한 식단, 현명하고 규칙적인 햇빛에 노출되거나 기름진 생성이나 보충제 섭취를 통한 적절한 비타민 D 공급, 요가 수련이나 다른 형태의 저항성 훈련을 통해 뼈에 적절한 스트레스를 가하는 등 지구에서도 우주에서와 동일한 도구가 이용 가능하다. 뼈에 스트레스를 오래 줄수록 이로운 효과가 커진다. 하지만 8초 정도의 짧은 스트레스에도 뼈의 생리적인 변화를 자극하고 퇴화를 막을 수 있다.[190] 로렌 피쉬맨과 엘렌 살튼스톨Loren Fishman and Ellen Saltonstall의 『골다공증을 위한 요가Yoga

부록

for Osteoporosis』를 통해 골다공증을 막는 방법을 안내한다. 하지만 이 저자들 역시 지적한 바와 같이 예방이 교정보다 훨씬 낫고 훨씬 쉽다. 당신의 현재 나이가 어떻든 간에 뼈에 스트레스를 주기 시작하라.

부록 E
관절의 종류

기억하라. 신체 시스템들을 하위 체계로 나누면 신체를 이해하기 더 쉬워진다. (그러나 이 분석적인 방법에도 불구하고 우리 몸은 단순히 하위 시스템의 집합이 아니라는 것을 기억하라.) 신체의 관절들을 분류하는 데에도 몇 가지 방법들이 있다. 첫째, 그 관절이 얼마나 많은 움직임을 허용하는지, 둘째, 가능한 움직임의 종류는 무엇인지, 셋째, 관절이 어떻게 결합되어 있는지. 우리는 마지막 접근법을 사용하여 다음과 같이 세 가지 기본적인 관절 유형을 정의할 것이다.

1. **섬유관절**Fibrous joint. 부동 관절synarthrosis이라고도 부른다. 뼈들이 밀도 있고 불규칙하게 배열된 결합 조직에 의해 결합된 관절이다. 이런 종류의 관절의 예는 두개골 판들의 사이의 결합(관절)을 들 수 있다. 이 관절에서는 움직임이 없이 섬유질로 서로 단단히 붙어 있다. 결합된 뼈의 강성은 결합된 구조 전체에 걸쳐 힘이 널리 전달되도록 한다.
2. **연골관절**Cartilaginous joint. 반 관절amphiarthrosis이라고도 부른다. 이 관절은 연골에 의해 뼈들이 서로 붙어 있어 약간의 움직임이 가능하다. 이러한 종류의 관절의 예로는 치골 결합pubic symphysis(두 치골의 사이 연골에 의해 연결된 곳), 척추들의 결합(가장 일반적으로 '디스크' 또는 '추간판'이라고 불리지만 때때로 '추간 사이 결합'이라고 불리기도 한다), 그리고 갈비뼈와 흉골 사이에서도 보이는 경우가 있다.[191] 관절 내의 모든 영역에서 약간의 움직임이 허용되지만, 넓은 범위의 움직임을 허용하지는 않는다.
3. **윤활관절**Synovial joint. 가동관절diarthrosis이라고도 부른다. 앞선 뒤 관절들non-synovial joint과는 달리 두 뼈 사이에 공간synovial cavity(윤활액 공간)이 있다. 윤활 관절은 큰 움직임 범위를 가지고 이 때문에 다양한 방식으로 움직일 수 있다.

우리는 섬유 관절에서는 어떠한 움직임도 원하지 않는 반면, 연골 관절에서는 약간의 가능한 움직임이 나오는 것만으로도 충분하다. 요가 수련은 연골 관절에 스트레스를 줄 수 있지만, 이러한 스트레스는 건강한 것이다. 다만 어떠한 병리적인 상태가 연골 관절에 존재하지 않다면, 요가 수련으로 연골 관절에 만드는 스트레스는 이 관절을 더 잘 움직이게 하는 것에 있지는 않다. 만약 연골 관절이 움직이지 않게 되고 전혀 움직이지 않는다면, 전문적인 접근으로 문제를 해결하기 위해 요가 수련을 사용할 수 있다.

윤활 관절의 유형

윤활 관절은 다음과 같은 7개의 하위 범주로 더 나눌 수 있다(그림 1.50 참조).

1. **볼-소켓 관절**(구상관절spheroidal joint이라고도 부른다). 어깨와 고관절에서 볼 수 있다. 이 관절에서 하나의 뼈는 깊은 오목을 형성하며 안정적인 부분을 담당한다. 더 잘 움직이는 뼈는 볼록한 구형 모양을 가지고 있다. 이 관절 배열은 움직임 3면(굴곡/신전, 내전/외전, 그리고 회전)에서 광범위한 움직임을 허용할 뿐만 아니라, 복합적인 휘돌림과 같은 움직임도 만든다. 어깨와 고관절 소켓에는 연골이 확장되어 형성된 구조(와순labrum)가 있어 소켓을 더욱 깊게 만들어 안정성을 높인다. 사실 이 관절의 모양은 약간 타원형이라 두 뼈 사이가 완벽하게 일치되는 한 위치가 있다.[192]
2. **과상 관절(융기 관절**condyloid joints**)**. 무릎에서 볼 수 있는데, 두융기 관절bicondylar joint이라고도 부른다(condyle은 손가락 관절 마디라는 뜻). 이 관절은 볼-소켓 관절과 비슷하게 생겼지만, 관절 곡선 표면의 깊이가 훨씬 얕다. 볼-소켓 관절이 움직임 3면의 움직임을 허용하지만, 과상 관절은 두 방향으로의 움직임을 허용한다. 예를 들면 무릎에서는 굴곡/신전이 주로 나오며, 무릎이 굴곡되었을 때 약간의 비틀림이

허용된다. 다만 무릎은 신전 시에는 회전이 나오면 안 된다. 무릎 관절에서 결코 나오면 안 되는 움직임은 내전이다. 무릎 관절의 측부인대는 이러한 움직임을 막는 역할을 한다. 과상관절은 손가락뿐만 아니라 턱과 경추의 가장 위 두 추체에서 발견된다.

3. **타원 관절**Ellipsoid joint(많은 전문가들은 이 관절을 과상 관절 범주에 포함시킨다). 한쪽 뼈의 끝이 길고 볼록한 타원형이며, 다른 뼈의 끝은 오목한 타원형의 관절이다. 이 관절은 주로 두 움직임 면상의 움직임인 굴곡/신전과 내전/외전을 만들며 비틀림은 없거나 거의 나오지 않는다. 하지만 이 네 가지 움직임을 결합하여 원뿔 형태의 휘돌림 움직임을 만들 수 있다. 이 관절의 예로는 요골뼈 말단에 있는 손목 관절을 들 수 있다.
4. **안장 관절**saddle joint(혹은 안장형 관절sellar joint이라고도 함). 안장을 닮았다. 이 관절에서 두 뼈는 서로 직교 방향(서로 90° 각도)으로 볼록한 면과 오목한 면이 만난다. 마치 안장처럼 앞뒤는 오목하고 좌우는 볼록하기에 안장 관절이라고 부르는 것이다. 이 관절의 경우 두 뼈 사이의 관절면이 작은데, 이는 굴곡과 신전 움직임뿐만 아니라 내전과 외전을 가능하게 한다. 한편 회전 움직임은 나오지 않는다. 엄지손가락(중수골과 수근골 사이의) 관절이 대표적인 예이지만, 발뒤꿈치와 입방골cuboid bone 사이에 있는 종입방관절calcaneocuboid joint 역시 이러한 관절 분류에 속한다.
5. **경첩 관절**Hinge joint(ginglymoid joint라고도 함). 문의 경첩처럼 작용하여 1개의 움직임 면에서 굴곡과 신전 움직임이 가능하다. 이 관절에서는 다른 방향으로의 움직임을 막기 위해 강한 측부인대를 가지고 있다. 그러나 문의 경첩과는 달리 경첩 관절은 완벽한 실린더 형태가 아니라 약간 원뿔에 가까운 모습도 가지고 있기 때문에 경첩 관절에서의 움직임은 완벽한 회전의 모습은 아니다. 팔꿈치와 손가락 관절이 움직이는 모습을 보면 그 의미를 알 수 있을 것이다.
6. **중쇠 관절**Pivot joint(혹은 차축 관절trochoid joint). 돌리는 문 손잡이처럼 한 축을 중심으로 뼈가 회전되는 관절이다. 팔꿈치 관절에서 요골은 골두에 있는 고리 형태의 윤상인대anular ligament 속에서 회전한다. 또한 경추의 첫 번째 뼈인 환추atlas는 두 번째 경추인 축추axis의 치아돌기를 중심으로 회전한다.
7. **활주 관절**Gliding joint(평면 관절plane joint). 빙판 위를 미끄러지는 자동차처럼 약간의 비틀림이나 미끄러짐을 가능하게 하는 2개의 비교적 평평한 표면을 가지고 있다. 이 관절의 표면은 거의 평평하지만 약간의 곡률이 있어 관절의 움직임의 용이성에 영향을 미칠 수 있다. 이러한 관절에서의 움직임 저항은 지지하고 제한하는 인대들에서 나온다. 이 관절의 예로는 천장관절이 있는데, 관절 표면이 활주 움직임을 가이드하는 선로나 이랑과 같은 형태를 가지고 있다. 이 관절에서는 움직임이 매우 다양한 반면, 많은 거리는 허용되지 않기 때문에 관절 동작 범위 자체는 제한되어 있다.

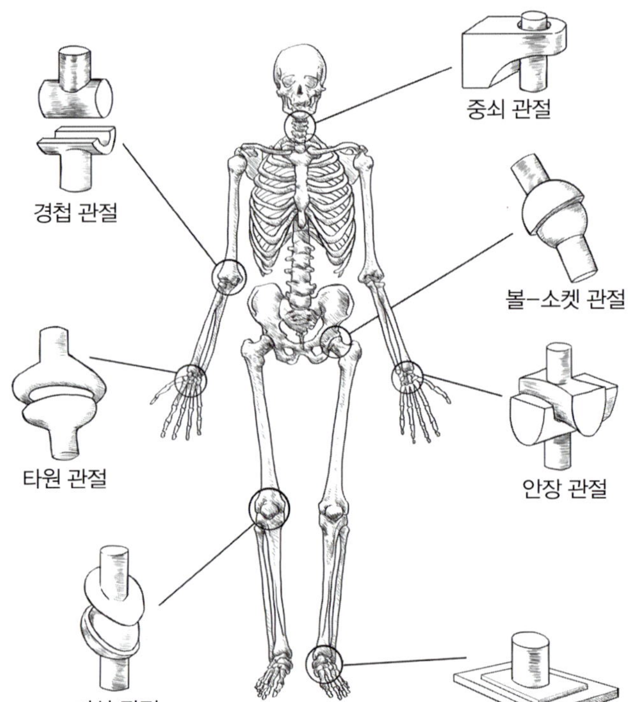

그림 1.50 7종류의 윤활 관절

부록 F
관절 동작의 생체역학

윤활 관절은 하중을 견디고, 안정성을 제공하며 움직임을 만든다. 한 관절에서 나오는 주요 움직임은 두 가지이다. 바로 병진적translational(활주와 미끄러짐)인 움직임과 회전rotational 움직임이다. 관절 움직임은 단순하게 일어나는 일이 드물다. 대부분의 움직임들은 병진과 회전이 조합되어 일어나며, 회전의 축은 관절의 움직임에 따라 변한다. 이러한 조합의 결과에 따는 움직임들은 다음과 같다.

- **병진**Translation. 회전 움직임 없이 한 관절 표면이 다른 관절 표면 위로 미끄러짐. 예를 들면 손목과 발목 관절에서의 움직임.
- **각형성**Angulation. 관절을 이루는 두 뼈 사이의 각도 변화. 예를 들면 팔꿈치의 굴곡과 신전.
- **굴곡**Flexion. 일반적으로 몸의 앞부분들이 서로 가까워지는 움직임들을 의미.
- **신전**Extension. 일반적으로 몸의 뒷부분들이 서로 가까워지는 움직임을 의미.
- **외전**Abduction. 일반적으로(항상은 아님) 전두면상에서 두 뼈가 서로 멀어지는 움직임을 의미.
- **내전**Adduction. 일반적으로(역시 항상은 아님) 전두면상에서 두 뼈가 서로 가까워지는 움직임을 의미.
- **원회전, 휘돌림**Circumduction. 굴곡, 외전, 신전 그리고 내전 움직임의 순차적인 조합으로, 원뿔 형태를 그리는 움직임으로 원뿔의 꼭지점은 관절에 있다. 예를 들면 어깨 또는 고관절 소켓의 움직임.
- **축성 회전**Axial rotation. 뼈의 긴 축을 중심으로 일어나는 움직임. 다만 뼈의 긴 축이 관절의 중심과 일직선을 이루도록 관절이 정렬되지 않는 경우가 많다. 따라서 축성 회전은 위의 정의보다는 더 복잡한 움직임이다. 즉 이 움직임에는 뼈의 움직임과 뼈의 방향 모두가 영향을 미친다.

'관절운동형상학Arthrokinematics'은 관절의 표면 사이에서의 움직임을 묘사하기 위해 사용되는 용어이다. 약간의 움직임만이 허용되는 관절의 경우, 움직임의 크기와 관절 표면의 크기는 거의 같다. 넓은 범위의 움직임이 일어나는 관절의 경우, 관절 표면의 크기는 일반적으로 크다. 많은 관절들은 대퇴골두와 같은 하나의 볼록한 표면과 하나의 오목한 표면(고관절 소켓과 같은)으로 구성되어 있다. 이러한 형태는 관절 뼈의 표면들 사이에 일치성을 형성하는 데 도움이 되는데, 이것은 접촉하는 표면의 면적이 최대화되는 것을 의미한다. 관절 접합 표면이 완전히 일치하지 않을 경우(접촉된 표면적이 최대가 아님) 그림 1.51과 같은 스핀, 롤 및 슬라이드와 같은 움직임이 나타난다.

- **구르기(롤**Roll**)**. 자동차의 타이어가 도로 위를 달리는 것처럼, 한 관절면의 많은 점들이 다른 관절면의 많은 점들과 접촉한다.
- **미끄러짐(슬라이드**Slide**)**. 자동차가 빠르게 제동할 때 도로 위로 미끄러지는 것처럼 한 관절면의 한 지점이 다른 관절면의 많은 지점과 접촉한다.
- **스핀**Spine. 한 곳에 멈춰 빠르게 회전하는 팽이처럼, 관절 표면의 한 점이 다른 관절면의 한 지점과 접촉을 유지한다.

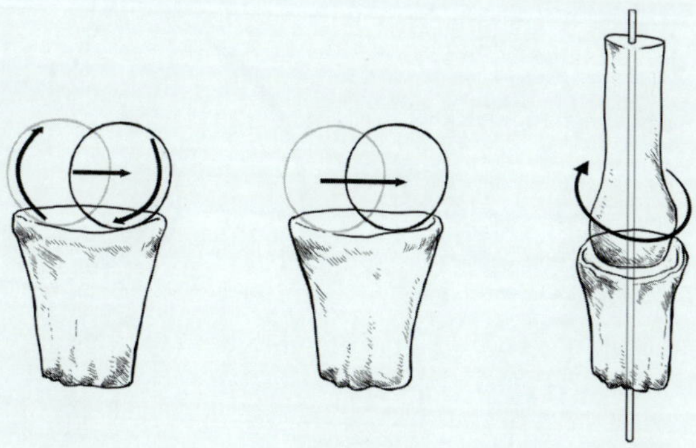

그림 1.51 관절의 표면들이 완전히 일치하지 않는 경우에는 굴림, 미끄러짐, 스핀, 또는 이들이 복합된 움직임들이 일어날 수 있다.

관절 운동에서 구름과 미끄러짐은 종종 함께 일어나며, 관절 표면들의 접촉을 극대화한다. 이러한 상황은 무릎과 어깨에서 잘 볼 수 있다. 그림 1.52의 어깨의 예와 같이 상완골이 외전하면 어깨 소켓에서 구름 움직임이 일어나는 동시에 관절 표면이 접촉 상태를 유지하도록 살짝 미끄러져 내리기도 한다. 이러한 미끄러짐 움직임이 일어나지 않으면 상완골이 관절 소켓을 타고 올라가 상완골과 견갑골의 견봉 사이의 점액낭이 찝히게 된다.

무릎에서도 그림 1.53과 유사한 동작이 필요하다. 대퇴골이 고정된 경골 위에서 굴곡되면 아래로 구르는 움직임이 나오는데, 이때 대퇴골의 관절구condyles는 경골의 고평부tibial plateau 앞으로 미끄러진다. 무릎이 신전되면 대퇴골은 위쪽으로 구르고 관절구는 경골 위에서 뒤쪽으로 미끄러진다.

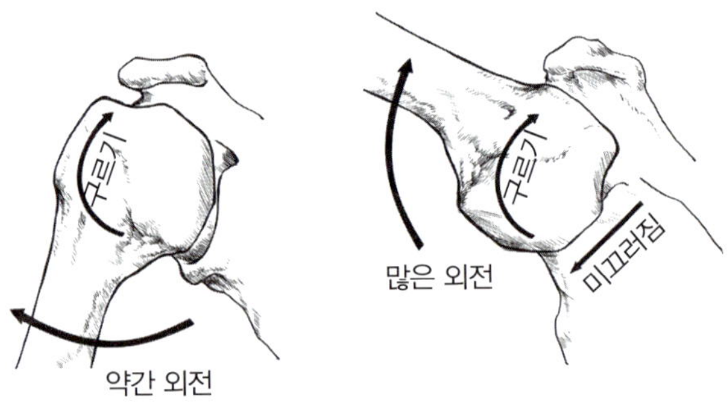

그림 1.52 어깨 외전이 조금 일어나는 경우에는 구름 움직임만이 일어나지만, 외전의 크기가 커지면 미끄러짐 움직임도 함께 발생한다.

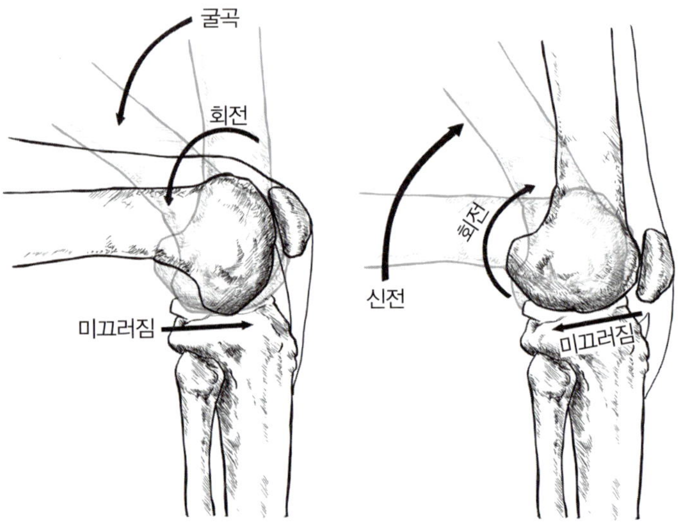

그림 1.53 무릎 관절의 신전과 굴곡에서도 구름과 미끄러짐 움직임은 함께 나타난다.

어깨 관절의 예에서 팔만 움직일 때, 그리고 무릎 관절에서 대퇴골이 움직일 때를 보면 볼록한 관절면의 뼈가 오목한 관절면을 기반으로 움직일 때 구름과 미끄러짐이 서로 반대방향으로 움직이는 것을 볼 수 있다. 흥미롭게도, 이와는 반대로 오목한 관절면의 뼈가 볼록한 관절면을 기반으로 움직일 때는 구름과 미끄러짐이 같은 방향에서 나타나는데, 이는 무릎 신전 시 경골(오목한 면)이 대퇴골(볼록한 면)을 따라 움직이는 모습을 보면 알 수 있다(그림 1.54 참조).

어떤 관절 표면적이 작으면 미끄러짐과 구름이 동시에 일어나야 한다. 관절 표면이 커야지만 미끄러짐과 구름이 각기 독립적으로 일어날 수 있다. 이러한 현상은 관절 표면적이 큰 어깨에서 확인할 수 있는데, 작은 외전은 구르는 움직임만 독립적으로 일으키고, 더 큰 외전 동작에서는 구름과 미끄러짐이 함께 발생한다. 무릎의 경우 지나치게 미끄러지는 것을 막기 위해 십자인대와 같이 보호 역할을 하는 인대가 여러 개 배치되어 있다.

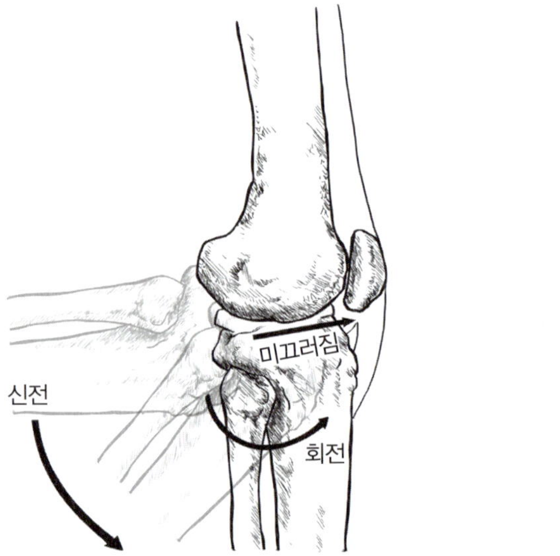

그림 1.54 오목한 표면이 볼록한 표면을 따라 움직이면 구름과 미끄러짐이 같은 방향에서 일어난다. 이는 대퇴골 아래의 경골의 움직임에서 확인할 수 있다.

Volume 1 미주

1 See Roger Williams, *Biochemical Individuality* (New York: McGraw-Hill Professional, 1998).

2 Cited in Roger Williams, *Biochemical Individuality*, 1–2.

3 Stuart McGill, *Ultimate Back and Fitness Performance*, 5th ed. (Waterloo, Canada: Backfitpro, 2014). www.backfitpro.com

4 What time of year you were born indicates the seasons your mother experienced during her pregnancy, which determines how much sunlight she may have received, the freshness of the food she ate, how active she was and many other qualities that can affect a developing fetus.

5 Roger Williams, *Biochemical Individuality*, 3.

6 See C.D. Fryar, Q Gu, and C.L. Ogden, *Anthropometric Reference Data for Children and Adults: United States, 2007–2010*. Vital and Health Statistics, series 11, no. 252 (Atlanta: National Center for Health Statistics, 2012).

7 Due to epigenetic changes and mutations, our DNA structure changes over time.

8 See *The Collins English Dictionary*, online edition, www.collinsdictionary.com.

9 See Jonathan D. Schoenfeld and John P.A. Ioannidis, "Is Everything We Eat Associated with Cancer? A Systematic Cookbook Review," *American Journal of Clinical Nutrition* 97.1 (January 2013): 127–34. doi:10.3945/ajcn.112.047142.

10 See Schoenfeld and Ioannidis, "Is Everything We Eat."

11 "Although the configurations of human innards do not vary nearly as much as do those of our outards . . . they nevertheless reveal unmistakable variations among individuals—and only surgeons ever find out about them" (Sherwin Nuland, *The Mysteries Within* [New York: Simon & Schuster, 2001], 24).

12 This drawing is inspired by the drawing in Frank Netter's *Atlas of Human Anatomy*, 3rd ed. (Teterboro, NJ: Icon Learning Systems, 2003), plate 275.

13 Anne M. Gilroy, Brian R. MacPherson, and Lawrence M. Ross, *Atlas of Anatomy*, corrected reprint (Harrogate, UK: Thieme, 2010), 367.

14 This figure was derived by averaging the three North American sites surveyed in John Y. Anderson and Erik Trinkaus, "Patterns of Sexual, Bilateral and Interpopulational Variation in Human Femoral Neck-shaft Angles," *Journal of Anatomy* 192 (1998): 279-285. doi:10.1046/j.1469-7580.1998.19220279.x.

15 Anderson and Trinkaus, "Patterns," 282.

16 Ibid., 280.

17 Ibid., 281.

18 Drawing inspired by the drawing on page 58 in Loren Fishman and Ellen Saltonstall, *Yoga for Osteoporosis* (New York: W.W. Norton, 2010).

19 Barry J. Ansons, *An Atlas of Human Anatomy* (Philadelphia, PA: W.B. Saunders, 1963), v.

20 Roger Williams, *Biochemical Individuality*, 49.

21 Roger Williams, *Biochemical Individuality*, 29.

22 I. Gilligan, S. Chandraphak, and P. Mahakkanukrauh. "Femoral Neck-shaft Angle in Humans: Variation Relating to Climate, Clothing, Lifestyle, Sex, Age and Side," *Journal of Anatomy* 223.2 (2013): 133–51. doi:10.1111/joa.12073.

23 Anderson and Trinkaus, "Patterns."

24 Graphic reproduced with the kind permission of John Anderson, from Anderson and Trinkaus, "Patterns."

25 Quoted in Kate Douglas, "Reaping the Whirlwind of Nazi Eugenics," *New Scientist*, July 14, 2014. https://www.newscientist.com/article/mg22329770-800-reaping-the-whirlwind-of-nazi-eugenics/.

26 See Roger Williams, *Biochemical Individuality*, 53.

27 See Michael J. Sheehan and Michael W. Nachman, "Morphological and Population Genomic Evidence that Human Faces Have Evolved to Signal Individual Identity," *Nature Communications* 5 (2014): article 4800. doi:10.1038/ncomms5800.

28 See Caroline Williams, "One and Only You," *New Scientist* 215.2875 (2012): 32–26.

29 See Mario F. Fraga et al., "Epigenetic Differences Arise During the Lifetime of Monozygotic Twins," *Proceedings of the National Academy of Sciences* 102.30 (2005): 10604–9.

30 See Pauline N. C. B. Audergon et al., "Restricted Epigenetic Inheritance of H3K9 Methylation," *Science* 348.6230 (2015):132–5. doi:10.1126/science.1260638.

31 Edward Archer, "The Childhood Obesity Epidemic as a Result of Nongenetic Evolution," *Mayo Clinic Proceedings* 90.1 (2015), 77.

32 See Caroline Williams, "One and Only You."

33 See John Z. Xie et al., "Color Vision Deficiency in Preschool Children," *Ophthalmology* 121.7 (2014): 1469–74. doi:10.1016/j.ophtha.2014.01.018.

34 From "Color Blindness: Prevalence," http://www.colourblindness.com/general/prevalence.

35 See Alireza Mirshahi et al., "Myopia and Level of Education," *Ophthalmology* 121.10 (2014): 2047–52. doi:10.1016/j.ophtha.2014.04.017.

36 See Janna Nousbeck et al., "A Mutation in a Skin-Specific Isoform of SMARCAD1 Causes Autosomal-Dominant Adermatoglyphia," *American Journal of Human Genetics* 89 (2011): 302–7.

37 See Caroline Williams, "One and Only You."

38 Ibid.

39 See Dustin J. Penn et al., "Individual and Gender Fingerprints in Human Body Odour," *Journal of the Royal Society Interface* 4 (2007): 331–40.

40 See Apple's application for a patent on a seamlessly embedded heart-rate monitor: http://patft.uspto.gov/netacgi/nph-Parser?-Sect1=PTO2&Sect2=HITOFF&u=%2Fnetahtml%2FP-TO%2Fsearch-adv.htm&r=2&p=1&f=G&l=50&d=PTX-T&S1=%28600%2F509.CCLS.+AND+20131224.PD.%29&OS=ccl/600/509+and+isd/12/24/2013&RS=%28C-CL/600/509+AND+ISD/20131224%29.

41 D. Drachman, "Do we have brain to spare?" (2005). *Neurology* 64.12 (2005): 2004–5. doi:10.1212/01.WNL.0000166914.38327.BB.

42 See "Human Microbiome Project: Diversity of Human Microbes Greater than Previously Predicted," *Science Daily*, May 21, 2010, http://www.sciencedaily.com/releases/2010/05/100520141214.htm.

43 See D.C. Savage, "Microbial Ecology of the Gastrointestinal Tract," *Annual Review of Microbiology* 31 (1977): 107–33. doi:10.1146/annurev.mi.31.100177.000543.

44 See Tina Hesman Saey, "The Vast Virome," in *Science News*, December 27, 2013, https://www.sciencenews.org/article/vast-virome.

45 This list is from F. Kopsch, *Rauber's Lerbuch der Anatomie des Menschen* (Leipzig: Georg Thieme, 1908). See http://www.anatomyatlases.org/AnatomicVariants/Introduction.shtml.

46 See Edward L. Miloslavich, "Contributions to Anthropological Splanchnology: Racial Studies on the Large Intestine," *American Journal of Physical Anthropology* 8.1 (1925): 11–22. doi:10.1002/ajpa.1330080102.

47 Roger Williams, *Biochemical Individuality*, 98.

48 See Jennifer S. Mascaro, Patrick D. Hackett, and James K. Rilling, "Testicular Volume is Inversely Correlated with Nurturing-related Brain Activity in Human Fathers," *Proceedings of the National Academy of Science* 110.39 (2013): 15746–51. doi:10.1073/pnas.1305579110.

49 Roger Williams, *Biochemical Individuality*, 102.

50 Ibid., 90.

51 Ibid., 94.

52 See Robert Schleip, "Lumbar Fasciae: A Frequent Generator of Back Pain. Latest Research Findings and Clinical Implication," paper presented at the Europäisches Symposium der traditionellen Osteopathie, February 7–10, 2013.

53 See Gordon H. Orians, *Snakes, Sunrises, and Shakespeare: How Evolution Shapes Our Loves and Fears* (Chicago: University of Chicago Press, 2014).

54 See Colin Barras, "Lifespan Boost for Mice that Feel Less Pain," *New Scientist*, May 31, 2014.

55 See Catherine de Lange, "Unravel Epicurean Genes to Let Us All Eat Healthily," *New Scientist*, June 7, 2014.

56 See Monell Chemical Senses Center, "Enzyme in Saliva Helps Regulate Blood Glucose," http://www.monell.org/images/uploads/amylase_final.pdf.

57 See Patrick Grimm, "Body Image," lecture 8 in *Philosophy of Mind: Brains, Consciousness, and Thinking Machines* (Chantilly, VA: The Great Courses, 2008).

58 The Serenity Prayer is attributed to the American theologian Karl Paul Reinhold Niebuhr.

59 See this Finnish study on the physiological effects of emotions: Lauri Nummenmaa, Enrico Glerean, Riitta Hari, and Jari K. Hietanen, "Bodily Maps of Emotions," *Proceedings of the National Academy of Sciences* 11.2 (2013): 646–51, http://www.pnas.org/content/early/2013/12/26/1321664111.abstract.

60 This sentiment was eloquently expressed by Joseph Campbell; see *Myths to Live By* (New York: Penguin, 1993), 207.

61 Kudos for this saying to Eoin Finn, a master yogi and blissologist.

62 Richard J. Johns and Verna Wright, "Relative Importance of Various Tissues in Joint Stiffness," *Journal of Applied Physiology* 17.5 (1962): 824–28.

63 In a yin yoga practice, dull and achy sensations can arise that are not an indication of trauma to the tissues; they are often to be expected when a long-held traction is applied. However, if these sensations arise in short-held Hatha postures, that may not be a good sign.

64 This may not work if the sensation is painful, due to the pain possibly being referred from some other area of the body.

65 The original source of this quotation is unknown, but it is a great piece of wisdom and advice. Thank you, whoever coined this saying!

66 See S. Takata and N. Yasui, "Disuse Osteoporosis," *Journal of Medical Investigation* 48.3–4 (2001): 147–56.

67 Distraction, or pulling apart the bones, stimulates the growth of the bones and their associated ligaments. See S.S. Natu, I. Ali, S. Alam, K.Y. Giri, A. Agarwal, and V.A. Kulkarni, "The Biology of Distraction Osteogenesis for Correction of Mandibular and Craniomaxillofacial Defects: A Review," *Dental Research Journal* 11.1 (2014): 16–26.

68 See Daniel J. Leong and Hui B. Sun, "Mechanical Loading: Potential Preventive and Therapeutic Strategy for Osteoarthritis," *Journal of the American Academy of Orthopaedic Surgeons* 22 (2014): 465–6. doi:10.5435/JAAOS-22-07-465.

69 Some researchers invert the graph and call it a "u-shaped relationship," but it represents the same understanding. See Stuart McGill, *Low Back Disorders: Evidence-Based Prevention and Rehabilitation*, 2nd ed. (Champaign, IL: Human Kinetics, 2007), 32.

70 Inspired by the graphic in McGill, *Low Back Disorders*, 13.

71 Inspired by the graphic in McGill, *Low Back Disorders*, 14.

72 See Nassim Nicholas Taleb, *Antifragile: Things that Gain from Disorder* (New York: Random House, 2012), 58.

73 See McGill, *Low Back Disorders*, 14.

74 See R.L. Duncan and C.H. Turner, "Mechanotransduction and the Functional Response of Bone to Mechanical Strain," *Calcified Tissue International* 57.5 (1995): 344–58.

75 Paracrine factors may signal osteoprogenitors to produce osteoblasts, the cells that secrete bone. Insulin-like growth factors and prostaglandins may also be released. See Duncan and Turner, "Mechanotransduction."

76 See James Oschman, *Energy Medicine in Therapeutics and Human Performance* (Edinburgh: Elsevier, 2003), 62 and 92.

77 There may indeed be valid reasons for suggesting a student not keep her shoulders up by her ears while in the Down Dog posture, but fear of compressing the neck is not one of them. If the reason is to prepare the shoulders and arms for flowing from Down Dog to Up Dog, this may be a valid instruction.

78 This drawing is inspired by a drawing in Oschman, *Energy Medicine*, 46.

79 See Andy Coghlan, "The Matrix: The Secret to Superhealing Regeneration," *New Scientist*, September 12, 2013.

80 Graphic reproduced with the kind permission of Loren Fishman and Ellen Saltonstall, from their book *Yoga for Osteoporosis* (New York: W.W. Norton, 2010), 76. Their graphic was based on T. Matsumoto, M. Kawakami, K. Kuribayashi, T. Takenaka, and T. Tamaki, "Cyclic Mechanical Stretch Stress Increases the Growth Rate and Collage Synthesis of Nucleus Pulposus Cells In Vitro," *Spine* 24.4 (1999): 315–9.

81 See Bob Holmes, "Healing Touch: The Key to Regenerating Bodies," *New Scientist*, February 16, 2010.

82 See Taleb, *Antifragile.*

83 For a more complete analysis of fragility and yoga, see Bernie Clark, "Are Yoga Teachers Making Us Fragile? An Essay about Iatrogenesis, Yoga and Fragility," at http://www.yinyoga.com/newsletter23_Fragile.php.

84 See C. Allen, P. Glasziou, and C. Del Mar. "Bed Rest: A Potentially Harmful Treatment Needing More Careful Evaluation," *Lancet* 354 (1999): 1229–33.

85 See E. Lieberman, *The Story of the Human Body: Evolution, Health and Disease* (New York: Pantheon, 2013), 305–9.

86 See Lieberman, *The Story of the Human Body*, 326–7.

87 Ibid., 309–14.

88 Ibid., 330.

89 See M. Tscherning, *Studier over Myopiers Aetiologi* (Copenhagen, 1882).

90 See Nassim Nicholas Taleb, *Antifragile: Things That Gain from Disorder* (New York: Random House, 2012), 277.

91 Please notice, this is *not* saying "no pain—no gain"! Pain is an indication that your stress has gone too far and you are now starting to damage your tissues.

92 The basis for this number can be found in Eva Bianconi et al., "An Estimation of the Number of Cells in a Human Body," *Annals of Human Biology* 40.6 (2013): 463–71, doi:10.3109/03014460.2013.807878.

93 Johns and Wright, "Relative Importance."

94 See Henry Gray, Susan Standring, and B.K.B. Berkovitz, eds., *Gray's Anatomy*, 39th ed. (London: Elsevier, 2005), 112.

95 See Michael Alter, *Science of Flexibility* (Champaign, IL: Human Kinetics, 1996), 17. Alter puts the upper limit to length at 4.0 cm, but Alan McComas extends this range to 12 cm (Brian MacIntosh, Phillip Gardiner, and Alan McComas, *Skeletal Muscle: Form and Function*, 2nd ed. [Champaign, IL: Human Kinetics, 2015], 5).

96 It is important to note that this is just one theory of how a muscle contracts. There are other theories, most notably the theory of phase transition. Muscle cells contain water locked into the sarcomeres, forming a gel. According to Gerald Pollack, this gel state can change, and the proteins within the sarcomere then undergo shortening. The titin shortens first, providing a low degree of contraction, but if greater force is required, the myosin contracts, which generates greater force. See Gerald H. Pollack, *Cells, Gels and the Engines of Life: A New, Unifying Approach to Cell Function* (Seattle, WA: Ebner and Sons, 2001), chapter 14.

97 See Alter, *Science of Flexibility*, 29.

98 See M.J. Cullen and D.N. Landon, "The Normal Ultrastructure of Skeletal Muscle," in J. Walton, G. Karpati, and D. Hilton-Jones (eds.), *Disorders of Voluntary Muscle* (New York: Churchill Livingstone, 1994), 87–137; B.S. Tseng, C.E. Kasper, and V.R. Edgerton, "Cytoplasm-to-Myonucleus Ratio and Succinate Dehydrogenase Activities in Adult Rat Slow and Fast Muscle Fibers," *Cell Tissue Research* 275 (1994): 39–49.

99 A blast cell is a precursor cell, which means this cell can become something different. However, it is a unipotent cell: it can become only one type of cell. A myoblast can become a muscle cell, an osteoblast can become a bone cell, and so forth.

100 See Alter, *Science of Flexibility*, 31.

101 See Wolfgang A. Linke, "Sense and Stretchability: The Role of Titin and Titin-associated Proteins in Myocardial Stress-sensing and Mechanical Dysfunction," *Cardiovascular Research* 77.4 (2008): 637–48.

102 See L.E. Holt, T.E. Pelham, and J. Holt, *Flexibility: A Concise Guide* (Totowa, NJ: Hanawa Press, 2008), 118 and their reference to E. Fox, R. Bowers, and M. Foss, *The Physiological Basis for Exercise and Sport*, 5th ed. (Madison, WS: Brown and Benchmark, 1993).

103 The ends or terminal tips of skeletal muscle fibers have been shown to be the site of longitudinal growth. See H.J. Swatland, *Structure and Development of Meat Animals and Poultry* (Lancaster, PA: Technomic, 1994); M. Zhang and I.S. McLennan, "During Secondary Myotube Formation, Primary

Myotubes Preferentially Absorb New Nuclei at Their Ends," *Developmental Dynamics* 204 (1995): 168–177.

104 There are other ways to look at this formula: force x length is also defined as energy—or another way to say this is that energy is expended when a force moves an object. Energy per unit of time is power. We could also look at the movement over time, L/T, which is also known as velocity. Power then would be force times the velocity of movement.

105 Muscle grows stronger not by adding more muscle cells but by adding more sarcomeres within the existing muscle cells. This is called hypertrophy. Prenatally, and in early life, we can add muscle cells (called hyperplasia), but most researchers believe that this ability ends as we grow up. Whether hyperplasia can occur in adults is still being debated. See P.J. Abernethy, J. Jürimäe, P.A. Logan, A.W. Taylor, and R.E. Thayer, "Acute and Chronic Response of Skeletal Muscle to Resistance Exercise," *Sports Medicine* 17.1 (1994): 22–38.

106 See M.A. Shaffer et al., "Effects of Immobilization on Plantar-Flexion Torque, Fatigue Resistance, and Functional Ability Following an Ankle Fracture," *Physical Therapy* 80.8 (2000): 769–80.

107 See Alter, *Science of Flexibility*, 41.

108 The term "bone paint" was coined by Gil Hedley; see Erik Dalton et al., *Dynamic Body: Exploring Form, Expanding Function* (Oklahoma City, OK: Freedom From Pain Institute, 2011), 67.

109 See Mark Lindsey, *Fascia: Clinical Applications for Health and Human Performance* (Farmington Hills, MI: Delmar, 2008), 96.

110 See Alter, *Science of Flexibility*, 40. These tubes are microfibrils, subfibrils, fibrils and fascicles.

111 See Alter, *Science of Flexibility*, 50.

112 See E. Witvrouw, N. Mahieu, P. Roosen, and P. McNair, "The Role of Stretching in Tendon Injuries," *British Journal of Sports Medicine* 41 (2007): 224–6, doi:10.1136/bjsm.2006.034165.

113 See Witvrouw et al., "The Role of Stretching in Tendon Injuries."

114 Ibid.

115 "[A]ll fibrous collagenous connective tissues, which are part of a body-wide interconnected tensional network, are recognized as fascial tissues. Joint capsules, intramuscular connective tissues, ligaments, and tendons are seen merely as local specifications of this tension-resistant fibrous network" (from Robert Schleip and Divo Gitta Müller, *Fascial Dysfunction: Manual Therapy Approaches—Use It or Lose It* (Pencaitland, Scotland: Handspring Publishing, 2014), 127.

116 Credit for popularizing these terms goes to Thomas Myers, who mentioned them at the Third International Fascia Research Congress, held in Vancouver, Canada in 2012.

117 See Schleip, "Lumbar Fasciae: A Frequent Generator of Back Pain."

118 See F.H. Willard, A. Vleeming, M.D. Schuenke, L. Danneels, and R. Schleip, "The Thoracolumbar Fascia: Anatomy, Function and Clinical Considerations," *Journal of Anatomy* 221.6 (2012): 507–36.

119 See Stephen W. Porges, "The Polyvagal Perspective," *Biological Psychology* 74.2 (2007): 116–43.

120 See Shelley E. Taylor, *Fight-or-Flight versus Tend-and-Befriend: The Significance of Gender Differences in Stress Responses* (November 2003), retrieved from http://obssr.od.nih.gov/pdf/taylor_slides.pdf.

121 According to Robert Schleip, the flow of water has to be less than 6 dyne/cm^2; see Schleip, "Lumbar Fasciae."

122 See Robert Schleip, "Fascial Plasticity—A New Neurobiological Explanation: Part 1," *Journal of Bodywork and Movement Therapy* 7.1 (2003): 11–19, retrieved from http://www.sciencedirect.com/science/article/pii/S1360859202000670.

123 See Schleip, "Lumbar Fasciae."

124 See Schleip, "Fascial Plasticity."

125 This was reported by their discoverer, Camillo Golgi. See *Intorno alla distribuzione e terminazione dei nervi neitendini dell'uomo e di altri vertebrati*, reproduced in C. Golgi, *Opera Omnia* (Milan, Italy: Hoepli, 1903), vol. 1, 133–42, and *Sui nervi dei tendini dell'uomo et di altri vertebrati e di un nuovo organo nervoso terminale muscolo-tendineo*, 171–98.

126 See Williams, *Biochemical Individuality*, 53.

127 See E.F. Berstein, J. Lee, D.B. Brown, R. Yu, and E. Van Scott, "Glycolic Acid Treatment Increases Type I Collagen mRNA and Hyaluronic Acid Content of Human Skin," *Dermatology Surgery* 27.5 (2001): 429–33.

128 See Holt et al., *Flexibility: A Concise Guide*, 15 and 16.

129 See Timothy McCall, *Yoga as Medicine: The Yogic Prescription for Health and Healing* (New York: Bantam Books, 2007), 49.

130 See Schleip, "Lumbar Fasciae."

131 See Schleip, "Fascial Plasticity."

132 For those interested in learning more, a great starting place is Pollack, *Cells, Gels and the Engines of Life*.

133 See "Coming Soon to a Knee Near You: Cartilage Like Your Very Own," *Science*, 322.5907 (2008), 1460-1.

134 See Alter, *Science of Flexibility*, 54.

135 See J. van der Wal, "The Architecture of the Connective Tissue in the Musculoskeletal System—An Often Overlooked Functional Parameter as to Proprioception in the Locomotor Apparatus," in *Fascia Research II: Basic Science and Implications for Conventional and Complementary Health Care*, ed. Thomas W. Findley and Robert Schleip (Munich: Elsevier, 2009).

136 See Thomas Myers, "Dynamic Ligaments: The Revolutionary Re-Vision of Jaap van der Wal," *Freedom From Pain Insti-*

tute, retrieved from http://erikdalton.com/media/published-articles/dynamic-ligaments/#comment-998.

137 The ligamentum flavum is 80% elastin and 20% collagen; see McGill, *Low Back Disorders*, 63.

138 See R.L. Swanson, "Biotensegrity: A Unifying Theory of Biological Architecture with Applications to Osteopathic Practice, Education, and Research—A Review and Analysis," *Journal of the American Osteopathic Association* 113.1 (2013): 34–52.

139 See S. Levin, "Tensegrity: The New Biomechanics," in *Textbook of Musculoskeletal Medicine*, ed. M. Hutson and R. Ellis (Oxford: Oxford University Press, 2006).

140 See George V. Alexander, Ralph E. Nusbaum, and Norman S. MacDonald, "The Boron and Lithium Content of Human Bones," *Journal of Biological Chemistry* 192 (1951): 489–96.

141 See "Cortical and Trabecular Load Sharing in the Human Vertebral Body," by S. K. Eswaran and A. Gupta et al., Journal of Bone and Mineral Research 22 (January 2007): 149-157.

142 See Heather M. Macdonald, Kyle K. Nishiyama, Jian Kang, David A. Hanley, and Steven K Boyd, "Age-Related Patterns of Trabecular and Cortical Bone Loss Differ Between Sexes and Skeletal Sites: A Population-Based HR-pQCT Study," *Journal of Bone and Mineral Research* 26.1 (2011): 50–62.

143 See Loren Fishman and Ellen Salonstall, *Yoga for Osteoporosis* (New York: W.W. Norton, 2010), 29.

144 See Gray et al., *Gray's Anatomy*, 87.

145 See Leslie Aiello, ed., *An Introduction to Human Evolutionary Anatomy* (Waltham, MA: Academic Press, 2006), 463.

146 See Jean-Luc Jouve et al., "Anatomical Study of the Proximal Femur in the Fetus," *Journal of Pediatric Orthopaedics B* 14.2 (2005): 105–10.

147 Consider how difficult it is to change the shape of the jaw bones. Anyone who has worn braces knows that it takes many years of constant stress to make even a small change, and after years of wearing braces, a person must still wear retainers because of the bone's tendency to return to its original shape. A few hours of yoga every day is not going to change the shape of your vertebrae or femurs.

148 See Deane Juhan, *Job's Body: A Handbook for Bodyworks* (Barrytown, NY: Station Hill, 2003), 100.

149 See Leslie Kaminoff's video *What Do Your Marriage and Your Knee Have in Common?*, retrieved from http://yogaanatomy.net/joints.

150 See John Goodfellow and John O'Connor, "The Mechanics of the Knee and Prosthesis Design," *Journal of Bone and Joint Surgery* 60-B.3 (1978): 358–69.

151 See McGill, *Low Back Disorders*, 117–18.

152 Ibid., 174–5.

153 Ibid., 152.

154 See Donald A. Neumann and A. Joseph Threlkeld, "Basic Structure and Function of Human Joints," in *Kinesiology of the Musculoskeletal System: Foundations for Rehabilitation*, ed. Donald A. Neumann (St. Louis, MO: Mosby, 2010), 34.

155 See Gray et al., *Gray's Anatomy*, 108.

156 Another reason someone's cartilage may be diminished is due to old surgery techniques. Surgeons used to remove cartilage from the joints. Surgeons today try to avoid doing this or avoid surgery altogether because of the long-term effects, which include accelerated development of osteoarthritis.

157 See Gray et al., *Gray's Anatomy*, 110.

158 Cyclical loading and unloading of the cells is required to positively affect tissues. With each loading, a cell responds by releasing calcium and ATP (the molecule that provides energy for our bodies at the cellular level) into the extracellular space. However, the cell soon depletes itself and needs to rest to be able to generate more ATP and calcium. See B.P. O'Hara, J.P.G. Urban, and A. Maroudas, "Influence of Cyclic Loading on the Nutrition of Articular Cartilage," *Annals of the Rheumatic Diseases* 49 (1990): 536–9.

159 Such as the sternoclavicular and temporomandibular joints, as well as the radiocarpal joint.

160 See Gray et al., *Gray's Anatomy*, 110.

161 See Bernie Clark, "Yin Yoga for the Knees," *Yin Yoga Newsletter* 7 (July 2011), retrieved from http://www.yinyoga.com/newsletter7_yinyoga_knees.php.

162 We can lose 19 mm in height over the course of a day, and over 50% of that loss comes in the first 30 minutes after rising (T. Reilly, A. Tyrrell, and J.D. Troup, "Circadian Variation in Human Stature," *Chronobiology International* 1.2 [1984]: 121–6; cited in McGill, *Low Back Disorders*, 96).

163 The opposite occurs as we are growing in early life. From ages seven to 20, the vertebrae grow, whereas the discs change minimally; see I.A. Stokes and L. Windisch, "Vertebral Height Growth Predominates over Intervertebral Disc Height Growth in Adolescents with Scoliosis," *Spine* 31.14 (2006): 1600–4.

164 When we are young adults, our nucleus pulposus is 65% proteoglycans, but by our 60s that has dropped to 30%; thus, we have dried up. See Jim Borowczyk, "Spondylosis, Facet Joint Arthropathy and Pain," presentation at the General Practice Conference and Medical Exhibition South, August 4–8, 2010, Christchurch, New Zealand, retrieved from http://www.gpcme.co.nz/pdf/GP%20CME/Friday/C5%201630%20Borowczyk.pdf.

165 See Donald A. Neumann, "Getting Started," in *Kinesiology of the Musculoskeletal System: Foundations for Rehabilitation*, ed. Donald A. Neumann (St. Louis, MO: Mosby, 2010), 27.

166 See Gray et al., *Gray's Anatomy*, 108.

167 Ibid., 108.

168 There are similar functions in many areas of our body; one part creates materials (like the osteoblasts in our bones, which create bone tissue), and another part consumes or removes materials (like the osteoclasts, which dissolve bone). Health is the balance of these two functions.

169 See George R. Hepburn, "Contracture and Stiff Joint Management with Dynasplint™," *Journal of Orthopaedic and Sports Physical Therapy* 8.10 (1987): 498–504. Shorter, more intense stresses were observed to result in "a higher proportion of elastic response, less remodeling, and greater trauma and weakening of the tissue." The elastic response occurs when the tissues return to their original lengths.

170 See Williams, *Biochemical Individuality*, 53.

171 Ibid., 102.

172 See Schleip, "Lumbar Fasciae."

173 In these cases, the muscle is said to be *strained* rather than sprained. This is a second, but different, use of the word strain. A strained muscle is one that has been deformed such that it does not return to its original length. Thus, we sprain ligaments, but we strain muscles. While technically muscles are not sprained, medical professionals will often say a muscle is sprained, so we don't have to be dogmatic in insisting upon the correct term being used.

174 See G.M. Thornton, N.G. Shrive, and C.B. Frank, "Ligament Creep Recruits Fibres at Low Stresses and Can Lead to Modulus-reducing Fibre Damage at Higher Creep Stresses: A Study in Rabbit Medial Collateral Ligament Model," *Journal of Orthopaedic Research* 20.5 (2002): 967–74, retrieved from http://www.ncbi.nlm.nih.gov/pubmed/12382961.

175 See Neumann, "Getting Started," 13.

176 See McComas, *Skeletal Muscle.*

177 Ibid., 5.

178 See Dalton et al., *Dynamic Body*, 64.

179 From Thomas Myers, *Anatomy Trains: Myofascial Meridians for Manual and Movement Therapists*, 3rd ed. (New York: Elsevier, 2014), 5.

180 See Myers, *Anatomy Trains*, chapters 3 to 9.

181 The table is the author's summary of Myers's work, and any factual errors here are due to mistakes by the author, not Thomas Myers.

182 See Fishman and Saltonstall, *Yoga for Osteoporosis*, 5.

183 See H.W. Minne, W. Pollähne, M. Pfeifer, B. Begerow, and C. Hinz, "Weeks of Pain, Vertebral Body Fractures During Sleep, Invalidism: Save Your Osteoporosis Patient from This Fate," *MMW Fortschritte der Medizin* 144.44 (2002): 41–4.

184 See S. Khosla and L.J. Melton III, "Osteopenia," *New England Journal of Medicine* 356.22 (2007): 2293–3000.

185 See D.M. Kado, T. Duong, K.L. Stone, K.E. Ensrud, M.C. Nevitt, G.A. Greendale, and S.R. Cummings, "Incident Vertebral Fractures and Mortality in Older Women: A Prospective Study," by *Osteoporosis International* 14.7 (2003): 589–94.

186 See M.M. Iqbal, "Osteoporosis: Epidemiology, Diagnosis and Treatment," *Southern Medical Journal* 93.1 (2000): 2–18.

187 See T.M. Keaveny, E.F. Morgan, and O.C. Yeh, "Bone Mechanics," in M. Kutz (ed.), *Standard Handbook of Biomedical Engineering and Design* (New York: McGraw-Hill, 2003), retrieved from http://server0.unhas.ac.id/tahir/BAHAN-KULIAH/BIO-MEDICAL/NEW/HANBOOK/Bone_Mechanics.pdf.

188 See A.H. Burstein, D.T. Reilly, and M. Martens (1976), "Aging of Bone Tissue: Mechanical Properties," *Journal of Bone and Joint Surgery* 58A.1 (1976): 82–6.

189 See S.M. Smith, M.A. Heer, L.C. Shackelford, J.D. Sibonga, L. Ploutz-Snyder, and S.R. Zwart, "Benefits for Bone from Resistance Exercise and Nutrition in Long-duration Spaceflight: Evidence from Biochemistry and Densitometry," *Journal of Bone and Mineral Research* 27.9 (2012): 1896–1906.

190 See Fishman and Saltonstall, *Yoga for Osteoporosis*, 62.

191 Sometimes, but not always. Again, due to the reality of human variation, most people have a synovial joint between the second to seventh ribs and the sternum, while many others have cartilage connecting their first to seventh ribs to the sternum. Imagine the difference if you have cartilaginous joints connecting your ribs to your sternum where most people have synovial joints there, which allow for deeper movements. For you, the movement of your ribcage, involved in breathing deeply, may be much harder than for these other people.

192 See Gray et al., *Gray's Anatomy*, 112.

VOLUME 2
하체

인체 다양성과 긴장/압박의 원인에 따른 결과

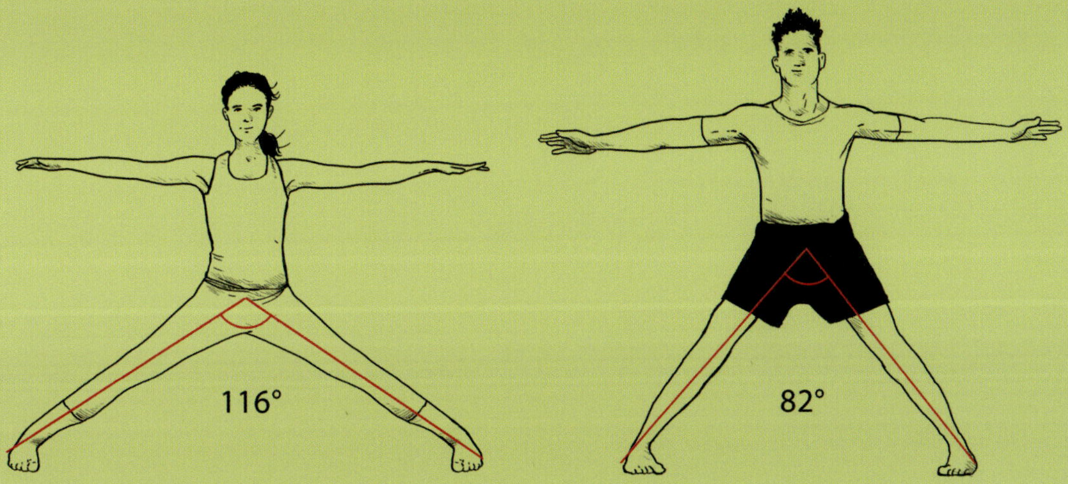

의도

사람이 할 수 있는 요가 자세는 몇 개나 될까? 현대 서양 요가의 아버지라고 여겨지는 크리쉬나마차리아Krishnamacharya는 자신은 3,000여 개의 아사나를 알고 있지만 그의 스승은 7,000개를 알고 있었다고 말했다.[1] 1930대엔 놀라운 일이었지만 그 이후 춤, 무술, 체조 등의 배경을 가지고 있는 다양한 창의적인 지도자들에 의해 더 많은 자세, 변형 동작, 움직임들이 계속해서 개발되었다. 인간이 할 수 있는 아사나가 몇 개일지는 아마 누구도 알 수 없겠지만 수만 개 이상은 될 것임이 확실하다. 어디서부터 시작해야 이 모든 아사나들이 우리 몸에 어떤 영향을 미칠지, 어떤 것이 안전하고 또 어떤 자세는 피하는 게 좋을지 조금이라도 파악할 수 있을까?

훌륭한 과학자들이 하는 대로 따라해볼 수 있다. 문제를 구성 요소들로 분해하는 것이다. 다행스럽게도 요가 자세는 수천 가지나 되는 반면, 아사나를 수련하는 동안 우리가 집중적으로 파악해야 할 생체역학적 요소들은 단 몇 가지뿐이다. 약 850여 개의 근육들을 모두 살펴볼 수 있다. 7,000개가 넘는 아사나를 한 번에 살펴보는 것보다는 쉽겠지만, 여전히 850개는 너무 많다. 게다가 각각의 근육만을 집중적으로 파고드는 것 또한 불가능하다. 근육을 주된 부위별로 분류하면 분석해야 할 근육의 수를 줄일 수 있을 것이다. 인간의 모든 움직임은 관절 또는 관절 주변에서 발생하기 때문에 인체의 주된 관절들만을 살펴본다면 분석을 훨씬 더 단순화시킬 수 있다. 요가 수련에 사용되고 영향을 받는 주요 신체 관절 부위는 10개이다. 이는 7,000개보다는 훨씬 감당하기 쉬운 숫자이기에 우리는 이 10개의 관절 각각의 가동범위를 알아보고, 그 위치에서 가능한 움직임과 불가능한 움직임을 살펴볼 것이다. 그 10개의 관절은 다음과 같다.

- 발목-발
- 무릎
- 고관절
- 천장관절
- 요추
- 흉추
- 경추
- 어깨
- 팔꿈치
- 손목-손

하체를 구성하는 앞의 3개의 관절은 여기 볼륨 2에서 다룰 것이다. 천골에서 경추에 이르는 다음 4개의 관절은 '볼륨 3: 몸통'에서 다룰 것이다. 마지막 세 관절은 '볼륨 4: 상체'에서 살펴볼 것이다. 마지막 '볼륨 5: 비율과 비대칭'에서는 상체, 몸통, 하체의 상대적 길이를 살펴보고 비대칭의 빈도와 영향에 대해 자세히 들여다볼 것이다.

물론 우리 몸의 관절은 10개보다 많지만(발과 손에만 수십 개의 관절이 존재한다) 그 모든 관절을 다 분석할 필요는 없다. 이 10개의 관절들만으로도 요가 수련에 필요한 몸의 움직임과 그 움직임을 제한하는 요소들을 면밀히 살펴보기에 부족함이 없을 것이다.

먼저 각 관절을 구성하는 뼈의 모양과 연부조직 및 관절을 움직이고 제어하고 지지하는 주요 인대, 근육, 건을 알아보는 것으로 시작할 것이다. 요가 해부학 책에서 종종 묘사하고 있는 뼈들뿐만 아니라, 일반적인 요가 수업에 참여하는 학생들에서 찾아볼 수 있을 법한 다양한 인체의 해부학적 변형의 범주들 또한 알아볼 것이다. 관절의 구조와 뼈의 모양을 바탕으로 해당 관절에서 가능한 움직임의 범위, 그러한 움직임을 제한하는 조직(긴장의 근원), 움직임을 제한할 수 있는 압박이 발생하는 지점(압박의 근원)에 대해 알아볼 것이다. '평균적인' 몸뿐만 아니라 표준에 들어맞지 않는 몸의 긴장과 압박의 원인 또한 자세히 설명될 것이다. 마지막으로, 이것이 해당 관절 움직임이 필요한 다양한 요가 자세들의 가동범위를 증가시키는 데 어떤 영향을 끼치는지 알아볼 것이다.

이러한 탐색의 과정을 통해서 당신의 고유한 해부학적 구조가 당신의 요가에 어떻게 영향을 끼치는지 이해할 수 있을 것이다. 어느 시점에서 더 이상 진전이 불가한지를 알아차리고, 그를 통해 내 몸의 실제와 한계를 받아들이는 법을 배울 수 있기를 희망한다.

많은 독자들이 특정한 한 관절 부분만 살펴보기를 원할 수 있기 때문에 각 섹션들은 개별적으로 읽을 수 있도록 쓰였다. 그러나 관절과 그 주변에 영향을 미치는 긴장과 압박, 인체 다양성human variation의 기본적인 개념을 설명하기 위해 첫 번째 관절 부분(고관절)에 보다 많은 시간을 할애할 것이다. 어떤 관절에 관심이 있든 간에 고관절 부분을 먼저 읽어본다면 아주 유용할 것이다.

Chapter 1
요가의 뼈대

볼륨 1에서 "무엇이 나를 멈추게 하는가?"라는 질문에 대한 대답을 살펴보았다. 가동범위를 제한하는 요소들에는 대부분의 요가 지도자들이 집중하는 짧고 긴장된 근육만이 아니라 매우 다양한 원인이 있을 수 있다는 것을 알아보았다. 제한의 원인은 크게 두 가지로 나눌 수 있는데, 첫째는 특정 조직이 늘어나거나 미끄러지는 움직임이 제한되는 곳에서 발생하는 긴장tension이고, 두 번째는 신체 부분들이 서로 부딪혀 특정한 방향으로의 움직임이 막혀서 발생하는 압박compression이다. 긴장의 원인은 다음과 같다.

- 짧은 근육
- 근섬유를 감싸고 있는 근막의 단축과 긴장
- 근육군 전체를 감싸고 있는 근막의 긴장
- 근육군에서 멀리 떨어져 있는 근막에서의 제한
- 근육과 건, 근막과 상호작용하는 신경계
- 근막을 긴장시키는 면역계의 반응
- 관절낭의 수축
- 인대와 건의 구축
- 조직 내 수분 정체
- 감정 상태 등과 같은 다양한 요소들

압박의 경우는 훨씬 단순한데, 이는 신체 부분들이 서로 부딪혀서 발생하는 것으로 어느 방향으로 추가적인 근육힘을 적용하건 움직임이 제한된다. 긴장은 노력과 반복을 통해 감소시킬 수 있으나, 압박은 어떤 특정한 방향으로 도달할 수 있는 끝 지점의 최종 결정 요인이다. 때로는 자세를 수정하거나 미묘하게 움직이는 방향을 바꿔 압박 지점을 우회할 수 있다. 하지만 궁극적으로 어느 방향으로 움직이든 결국 압박 지점에 도달하게 될 것이다. 일단 그 끝 지점에 닿게 되면 더 이상의 진전은 불가능하며 더 나아가려 하다보면 부상의 위험은 말할 것도 없고 좌절감만 커지게 될 것이다.

앞서 언급했듯 많은 요가 실습 및 참고 서적에서는 '짧고 긴장된 근육'이라는 단 한 가지 요소만이 요가 자세를 제한하는 긴장의 원인이라고 규정짓는 경향이 있다. 이는 어떤 근육들이 팔다리를 움직이고 어떤 근육들이 관절 주변의 움직임을 제한하는지를 이해하는 데 유용할 수 있다. 하지만 이러한 정보는 실제 어떤 일이 발생하며 무엇이 우리의 진전을 멈추게 하는지에 관한 완전한 그림을 제공하지 못한다. 또한 관절의 해부학적 구조 및 주변 조직이 어떤 영향을 미치는지 보여주지 못할 뿐만 아니라, 늘 존재하는 인체 다양성의 현실을 고려하지 않는다. 이 볼륨에서는 요가 아사나의 뼈대를 다루는 것을 통해 긴장과 압박이 어디서부터 발생하는지, 이것이 다양한 요가 수련자들에게 어떻게 영향을 미칠 수 있는지 보여줄 것이다. 이를 알고 있다면 학생들과 지도자들은 특정 요가 자세 안에서 언제 더 진진해야 할지, 언제 끝 지점에 왔음을 받아들이고 멈추는 것이 현명한지를 이해할 수 있을 것이다.

움직임의 면

지도는 친숙하지 않는 곳에서 길을 찾는 데 유용한 도구이다. 지도를 활용하기 위해서는 '북쪽이 어디인가'와 같은 기본적인 정보를 알고 있어야 한다. 일반적으로 지도는 공간을 2차원적으로 표현하지만 우리의 인체를 탐색하기 위해서는 3차원의 표현을 사용하는 것이 더 유용하다. 3D 지도는 요가 자세가 우리의 몸을 어떻게 움직이며 고유한 뼈의 모양이 움직임에 어떤 영향을 주는지 이해를 도울 것이다.

그림 2.1에서 3D 공간에서 묘사된 사람의 그림을 볼 수 있다. 그림 속의 사람은 '해부학적 자세'로 서 있는데, 이는 해부학자들이 표준이 되는 참고 자세를 일컬을 때 사용하는 말이다. 이 용어를 자주 사용할 것이기 때문에 이해해두는 것이 좋다. 해부학적 자세에서 인체는 앞을 바라보고, 엄지가 밖을 향하도록 손바닥을 정면으로,

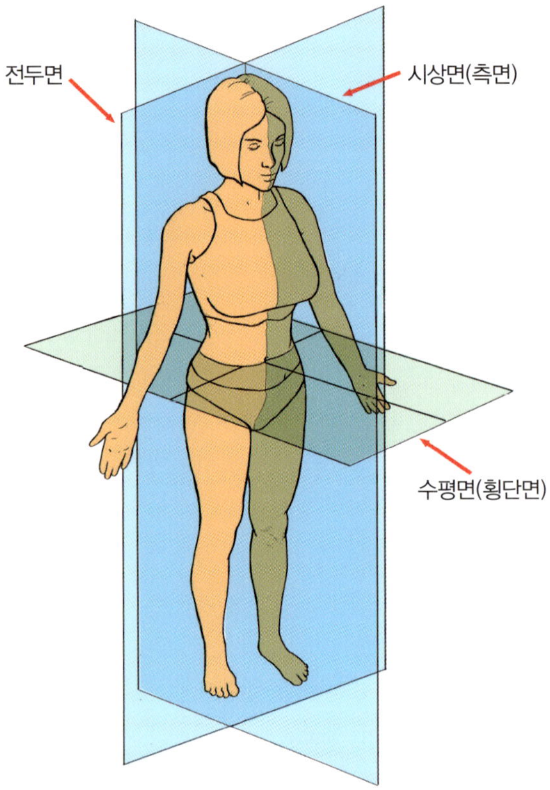

그림 2.1 해부학적 자세와 인체의 세 면

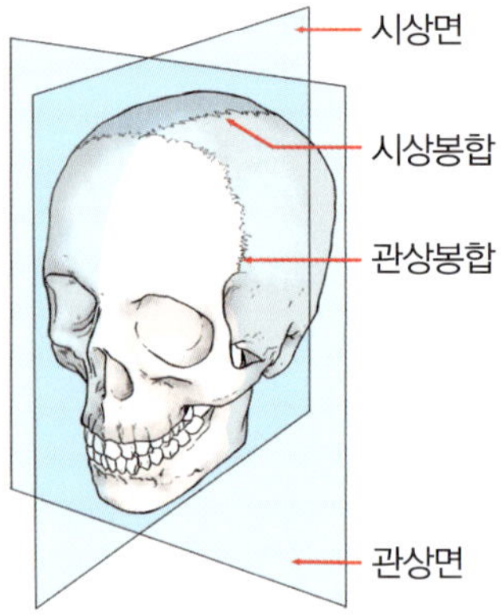

그림 2.2 두개골 봉합의 이름을 딴 인체의 두 면

양발은 나란히 두고 있다. 손바닥이 정면을 향하고 발이 약간 밖을 향해 있다는 점을 제외하면 이는 요가의 마운틴 자세Mountain Pose(타다사나Tadasana)와 유사하다. 이론적으로 이 자세는 근육의 개입이 거의 요구되지 않도록 서 있는 자세이다. 하지만 이 자세가 모든 사람들에게 에너지 효율이 좋은 자세는 아니라는 것을 앞으로 알게 될 것이다. 각자의 고유한 해부학적 구조로 인해 발을 약간 더 안으로 또는 밖으로, 손바닥이 좀 더 앞을 향하게 또는 뒤를 향하게, 무릎을 좀 더 펴거나 덜 펴는 것이 더 편하게 느낄 수 있기 때문이다.

해부학자들은 인체를 3D 면으로 묘사하는 것이 유용하다는 것을 알고 있지만 혼란스럽게도 여러 개의 다른 이름들을 사용한다. 우리는 단순하게 전두면frontal plane, 측면side plane, 수평면horizontal plane이라는 용어를 사용할 것이다. 측면은 전문용어로 시상면sagittal plane이라고 하는데, 두개골에 있는 시상봉합sagittal suture이라는 선과 일치하기 때문이다. 시상봉합은 두개골의 중간 정도부터 뒷면까지 이어진다(그림 2.2참조). 전두면은 관상면coronal plane이라고도 불리며 두개골을 앞뒤로 가르는 선인 관상봉합coronal suture에서 비롯되었다. 수평면은 횡단면transverse plane으로 불리는데 간혹 축면axial plane 또는 횡축면transaxial plane이라고도 한다. 요약하면 다음과 같다.

- 전두면은 앞과 뒤를 나눈다.
- 측면은 왼쪽과 오른쪽을 나눈다.
- 수평면은 위와 아래를 나눈다.

하지만 우리 모두 알고 있듯이 이 세 면에서만 순수하게 발생하는 움직임은 없다. 우리는 늘 한 번에 다양한 면에 걸쳐 움직이기 때문이다.

면 안에서의 방향

해부학에 수많은 낯선 용어들이 생겨난 이유는 인체의 세 면 안에서 매우 다양한 방향으로의 움직임이 가능하기 때문이다. 때론 신체의 어떤 부위에 초점을 맞추는가에 따라 다른 용어들을 사용하기도 한다. 그림 2.3에서 볼 수 있듯이 일반적으로 머리 쪽을 향하면 상방superior, 발쪽을 향하면 하방inferior, 몸의 앞쪽을 향하면 전방anterior, 뒤쪽을 향하면 후방posterior이라고 한다. 몸의 중심을 향하면 내측medial, 바깥쪽을 향하면 외측lateral이라고 부른다.

원위부distal(몸의 중심 즉 몸통에서 먼 부위) 그리고 근위부proximal(몸의 중심 즉 몸통에 가까운 부위)와 같이 보다 국소적인 부분에서 사용되는 용어 또한 듣게 될 것이다. 몸의 조직에 대해 공부하게 되면 표층superficial(표면에 더 가까운 층)과 심층deep or profound(몸의 중심에 더 가까운 층)과 같은 용어들도 사용할 것이다. 손바닥이 허벅지를 향하도록 팔을 두고 선 상태에서 손을 회내pronation시킬 수 있는데 이는 손바닥이 안쪽과 뒤쪽을 향하도록 회전시킨

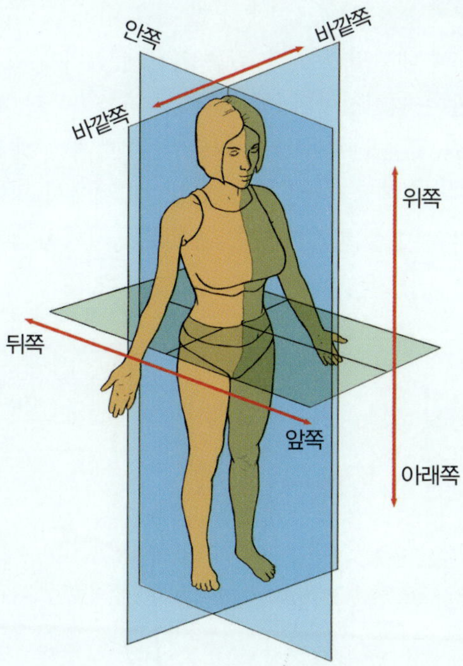

그림 2.3 주된 방향

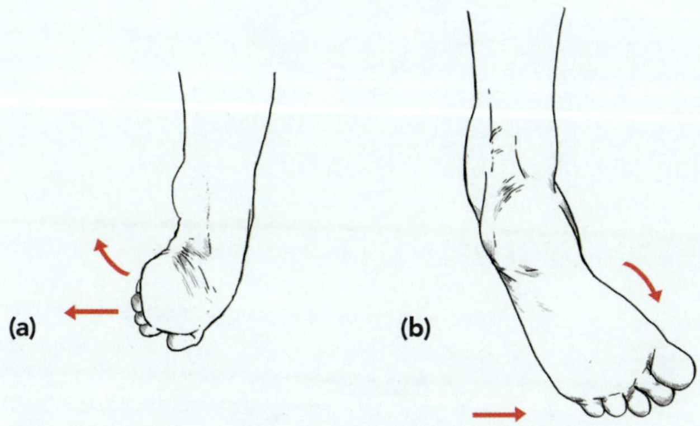

그림 2.4 왼발의 회내(a)와 회외(b)

다는 뜻이다. 발에서 회내의 의미는 발바닥을 아래 바깥쪽으로 내리고 발이 살짝 위를 향하도록 움직이는 것을 의미한다(그림 2.4a). 손과 발을 회외$_{supination}$할 수도 있는데, 손바닥이 앞쪽을 향하게 돌리는 것과(그림 2.1 참조) 발바닥이 안쪽 위를 향하도록 돌리면서 발이 아래를 향하도록 하는 것을 말한다(그림 2.4b). 폴 그릴리는 손의 프로네이션(회내)과 수피네이션(회외)을 기억하는 쉬운 방법을 알려준다. 만일 '프로' 농구 선수가 되고 싶다면 드리블을 하는 법을 배워야 하는데 이를 위해서는 손바닥이 바닥을 향하도록 해야 한다. 이것이 프로네이션을 통해 프로가 되는 방법이다. 그러나 만일 올리버 트위스트가 되고 싶다면 저녁식사를 위해 '수프'가 필요한데 수프 그릇을 손에 들고 있기 위해서는 수피네이션을 해야 한다. "수프를 좀 더 주실 수 있을까?"

해부학적 용어에 대한 완전한 설명은 아니지만 이 책을 이해하는 데 이 정도면 충분할 것이다(흥미가 있는 독자들은 부록 A: 움직임, 방향의 해부학적 용어 목록을 숙독하기 바란다). 요가 수련 중 사용하게 되는 가장 흔한 움직임 용어는 굴곡(굽힘)과 신전(폄), 외전(벌림)과 내전(모음), 내회전(안쪽돌림)과 외회전(가쪽돌림)이다. 이 용어들은 팔다리의 움직임을 설명하는 데 사용되지만, (보다 제한된 범위 내에서) 몸통의 움직임을 표현하는 데도 사용될 수 있다.

굴곡과 신전

먼저 신체를 각 면에서 개별적으로 살펴보고 가능한 움직임의 용어를 알아보자. 그림 2.5에서 볼 수 있듯이 측면에서 팔과 다리를 전방으로 움직일 수 있다. 이를 굴곡이라고 한다. 팔다리를 후방으로 움직이면 신전이다.

종종 요가 지도자들이 수업에서 "팔을 하늘을 향해 펴세요$_{extend}$"라고 말하곤 하는데 이는 시적인 표현이지만 해부학적으로는 맞지 않다. 팔을 앞으로 위로 들어올리는 데 굽힘(굴곡)이라는 표현을 쓰는 것이 어색할 수 있지만 해부학적 용어로는 정확한 표현이다. 팔을 편다는 것(신전)은 뒤로 보낸다는 의미이다. 보통 요가 수업에 해부학자들이 많이 있진 않겠지만 "팔을 펴세요"라는 표현보다는 "하늘을 향해 팔을 들어올리세요"라고 말하는 편이 나

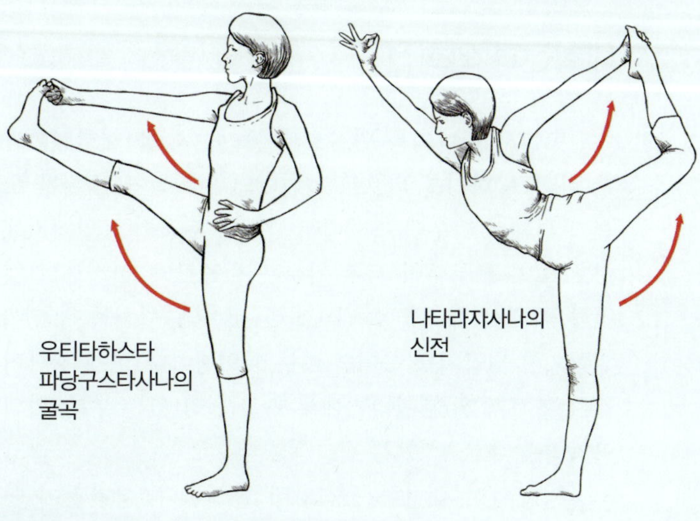

그림 2.5 사지의 굴곡과 신전

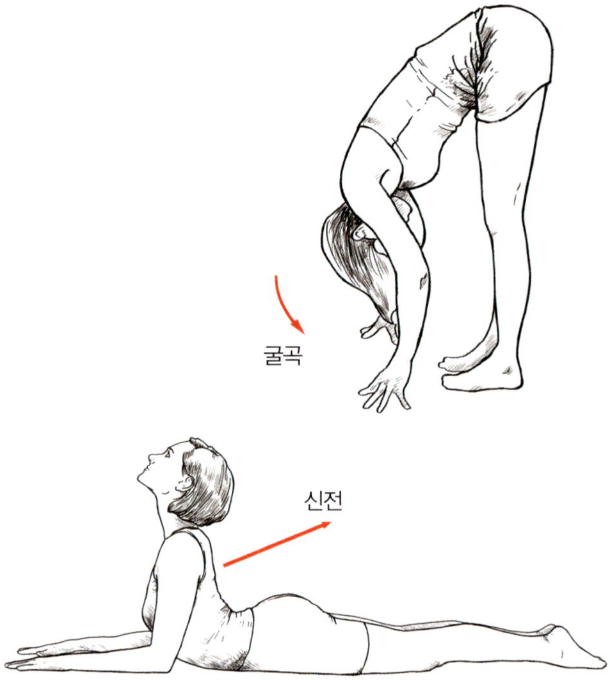

그림 2.6 몸통의 굴곡과 신전

을 것이다.

그림 2.5에서는 이 두 가지 움직임을 하는 동안 몸통을 고정하고 있지만 팔다리를 고정할 수도 있다(그림 2.6 참조). 포워드밴드 자세Dangling Pose(우타나사나Uttanasana)에서처럼 상체를 앞으로 구부린다면 다리를 움직이지 않았다 하더라도 고관절에서의 굴곡이 발생하며 척추에서는 약간의 굴곡이 발생한다. 코브라 또는 스핑크스 자세Cobra or Sphinx Pose(부장가사나Bhujangasana)처럼 상체를 뒤로 젖힌다면 이는 척추의 신전, 고관절에서의 약간의 신전이다.

내회전과 외회전

수평면에서 팔다리를 안쪽으로 돌리는 것을 내회전이라고 한다. 팔다리를 밖으로 돌린다면 외회전이다. 이를 느끼기 위해서 마운틴 자세에서 양발의 뒤꿈치를 멀어지게 하고 발가락 부분이 서로 맞닿도록 해보라. 이는 고관절 소켓 안에서 대퇴골이 내회전한 것이다. 발가락 부분이 멀어지고 뒤꿈치를 붙이면 이는 외회전이다. 여기서는 이를 설명하기 위해 팔다리에서 가장 멀리 있는 부분, 발의 움직임을 예로 들었다.

팔에서도 동일한 움직임이 발생한다. 상완골이 어깨 소켓 안에서 회전할 수 있다. 카우페이스 자세Cow face Pose(고무카사나Gomukhasana)에서 한 팔을 아래로 내려 등 뒤로 보낼 때 내회전을 한다. 같은 자세에서 위에 있는 나머지 한 팔은 외회전이다. 휠 자세Wheel Pose(우르드바다누라사나Urdvadhanurasana)에서 팔을 위로 뒤로 보내는 것 또한 외회전이다. 그림 2.7에서 카우페이스 자세에서 양팔은 내회전과 외회전을 하면서 양쪽 대퇴골은 외회전한다.

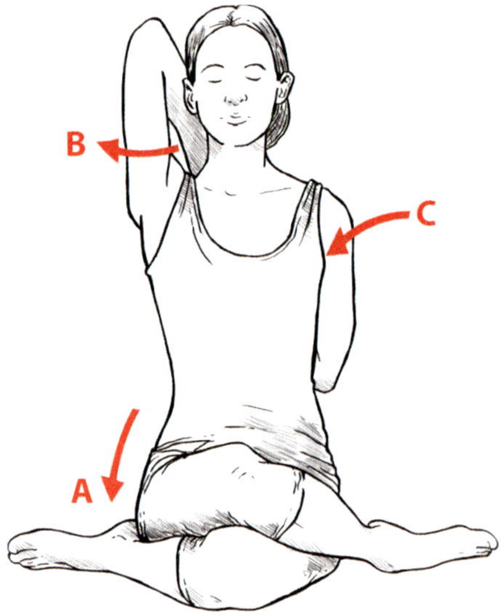

그림 2.7 카우페이스 자세(고무카사나)에서의 고관절 외회전(a), 위팔 외회전(b)과 아래팔 내회전(c)

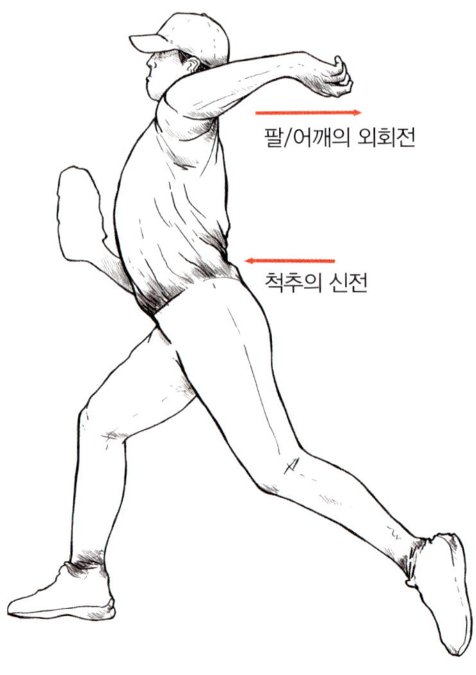

그림 2.8 공을 던질 때 팔의 외회전

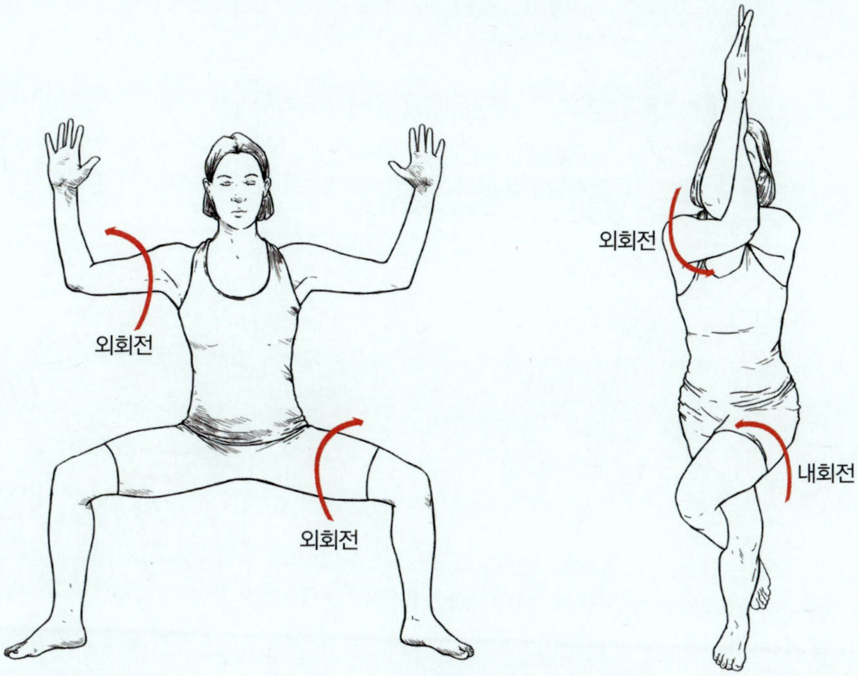

그림 2.9 가디스 자세에서 양팔과 다리 모두 외회전되어 있다(왼쪽). 그러나 이글 자세에서는 양쪽 다리 모두 내회전되어 있다(오른쪽).

우리는 다운독 자세Down dog Pose(아도무카스바사나Adhomukhashvanasana)와 같은 자세에서 어깨 관절에서 팔을 외회전하게 된다. 던지기 선수들 또한 이 동작을 많이 하는데 그림 2.8에서 볼 수 있듯이 투수는 먼저 팔을 최대한 외회전한 후 (보통 더 많은 토크를 발생시키기 위해 약간의 척추신전과 함께) 자연스럽게 내회전으로 넘어가며 공을 던진다.

그림 2.9에서 가디스 자세Goddess Pose(우카타코나사나Utkatakonasana)를 하고 있는 요기를 보면 대퇴골과 팔을 외회전하고 있다. 이글 자세Eagle Pose(가루다사나Garudasana)에서는 다리를 내회전하고 팔은 여전히 외회전하고 있는 것을 볼 수 있다. 팔을 서로 감싸고 있는 모습 때문에 외회전하고 있다는 것을 이해하기 어려울 수 있다. 하지만 가디스 자세에서 외회전하고 있는 팔을 단순히 서로 모아 내전했을 뿐이다. 이제 나머지 2개의 움직임인 외전과 내전을 알아볼 차례이다.

외전과 내전

몸을 앞뒤로 가르는 전두면상에서 팔다리를 몸에서 멀어지도록 바깥쪽으로 움직이는 것은 외전이라고 하며 몸에서 가까워지도록 안쪽으로 움직이는 것을 내전이라고 한다. 외전을 하게 되면 팔다리는 몸에서 멀어진다. 내전은 다시 몸과 가까워진다. 가디스 자세를 하고 있는 그림에서 팔과 다리를 벌리고 있는 것이 바로 외전이다.

여기서 또한 팔다리를 고정하고 몸통에서 움직임을 만들 수 있다. 예를 들어 그림 2.10과 같이 트라이앵글 자세Triagle Pose를 할 때 골반이 앞쪽 다리를 향해 움직이는 것 또한 외전이다. 전두면에서 골반과 대퇴골이 가까워진다면 이는 외전이 발생하는 것이며 멀어진다면 내전이 발생하는 것이다. 외전과 내전 움직임을 정의할 때는 양쪽 다리가 서로 가까워지고 멀어지는 것뿐만 아니라 골반과 다리의 관계 또한 고려해야 한다. 다리가 움직일 수도 있고 골반이 움직일 수도 있다.

트라이앵글 자세에서 앞쪽 고관절의 외전뿐만 아니라 회전 또한 발생하는데 양쪽 고관절의 회전이 방향이 다르다. 고관절 소켓과 움직임 범위에 대해 다룰 때 아주 자세히 살펴보겠지만, 지금 그림 2.10에서 보이는 트라이앵글 자세에서 앞쪽 고관절은 외전과 약간의 외회전, 뒤쪽 고관절은 내전과 약간의 내회전의 움직임을 보이고 있다.

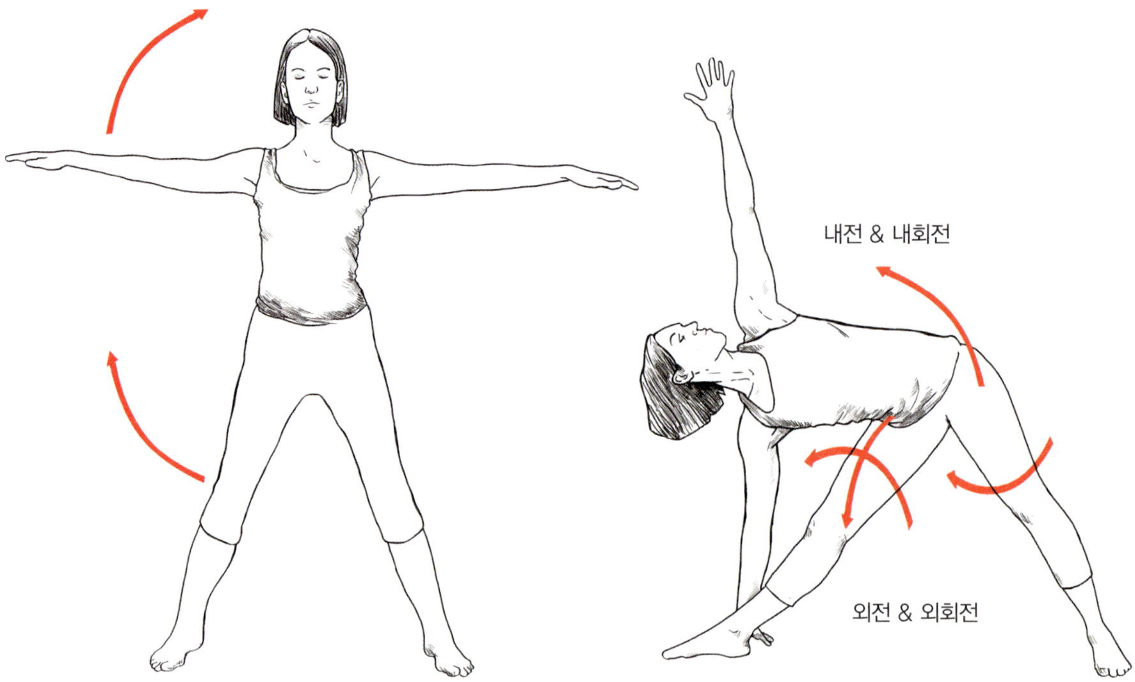

그림 2.10 외전과 내전에서 팔이나 골반 둘 중 하나를 움직일 수 있다.

외측 굴곡

전두면상에서 발생할 수 있는 또 다른 움직임은 척추의 외측 굴곡side flextion이다. 트라이앵글 자세(그림 2.10)에서 볼 수 있듯이 골반을 옆으로 밀어 몸통을 왼쪽 또는 오른쪽으로 움직이면 앞서 말했듯이 고관절의 외전이 발생한다고 할 수 있다. 그러나 골반을 고정하고 척추만을 움직이면 이는 외측 굴곡이 된다. 외측 굴곡의 좋은 예시로는 누워서 하는 인요가 자세 중 바나나사나Bananasana, 또는 그림 2.11과 같이 스탠딩 하프문 자세Standing Half Moon Pose(아르다찬드라사나Ardhachandrasana)가 있다.

수평외전

움직임은 종종 한 번에 두 개 이상의 면에서 발생하기 때문에 생체역학적으로 어떤 일이 발생하는지 이해하기 어려울 수 있다. 고관절에서의 다리 굴곡과 외전이 함께 발생하는 움직임은 요가에서 흔한데 이를 수평외전horizontal abdution이라고 한다. 가디스 자세(그림 2.12), 트리 자세Tree Pose(브륵샤아사나Vrksasana), 스트래들 자세Straddle Pose(우파비스타코나사나Upavisthakonasana)와 같은 다양한 요가 자세에서 수평외전 움직임을 찾아볼 수 있다. 수평외전을 만드는 데는 굴곡에 외전을 추가하거나 외전에 외회전을 추가하는 방법 두 가지가 있다. 수평외전은 어깨 관절의 움직임에서도 동일하게 발생한다.

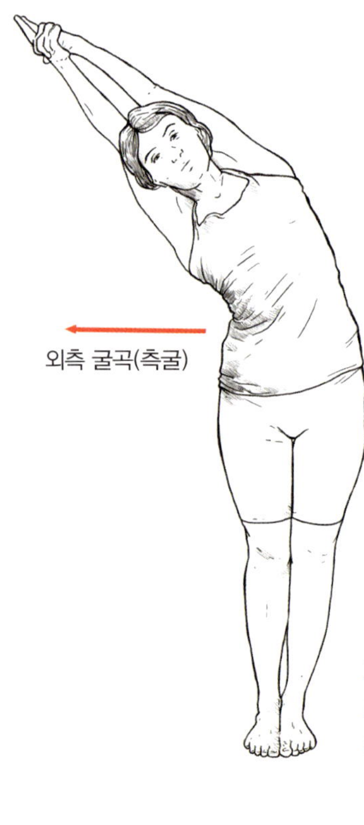

그림 2.11 스탠딩 하프문(아르다찬드라사나)에서는 척추를 외측 굴곡한다.

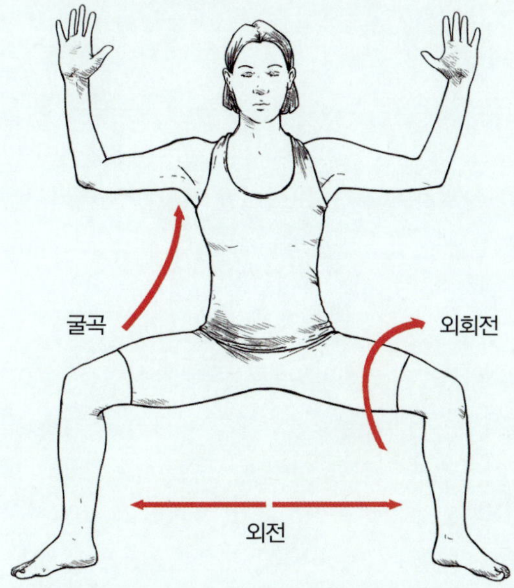

그림 2.12 가디스 자세는 고관절의 대퇴골 수평외전의 예시이다.

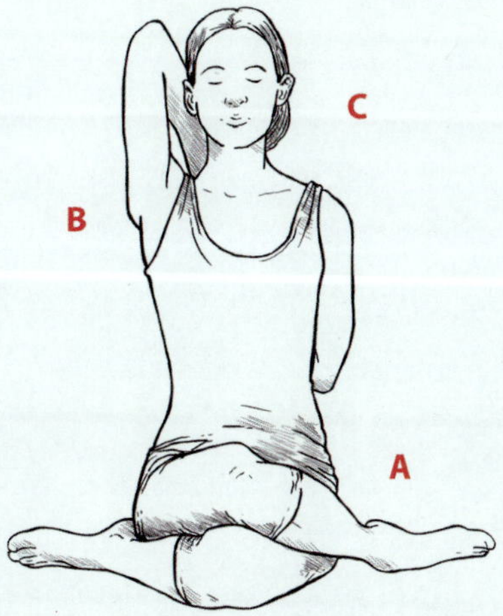

그림 2.13 카우페이스: 각 관절에서 어떤 움직임이 발생하고 있는가?

통합적인 움직임

이제까지 몸의 축이 고정되어 있고 팔다리가 움직이는 경우 굴곡과 신전, 내회전과 외회전, 외전과 내전의 움직임을 살펴보았다. 자, 이제 그림 2.12의 가디스 자세에서 보이는 모든 움직임을 알아볼 수 있겠는가? 복합적인 움직임이지만 인체의 3D 지도를 사용하여 분석한다면 각 면에서의 단순한 움직임을 찾아낼 수 있을 것이다. 팔과 다리에서는 굴곡과 외전, 외회전의 움직임이 동시에 발생하는 것을 볼 수 있다. 다시 말하지만 이것을 수평외전이라고 할 수도 있다.

이러한 움직임의 방향을 얼마나 잘 이해하고 있는지 시험해볼 시간이다. 그림 2.13의 카우페이스 자세를 다시 한 번 살펴보자. 이제 고관절(A)과 어깨(B, C)에서 발생하는 움직임이 무엇인지 맞춰보라(정답은 주석에 나와 있다.[2]).

이제 하지가 움직임에 대해 충분히 이해했길 바란다. 이는 각 방향으로의 움직임을 최종적으로 제한하는 것이 무엇인지 이해하는 데 매우 중요하다. 움직임을 정확히 이해한다면 어디까지 가능하며 언제 한계에 도달하는지 알아내는 데 도움이 된다.

중요한 내용: 정렬의 중요성

건물을 세우기 위해서는 바닥에서부터 토대를 튼튼히 다져야 함이 마땅하다. 그러나 이를 요가 수련에 적용한다면 '토대의 오류'에 빠지게 된다. 우리는 종종 인간의 몸은 건물이 아니라는 단순한 사실을 무시하며 자세의 기초를 바닥에서부터 쌓아올리는 데 집중한다. 우리는 살아있는 시스템이지 기계적인 구조물이 아니다. 어머니의 뱃속에서 손가락과 발가락, 그다음 손과 발, 그리고 발목과 손목이 자라지는 않았다. 우리는 몸의 중심, 코어에서부터 바깥쪽으로 발달했다. 우리가 자라고 발달해온 과정을 이해한다면 자세에 또한 같은 방법을 적용할 수 있다. 바닥에서부터 올라오는 것이 아니라 코어로부터 바깥쪽으로, 근위부에서 원위부로 말이다.

요가 자세에서 손과 발의 위치는 가장 중요한 부분은 아니지만 가장 눈에 띄는 부분이기 때문에 대부분 가장 관심을 기울이고 자세를 수정하는 데 사용한다. 이는 손과 발의 위치가 중요하지 않다는 뜻이 아니다. 하지만 손과 발의 위치보다 가장 먼저 중요하게 고려해야 하는 것은 코어이다. 발을 반드시 나란히 두고 정면을 향하게 두어야 한다는 독단적인 주장은 가장 중요한 각자의 해부학적 특이성과 코어의 중요성을 고려하지 않는다. 발의 방향을 정하기 전에 고관절 소켓에서 어떤 일이 일어나고 있는지 살피는 것이 우선시되어야 하며, 대퇴골, 무릎, 경골, 발목 등의 모양을 차례로 살펴보아야 한다. 발부터 시작하여 자세를 살피는 것은 꼬리로 강아지를 흔드는 것과 같다. 안전하지도 효율적이지도 않으며 강아지를 짜증나게 할 뿐이다. 불행하게도 팔다리를 살펴보는 것보다 코어에서 무슨 일이 일어나고 있는지를 알아보는 게 훨씬 어렵다. 지도자들은 손과 발의 위치를 이상적이며 심미적으로 아름다운 정렬에 두기 위해 지나치게 많은 시간과 노력을 들인다. 반면 애초에 왜 이들이 '정렬에서 벗어났는지'를 이해하지 못한다. 이러한 탐구는 코어에서부터 바깥쪽을 향하는 것으로 시작해야 한다. 반대로 말하자면 많은 지도자들이 코어의 안정성을 타협하는 위험을 감수한다.

보편적인 정렬에 대한 큐는 존재하지 않는다. 이 말은 모든 사람에게 해당되는 정렬은 없다는 뜻이다. 정렬에 대한 원칙을 부정하는 것이 아니다. 다만 인체는 다양하며 각자의 해부학적 특이성이 있기 때문에 어떤 사람에게 효과적인 정렬이 당신에게는 전혀 들어맞지 않을 수 있다. 정렬에는 '개별적인' 원칙들이 존재한다. 요가에서 스스로에게 가장 효과적인 정렬을 찾는 것이 우리의 숙제이다. 앞으로 살펴보겠지만, 많은 사람들이 서서 하는 요가 자세에서 발을 바깥쪽으로 돌려야 할 필요가 있다. 각자의 고유한 생물학적 요소들 때문이다. 이들에게 억지로 다른 사람들처럼 발을 정면으로 두도록 한다면 고관절과 무릎에 지나친 스트레스가 가해질 수 있으며 자연스러운 최대 가동범위 내에서 움직이는 것이 불가능해질 것이다.

정렬은 중요하다! 올바른 정렬을 통해 부상을 유발하는 관절의 부담을 줄이고 과한 가동범위까지 움직이는 것을 예방할 수 있다. 좋은 정렬을 통해 건축학적인 안정성을 만들고 근육의 사용을 최소화하여 한 자세에 안전하게 오래 머물 수 있다. 모든 자세에서 모든 이에게 효과적인 정렬 큐가 있다면 얼마나 좋을까? 하지만 인체의 다양성을 통해 우리는 삶이 그처럼 호락호락하지만은 않다는 것을 깨닫게 된다. 우리 모두는 다르기 때문에 어떤 사람에게 효과적인 것이 다른 사람에게도 효과적일 것이라는 보장은 없다. 중요한 것은 "어떤 정렬 큐가 나에게 맞는 것일까?"라는 질문이다.

Chapter 2
하체의 관절: 고관절

워리어 자세Warrior Pose(비라바드라사나Virabhadrasana) 또는 스쿼트Squat(말라사나Malasana)와 같이 서서 하는 자세에서 무릎을 어느 방향으로 둬야 할까? 발은? 모든 사람들이 안전하게 로터스 자세(파드마사나)를 할 수 있을까? 무릎이나 팔꿈치를 과신전하는 것이 항상 위험한 걸까? 우리는 앞으로 아름다운 정렬만을 위한 일반적인 큐만으로는 요가 자세의 위험 요소로부터 학생들을 보호할 수 없다는 것을 알게 될 것이다. 또한 개별적인 인체 구조 특성상 한 학생에서 매우 효과적인 정렬 큐가 다른 학생에게는 오히려 위험할 수 있는 반면 모든 학생들에게 위험하다고 생각되는 큐가 몇몇 학생들에게는 아무 영향이 없거나 오히려 유익할 수도 있음을 알게 될 것이다.

지금부터 하체에서의 해부학적 압박의 요인들과 인체 다양성의 결과에 대해 알아볼 것이다. 골반과 대퇴골로 이루어진 고관절부터 시작한다. 골반은 인체 중 가장 복잡한 뼈라고 해도 과언이 아니다. 또한 고관절 소켓은 몸의 정확히 중간쯤에 위치하기 때문에 골반은 좋은 시작점이 될 것이다.

인대와 관절을 포함한 조직들의 건강을 위해서는 적절한 스트레스가 필요하다는 사실을 기억할 필요가 있다. 아름답지 않고 이상해 보인다는 이유로 금기시된 여러 정렬들이 실제로 관절에는 건강한 스트레스를 줄 수 있다. 이러한 정렬을 피한다면 학생들의 몸이 건강한 스트레스를 경험할 수 있는 기회를 빼앗게 된다. 물론 똑같은 자세에서 몇몇 학생들에게 과도한 스트레스가 다른 학생에게는 효과적일 수 있다. 얼마나 많은 스트레스가 발생하고 있으며 이것이 몸을 건강하게 하는지 다치게 하는지 현명하게 판단할 수 있도록 주위를 기울여야 한다.

형태

2개 이상의 뼈가 만나는 부분을 관절joint이라고 하며, 고관절hip joint에서는 골반pelvis과 대퇴골femur이 만난다. 전문용어로 고관절을 구상관절ball-and-socket joint이라고 한다. 볼처럼 생긴 대퇴골이 머리가 컵처럼 생긴 고관절 소켓 안에서 돌고 구르고 미끄러진다. 반대로 대퇴골이 고정되어 있으면 고관절 소켓이 대퇴골 머리 위에서 움직일 수도 있다. 요가에서 골반이 고정된 상태에서 대퇴골이 움직이거나 대퇴골이 고정되어 있고 골반이 움직이는 두 경우를 모두 볼 수 있다.

고관절과 그 움직임 범위를 이해하기 위해서 우리는

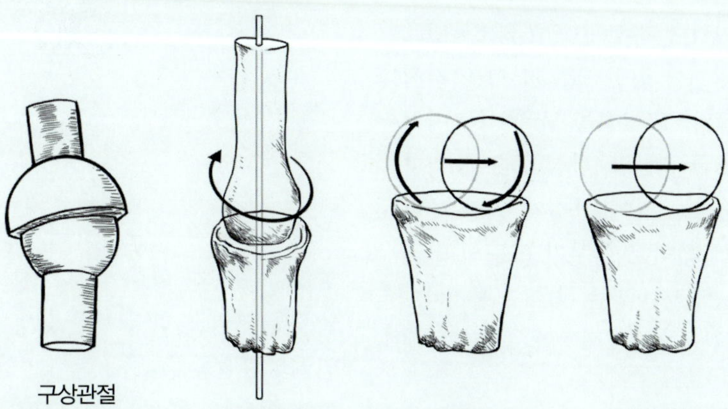

그림 2.14 고관절은 구상관절로서 돌고(굴곡과 신전 시), 구르고, 약간의 미끄러짐(외전/내전 및 외회전/내회전)이 발생한다.

골반과 대퇴골 고유의 모양과 구조를 면밀히 살펴보아야 한다. 처음에는 개별적으로 살펴볼 수 있겠지만 각각의 모양이 고관절의 기능에 어떻게 영향을 미치는지 알아보려면 결국 두 개를 함께 살펴보아야 한다.

고관절의 구조

'고관절hip'은 해부학적 관점에서 보면 문제가 많은 용어이다. 때로 사람들이 자주 손을 짚고 있는 허리춤을 가리키는 데 쓰이기 때문이다. 이 부분은 해부학적 용어로 장골ilium(라틴어에서 온 말로 옆구리 또는 사타구니를 의미. 복수로는 illa로 표현)이라고 부른다. 장골의 가장 윗부분을 장골능iliac crest이라고 한다(그림 2.15와 2.16 참조). 때로는 대퇴골의 대전자greater trochanter를 고관절이라고 생각하는 경우도 있다(그림 2.17 참조). 우리는 '고관절'을 고관절 소켓에서 골반과 대퇴골이 만나는 부분으로 정의할 것이다. 앞으로 문맥상 명확하게 대전자나 장골능을 의미하는 것이 아니라면 고관절 또는 고관절의 움직임이라 함은 말 그대로 고관절 또는 고관절 소켓에서의 움직임을 의미한다. 고관절 소켓과 같은 뜻으로 사용되는 또 다른 해부학적 용어는 바로 관골구actabulum이다.

고관절을 이루는 뼈

골반

골반pelvis은 대야 또는 그릇을 의미하는 라틴어에서 온 단어로 이 복합적인 뼈를 아주 잘 묘사하고 있다(그림 2.15와 2.16을 참조). 그릇의 윗부분을 큰 골반greater pelvis(또는 가짜 골반false pelvis)이라고 하며 아랫부분을 작은 골반lesser pelvis(또는 진짜 골반true pelvis)이라고 한다(그림 2.18 참조). 골반의 기능은 다양하다. 장기를 담고 있으며 이를 지지하고 보호해준다. 또한 다리와 고관절을 움직이는 여러 근육들의 넓은 부착 지점을 공유한다. 가장 중요한 역할은 상체의 무게를 지지해준다는 것이다. 실제 골반은 여러 개의 뼈들이 인대에 의해 하나로 합쳐져 있는데 천골과 2개의 관골(라틴어로 골반을 의미하는 coxa로 불리기도 한다)로 이루어져 있다. 각 관골은 장골, 치골, 좌골 세 개의 뼈로 구성되어 있다.

총 7개의 뼈가 골반을 형성하고 있는데, 태어났을 때는 각각의 뼈들이 완전히 형성되어 있지 않고 대부분 연골로 이루어져 있다. 15세쯤 연골이 뼈로 바뀌며 세 뼈의 융합이 완전히 이루어진다. 이 세 개의 뼈들의 합쳐진 곳을 관골구라고 한다(그림 2.19 참조).[3] 골반의 전면은 섬유연골성관절fibrocartilaginous joint인 치골결합pubic symphysis을 통해 두 개의 관골이 연결되어 있다. 후면에서는 두 개의 관골이 천골과 함께 천장관절sacroiliac joint을 이루는데 이는 약간의 미끄러지는 움직임이 가능한 윤활관절이다. 치

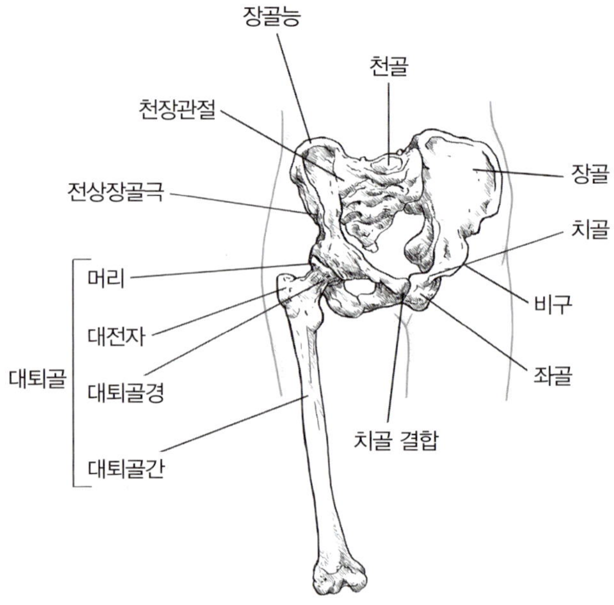

그림 2.15 사선에서 본 골반과 대퇴골

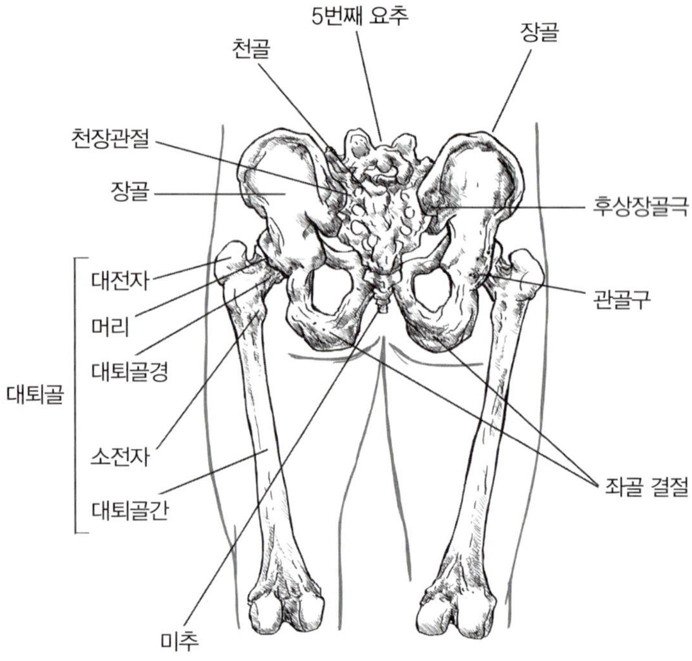

그림 2.16 후면에서 본 골반과 대퇴골

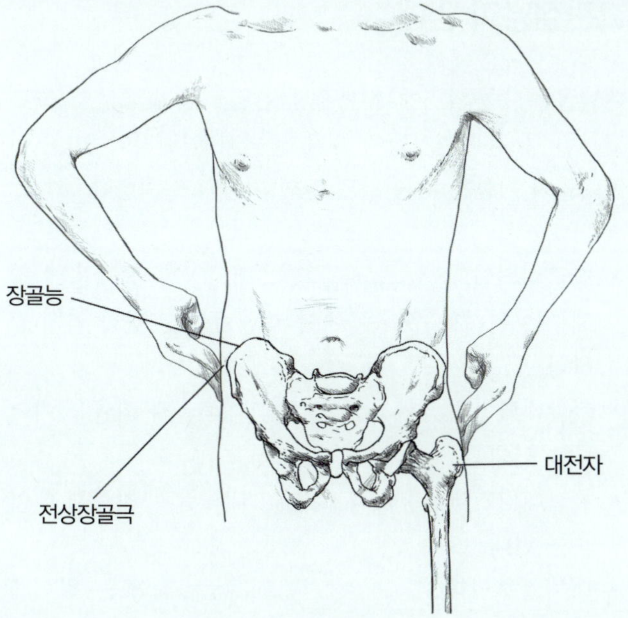

그림 2.17 대전자와 전상장골극의 촉진

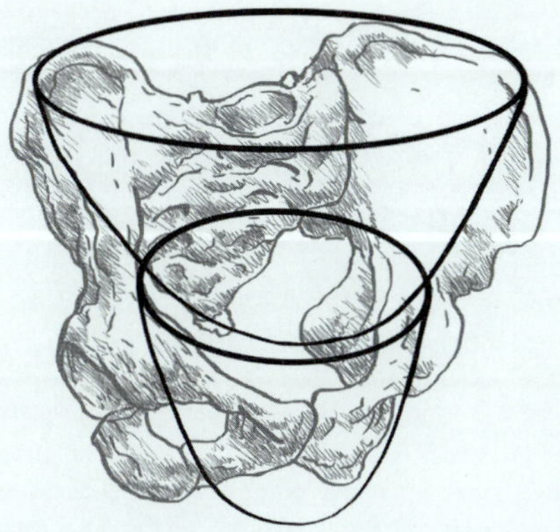

그림 2.18 골반. 골반은 2개의 그릇을 포개어 놓은 것으로 볼 수 있다. 위쪽이 큰 골반(가짜 골반), 아래쪽에 있는 것이 작은 골반(진짜 골반)이다.

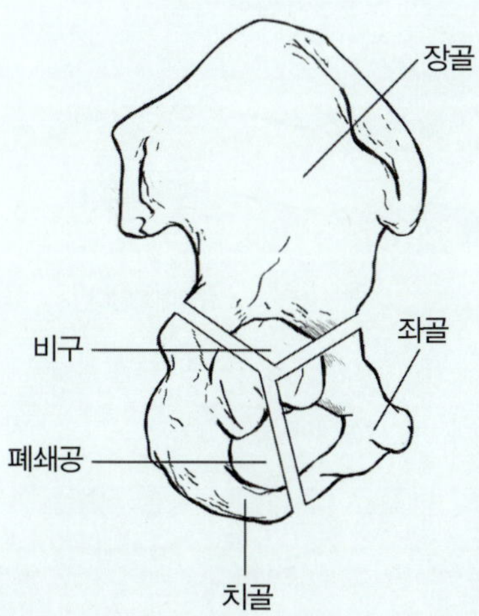

그림 2.19 관골. 각 3개의 뼈가 자라면서 관골구로 알려진 고관절 소켓을 형성한다.

골결합은 연골로 이루어진 관절이기 때문에 많은 움직임이 발생하지는 않지만 약간의 움직임이 가능하다. 특히 임신 말기에 가까워질 때 출산 시 아기의 머리가 빠져나갈 수 있도록 아래쪽 골반이 넓어지는 것을 돕기 위해 치골결합의 움직임이 약간 더 발생할 수 있다. 천장관절은 치골결합보다 더 많은 움직임이 가능하지만 정상 가동범위가 0~15도 사이로 매우 작다[4](천골의 움직임은 볼륨 3: 몸통에서 살펴볼 것이다).

골반의 랜드마크

고관절에서 발생하는 움직임을 이해하기 위해서 여러 개의 해부학적 지표anatomical landmark들을 알고 있다면 유용할 것이다. 골반과 대퇴골 그림에서 많은 것들이 나타나 있지만 우리가 지속적으로 사용할 주요 부분은 관골구(고관절 소켓hip socket), 전상장골극(ASISanterior superior iliac spine), 대퇴골두the head of the femur, 대퇴경the neck of the femur, 대전자가 있다. 대전자와 ASIS는 쉽게 만질 수 있다. 일어서서 손을 허리춤에 짚으면 검지손가락으로 만질 수 있으며 엄지로는 후상장골극(PSISposterior superior iliac spine)을 만질 수 있다. 그림 2.20과 같이 이 두 랜드마크를 찾기 위해 골반 앞뒤를 만져볼 수 있다. 그림 2.17처럼 손을 살짝 아래쪽으로 내려 허벅지 쪽으로 가면 대전자라고 하는 뼈가 크게 튀어나온 부분을 만질 수 있다. 싯본sit bone으로 많이 불리는 좌골결

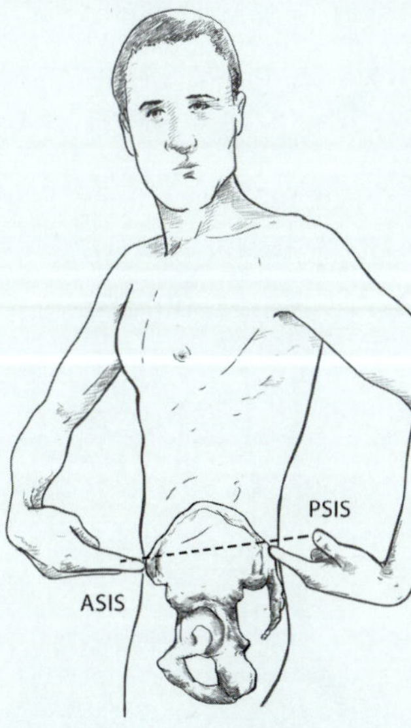

그림 2.20 측면에서 본 골반. 서 있을 때 골반이 기울어져 있는 것을 볼 수 있다. 그러나 이는 고유의 자연스런 위치이다. 장골능은 좌골결절 위에 있다.

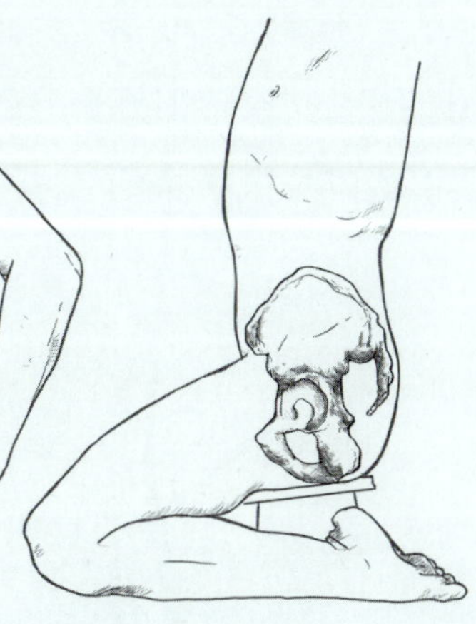

그림 2.21 앉아 있을 때 측면에서 본 골반. 몸을 수그리지 않는다면 골반의 방향은 수직으로 세워져 있다.

절ischial tuberosity은 엉덩이 아래 항문 방향 쪽으로 손을 대면 뼈가 튀어나온 곳에서 쉽게 촉진할 수 있다.

대퇴골

대퇴골은 우리 몸에서 가장 길고 강한 뼈로, 골반 뼈만큼 복잡하지는 않지만 고유의 뒤틀리고 돌아간 모양을 가지고 있다. 대퇴골의 몸통shaft of femur이 휘어져 있는 것을 대퇴골 비틀림femoral torsion[5]이라고 하며, 대퇴골의 몸통과 대퇴골의 목 부분 사이의 각도를 대퇴골 목의 경사각femoral neckshaft angle(또는 줄여서 neck angle)[6]이라고 한다. 대퇴골의 비틀림과 목의 각도는 다양한 움직임상에서 고관절의 최대 가동범위를 결정짓는다.

그림 2.22에서 표준적인 대퇴골의 그림을 볼 수 있다. 알아두어야 할 근위부 쪽 중요한 랜드마크는 대퇴골두(골반의 관골구와 연결되는), 그리고 소전자lesser trachanter이다. 대퇴골의 원위부 쪽은 무릎 관절을 다룰 때 자세히 살펴볼 것이다. 대퇴골두는 완벽한 구의 모양이라기보다는 약간 타원형이다. 이는 관골구의 곡선 모양과 거의 일치하여 골두가 구르고 회전할 수 있으며 때론 약간의 미끄러짐도 발생한다.

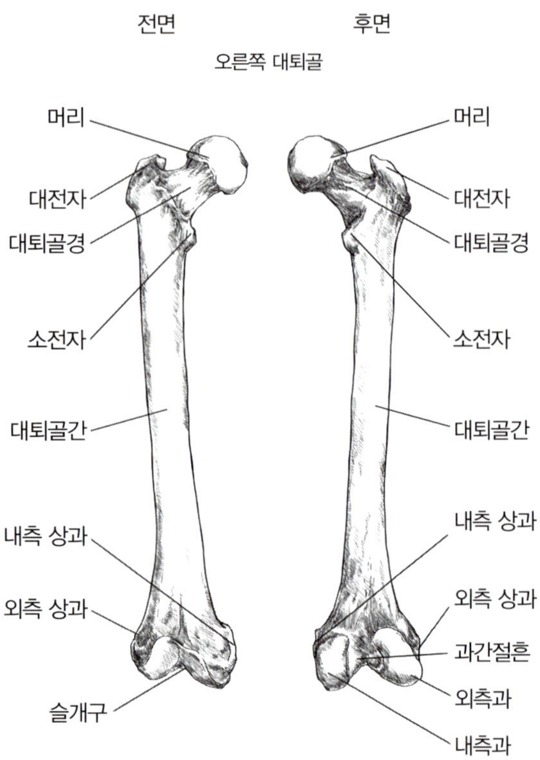

그림 2.22 대퇴골. 전면과 후면.

고관절낭과 인대

대퇴골은 주변의 5개의 관절낭인대capsular ligament, 그리고 고관절 내 윤활관절낭에 의해 골반과 연결되어 있다. 이 인대들의 이름은 각 연결된 뼈의 이름과 일치한다.

- 장골대퇴인대iliofemoral ligament: 대퇴골과 장골을 연결해주는 인대로 우리 몸에서 가장 두껍고 강한 인대 중 하나
- 좌골대퇴인대ischiofemoral ligament: 대퇴골과 좌골을 이어주는 인대
- 치골대퇴인대pubofemoral ligament: 대퇴골과 치골을 이어주는 인대
- 대퇴골두인대ligamentum of the femur's head 또는 원인대

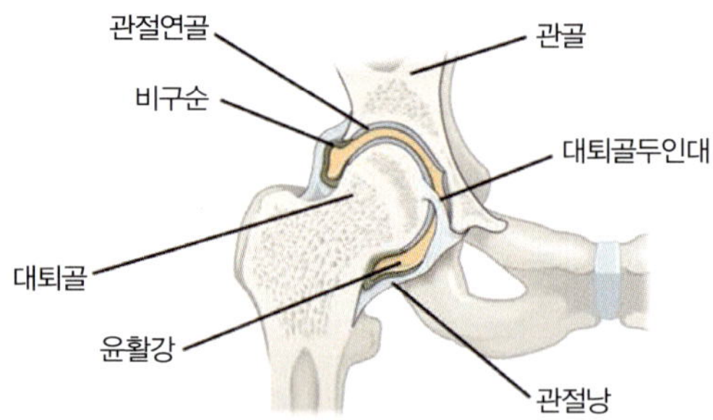

(a) 우측 고관절 전두면상의 단면

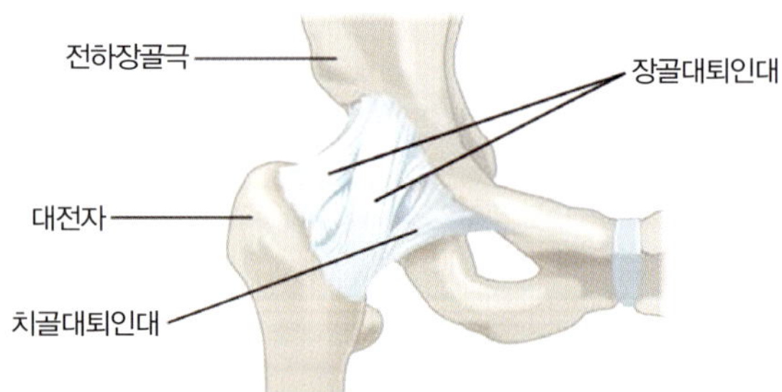

(b) 우측 고관절의 전면, 관절낭에 쌓여 있음

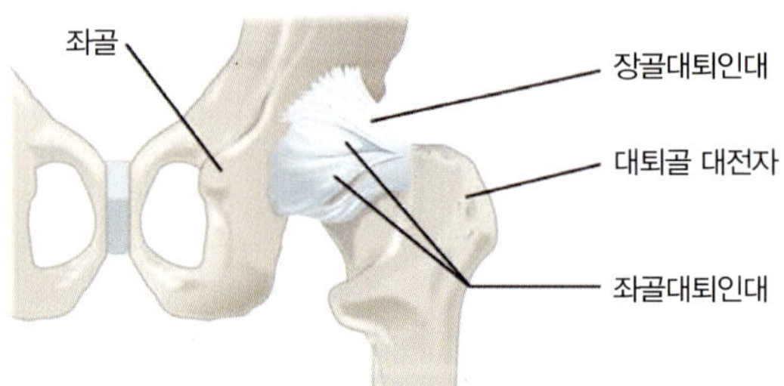

(c) 우측 고관절의 후면, 관절낭에 쌓여 있음

그림 2.23 고관절의 인대와 관절낭. 고관절에서 움직임을 제한하는 가장 중요한 인대는 장골대퇴, 좌골대퇴, 치골대퇴인대이다.

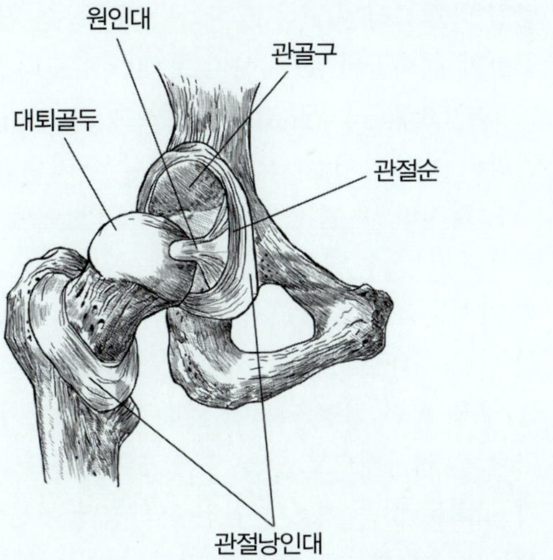

그림 2.24 원인대는 굴곡, 내전, 내회전 시 팽팽해지지만 관절의 안정성에는 크게 기여하지 않는다.

ligament teres: 대퇴골과 관골구를 이어주는 인대

- 관골구횡인대transverse ligament of the acetabulum: 관절와순labrum의 아래쪽 테두리를 보강해주는 받침대 역할을 한다. 그림에는 나와 있지 않지만 관절낭의 하부에 위치

처음 3개 인대의 섬유 방향은 움직임을 제한하는 데 중요한 요인이다(그림 2.23). 이 인대들은 관절낭인대라고 부르며 관절낭을 다양한 방향에서 보강해준다.

- **장골대퇴인대**는 3개 중에 가장 강하다. 관절낭의 전면과 상부를 보강해주며 외회전과 신전을 제한할 수 있다. 이를 2개의 개별적 인대로 볼 수도 있는데 각각의 섬유 방향(상부와 전면)이 스트레스에 다르게 반응할 수 있기 때문이다.
- **치골대퇴인대**는 관절낭의 전면과 하부를 보강해주는 역할을 한다.
- **좌골대퇴인대**는 후방 관절낭을 보강해주며 신전과 내회전을 제한할 수 있다. 또한 고관절이 굴곡되어 있을 경우 내전을 제한할 수 있다.[7]

모든 전문가들이 각 인대들의 기능에 대해 동의하지 않는다는 사실은 놀랍지 않다! 어떤 연구가들은 외회전은 인대에 의해 전혀 제한을 받지 않는 반면 내회전이 가장 큰 제한을 받는다고 한다.[8] 원인대의 역할 또한 여전히 논란이 많다.[9] 내전, 굴곡, 외회전 움직임에는 거의 저항을 주지 않지만 주요 기능은 대퇴골을 관골구 중앙에 잘 고정시키는 역할과 더불어, 성장기 대퇴골두로 통하는 혈관의 경로가 된다(그림 2.24 참조).[10]

고관절의 근육

고관절의 움직임을 만들어내는 근육들은 그림 2.25에 나타나 있다. 굴곡은 보통 요근psoas, 장골근iliacus, 대퇴직근rectus femoris, 대퇴근막장근tensor fasciae latae과 같은 고관절 앞쪽 굴곡근에 의해 발생한다. 신전 동작은 대체로 대둔근gluteus maximus, 햄스트링hamstrings과 같은 큰 엉

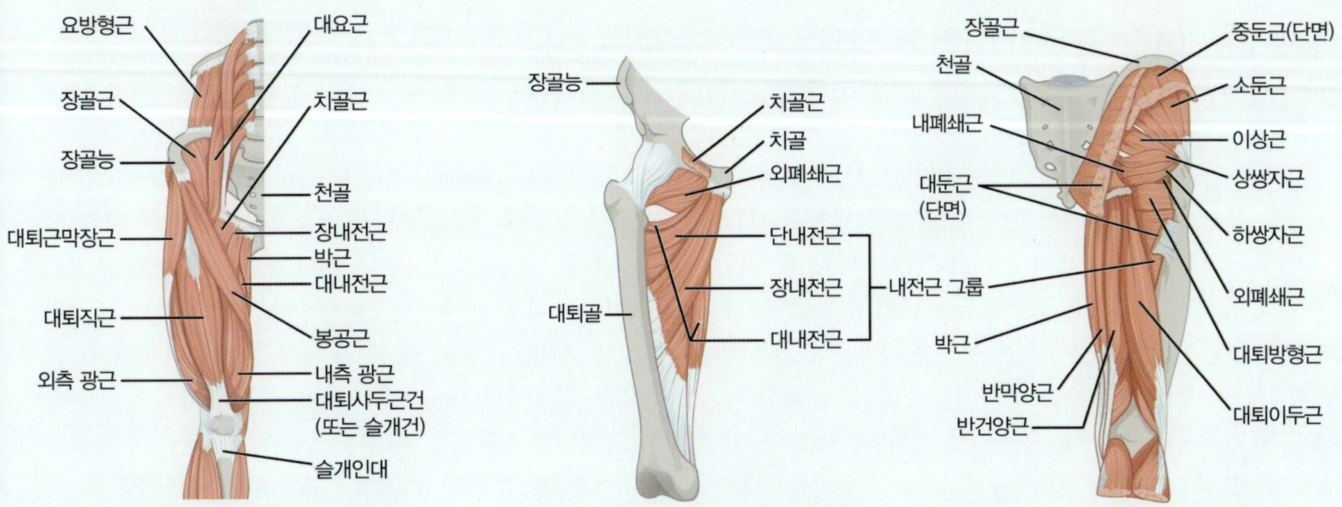

우측 다리 골반 천층 및 대퇴부 근육(전면) 우측다리 골반 심부 및 대퇴부 근육(전면) 우측 다리, 골반 및 대퇴부 근육(후면)

그림 2.25 고관절을 움직이는 근육들

덩이 근육과 뒷다리근육을 통해 만들어진다. 외전은 중둔근gluteus medius, 소둔근gluteus minimus, 대퇴근막장근과 같은 고관절 바깥쪽 근육에 의해 발생한다. 내전은 주로 대내전근adductor magnus, 장내전근adductor longus, 단내전근adductor brevis, 박근graciliis, 치골근pectineus과 같은 허벅지 안쪽 근육들이 만들어낸다. 외회전에는 주로 내폐쇄근과 외폐쇄근obturator interns and externus, 상쌍자근과 하쌍자근gemellus superior and inferior, 대퇴방형근quadrates femoris, 이상근piriformis, 대둔근과 같은 근육이 사용된다. 여기서 '주로'나 '대체로'라는 단어를 사용하는 이유는 어떤 근육이 어떤 움직임을 발생시키는지 늘 분명하지는 않기 때문이다. (복잡한 이야기 참조. 어떤 근육이 어떤 움직임을 만드는지는 경우에 따라 다를 수 있다.)

다양한 뼈의 유형과 변형의 범주

골반뼈의 다양한 변형

두 사람을 데려다놓고 그 골반을 비교해보기만 해도 꽤 다르다는 사실을 쉽게 알게 될 것이다. 한 사람은 골반이 아주 넓은 반면 다른 사람은 좁다. 남녀를 비교해보면 차이가 명확해 보일 수 있으나 어떤 연구가들에 의하면 여성의 평균 골반 넓이가 남성 평균보다 넓다는 사실을 뒷받침할 데이터는 없다고 한다! 물론 동성 집단 내에서도 골반과 대퇴골의 모양 차이는 대단히 크다. 또한 여성보다 넓은 골반을 가진 남성도 있으며 그 반대도 존재한다. 골반의 여러 차이점들이 요가 수련 중 가동범위에 영향을 주진 않지만 몇 가지 주요 차이점들은 어떤 특정한 요가 아사나를 할 수 있는지 없는지에 큰 영향을 미칠 수 있다. 몇 가지는 걷기와 달리기 같은 단순한 일상생활에 지장을 줄 만큼 지대한 영향을 끼치기도 한다. 이런 심각한 경우는 보통 어린 시절 의사에 의해 발견되어 가동범위와 삶의 질을 정상적으로 만들 수 있도록 도움을 받는다. 우리가 살펴볼 것은 이보다 훨씬 흔하지만 여전히 다양한 자세들을 수행하는 데 영향을 미칠 수 있는 경우이다.

전형적인 성별로 인한 차이

그림 2.26의 두 골반은 눈에 띄게 큰 차이를 보인다. 종종 언급되는 일반적인 차이점은 양쪽 좌골결절의 넓이(이를 치골하각subpubic angle이라고 부른다. 그림 2.27), 장골의 수직성, 꼬리뼈의 만곡, 골반 안쪽의 둥그런 정도 등이다. 이 모든 요소들은 여성의 임신 및 출산과 연관되어 있다. 남성의 골반은 그러한 특별한 기능이 필요하지 않다. 하지만 종이 진화함에 따라 남성의 달리는 능력이 발달되었고 골반이 달리기 속도와 지구력을 강화할 수 있는 모양이 되었다. 하지만 인체의 다양한 모양으로 인해 치골하각이

어려운 내용: 어떤 근육이 어떤 움직임을 만드는지는 경우에 따라 다를 수 있다

어떤 근육이 어떤 움직임을 만드는지 설명할 때 우리는 '대체로'라는 단어를 사용했지만, 각 근육의 역할은 관골구 내 대퇴골의 방향, 중력과 관련된 신체의 방향, 학생의 이력 및 습관적으로 사용하는 근육에 따라 달라진다. 한 연구 결과에 따르면 다양한 인체 모양은 근육의 원위부와 근위부 부착 지점에 영향을 미칠 수 있고, 이는 근육의 작용 또한 변화시킬 수 있다. 예를 들면 어떤 연구가들은 장골능이 큰 사람의 경우 중둔근의 기시점이 앞쪽으로 옮겨지기 때문에 더 큰 고관절 내회전이 만들어질 수 있다고 말한다.[11] 어떤 해부학자들은 약 27%의 사람은 요추굴곡과 골반의 측굴을 보조하는 소요근psoas minor을 가지고 있으나 73%의 사람은 이 근육을 가지고 있지 않다고 한다.[12] 또한 움직임을 만들어내는 요소로 근육에만 초점을 맞춘다면 힘을 발생시키고, 전달하고, 분배하는 근막의 중요한 역할을 간과하게 된다. 따라서 한 근육이 특정 움직임을 만들어낸다는 사실이 모든 사람에 똑같이 적용된다고 확언할 수 없다. 그러나 해부학적 입장에서 움직임 발생에 대한 약간의 일반화는 가능하다. 기억해야 할 것은 이들은 단순화된 일반화로, 어떠한 몸도 이렇게 단순하게 작용하지 않는다는 것이다.

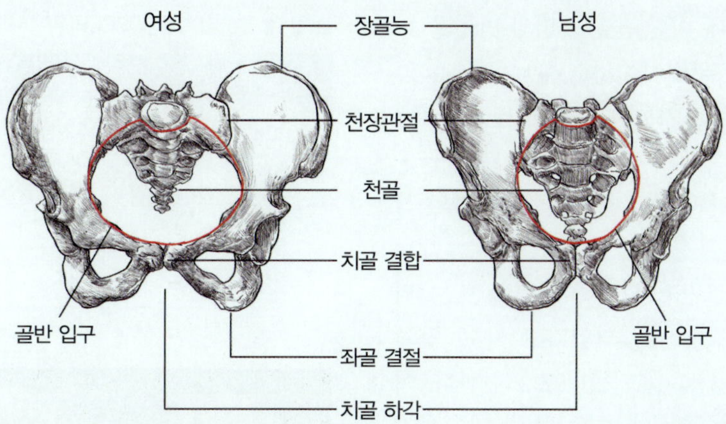

그림 2.26 여성과 남성의 골반 비교. 보통 여성 골반이 남성 골반에 비해 더 넓고 낮으며 남성 골반은 더 좁고 높다.

남성 평균만큼 좁은 사람도 있으며, 치골하각이 여성 평균과 비슷할 정도로 넓은 남성도 존재한다. 이러한 개인적 차이는 여성이 자연분만을 할 수 있는가 아니면 제왕절개가 필요한가와 같은 중요한 문제에 영향을 줄 수 있다(부록 B: 여성 골반의 변이들 참조).

그림 2.26에 그려진 두 골반은 평균적인 모양을 그리고 있지만 그 어느 누구도 정확히 평균인 사람은 없다. 모든 사람의 골반은 이 그림과는 다를 것이다. 그 차이는 사소할 수도 있고 매우 중요할 수도 있다. 예를 들어 좌골결절 사이가 넓은 사람은 보트 자세Boat Pose(나바사나Navasana)와 같이 앉아서 하는 자세를 할 때보다 안정적일 것이다.

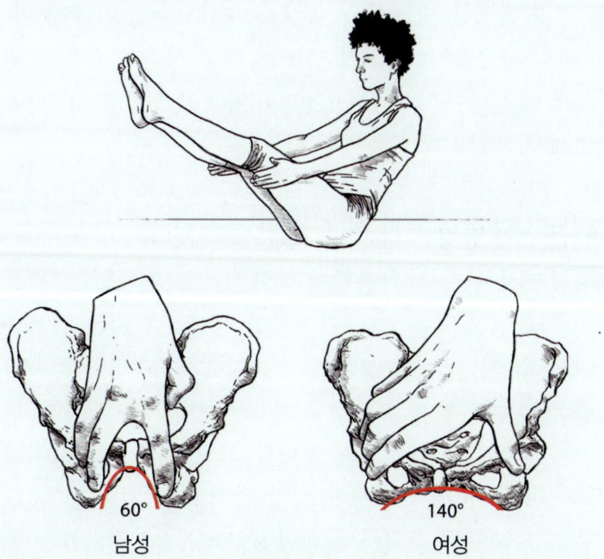

그림 2.27 치골하각. 오른쪽과 왼쪽의 좌골결절 간의 넓이(9~15cm)[13]가 치골하각을 형성한다. 이 각은 여성은 75~155° 사이이며(마가리타 잔을 뒤집어놓은 것 같은 모양) 남성은 50~140°(마티니 잔을 뒤집어놓은 모양)이다.[14] 싯본 사이가 넓을수록 기반이 넓어지기 때문에 보트 자세(나바사나)와 같이 앉아서 하는 자세에서 보다 큰 안정성을 확보할 수 있다.

관골구의 위치와 모양

가동성과 가동범위에 영향을 미치는 주요한 요소는 (1) 인체의 세 면에 대한 관골구의 각도, (2) 관골구의 모양(크기, 둥근 정도, 깊이 포함), (3) 골반 전면부의 수직성이다. 이쯤에서 우리의 몸은 대칭이 아니라는 점을 짚고 넘어가야 할 듯하다. 한쪽 골반에서 보이는 관골구의 깊이와 위치 같은 요소들은 나머지 한쪽과 같지 않다. 결과적으로 왼쪽과 오른쪽 고관절 가동범위는 같지 않다.

그림 2.28의 윤곽을 잘 살펴보라. 첫 번째 그림(a)은

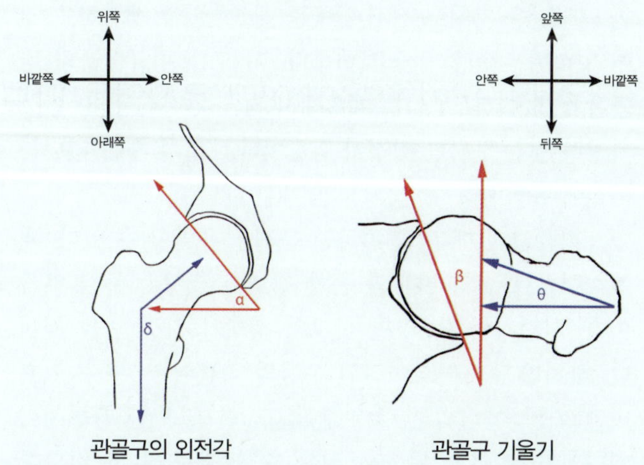

그림 2.28 관골구의 방향. (a) α각은 관골구 입구 가장자리를 연결한 선과 수평선 사이의 각이며 이를 관골구의 외전각이라고 한다. (b) β각은 관골구 입구 면과 측면(시상면) 사이의 각이며 이를 관골구 기울기라고 한다. δ은 대퇴골 목의 각도이며 θ는 대퇴골 전경각이다.

고관절의 전면부로 수평선에 대한 관골구 면의 방향을 보여주고 있다. 이를 관골구 외전각acetabular angle of abduction이라고 하며 여기서는 α로 표기했다.[15] 두 번째 그림(b)은 고관절의 수평면을 위쪽에서 바라본 것이고 관골구의 안쪽 가장자리를 이은 면과 몸의 측면(시상면) 간의 각(β)을 보여준다. 이를 관골구경(관골구의 기울기version of the acetabulum)이라고 한다.[16] 관골구가 완전히 바깥쪽 또는 뒤쪽을 향해 있는 것을 후경retroversion되었다고 하고, 앞쪽을 바라보고 있으면 전경anterversion되었다고 표현한다. 이 두 각 모두 고관절에서 얼마만큼의 가동범위가 가능한지를 결정짓는다. 이는 하나의 골반을 예시로 든 것이지 당신의 골반은 아마도 모양이 다를 것이다.

관골구의 외전각

외전각의 크기는 옆으로 다리찢기 같은 자세에서 다리를 외전할 수 있는 정도에 영향을 끼친다. 이 각은 성장하면서 바뀌는데, 태어날 때는 51°, 10세쯤에 45°, 성인이 되어서는 40° 정도이다[18](어린 체조 선수는 나이 많은 선수들보다 더 쉽게 다리찢기를 할 수 있다). 이 말은 모든 성인들의 관골구 외전각은 40°일 것이라는 느낌을 주지만 이는 잘못된 생각이다. 통계에 따르면 평균과 다양한 인체 형태의 범위는 아주 극적으로 크다. 따라서 당신의 외전각은 평균과 무척 다를 가능성이 크다. (요가 지도자들에게 전한다. 요가 수업에 오는 대부분의 학생들 또한 평균과 다르다!) 표 2.1과 2.2는 여러 연구에서 관찰된 범위를 보여주고 있다. 이는 연구들마다 얼마나 큰 차이가 존재하며, 따라서 한 연구만을 가지고 전체 인구를 대표한다고 생각하는 것이 얼마나 위험한지를 보여준다. 이 모든 평균값들의 평균은 43.5°이다! 우리는 계속해서 평균 외전각을 40°라고 가정하겠다. 하지만 이것이 정상이라고 말할 수는 없다는 사실에 유념하라.

평균값의 매우 큰 편차는 문제를 유발할 수 있다. 외전각이 고관절의 마모와 손상 정도에 영향을 주기 때문이다. 외전각이 40°라면 마모의 정도가 가장 적을 것이다. 하지만 50° 이상이라면 손상의 확률이 커질 수 있으며 뼈가 녹아버리는 골용해osteolysis를 일으킬 가능성이 있다[20](가능성이 있다는 말이지 꼭 발생한다는 의미는 아니다. 뼈의 손상 정도를 좌우하는 조건은 매우 다양하다). 외전각이 50°를 넘어가면 대퇴골이 관골구에서 빠지는 탈구 현상이 발생하는 경향이 있다. 반면 30° 이하이면 고관절 굴곡 시 충돌impingement 문제가 생길 가능성이 크다(앞으로 뼈가 신체 다른 부분에 부딪히는 현상을 말할 때 충돌이라는 용어를 사용할 것이다. 이는 압박의 또 다른 예). 대퇴골 충돌증후군에 대한 더 자세한 정보는 150쪽 '어려운 내용: 대퇴관골충돌증후군'을 참조하라.

표 2.1 관골구 외전각의 범위[19]

	남성	여성	평균
연구 1	28~42°	28~42°	37.5°
연구 2	36~43°	37~47°	40.5°
연구 3	48~66°	51~67°	56.5°
연구 4	29~57°	35~45°	39.5°

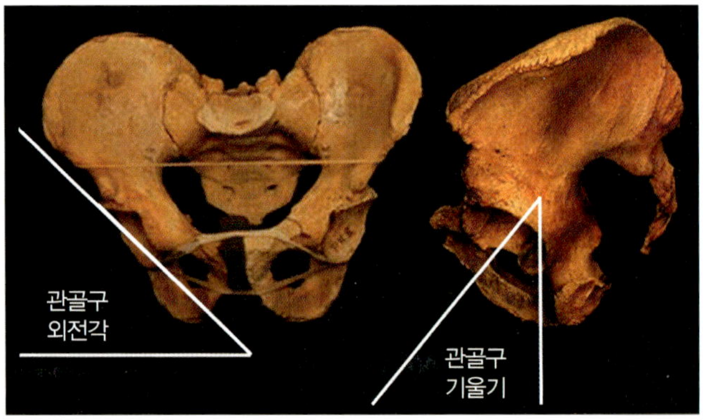

그림 2.29 관골구 외전각과 기울기[17]

여기서는 평균값을 40°라고 치겠지만, 이 연구의 두 표준편차는 95% 인구가 31~48°라고 하는 사실을 말해준다.[21] 이 말은 5%의 인구(20명의 학생 중 1명 정도)는 이 범위에서 포함되지 않는다는 뜻이다.

관골구의 전경

지금까지 관골구 외전각에 대해서 이야기하였다. 관골구의 기울어진 각을 같이 고려하면 외전각에 따른 결과들이 바뀔 수 있다. 예를 들자면 고관절에서 45~55° 외전각과 함께 충분한 관골구 전경을 갖고 있다면 전반적으로 괜찮은 가동범위와 안정성을 확보할 수 있다.[22] 기울어진 정도는 나이에 따라 달라지기도 한다. 태어나서는 7° 정도이지만 성인이 되면서는 특별한 사항(사고나 병리적 문제 발생과 같은)이 없는 한 약 21° 정도가 된다. 앞으로 살펴보겠지만 이 각은 대퇴골을 외회전 또는 내회전하는 능력에 영향을 준다.

몇몇 해부학 책에서는 이 각의 기준이 되는 평균값은 17°라고 나와 있다. 그러나 우리가 예시로 사용한 5개

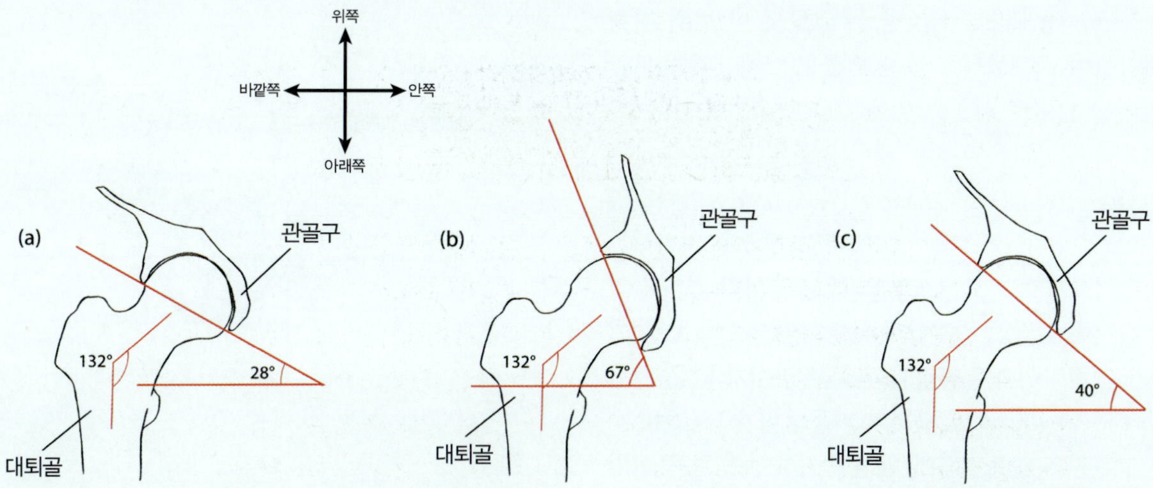

그림 2.30 외전각 범위: (a)는 표 2.1에서 가장 낮은 외전각이다. (b)는 가장 높은 각이다. (c)는 보통 평균이라고 여겨진다.

표 2.2 관골구 기울기 범위[23]

남성	여성	평균
11~21°	12~24°	17°
13~24°	14~28°	20°
16~28°	18~28°	23°
8.5~32°	14~33°	22°
14~24°	18~29°	21°

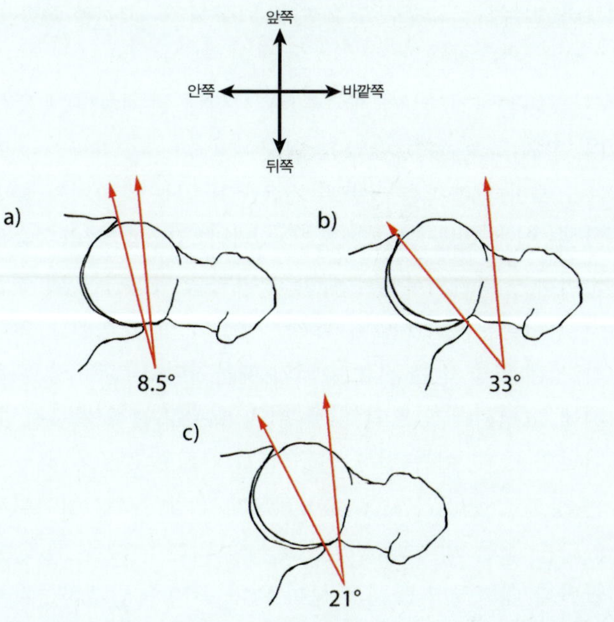

그림 2.31 관골구 기울기 각 범위: (a)는 표 2.2에서 가장 낮은 관골구 기울기 각이다. (b)는 가장 높은 각이다. (c)는 보통 평균이라고 여겨진다.

의 연구 결과에 대한 평균은 21°이며, 이에 대한 두 표준편차는 10~33°이다.[24] 다시 한 번 강조하지만 핵심은 어떤 각이 맞는가가 아니라, "이것이 맞는 각이다"라고 단정하여 말하기엔 연구 결과 값의 편차가 너무 크다는 사실이다. 중요한 것은 모든 연구 결과들의 각도 값의 범위가 크다는 사실이다. 이것이 인체 다양성의 현실이다. 불행히도 단 하나의 해부학 책 그림을 본다면 모든 사람들이 같은 각도를 가지고 있다는 편견을 가질 수 있다.

관골구의 방향에 따라 타고난 스프린터가 될 수도 있고 측면 움직임이 요구되는 스포츠를 선택해야 할 수도 있다. 전경각이 크다면 고관절이 보다 앞을 향하고 있다는 뜻이고 이는 스프린팅에 유리하다. 하지만 측면으로 빠르게 움직이는 능력이 제한될 것이다. 전경각이 작다면 고관절 외회전[및 로터스 자세(파드마사나)]을 잘하겠지만 전방으로 달리는 최대 속도는 제한적일 것이다. 하키 선수들과 풋볼 미들 라인배커들은 보다 낮은 전경각이, 사이클리스트나 스프린터, 마라토너들은 높은 전경각이 필요한 경향이 있다. 전경각이 낮은 것에 장점이 하나 더 있다. 대퇴골두인대(대퇴골의 머리를 관골구에 고정해주는 인대)의 손상 가능성이 낮아진다는 것이다.[25]

관골구의 깊이

관골구의 깊이 또한 매우 다양하며 고관절의 가동범위와 손상 정도에 영향을 끼친다. 관골구의 깊이와 성별에 상관관계가 있긴 하지만, 이는 키와 고관절 깊이 간의 관계 때문인 경우가 대부분이다(처음에는 성별로 인한 차이로 보이는 것이 알고 보면 키와 몸무게의 영향인 경우가 많다). 깊이는 16~24mm 정도라고 하지만 늘 그렇듯 이 범위 밖에 있는 사람들이 존재한다.[26] 이는 백분율로 계산되는데 관골구 깊이를 넓이로 나누고 이에 100을 곱한 수이다. 한 연구 결과의 평균값은 여성의 경우 33.8%, 남성은 34.8%로 단일 표준편차 값이 약 3.50%이다.[27] 깊이는 골관절염과 관계가 있다. 관골구가 너무 얕다면 체중을 지지하는 표면적이 적으므로 스트레스를 더 받는 경향이 있다.[28] 그러나 고관절이 깊다면 관절염의 확률은 줄어드나 보통 가동범위가 제한적이다.[29] 따라서 관골구 깊이가 얕은 사람은 깊은 사람과 비교해 고관절의 가동범위가 더 좋을 수 있지만 고관절의 골관절염이 발생할 가능성 또한 높아진다. 유연성이 좋은 것이 항상 더 건강하다는 것을 의미하지는 않는다!

이제까지 순수히 고관절의 뼈 모양만을 독립적으로 살펴보았다. 그러나 관골구의 뼈 가장자리는 관절순이라고 불리는 입술 모양 연골로 둘러싸여 있다[30](그림 2.93 참조). 관절순은 고관절을 더 깊게 만들어주어 대퇴골과 골반의 연결을 더 단단하게 만들어준다. 관절순에 의한 이 추가적인 관골구 깊이 또한 움직임 범위를 제한할 수 있다. 또한 관절순이 너무 두꺼운 경우 찝히는 충돌 문제가 발생할 수 있다(이 '핀서pincer' 형태에 대해서는 150쪽 '어려운 내용: 대퇴관골충돌증후군'에서 자세히 다룰 것이다).

골반 전면부

요가 아사나를 수련할 때 우리는 종종 골반을 기울인다. 예를 들면 고양이 자세(캣-카우 자세라고도 한다)를 하면서 척추를 위아래로 움직일 때 우리는 골반을 전방경사anterior tilt(위를 바라보는 고양이)에서 후방경사posterior tilt(아래를 내려다보는 고양이)로 바꾸며 기울인다. 그러나 골반이 전방으로도 후방으로도 기울어지지 않은 중립 위치는 무엇일까? 이에 대한 답을 찾으려면 기울어지는 움직임이 발생하는 측면에서 골반을 살펴봐야 한다.

골반의 전면anterior pelvic plane은 그림 2.32와 같이 전상장골극(ASIS)과 치골결합으로 이루어져 있다. 이 면은 보통 해부학적 자세로 서 있을 때 전두면(관상면)이라고 여겨진다. 오랫동안 모든 신체가 완벽하게 수직인 골반 전면을 가지고 있다고 믿어왔다. 그러나 여기서도 다양성이 존재한다. 성별에 관계없이 38%의 인구는 이 면이 5° 앞쪽으로 기울어져 있고 13%의 인구는 10° 또는 보다 더 큰 기울어짐 각도를 갖고 있다.[31] 한 연구 결과에 따르면 골반 전면 각의 평균은 수직에서 앞으로 기울어진 각이

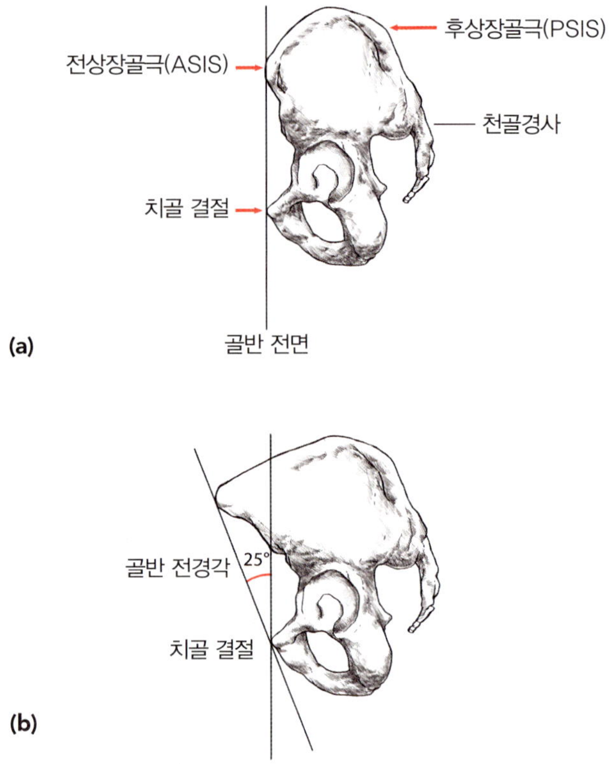

그림 2.32 골반의 전면은 전상장골극과 치골결절을 연결한 것이다. (a) 수직면, (b) 앞쪽으로 기울어져 있는 면.

6.9°이며 단일 표준편차 값이 9.2다. 이 말은 95% 인구의 골반 전면각이 25.3° 앞쪽으로 기울어진 것(이를 골반 전경이라고 부르며 ASIS가 앞으로 튀어나와 있는 경우)과 11.5° 뒤로 기울어진 것(골반의 후경) 사이에 존재한다는 뜻이다. 범위 각의 총합은 49.1°인 것이다.[32]

골반 전면각은 골반이 기울어져 있는지 아닌지 확인할 수 있는 믿을 만한 지표가 아니다. 고관절 치환수술을 준비하는 외과의사들은 골반의 위치를 파악하는 데 천골의 경사를 사용한다. 왜냐하면 이것이 골반 정렬을 확인하는 데 믿을 만한 지표가 되기 때문이다. 천골이 중립 위치에 고정되어 있으면 많은 이들의 ASIS는 앞쪽으로 튀어나와 있다. 이는 전체 인구의 거의 절반 정도에 해당하는 것으로 ASIS가 보통 수직선상에서 앞쪽으로 튀어나와 있다는 것을 의미하며, 앞으로 구부리는 자세를 했을 때 골반과 대퇴골의 충돌 현상이 얼마나 자주 발생하는가에 중요한 영향을 미친다. 또한 골반을 중립 위치에 두는 지도 방법에 의문을 가지게 한다. 만일 모든 요가 수련생들이 골반 전면을 수직으로 정렬한다면 약 절반 정도는 골반을 어느 정도 후방 경사하게 될 것이며 천골 또한 수직

보다 아래로 내려갈 것이다. 만일 골반이 뒤로도 앞으로도 기울어지지 않은 상태라면 일정 학생들은 ASIS가 치골결합보다 앞으로 나와 있을 것이며, 이는 타고난 신체 구조로 인한 자연스러운 현상이다.

골반 모양 차이의 중요성 조명

이제 골반의 다양한 모양을 평가하기 위해 살펴보아야 할 점을 배웠으니 그림 2.33의 두 골반을 확인해보자. 어떤 차이점이 보이는가? ASIS 간의 넓이 또는 치골궁의 폭 등에 눈이 가겠지만, 관골구를 한번 주목해보라. 위쪽 골반 전면부 사진에서 왼쪽 관골구가 오른쪽보다 훨씬 앞쪽으로 돌아가 있는 것을 보라. (a)의 왼쪽과 오른쪽은 대칭적이지 않다. 왼쪽이 오른쪽보다 더 앞을 바라보고(전경되어) 있다. (a)와 (b)를 비교해보면 (b)의 관골구는 아예 보이지도 않는다! (b)의 관골구는 뒤를 바라보고(후경되어) 있다. 이제 측면을 보라. 무엇이 보이는가? 다시 한 번 장골극의 모양이나 돌출 정도, 또는 (b)의 치골이 훨씬 더 앞으로 나와 있다는 점과 천골의 경사 및 두꺼운 정도에 눈이 가겠지만 역시나 관골구를 주목해보라. (a)의 왼쪽 관골구는 (b)와 비교하여 상당히 많이 앞을 바라보고 있으며 측면에서 확인 결과 외전각 또한 훨씬 작다는 것 또한 볼 수 있다. (b)의 관골구는 거의 수평면을 향해 있는 반면 (a)의 관골구는 앞 아래쪽을 향하고 있다.

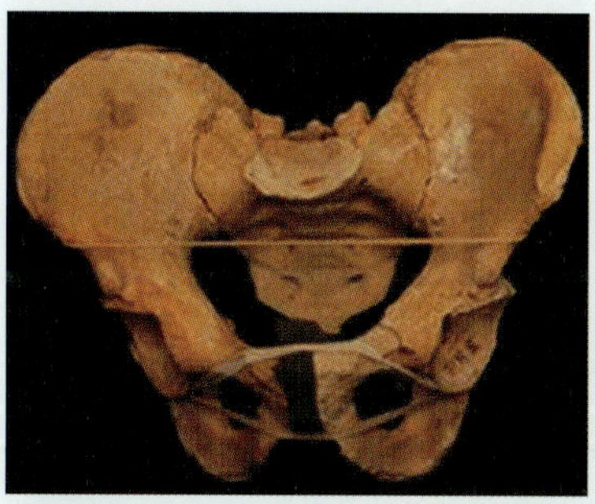

(a) 전면

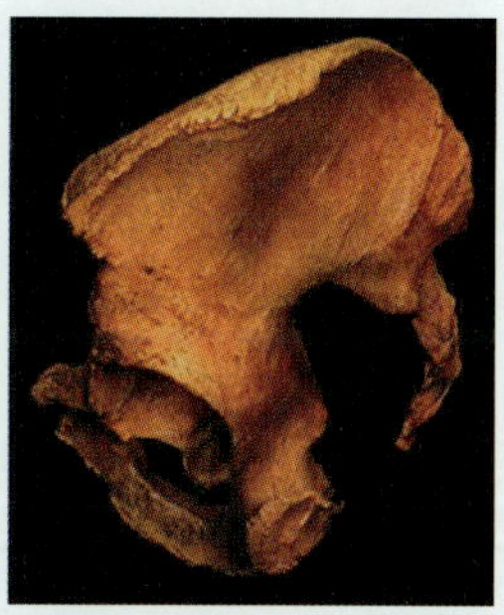

측면

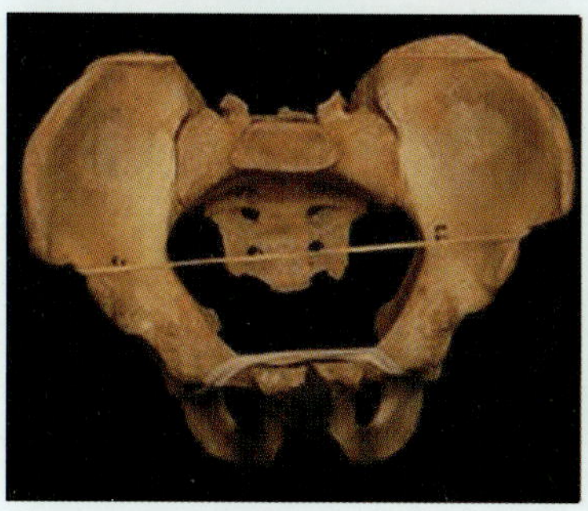

(b) 전면

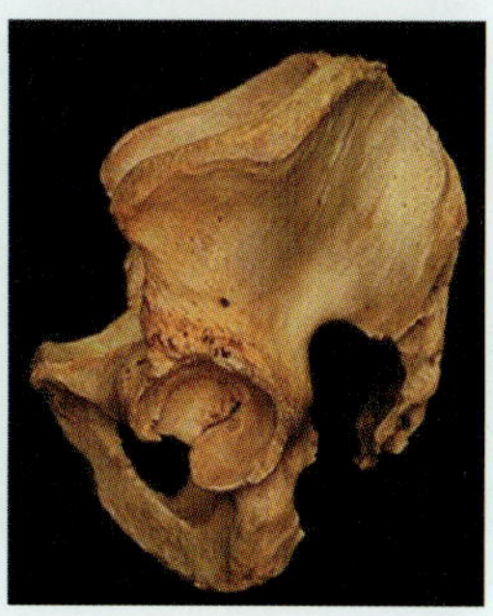

측면

그림 2.33 두개의 골반을 비교해보라. 차이점을 보고 어떤 골반이 더 큰 외회전과 외전 가동범위를 가지고 있는지 판단해보라.

만약 이 두 사람의 대퇴골 모양이 완전히 똑같다고 가정하면(물론 그럴 수는 없지만), 누가 더 큰 외전과 외회전 가동범위를 가지고 있을 가능성이 큰가? 답은 (b)이다. 더 큰 관골구 외전각에 따라 압박이 발생하기 전까지 다리를 옆으로 들어올릴 공간이 충분하기 때문이다. 또한 후경되어 있기 때문에(다른 말로는 전경이 적기 때문에) 압박되기 전 다리를 충분히 외회전할 수 있는 공간이 있다. 그러나 반대로 (a)가 (b)보다 내회전과 내전에 더 유리하다.

대퇴골의 다양한 변형

대퇴골경 경사각

대퇴골 몸체와 목의 각도(그림 2.28)는 나이, 민족적 배경, 어린 시절의 활동량 등에 따라 상당한 차이가 있지만 성별의 영향을 받지 않는다.[33] 태어났을 때 대퇴골의 목과 몸체는 거의 일직선에 가깝도록 보통 약 160° 정도의 각을 가지고 있다.[34] 어린 시절 기고 걷기 시작하면서 대퇴골경에 스트레스가 가해지고 시간이 지남에 따라 구부러지게 된다. 아이가 매우 활동적이라면(예를 들면 농업 사회에서 종종 발견할 수 있는 수준으로) 각은 더 좁아진다. 만일 아이가 매우 차분한 환경에서 자란다면 아마도 대부분의 하루를 학교나 컴퓨터, 텔레비전 앞에 앉아서 시간을 보낼 것이고, 대퇴골경각은 넓어질 것이다.[35] 대퇴골 전체의 길이와 목의 각도 간의 관계 또한 알려진 사실이다. 대퇴골이 길수록 목 각이 커지며, 이는 키가 큰 사람일수록 대퇴골경각이 커진다는 것을 의미한다.[36] 이러한 발견이 있긴 하지만 이는 평균일 뿐이지 당신의 몸에는 해당되지 않을 수도 있다! 구루병과 소아마비 같은 다양한 질환 또한 대퇴골경각에 영향을 끼칠 수 있다. 사춘기 무렵의 질환, 부상, 사고가 없는 한 일생 동안 이 각이 고정될 것이며, 요가를 통해서 이것을 바꿀 수는 없다.

대퇴골경각에서 중요한 점이 하나 있다(그림 2.34 참조). 북아메리카로 내려가 정착한 유럽인들의 각도 범위는 118~150° 사이이다. 이 중 절반이 130~140°라는 좁은 범위 안에 속한다. 따라서 이 범위를 벗어날 가능성은 50/50이다. 두 표준편차 범위는 120~144°이다(이는 95%의 사람이 이 범위 안에 속한다는 의미이다). 많은 해부학 책에는 평균각이 약 126°라고 나와 있지만,[37] 한 광범위한 조사에 따르면 122~136° 내에 문화별로 다르게

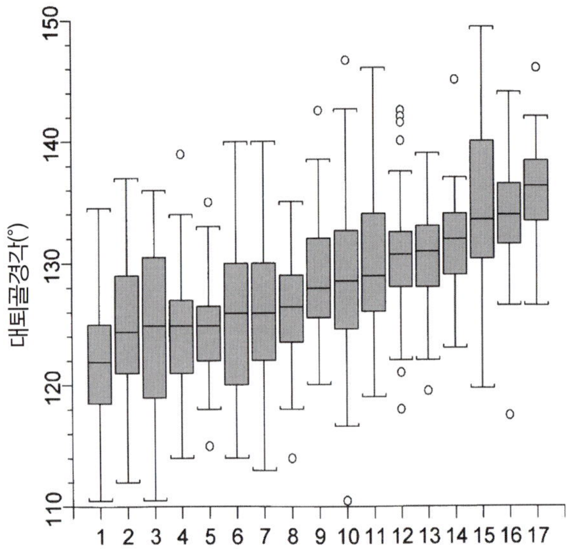

그림 2.34 인종 유형에 따른 대퇴골경각의 범위. 아래축 번호는 #1=남부 아프리카인에서 #17=현대 중국인까지 개별 인종을 의미한다. #15는 유럽 혈통의 현대 동북 아메리카인이며 118~150° 범위에 속한다. 반면 인구의 50%는 130~140° 사이에 있다.[41] 평균은 132°이다.

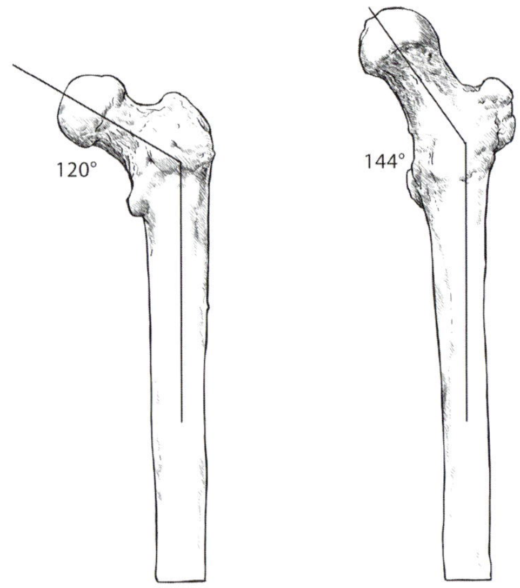

그림 2.35 대퇴골경각은 인종과 어린 시절 활동성에 따라 매우 달라질 수 있다. 각이 넓을수록 고관절 외전 범위가 커진다.

분포되어 있으며 정상정인 사람(병이나 기형이 없는)은 110~150° 범위 내에 속한다.[38] 따라서 무엇이 '정상'인가는 분명치 않다. 이러한 조사 결과에도 불구하고 일반적으로 각이 120° 보다 작으면 내반고coxa vara, 135° 보다 크면 외반고coxa valga라고 부른다. 의사들은 이 둘 모두를 비정상으로 판단하지만 이는 매우 흔하게 있는 경우이다.[39] 의사 집단에서조차 다양한 인체의 형태를 비정상으로 보는 경향이 있지만, 인체가 각자 다른 것은 자연스러운 현상이다.[40]

시각적인 차이도 현저하다. 그림 2.35의 두 대퇴골을 보라. 하나는 목 각이 120° 이며 북아메리카인에게 매우 낮은 수치이다. 다른 하나는 144° 로 매우 높은 수치에 가깝다. 이 두 사람의 외전 범위가 어떻게 다른지 추후 살펴볼 것이다.

신기하게도 위 연구에 따르면 대퇴골경각의 경우 성별에 따른 차이가 없다고 말한다! 성별에 따른 차이는 작거나 일관성이 없다. 학자들은 왼쪽과 오른쪽 대퇴골이 똑같지 않다는 것을 알아냈지만 이유는 밝혀내지 못했으며, 이는 우세 다리와 항상 관계가 있는 것은 아니라고 한다.

한쪽 대퇴골이 다른 쪽과 비교하여 5° 정도의 차이를 보이는 것은 드문 일이 아니다. 이는 요가 지도자들이 주의 깊게 살펴보아야 할 부분으로, 아마 한쪽 다리가 다른 쪽보다 외전이 조금 더 잘될 수 있다는 뜻이다. 대퇴골경각이 큰 쪽이 더 쉽게 외전이 되는 쪽으로 외전 시범을

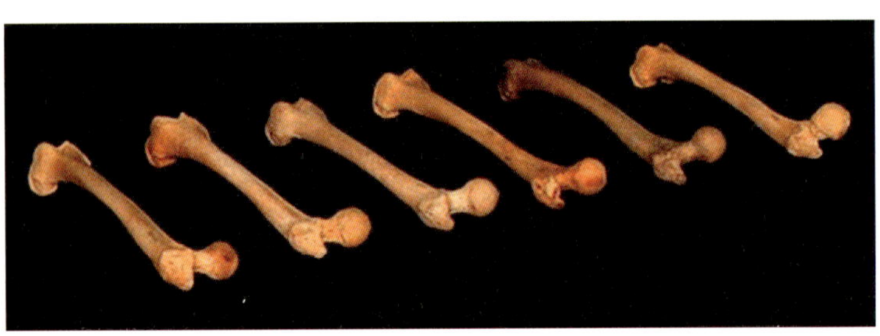
(a)

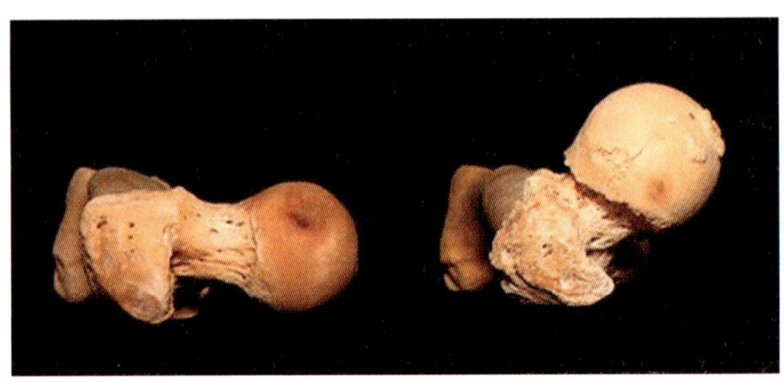
(b)

그림 2.36 대퇴골 비틀림 비교: (a)는 다양한 전경 각도의 대퇴골을 보여주고 있다. (b)는 차이가 가장 큰 2개이다. 왼쪽 대퇴골은 전경각이 −4°이며 상대적으로 외회전이 쉬울 것이다. 반면 오른쪽의 대퇴골은 47°의 전경을 가지고 있으며 상대적으로 내회전이 쉬울 것이다.

보이기에 '좋은 쪽'이 될 것이다.

대퇴골 비틀림

대퇴골에서 중요한 또 한 가지 변형 요소는 몸체의 비틀림torsion 또는 꼬임twist이다. 우리 몸의 모든 긴 뼈들은 약간 회전되어 있다. 대퇴골을 탁자 위에 원위부(무릎)가 아래로 가도록 세운다면 탁자 위와 비교하여 대퇴골경각(또는 탁자에서 대퇴골두까지의 거리)을 확인할 수 있을 것이다. 그림 2.36은 비틀림 정도가 매우 다른 여러 대퇴골들을 보여주고 있다(이는 그림 2.28에서 θ각으로 표현되고 있다). 우리는 이 비틀어짐을 대퇴골의 전경이라고 부른다. 만약 비틀림이 적거나, 없거나, 반대되는 각을 가졌다면 이를 대퇴골 후경이라고 한다. 보통 모든 다른 조건들이 같다면 대퇴골의 비틀림이 적을수록 고관절을 외회전하기가 쉬우며(로터스 자세—파드마사나를 떠올려보라), 비틀림이 큰 사람은 외회전은 힘들지만 내회전은 보다 쉬울 것이다(이글 자세—가루다사나를 떠올려보라).

대퇴골의 전경anteversion(각도 증가) 또는 후경retroversion(각도 감소)의 정도는 발의 자연스러운 위치에 영향을 미친다. 그러나 발 끝이 향하는 방향을 정하는 것은 단 한 가지 요인에 의해서만은 아니다. 여기에는 훨씬 복잡한 요인들이 복합적으로 작용한다. 관골구의 변이 정도, 대퇴골의 비틀림 및 경골의 비틀림들이 모두 중립적이고 편안한 자세로 서 있을 때 발이 '올바로 향해야 하는' 위치에 놓일 수 있다. 경골을 좀 더 자세히 살펴본 후 스탠딩 요가 자세에서 발의 올바른 정렬에 대해 알아보도록 하겠다. 그림 2.37을 보면, 다른 모든 조건이 동일할 때 관골구와 대퇴골의 전경 각도로 인해 발이 '안쪽으로 모이는', 비둘기 발 모양coxa antverta 또는 '바깥으로 벌어지는', 오리 발 모양coxa retroverta을 확인할 수 있다.[42] 다시 말하지만, 발이 자연스럽게 가리키는 위치를 정확히 알기 위해서는 무릎 관절에서 일어나는 일, 경골의 비틀림, 발목의 방향도 고려해야 한다. 이러한 사항들은 이후 섹션에서 살펴볼 것이다.

대퇴골 전경이 너무 크다면 대퇴골두에 가해지는 스트레스의 부족으로 병리가 발생할 수 있다. 왜냐하면 대퇴골의 앞쪽 표면이 덮여 있지 않기 때문이다. 이는 관골구의 전경이 너무 큰 경우에도 마찬가지이다.[43] 하지만 대퇴골의 전경각과 관골구의 전경 정도 사이에는 상관관계가 없다[44](골반의 기울어짐 각이 크다고 대퇴골의 기울어짐 각이 작다는 것을 의미하진 않는다). 대퇴골 전경으로 인한 안

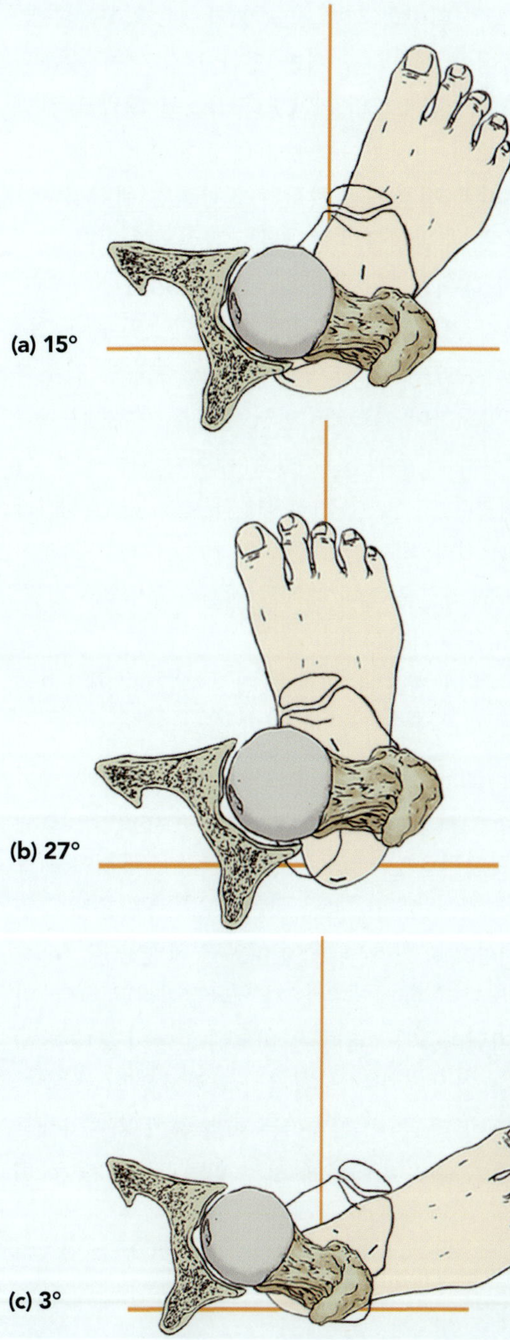

그림 2.37 대퇴골 전경. (a) 평균적인 대퇴골 전경각(15°)과 평균적인 고관절(관골구 전경 21°), 평균적인 경골 비틀림(30°)을 가지고 있는 사람의 보통 발 위치. 대부분의 사람들은 편안한 해부학적 자세에서 발이 약간 밖을 향하도록 서 있다. (b) 안짱다리coxa anteverta는 27°까지 증가한 대퇴골 전경각과 33°의 관골구 기울기 각, 단 14°의 경골 비틀림으로 인해 발생할 수 있다. (c) 팔자다리coxa retroverta는 3°까지의 대퇴골 전경의 감소, 10°의 관골구 기울기, 45°의 경골 비틀림의 조합으로 인해 발생할 수 있다.

짱다리는 4살 어린이의 30% 정도가 가지고 있을 정도로 어린 아이들에게 매우 흔하지만 성인의 경우 이 비율은 약 4% 정도까지 감소한다.[45] 안짱다리와 큰 대퇴골 전경은 남자아이보다 여자아이들에게 더 흔하다.[46] (외회전을 돕는) 큰 대퇴골 전경은 고관절의 골관절염 위험성뿐만 아니라 무릎 문제 발생률의 증가와도 관련되어 있다.

출생 시 대퇴골 전경은 30~40° 사이이며 성장하며 점점 줄어든다. 표 2.3을 보면 각은 매년 약 1.5° 줄어드는 것을 확인할 수 있다.[47] 자라면서 대퇴골 전경의 감소와 함께 더 큰 외회전이 가능해지면서 로터스 자세(파드마사나)로 앉는 것이 더 쉬워질 수 있으나, 어릴 때는 양발 사이에 엉덩이를 두고 앉는 것[히어로 자세Hero Pose(비라사나Virasana)]이 더 쉽다. 하지만 관골구의 기울어짐 정도 역시 여기서 중요한 역할을 하며 대퇴골 전경을 무효화시킬 수도 있다는 사실을 기억하라.

논문을 통해 발표된 대퇴골 전경 정도의 평균값에 대한 수치들은 다양하지만, 좋은 평가 기준은 성인의 경우 15°이며 표준편차는 6°이다.[48] 이는 95% 인구가 해당되는 두 표준편차의 범위가 3~27°라는 의미이다. 그 범위가 넓은 것에서 볼 수 있듯이 몇몇 연구 결과들에 따르면 가장 낮은 각도는 -15°까지 내려간다.[49] 흥미롭게도 인도인들을 대상으로 한 한 연구에 따르면 서양인 평균으로 여겨지는 15°보다 훨씬 낮은 8°가 평균값이라고 한다. 아마도 인도 어린이들과 성인들은 바닥에 앉아서 보내는 시간이 더 많을 것이고 이는 고관절의 외회전을 더 크게 만드는 데 도움이 될 수 있다.[50] 이는 인도 요가 지도자들은 로터스 자세를 매우 편안하게 하는 반면 서양인들은 이

표 2.3 나이가 듦에 따라 변하는 대퇴골 전경 정도

나이	대퇴골 전경
출생 시	36°
2~4	33°
4~6	28°
6~8	26°
8~10	25°
10~12	22°
12~14	21°
14~16	16°
성인	15

자세를 취하는 데 어려움을 겪는 이유를 설명해줄 수 있다. 많은 연구들에 의하면 여성과 남성의 차이가 존재하는데, 여성이 남성보다 평균 6°까지 큰 전경각을 가지고 있다.[51] 앞서 말했듯이 대퇴골의 비틀어짐과 관골구의 전경/후경 정도는 고관절의 외회전 또는 내회전을 얼마나 쉽게 할 수 있는지에 영향을 미칠 것이며, 이는 로터스(파드마사나)나 히어로(비라사나)와 같은 자세를 하는 데 중요한 요소이다. 대퇴골 비틀림과 외회전 각은 반비례한다. 즉, 대퇴골이 더 전경되어 있을수록 외회전을 하기가 어려워질 것이다.[52]

다른 대퇴골의 변형 요소들

그림 2.35와 2.36a를 다시 살펴보라. 대퇴골 목의 길이와 대전자의 크기 차이를 눈치 챘는가? 이러한 면적의 차이 또한 자연스러운 일이다. 목의 길이는 신체 크기와 몸무게에 비례하여 달라질 수 있지만, 이러한 요소와 관계가 없을 수도 있다. 예를 들어 목 길이와 목 각도는 서로 관련이 있는데, 대퇴골 목이 길수록 목의 각도 또한 커진다.[53] 학자들마다 대퇴골경의 길이를 다르게 정의하긴 하지만, 한 연구에 의하면 평균은 3.4cm이며 단일 표준편차는 0.4cm이다. 그러나 가능한 총 변형 범위는 1.8~4.2cm이다.[54] 대퇴골 목의 길이를 다르게 정의하는 또 다른 한 연구 결과에 따르면 민족적인 차이가 존재한다. 폴리네시안 여성은 6.82cm의 긴 목 길이를 가지고 있으며, 중국과 인도 여성은 목 길이가 더 짧은 6.1cm이고 유럽 혈통은 평균 6.6cm의 길이를 가지고 있다.[55] 다시 한 번 연구마다 결과가 다르며 이는 매우 흥미롭다.

목의 길이는 대전자가 골반 뼈 옆쪽에 부딪히기 전까지 움직일 수 있는 범위를 결정하는 중요한 요소이다. 목이 길면 가능한 움직임 범위는 늘어난다. 목이 짧으면 범위가 제한된다. 목이 길수록 더 큰 외전 지렛대가 생기기 때문에 소둔근과 중둔근이 다리 외전을 더 쉽게 할 수 있도록 해준다. 대퇴골경이 길수록 다리를 더 강하게 외전할 수 있다(부록 C: 역학적 이점—도르레와 지레 참조). 일반 사람들의 대퇴골경 길이는 지난 세기에 걸쳐 점점 증가한 것으로 보이는데 아마도 사춘기 전 영양 공급이 개선되었기 때문인 듯하다. 그러나 대퇴골경이 길면 노년기에 골절 위험성에 취약할 수 있다.[56] 당연히 나이가 들수록 뼈가 약해지고 골다공증이 왔을 때 대퇴골 목이 더 길면 더 부러지기 쉬울 것이다.

대퇴골 목을 살펴보고 있지만 또 하나 주의 깊게 보

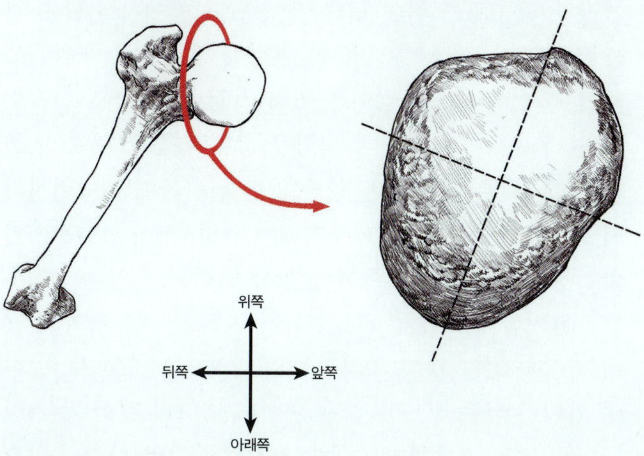

그림 2.38 대퇴골경의 단면적

아야 할 점은 그 단면적의 모양이다. 목은 완벽한 원통 모양이 아니라 원통과 사각통의 중간쯤의 모양이다.[57] 그림 2.38은 대퇴골 목의 단면적을 보여주고 있다. 목의 상부 앞쪽으로 올라올수록 사각형 모양과 흡사해지는 것을 볼 수 있다. 대퇴골경이 얼마나 높게 올라오는지에 따라(그리고 다시 한 번 강조하지만 모든 사람들은 자신만의 독특한 뼈 모양을 가지고 있다) 굴곡 또는 굴곡내회전을 할 때 대퇴골경과 관골구가 더 부딪히거나 덜 부딪힐 수 있다. 연구 결과들에 따르면 대퇴골의 단면적 크기와 주로 수행하는 운동 유형에 상관관계가 있다고 한다. 또 일반적으로 목이 두꺼울수록 튼튼하기 때문에 낙상 시 골절 가능성이 줄어든다.[58]

대퇴골 목과 관련된 또 다른 형태의 다양성 요소는 보통 남성들에게서 발견되는데 캠$_{cam}$이라고 하는 것으로, 목이 둥글지 않고 안장모양처럼 평평해지는 부분을 말한다. 만일 이 부분이 평범한 곡선을 이루지 않는다면 목과 고관절 소켓 가장자리가 부딪힐 가능성이 커지며 특정 움직임이 제한된다. 이 경우에 대해서는 내회전과 대퇴관골 충돌증후군을 다룰 때 더 자세히 살펴볼 것이다(그림 2.93 참조).

대퇴골의 대전자

대퇴골 대전자의 높이 또는 두꺼운 정도 또한 변형 요소 중 하나이며, 그 범위는 단일 표준편차 내 3.3~12.7mm이다.[59] 여기서도 많은 연구들에서 대전자의 높이에 대해 서로 다른 정의를 사용하지만 공통적으로 중요한 점이 발견된다.[60] 어떤 사람들은 다른 사람들과 비교하여 대퇴골 옆쪽이 훨씬 더 튀어나와 있으며 이는 움직임 범위에 중요한 영향을 준다. 대전자가 크게 튀어나와 있을수록 외전 시 압박이 더 빨리 발생하게 되며, 대전자가 낮을수록 압박 전까지 움직일 수 있는 공간이 더 많아진다.

대퇴골과 골반뼈의 다양한 변형

많은 요가 지도자들이 학생들에게 "골반을 수평으로 두라"고 말한다. 종종 골반을 뒤로 기울이거나(턱킹$_{tucking}$, 골반을 후방경사하여 요추의 굴곡을 줄이는 것) 절대 뒤로 기울이지 말라고 가르치곤 한다. 이러한 큐는 과한 스트레스로부터 허리를 보호하기 위함이지만, 골반을 뒤로 기울이면서 기울이지 않는 게 어떻게 최고의 방법이 될 수 있는가? 한 가지 지도 방법은 ASIS와 PSIS를 촉진하고 두 개를 연결한 선을 바닥과 평행하게 하는 것이다(그림 2.39 참조). 이 경우 골반이 그릇이라면 내용물이 앞으로도 뒤로도 쏟아지지 않도록 하는 것을 상상할 수 있다.

이러한 지도는 모든 사람의 골반이 모두 똑같을 것이라는 암묵적인 추정을 만들어낸다. 하지만 그렇지 않다. ASIS와 PSIS를 연결한 선(A/PSIS 선이라고 하겠다)은 골반이 수평인 지점이 어디인지를 알 수 있도록 돕는 데 사용되지만 이는 사람에 따라 매우 다를 수 있다. 그림 2.39는 이 선이 수평에서 13° 기울어진 것을 보여주고 있다. ASIS가 PSIS보다 낮게 위치해 있으며 대부분의 사람들이 이러하다. 지도자들이 말하는 A/PSIS 선을 맞추는 '골반

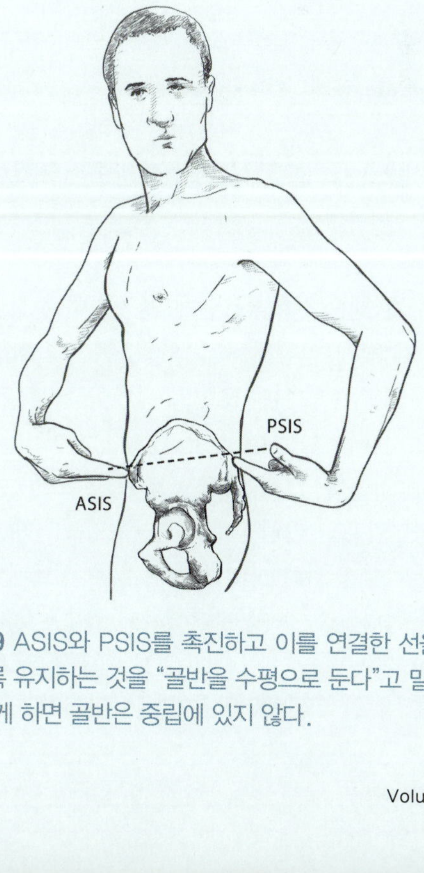

그림 2.39 ASIS와 PSIS를 촉진하고 이를 연결한 선을 바닥과 평행하도록 유지하는 것을 "골반을 수평으로 둔다"고 말한다. 하지만 이렇게 하면 골반은 중립에 있지 않다.

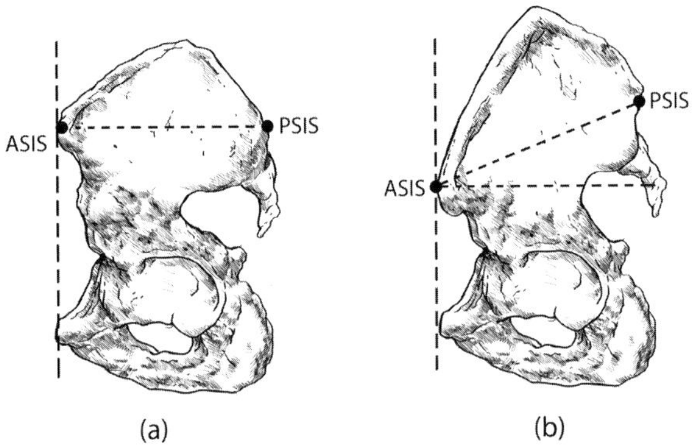

그림 2.40 A/PSIS 선의 차이. 두 골반 모두 중립 정렬에 놓여 있지만 A/PSIS 선과 수평선과의 각도는 다르다. (a)는 0°이지만 (b)는 21°이다. 장골능의 높이 차이 또한 확연하다.

수평'은 실제로는 수평이라기보단 골반을 약간 기울인 것이다. 대부분의 학생들은 A/PSIS 선을 바닥과 수평이 되도록 만들기 위해서 골반을 뒤로 기울여야 할 것이다.

그림 2.40의 두 골반을 보면 알 수 있다. 이는 단 30개의 골반을 사용한 한 연구에서 발견된 두 개의 극단적인 사례이다.[61] 수평면과 비교하여 A/PSIS 선의 방향이 눈에 띄게 다르지만 두 골반 모두 중립 위치에 놓인 것이다. 이 연구 결과에 따르면 수평선에 대한 A/PSIS 선의 각도 범위는 0~23° 이다. 평균값은 13° 이며 단일 표준편차는 5° 이다. 이 연구에서는 성별에 따른 차이는 발견하지 못했지만, 좌우로는 최대 11° 까지 상당한 차이가 난다는 것을 알아냈다. 이 말은 오른쪽 골반을 수평으로 두었다고 해서 왼쪽 골반도 수평이 되었다고 장담할 수 없다는 뜻이다! 물론 약 2/3가량의 사람은 그렇지 않을 것이다. 우리는 대칭적이지 않으며 한쪽 골반을 기울이면 나머지도 기울여지게 될 것이다(따라서 요가 지도자들이 골반을 수평으로 두라고 할 때 "어느 쪽이요?"라고 물어라).

흥미롭게도 많은 의료인들과 치료사들은 양쪽 골반에 차이가 나는 것이 병리적인 문제의 신호라고 보고, 좌우 차이가 나는 정도를 척추측만 또는 다리 길이 차이 진단의 지표로 사용한다. 이는 그 사람이 골반의 비대칭으로 인한 다리 길이 차이, 척추측만 또는 천골의 문제를 가지고 있다면 사실일 수 있다. 하지만 실제 대부분의 사람들은 양쪽 골반이 서로 다르며 이는 꼭 병리적이지는 않다. 이는 단순한 인체의 다양성으로 인한 결과이며 따라서 고칠 필요가 없다.[62]

이 연구에 참여한 30개의 골반 주인들이 모두 요가 수업에 참여한다고 상상해보자. 또 선생님이 모든 사람들에게 골반을 수평으로 두라고 지시한다고 상상해보자. 그 지시를 따르기 위해 29명의 학생들은 골반을 뒤로 기울여야 하는 반면 단 한 명의 학생만은 A/PSIS 선이 평행한 상태가 골반을 중립으로 둔 자연스러운 상태일 것이다. 그림 2.41(b)는 가장 큰 각을 가지고 있는 학생에게 어떤

지도자에게 보내는 메모: 본인의 경험만을 기반으로 한 정렬 큐를 주는 것을 주의하라

지도자가 왜 자신이 학생들에게 골반을 수평으로 두라고 가르치는지 쉽게 상상해볼 수 있다. 본인이 직접 해봤을 때 허리가 매우 편해지며 코어가 단단하고 안정적이 되는 것을 느꼈기 때문이다. 따라서 지도자는 이 지식을 학생들과 나눈 것이다. 그의 의도는 좋은 것이며 논리적이었다. 하지만 인체의 다양성에 대한 무지로 인해 학생들의 척추를 본인이 생각하는 것보다 더 많은 스트레스에 놓이도록 만들었다. 그는 자신에게 효과가 있는 것이 모든 이들에게 효과가 있을 것이라고 믿는 실수를 저질렀다. 더 나은 지도 방법은 본인에게 효과가 있었던 똑같은 방법을 학생들이 경험하도록 한 후, 그들 스스로 자신의 몸에 맞는 방법을 찾을 수 있도록 하는 것이다. 정렬에 관한 큐를 사용하는 것은 좋다. 지도자는 학생들에게 뭔가를 가르쳐야 하기 때문이다. 하지만 그 큐가 모든 사람들에게 맞는 것이라고 주장하면 안 된다. 이는 종교가 아니다. 큐를 제안하되 그 큐가 학생에게 효과가 있는지를 평가하기 위해 실제 어떤 일이 발생하는지를 확인해야 한다. 만약 효과가 없다면 더 나은 방법으로 학생을 가르칠 수 있도록 해야 한다.

일이 발생하는지를 보여준다. 이 학생은 A/PSIS 선을 맞추기 위해 골반을 23° 뒤로 기울여야 한다. 이렇게 하면 자연스러운 허리 곡선이 상당히 많이 줄어드는 것을 볼 수 있다. 평균적인 사람은 A/PSIS 선을 수평으로 맞추기 위해 골반을 13° 뒤로 기울여야 하며, 이는 평범한 요추 만곡을 감소시킨다.

학자들은 A/PSIS 선을 수평으로 두는 것이 골반의 위치를 평가하는데 적합하지 않다고 결론지었다.[63] 요가 지도자들 또한 이 정렬 큐를 사용하면 안 된다. 이 말은 골반의 중립 위치를 찾는 것이 중요하지 않다는 의미가 아니다. 이는 허리 통증이 있는 사람에게는 특히나 매우 중요할 수 있다. 중요한 것은 골반의 중립을 찾기 위해 사용되는 방법이 틀렸다는 것이다. 골반을 수평이 되도록 두라는 지도 방법은 30명 중 1명을 제외한 모든 사람들의 척추를 굴곡 상태로 만들 것이다. 역설적이게도 이는 지도자가 골반을 수평으로 두라는 지도 방법을 통해 피하고자 했던 바로 그것이다.

우리가 ASIS와 PSIS 각과 같은 단순한 측정 방법을 사용할 수 없다면 골반의 중립 위치를 찾기 위해서 어떻게 해야 할까? 주디스 라사터Judith Lasater는 학생들이 스스로 중립 위치를 찾을 수 있도록 훈련시켜야 한다고 조언한다.[64] "ASIS와 치골결합 사이에 있는 복부에 긴장감이 있는지 느껴보라. 중립 위치에 있다면 이 부분이 부드러울 것이지만 그렇지 않다면 팽팽한 느낌이 들 것이다." 이 말에 첨언한다면, "요추에서 어떤 느낌이 드는지 느껴보라. 부담이 되거나 통증이 있다면 골반의 중립 위치가 아닐 수 있다."

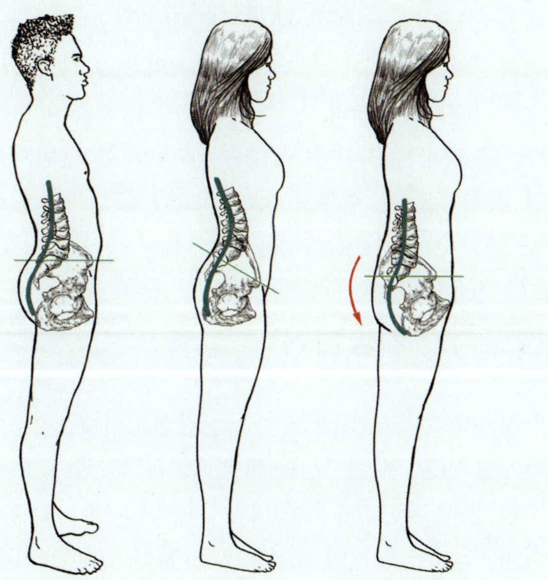

그림 2.41 골반을 수평으로 두면 일반적인 요추 전만이 줄어들 수 있다. (a)에서 0°의 A/PSIS 각을 가진 골반과 중립 요추 굴곡을 볼 수 있다. (b)에서는 21°의 A/PSIS 각을 가진 골반과 평범한 요추 굴곡을 볼 수 있다. (c)는 (b)의 여성이 골반을 뒤로 기울여 골반을 수평으로 만들려 할 때 요추 굴곡이 어떻게 되는지 보여준다. 요추 전만이 없어지며 평평해진다.

대퇴골의 소전자

우리의 움직임에 영향을 주는 또 다른 요소는 근육의 길이인데, 이는 근부착 지점의 원위부와 근위부 사이의 거리에 따라 달라진다. 장골능이 높은 사람은 내외복사근이 짧기 때문에 장골능이 낮은 사람과 비교해 당기는 파워가 적을 수 있다. 그러나 장골능이 높은 사람은 대퇴근막장근, 봉공근, 장골근의 당기는 파워가 더 클 수 있다(지렛대를 생각하라. 지레가 길수록 더 많은 파워를 낼 수 있으며 나사를 제거할 때도 짧은 렌치보다 긴 렌치를 사용하는 것이 더 쉽다. 지레와 도르래의 역학적 이점 등과 같은 논의들은 부록 C에 제공된다).

뼈 모양의 다양성은 근육 파워에 다양한 방법으로 영향을 미친다. 크거나 긴 뼈, 또는 근육부착점의 위치에 따라 지레를 통해 전달되는 수축힘이 바뀌게 된다. 대퇴골 소전자의 위치가 낮은 학생들은 다리를 굴곡할 때 더 큰 지렛대의 힘을 받을 수 있다(그림 2.42와 2.43). 이러한 추가적인 파워는 그 사람의 다리 굴곡힘을 강하게 하지만

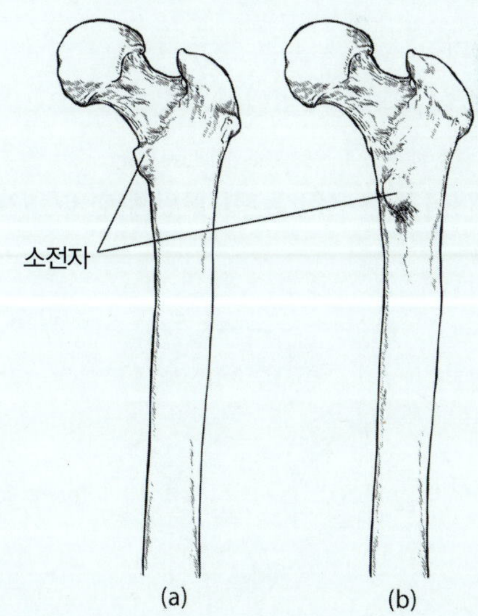

그림 2.42 소전자(후면부). 두 소전자의 크기와 위치가 매우 다른 것을 보라. (a)의 소전자는 보다 내측에 위치해 있으며 대퇴골 몸체 높은 곳에 위치하고 있다. (b)의 소전자는 보다 외측에 있기 때문에 외회전과 굴곡에 강하지만 굴곡에 대한 반응 시간이 느릴 수 있다.

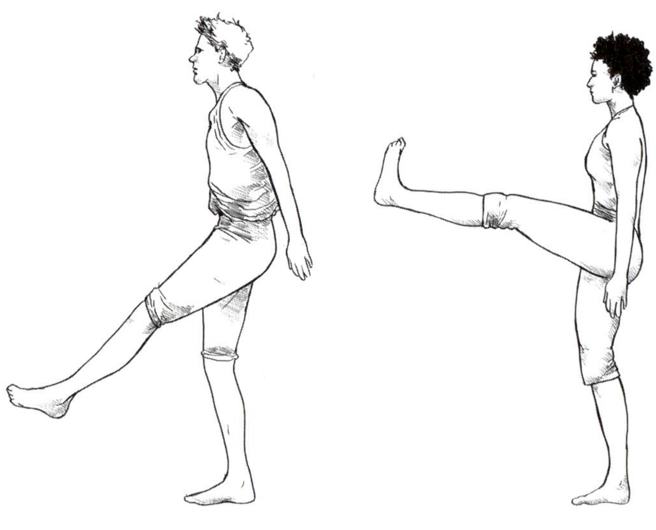

그림 2.43 치골과 소전자의 차이에 따른 역학적 이점. 지렛대와 도르래 원리에 의해 더 멀리 위치한 소전자(지렛대)와 더 튀어나와 있는 치골(도르래) 덕분에 근육의 힘이 같을 때 (b)는 (a)보다 더 쉽게 다리를 들어올릴 수 있다.

그 반응 속도는 더 늦을 수 있다. 소전자의 높이가 높은 사람은 굴곡에 대한 반응이 더 빠르지만 굴곡힘은 더 적다. 또한 소전자가 더 바깥쪽으로 돌아가 있다면 요근과 장골근을 굴곡시키기 쉬울 뿐만 아니라 다리 외회전의 힘 또한 커진다. 소전자가 안쪽으로 돌아가 있는 것은 상당한 변수를 제공하며 대퇴골 비틀림과도 연관이 있다.[65]

세 번째 전자

많은 사람들이 대퇴골의 튀어나온 부분을 하나 더 가지고 있는데, 이를 세 번째 전자the third trochanter(그림 2.44)라고 부른다. 얼마나 많은 사람들이 세 번째 전자를 가지고 있는가에 대한 수치는 연구 결과마다 다른데, 가장 적은 수치인 6%[66]부터 17%, 그리고 72%까지이다![67] 왜 몇몇 사람들은 세 번째 전자를 가지고 있는가에 대한 의견은 다르지만, 이것이 대둔근의 부착 지점이 된다고 알려져 있다. 많은 포유류들이 세 번째 전자를 가지고 있지만 대부분의 영장류들이 가지고 있지 않은 것을 보면 아마도 진화적 유산의 일부분이거나 서서 걷는 것을 돕도록 진화된 그 무엇인 듯하다(공룡은 대퇴골에 4개의 전자를 가지고 있었다!). 왜 어떤 사람은 세 번째 전자를 가지고 있으며 왜 대부분의 사람들은 가지고 있지 않은지, 이것이 대둔근의 작용을 더 강하거나 효율적으로 만들어주는지에 대해서는 알 수 없다. 세 번째 전자를 가지고 있는 것이 요가에 도움이 되는지 아닌지는 알 수 없지만, 만약 당신이 이를 가지고 있다면 그렇게 특이한 것은 아니라는 말이다.

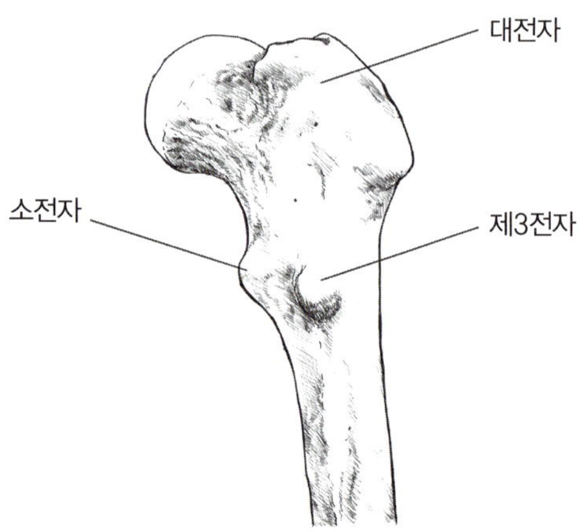

그림 2.44 세 번째 전자는 대둔근의 부착 지점이 된다.

기능: 요가 자세에 대한 적용

지금까지 굴곡, 신전, 외전, 내전, 내회전, 외회전의 움직임을 가능하게 하는 고관절의 구조와 형태에 대해서 살펴보았다. 또한 이러한 움직임에 영향을 미치는 골반과 대퇴골의 다양한 모양에 대해서도 알아보았다. 지금부터는 평균적인 사람에게 가능한 움직임의 범위와 평균적이지 않은 요가 학생들의 움직임 범위에 대해 알아보려고 한다. '무엇이 나를 멈추게 하는가?'에 대한 답변으로 긴장과 압박의 근원, 뼈와 관절의 타고난 모양으로 인한 긴장 발생의 원인에 대해 살펴볼 것이다.

평균적인 가동범위

앞서 살펴봤듯이 고관절은 구상관절로서 꽤 깊은 소켓을 가지고 있고 이는 관절순에 의해 더 깊어진다. 이러한 구조는 움직임의 자유도를 크게 해주며 이를 세 가지 면에서 살펴볼 수 있는데 측면(시상면)에서의 굴곡/신전, 전면(관상면)에서의 외전/내전, 수평면(횡단면)에서의 내회전/외회전이 그것이다. 이 모든 움직임들을 합치면 다리로 원을 그리며 움직이는 휘돌림이 된다(이러한 움직임 그림은 95~101쪽 움직임의 면에서 살펴볼 수 있다).

많은 교과서 및 연구조사에서 고관절의 평균적인 가동범위를 측정하려 시도했지만 이것 또한 큰 차이가 존재한다. 표 2.4는 평균적인 사람과 평균 주변에 존재하는 사람들이 할 수 있는 움직임을 보여주고 있다. 늘 그렇듯 당신의 가동범위는 아주 다를 수 있으나 이는 항상 어떤 병리적인 문제가 있다는 것을 의미하진 않는다. 요가를 몇 년간 하고 있었다면 여기에 나타난 평균적인 수치보다 더 큰 가동범위를 가지고 있을 가능성이 크다.[68]

참고 자료에 나타난 나이를 보라. 여러 연구조사에 의하면 나이가 들수록 움직임의 범위가 감소하는 것으로 나타난 반면 이러한 관계성을 발견하지 못한 연구조사들도 있다. 80세 이후에는 가동범위가 상당히 감소한다는 사실에는 대부분 동의할 것이다. 종종 언급되는 한 가지 예외적인 상황이 있다면, 고관절을 신전하는 능력은 20~70대 사이에 평균 20° 가량 감소할 수 있다는 것이다.[69]

표 2.4에 표시된 가동범위는 일상생활을 살아가기에 충분하다. 예를 들어 걷기를 위해 필요한 범위 정도는 표시된 범위보다 상당히 적다. 아마도 우리의 일상생활에서 가장 어려운 일은 앉아서 한 발을 반대쪽 무릎에 올리고 신발끈을 매는 것 정도일 것이다. 이는 평균 115°의 굴곡, 18°의 외전과 13° 외회전 범위가 필요하다.[70] 그러나 당신의 직업이나 스포츠가 이보다 더 큰 가동범위를 필요로 한다면, "무엇이 나를 멈추는가?"라는 질문으로 돌아가게 된다. 내 고관절의 움직임을 제한하는 것은 무엇인가? 이 표에는 왜 우리의 가동범위가 이 정도인가에 대한 암시는 없다. 그 해답을 찾기 위해서는 더 깊숙이 들여다봐야 한다.

표 2.4 고관절의 평균 가동범위와 단일 표준편차, 그리고 두 표준편차에서의 고관절의 가동범위

고관절 움직임	25~39세 (단일 표준편차)	범위 (두 표준편차)
굴곡	122° +/- 12°	98~146°
신전	22° +/- 8°	6~-38°
외전	44° +/- 11°	22~66°
내전	26° +/- 4°	18~34°
내회전	33° +/- 7°	19~47°
외회전	34° +/- 8°	18~50°

긴장의 근원

"무엇이 나를 멈추게 하는가(WSM)?"에 대한 대답은 한 끝은 인장력, 다른 한 끝은 뼈와 뼈의 압박인 스펙트럼 내에 존재한다. 고관절 움직임에 대한 인장력은 그 전체를 감싸고 있는 근막뿐만 아니라 해당 관절에서부터 멀리 있는 근막의 영향을 받을 수 있으며(이를 근막경선이라고 한다) 관절을 움직이고 안정화하는 근육뿐만 아니라 관절을 감싸고 있는 관절낭과 인대로부터 발생할 수 있다.

근막에 의한 긴장

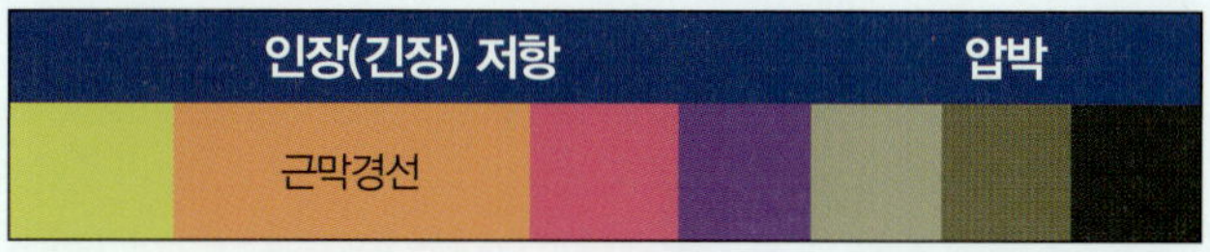

근막경선이란 근육과 관절낭을 감싸고 있는 근막의 끊임없는 연결로써 몸 전체를 둘러싸는 일련의 천을 형성한다. 고관절의 움직임을 제한할 수 있는 근막경선은 표면전방선, 표면후방선, 나선선, 외측선, 기능선, 심부전방선 등이다(볼륨 1의 부록 C에서 근막경선에 대한 설명을 볼 수 있다). 근막경선으로 인한 제한은 보통 고관절에서 멀리 떨어진 곳, 또는 추후 설명할 근육에서 멀리 떨어진 곳의 당겨지는 느낌으로 감지될 수 있다. 근막의 제한은 넓게 펼쳐져 있으며 근막경선 내에 어느 곳에서도 나타날 수 있다.

근육에 의한 움직임과 긴장

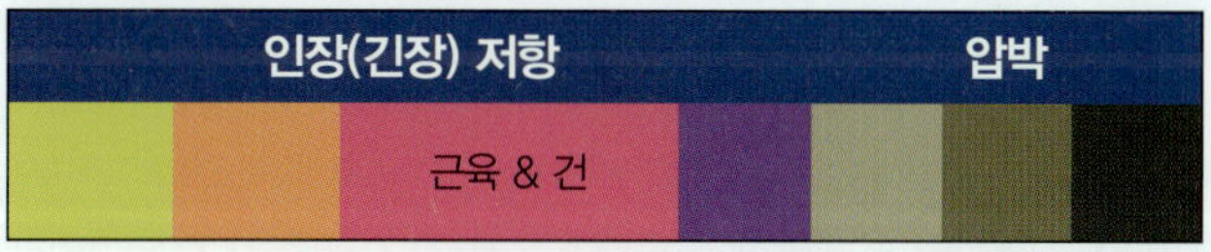

긴장은 표 2.5와 같이 움직임을 제한하는 근육으로부터 발생하거나 관절을 안정화하려는 동작을 통해 발생할 수 있다. 기억해야 할 것은 근긴장에는 다양한 원인이 있다. 볼륨 1에서 설명한 바와 같이 긴장은 단순히 근육이 짧아져서 발생하는 것은 아니다.[71]

표 2.5 해부학적 위치에서 고관절 움직임을 제한하는 근육들. 근육의 작용은 허벅지와 골반의 위치에 따라 달라질 수 있기 때문에 이러한 근육들이 항상 이와 같은 움직임을 만들거나 저항하는 것은 아니다. (협력근은 주동근을 보조)

고관절 움직임	주동근	협력근	저항근
굴곡	대요근, 소요근, 장골근, 대퇴직근, 대퇴근막장근, 봉공근	치골근, 장내전근, 대내전근, 박근	반건양근, 반막양근, 대퇴이두근, 박근
신전	대둔근, 햄스트링	중둔근, 대내전근, 이상근	대퇴직근, 대요근, 소요근, 대퇴근막장근, 봉공근
외전	중둔근, 소둔근, 대퇴근막장근	이상근, 봉공근, 대퇴직근	대내전근, 장내전근, 단내전근, 박근, 치골근, 햄스트링
내전	대내전근, 장내전근, 단내전근, 박근, 치골근	대퇴이두근, 대둔근, 요방형근, 외폐쇄근	중둔근, 소둔근, 대퇴근막장근, 이상근
외회전	내폐쇄근, 외폐쇄근, 상쌍자근, 하쌍자근, 대퇴방형근, 이상근, 대둔근	중둔근, 소둔근, 봉공근, 대퇴이두근	대퇴근막장근
내회전	주동근 없음	중둔근, 소둔근, 대퇴근막장근, 대내전근, 장내전근, 단내전근	내폐쇄근, 외폐쇄근, 상쌍자근, 하쌍자근, 대퇴방형근, 이상근, 대둔근

관절낭인대에 의한 긴장

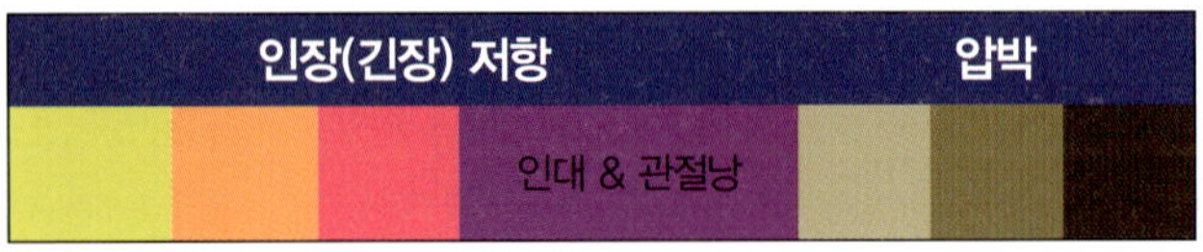

관절낭인대 섬유는 관절낭 주변에 비스듬히 위치해 있어 고관절이 굴곡할 때 느슨해지지만 고관절이 신전할 때는 최대로 팽팽해진다. 이 세 인대로 인한 수동적인 긴장은 신전이 제한되는 이유이다. 고관절이 최대 신전, 약간의 내회전과 외전이 발생할 때 클로즈-팩 위치close-packed position에 놓인다고 하며, 이는 관절의 안정성이 최대로 커진다는 뜻이다.[72] 이 세 인대들이 최대 신전에서 효과적으로 대퇴골을 소켓에 고정하게 되면 관절 내에 움직일 수 있는 공간이 사라져 단단히 고정된 상태가 된다(그림 2.45 참조). 그림 2.46은 다양한 움직임에서 관절낭인대들이 어떻게 긴장되고 이완하는지 보여주고 있다. 관절의 안정성에 기여하는 또 다른 요소는 상대적인 진공 상태이다. 대퇴골과 관골구 사이의 이러한 흡입은 이 둘을 서로 가깝게 유지해준다.

인대로 인한 고관절의 긴장을 감지하는 것은 어렵다. 더 많이 움직일 수 없는 이유가 항상 명확하진 않다. 끈기 있는 자각과 수련을 지속한 요가 수련생들은 고관절 깊숙한 곳에서 단단하게 걸리는 느낌을 통해서 고관절 움직임의 제한이 발생하는 것을 감지하게 될 수도 있다. 인대가 팽팽해져서 발생한 것인지 대퇴골 목이 관골구 가장자리를 압박하여 발생한 것인지를 구분하는 것은 어떤 이

표 2.6 다양한 방향의 고관절 움직임을 제한하는 인대의 긴장[75]

고관절 움직임	저항하는 인대
굴곡	관절낭 하부, 90° 미만, 좌골대퇴인대의 하부 섬유 120° 미만, 좌골대퇴인대 160° 미만, 세 개의 인대 모두
신전	장골대퇴인대 치골대퇴인대 좌골대퇴인대 관절낭 전면
외전	좌골대퇴인대 장골대퇴인대의 전면 관절낭 하부
내전	장골대퇴인대 장경인대
외회전	장골대퇴인대 전면 치골대퇴인대 장경인대
내외전	좌골대퇴인대 관절낭 후면

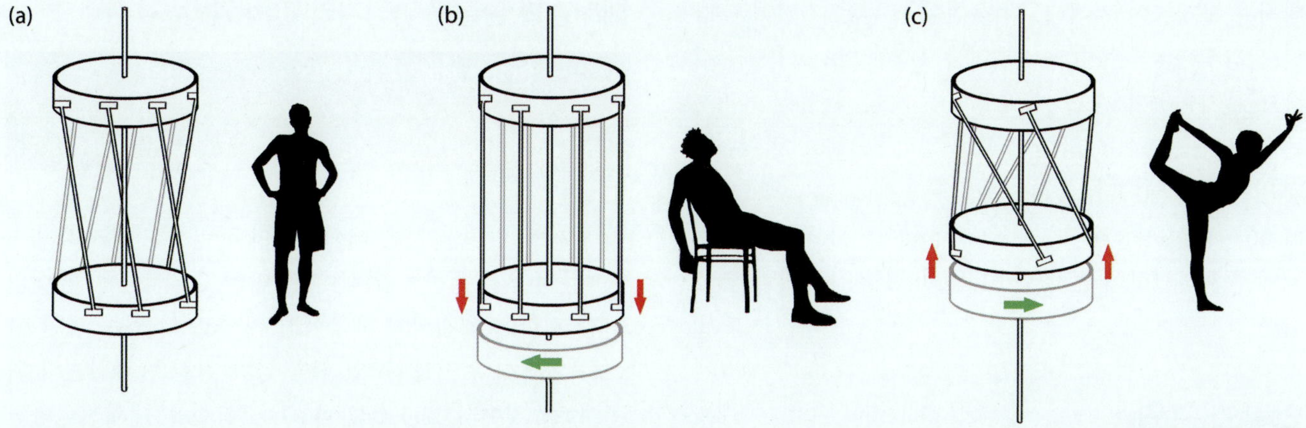

그림 2.45 관절낭인대는 고관절을 느슨하게 하거나 팽팽하게 한다. 서 있을 때 세 개의 관절낭인대의 방향은 첫 번째 그림과 같이 대각선이다(a). 굴곡 시 인대는 느슨해지며 보다 많은 가동범위가 허용된다(b). 그러나 신전 시 인대는 팽팽해지며 대퇴골을 관골구와 가깝게 끌어당기기 때문에 움직임이 제한된다(c).

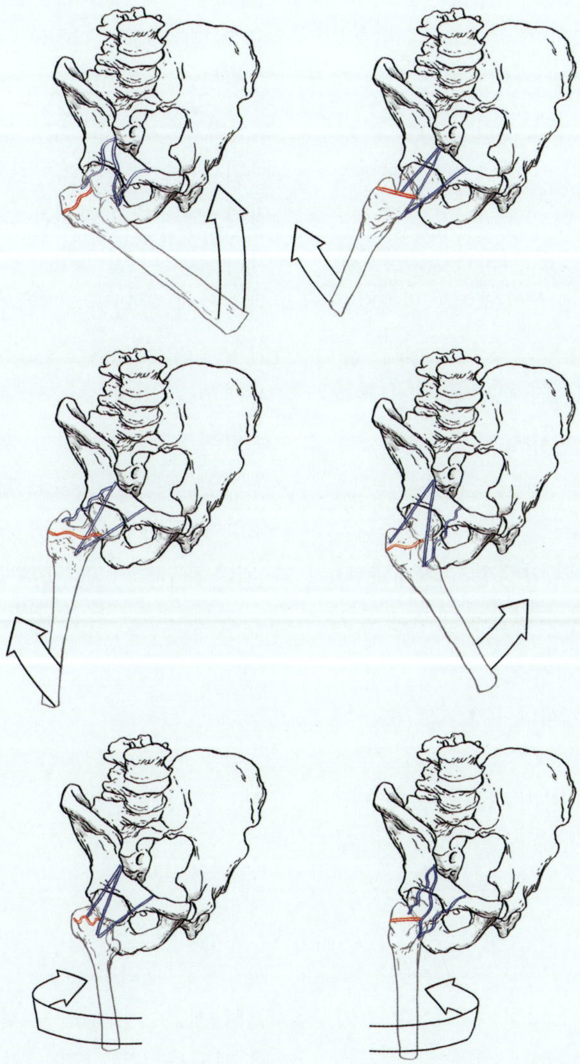

(A) 굴곡 시 장골대퇴인대와 치골대퇴인대를 느슨하게 하지만 좌골대퇴인대는 굴곡이 90°를 초과하면 팽팽해진다.

(B) 신전 시 장골대퇴인대, 치골대퇴인대, 좌골대퇴인대는 팽팽해진다.

(C) 외전 시 장골대퇴인대 상부는 느슨해지지만 장골대퇴인대 전면부와 치골대퇴인대는 팽팽해진다. 좌골대퇴인대는 거의 영향을 받지 않는다.

(D) 내전 시 장골대퇴인대의 양쪽 부분 모두 팽팽해지지만 치골대퇴인대는 느슨해진다. 좌골대퇴인대는 거의 영향을 받지 않는다.

(E) 외회전 시 장골대퇴인대와 치골대퇴인대는 팽팽해지는 반면 좌골대퇴인대는 느슨해진다.

(F) 내회전 시 장골대퇴인대와 치골대퇴인대는 느슨해지는 반면 좌골대퇴인대는 팽팽해진다

그림 2.46 움직임이 관절낭인대에 미치는 영향. 빨간 선은 좌골대퇴인대이고 파란 선은 장골대퇴인대와 치골대퇴인대이다.

에게는 불가능에 가깝다. 이 부분에는 많은 기계적 수용기 신경 말단이 존재하지만, 이는 1차적으로 고유수용감각으로 기능하며 걷고 서 있고 뛰는 동안 균형을 유지하는 것을 돕는다.[73] 이러한 조직을 의식적으로 감지한다는 것은 어려운 일이다. 하지만 통각수용기nociceptor(통증감각체. 46~48쪽 볼륨 1의 신경계 참조)가 관절순과 고관절낭 전체에 존재하므로 무언가 잘못되었을 경우 감지해낼 수 있다.[74]

압박의 근원

이 앞에서 설명한 조직의 인장력이 충분히 사라지면 WSM?에 대한 다음 대답은 압박이다. '부드러운, 중간의, 단단한'으로 이루어진 세 종류의 압박이 있다. 압박으로 인한 움직임의 제한은 고관절 또는 그 주변의 4개의 구역에서 발생할 수 있다.

- 복부 또는 가슴과 허벅지가 부딪히는 부드러운 압박
- 골반의 앞쪽(ASIS)과 허벅지 사이에 조직이 끼어서 발생하는 중간 정도의 압박(뼈와 살이 부딪혀서 발생하는 압박)
- 대전자와 골반 뼈 옆쪽(장골)에 조직이 끼어서 발생하는 중간 정도의 압박(두 뼈 사이에 살이 끼어서 발생하는 압박)
- 대퇴골경이 관절순에 닿아 발생하는 단단한 압박(뼈와 연골의 압박)

이러한 압박의 근원을 해결하며 기억해야 할 점이 있다. 여기서 우리는 근막, 인대, 관절낭으로 인한 인장성 저항이 압박에 도달하는 데 필요한 움직임을 더 이상 억제하지 않는다고 가정한다. 이러한 인장성 저항이 충분히 해결되었거나 또는 애초에 압박을 예방하기에 충분할 만큼 움직임을 제한할 정도가 아니었을 것이다.

관골구에서부터 바깥쪽으로 나가며 탐구해보자.

대퇴경과 관골구 가장자리 간의 압박

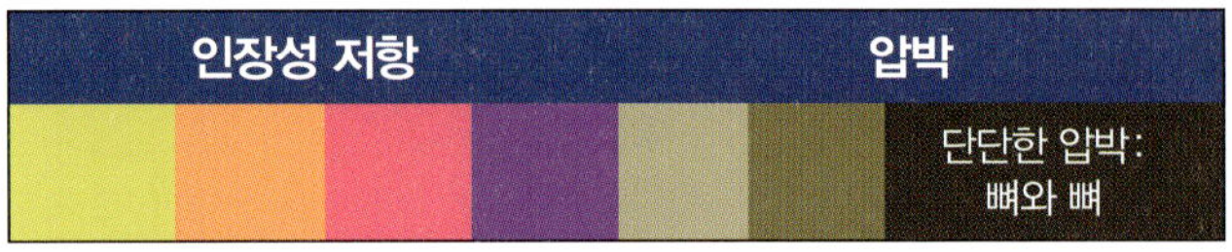

첫 번째로 살펴볼 것은 대퇴골경이 관골구 가장자리(관절순)에 닿아 발생하는 압박이다. 만일 근막, 근육, 인대의 인장 저항이 해결되어 해부학적 자세로 서 있는 동안 다리를 완전히 외전할 수 있다면, 압박 지점은 관절순의 위쪽이 될 것이다(그림 2.47 참조). 고관절을 내회전한다면 압박은 관절순의 앞 아래쪽 부분에서 발생할 수 있다. 외회전한다면 관절순의 뒤 아래쪽에서 발생할 것이다. 굴곡하며 내회전한다면 앞 위쪽 관절순에서 발생할 수 있다(150쪽 어려운 내용: 대퇴관골충돌증후군 참조). 평범한 관골구를 가지고 있는 사람은 고관절 굴곡을 매우 깊게 할 경우(160° 이상) 대퇴골경의 앞쪽이 뒤쪽 관절순과 충돌할 수 있으며 특히 약간의 내전과 내회전이 동반될 때 더욱 그러하다. 앉거나 서서 하는 사이드 스플릿(우파비스타코나사나) 등과 같은 많은 요가 자세에서 보이는 외전이 동반된 완전 굴곡은 뒤 위쪽 관절순에 압박을 발생시킬 수 있다. 하지만 외회전을 해준다면 대퇴골경이 바깥으로 돌아가 압박이 발생되는 것을 피할 수 있다. 일반적으로 대퇴골경과 관절순 간의 압박은 관절순 가장자리의 뒤쪽, 위쪽, 앞쪽의 둥근 모양을 따라 발생한다. 하지만 관절순 아래쪽 부분에서 발생하는 것은 드물다(그림 2.49 참조). 정확히 어느 지점에서 충돌이 발생하는가는 함께 발생한 움직임의 조합, 그리고 대퇴골과 골반의 고유한 해부학적 모양에 따라 달라진다.

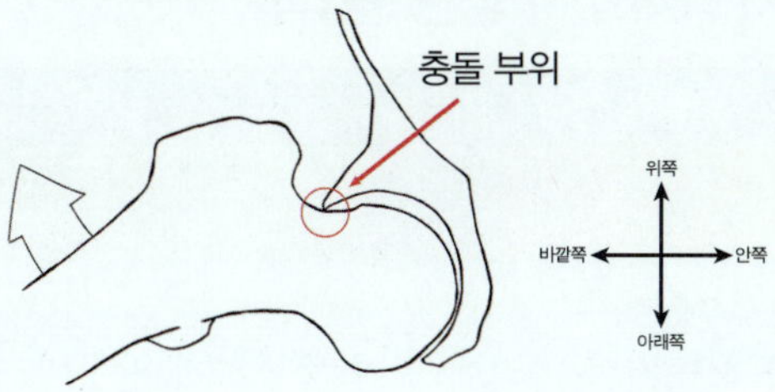

그림 2.47 외전으로 인해 대퇴골경과 관절순 가장자리 상부의 충돌이 발생할 수 있다.

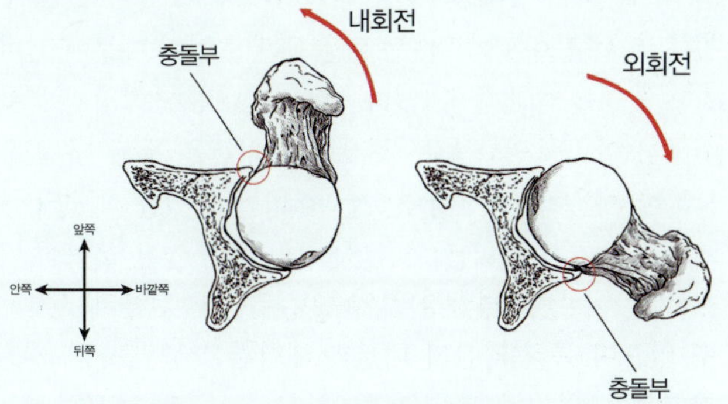

그림 2.48 내회전으로 인해 대퇴골경 전면부와 관절순 전면부의 충돌이 발생할 수 있다. 외회전으로 인해 대퇴골경 후면과 관절순 후면부의 충돌이 발생할 수 있다.

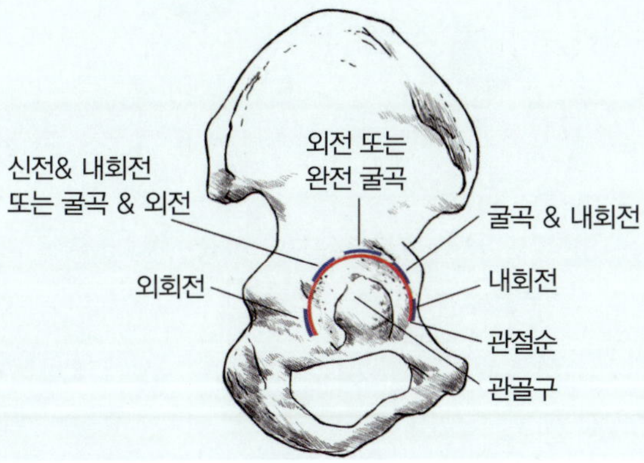

그림 2.49 대퇴골경과 관골구의 압박은 관절순 둘레에서 대략 반원 모양에 따라 발생할 수 있다. 하지만 아래쪽에서는 거의 발생하지 않는다. 빨간 선은 충돌이 발생할 수 있는 구역을 보여주며 파란 선은 충돌을 발생시킬 가능성이 있는 특정 움직임을 보여주고 있다.

대전자와 골반 옆쪽 간의 압박

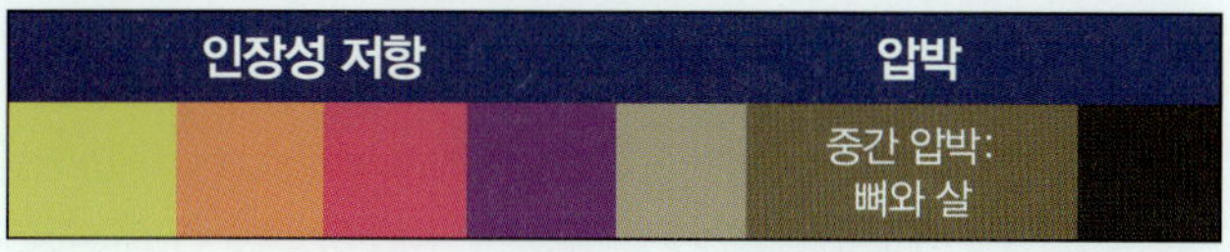

때로는, 또는 어떤 사람에게는 대퇴골과 고관절 소켓 사이의 충돌이 발생하기 전의 한 지점에서 압박이 발생할 수 있는데, 이는 근육과 골반 주변의 다른 조직이 대퇴골과 골반 옆쪽에 닿아서 발생한다. 그림 2.50에서 볼 수 있듯이 외전 시 대전자가 올라가면서 중둔근과 소둔근이 장골에 압박된다. 이러한 압박은 중간 정도의 압박이라고 부르며 대퇴골과 골반 사이에 조직이 끼면서 발생한다. 이는 내전과 외회전 또는 내회전에서 발생할 수 있지만 신전에서는 거의 느껴지지 않는다(보통 어떠한 압박이 발생하기 이전에 관절낭인대의 팽팽함으로 인해 신전이 제한될 것이다). 이러한 유형의 압박은 대퇴골경이 고관절 소켓이 가장자리에 부딪히는 느낌과 비교하여 더 부드럽고 표면적으로 느껴질 것이다. 뼈와 뼈의 압박은 훨씬 단단하고 깊고 최종적으로 느껴질 것이다. 근육과 같은 조직이 두 뼈 사이에 낀다면 외부의 힘, 예를 들면 선생님 또는 치료사가 강하게 누르는 힘 또는 모래주머니와 같은 추가 저항을 통해 약간의 가동범위 또는 압박이 추가적으로 발생할 수 있다.

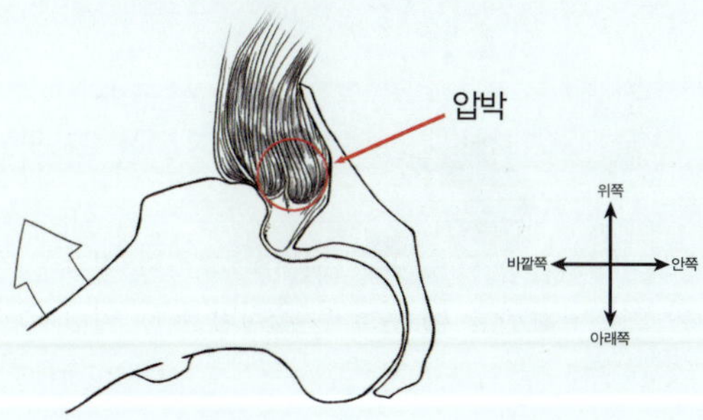

그림 2.50 외전 시 대퇴골 대전자와 골반 측면 사이에 조직이 끼어서 압박이 발생할 수 있다.

굴곡 시 골반과 허벅지 앞쪽 간의 압박

인장성 저항	압박
	중간 압박: 뼈와 살

고관절 굴곡 시 중간 정도의 압박이 발생하는 또 다른 상황은 ASIS와 허벅지 살 사이에 근육과 조직이 끼어서 발생하는 것이다. 그림 2.51에서는 앉아서 하는 전굴 자세(파스치모타나아사나)에서 이 유형의 압박으로 인해 더 이상 아래로 내려갈 수 없는 것을 볼 수 있다. 이는 찝히는 듯한 느낌이며, 많은 사람들이 고관절 굴곡을 통해 앞으로 숙일 때 다리를 가슴까지 가져오지 못하는 이유는 골반 앞쪽에서 느껴지는 이 불편한 감각 때문이다. 다행스럽게도 아주 간단한 해결법이 있다. 보다 깊은 굴곡이 가능하도록 다리를 압박 지점을 피해갈 수 있을 만큼 외전하는 것이다.

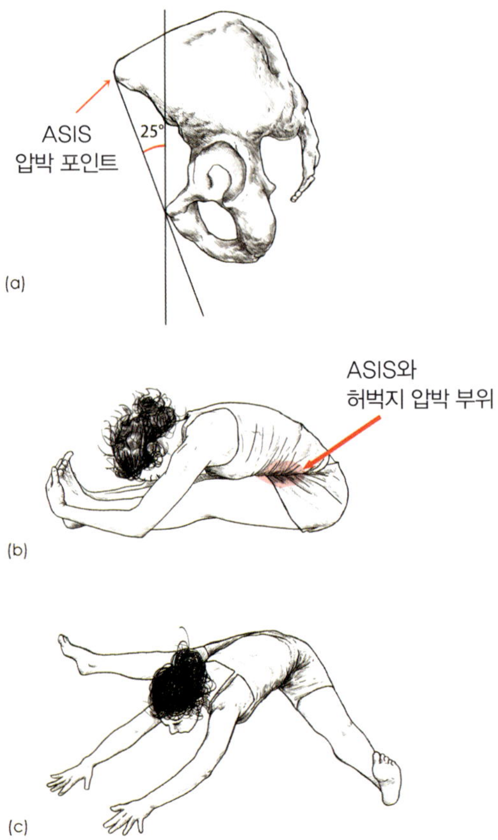

그림 2.51 ASIS와 허벅지가 닿아서 발생하는 압박(a)으로 굴곡이 제한된다(b). 그러나 대퇴골 외전을 통해 ASIS가 허벅지 사이에 들어오도록 하면 더 큰 고관절 굴곡이 가능해진다(c).

굴곡 시 상체와 하체 간의 압박

인장성 저항	압박
	부드러운 압박: 살과 살

ASIS가 허벅지와 다리에 닿아 충돌하지 않는다면 궁극적으로 부드러운 압박이 발생하기 전까지 깊게 굴곡할 수 있다. 이 지점은 배 또는 가슴과 다리가 직접적으로 닿는 것이다. 이 지점에서 압박의 감각은 분명하다. 하지만 몸의 뒤쪽 햄스트링과 척추를 따라 긴장감이 남아 있을 수 있다. 이는 몸이 더 이상 움직일 공간이 없기 때문에 남아 있는 긴장을 제거할 수 없다. 그러나 ASIS가 허벅지에 부딪혀서 압박이 발생하는 경우라면 외전을 통해 더 깊은 굴곡이 가능하다! 그림 2.52는 다리를 붙였을 때 굴곡이 제한되는 것과 다리를 외전했을 때 좀 더 깊은 굴곡이 가능한 모습을 보여주고 있다.

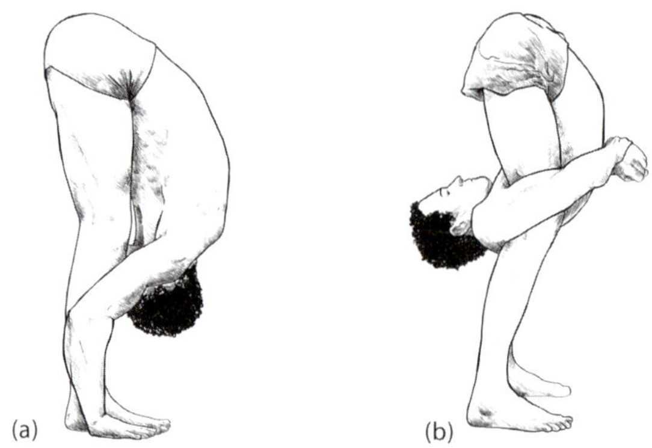

그림 2.52 우타나사나에서 굴곡 시 상체와 하체가 닿아 발생하는 압박으로 움직임 끝 지점에 도달했다(a). 티티바사나 B에서는 다리가 약간 외전되므로 더 깊은 굴곡이 가능해진다(b). 결국 관절낭인대의 팽팽함과 갈비뼈 간의 압박과 복부 장기들의 압박으로 인해 자기 엉덩이에 뽀뽀할 수 있을 정도로 접히는 것이 불가능해진다. 이렇게 할 수 있는 능력이 건강에 주는 혜택에 대해서 알려진 것은 없다.

가동범위의 차이

일단 인장 저항이 해결되었다면 우리가 가진 궁극적인 가동범위는 압박이 언제 어디서 발생하는가에 따라 결정된다. 하지만 이는 또한 인체의 모양과 크기의 일반적인 차이에 따라 상당히 달라지기도 한다.

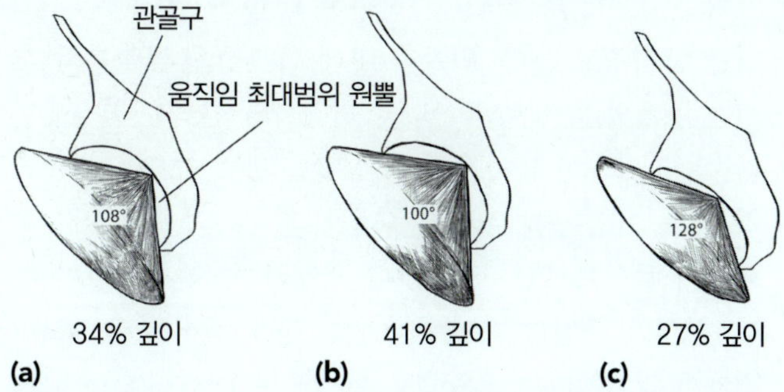

그림 2.53 휘돌림은 관골구 깊이에 영향을 받는다. (a) 보통 깊이와 그 휘돌림 범위, (b) 깊어진 깊이와 작아진 가동범위, (c) 감소된 깊이와 증가된 가동범위.

휘돌림의 차이

휘돌림은 내회전, 내전, 굴곡, 외회전, 외전, 신전 움직임의 조합이라고 볼 수 있으며 관골구 내에서 대퇴골이 구르며 깔때기 모양을 형성한다. 관골구의 깊이는 휘돌림 범위에 영향을 주는 요소 중 하나이다. 관골구가 얕다면 더 큰 범위의 휘돌림이 가능하며 깊다면 움직임 범위가 작아진다. 그림 2.53a에서 관골구 깊이의 평균값인 34%(깊이/넓이×100으로 정의된다)의 가능한 휘돌림 범위를 깔때기 모양으로 나타낸 것을 볼 수 있다.[76] 이 깔때기 바깥으로 움직인다면 대퇴골경과 관절순의 충돌이 발생할 수 있다. (b)에서 관골구의 깊이가 41%까지 증가할 때 가능한 움직임의 깔때기가 줄어들며 8° 의 움직임이 감소하는 것을 볼 수 있다. 관골구의 깊이 41%는 평균에서 두 표준편차 벗어나 있으며, 이는 인구의 약 2.5%(40명 중 1명)가 이 깊이의 또는 더 깊은 고관절 소켓을 가지고 있다는 의미이다. (c)를 통해 깊이가 27%밖에 되지 않는다면(이 또한 인구의 약 2.5% 정도) 가동범위는 상당히 증가하여 평균 깊이보다 20° 이상의 움직임이 가능한 것을 볼 수 있다. 따라서 정상 인구 중 최상의 관골구 깊이를 가진 사람과 최하의 관골구 깊이를 가진 사람 간의 휘돌림 범위는 28° 까지 차이가 날 수 있다.

관절와순이 평균보다 더 바깥쪽으로 자라 있는 사람들도 있다. 이렇게 과도하게 감싸고 있는 것을 핀서$_{pincer}$라고 하는데 관골구의 가장자리가 대퇴경을 보다 단단하게 붙잡고 있지만 가동범위에는 부정적인 영향을 준다.

어려운 내용: 가능한 가동범위 평가

예시에서 볼 수 있듯이, 우리는 가능한 가동범위를 명확하게 제시하지 않는다. 그것은 불가능하다. 모든 사람이 다르기에 너무나 많은 변수들이 존재한다. 따라서 이를 시도하는 것조차 무의미하다. 대신 우리는 움직임 범위가 존재한다는 것을 설명하며, 다양한 요소에 따라 몇몇 가동범위가 어떻게 커지는지에 대한 느낌을 알려주고 있다. 예를 들어 외전에서의 다양한 변형 요소들(126~130쪽)에 대해서 이야기할 때 관골구의 외전각, 관골구 깊이, 대퇴경 각도의 차이로 인해 발생하는 결과들을 보여준다. 이 모든 변형 요소들은 고관절에서 다리를 외전하기 위해 본질적으로 가지게 되는 공간에 영향을 미친다. 그러나 이것이 당신의 가동범위를 결정짓는 유일한 요소가 아니다. 완전한 평가를 위해서는 대퇴경의 길이와 넓이, 대퇴골두의 크기, 관골구의 넓이 및 완벽한 구 모양과의 차이 등을 모두 고려해야 한다. 이러한 모든 정보를 가지고 있다 할지라도 연부조직, 근막, 연골의 두께 또한 압박이 언제 어디에서 발생하는지 결정짓는 데 중요한 역할을 한다. 중요한 것은 이 모든 요소들이 개개인에 따라 상당한 차이가 있으며, 각 요소들이 당신의 최종 가동범위를 결정짓는 데 영향을 미친다는 것이다.

그림 2.54에서 파란색으로 칠해진 관절순 부분이 핀서 범위를 보여주고 있다. 위쪽과 아래쪽 관절순 돌출부의 크기는 소켓의 깊이뿐만 아니라 외전각의 범위를 결정짓는다. 위쪽 와순이 들어가 있거나 얕은 반면 아래쪽 와순이 긴 경우, 이와 반대로 위쪽 와순이 튀어나와 있고 아래쪽 와순이 들어가 있는 경우보다 외전각이 클 가능성이 높다. 하지만 관절와순 전체가 넓은 경우 핀서를 유발하여 소켓이 깊어진다(어려운 내용: 핀서에 대한 보다 자세한 내용은 150쪽 대퇴관골충돌증후군 참조).

몇몇 연구에서는 관골구의 깊이와 핀서 정도의 관계에 대해 언급하고 있다.[77] 그림 2.54b의 예시에서 보면 관골구각과 대퇴골경의 각이 각각 40°와 132°이지만 핀서 덕분에 관골구가 보통보다 20% 깊다. 이러한 작은 차이로 인해 외전각의 범위가 첫 번째 고관절은 50°이지만 두 번째 고관절은 43°까지 감소하는 결과가 발생하게 된다.

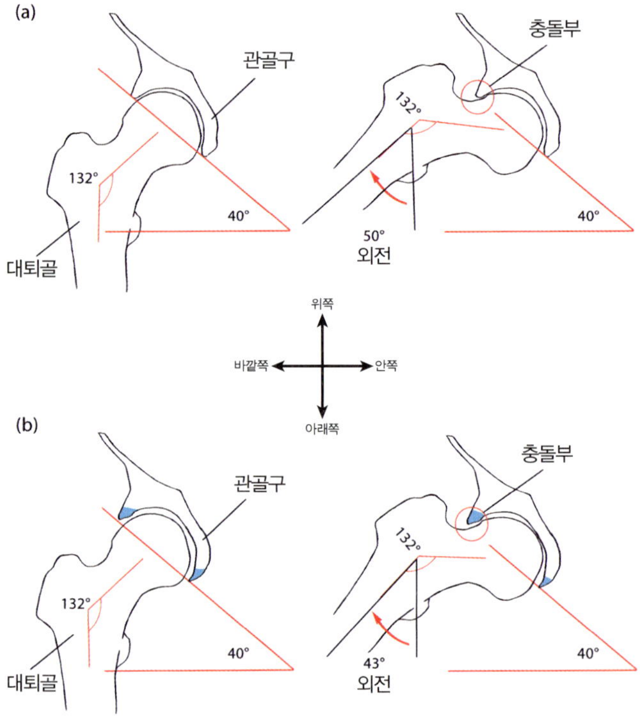

그림 2.54 외전은 핀서로 인해 제한될 수 있다. 관골구 외전각 40°, 대퇴골경각 132°를 가지고 있을 때 (a)는 관골구 깊이가 34%로 충돌 발생 전 50°의 외전이 가능하다. (b)는 깊이가 41%이며 핀서 덕분에 충돌 발생 전 단 43°의 외전이 가능하다.

지도자에게 보내는 메모: 요가는 스스로 선택하는 수련이다

가동범위가 더 넓은 학생들이 가동범위가 적은 학생들보다 수련을 꾸준히 할 가능성이 높은 것은 자연스러운 일이다. 몇 년 후에도 신체적 요가 아사나 수련을 지속하는 학생들은 보통 가동성이 큰 사람들이다. 가동성이 매우 제한적인 2.5%의 사람들은 좌절하여 그만두는 경향이 있다. 이는 일반적인 요가 수업에서는 관골구가 깊은 사람보다 얕은 사람을 찾기 쉬울 가능성이 크다는 것을 뜻한다. 당신이 이 사실을 알고 있다면, 타고난 가동범위가 낮은 2.5%의 초보자들에게 그들의 정상 기준은 다른 사람들의 정상과 같지 않다는 것을 깨닫도록 도와줄 수 있다. 가부좌로 바닥에 앉을 때 무릎이 바닥에 닿지 않더라도 신체적 요가 수련을 지속할 수 있다. 얼마나 깊게 자세를 만들 수 있는가는 중요하지 않다. 목적은 움직이는 것, 그리고 자신의 타고난 범위 내에서 움직이는 것이다.

관골구의 깊이는 고관절에서 대퇴골의 외전/내전뿐만 아니라 외회전/내회전할 수 있는 능력에도 영향을 미친다. 우리가 아직 살펴보지 않은 것은 관골구의 모양 또한 이러한 가동범위에 어떻게 영향을 미치는가이다. 관골구는 완전한 구 모양이 아니며 이러한 모양의 차이가 관절와순이 대퇴골과 충돌하는 현상을 증가시키거나 감소시킬 수 있다. 대퇴경의 두꺼운 정도의 차이(캠 또는 피스톨 그립 변형$_{\text{pistol grip deformity}}$라고 한다) 또한 움직임 범위에 영향을 준다(150쪽 참조). 요가를 통해서 이러한 요소들을 바꿀 수는 없다.

외전의 차이

긴장으로 인해 고관절 외전이 제한된다면 일반적으로 긴장의 원인이 내전근에 있다고 말한다. 그러나 긴장은 전방기능선, 일측기능선, 심부전방선과 외측선과 같은 근막경선을 따라 제한이 발생했기 때문일 수도 있으며, 이는 표면과 심부 근막의 복합적인 제한을 의미한다. 내전근은 치골뼈에서 대퇴골 내측을 따라 위치하며 이는 그림 2.25에서 볼 수 있다(대내전근, 장내전근, 단내전근, 박근과 치골근). 내전근의 타고난 길이의 차이, 근위부와 원위부 부착 지점, 그리고 갯수에 따라 다르지만,[78] 대부분 수년간 의자에 앉아서 생활하며 다리는 넓게 벌리지 않기 때문에 이러한 근육들이 짧아진다. 그러나 시간을 가지고 인내하여 마침내 이러한 조직들을 늘린다면, 외전을 제한하는 것은 더 이상 내전근, 심지어 관절낭인대들도 아닌 바로 압박이다. 어떤 사람들은 안타깝게도 내전근을 많이 늘릴 필요조차도 없다. 고유의 해부학적 구조로 인해 압박이 상당히 빨리 발생하기 때문이다.

관골구 외전각에 따른 차이

관골구 각의 외전 범위를 살펴보자면, 평균 40°이며 두 표준편차에 따르면 인구의 95%는 31~48° 범위 안에 존재한다. 이러한 수치에 따라 사람들의 다리 외전각 범위는 어떻게 달라질까? 그림 2.55에서 두 가지 예를 볼 수 있다. 두 경우 모두 대퇴골경각이 132°(미국에 거주하고 있는 현대 유럽계 미국인의 평균)라고 가정하였다.[79] 대퇴경이 관골구 가장자리에 부딪힐 때, 또는 둔근들이 대전자와 장골 사이에 낄 경우 압박이 발생할 수 있다. 관골구 외전각이 48°인 골반의 경우, 외전이 58°를 넘어갈 때 발생할 수 있다. 관골구 외전각이 31°인 골반의 경우 다리 외전 정도가 41°로 상당히 적은데 이는 관골구 외전각이 훨씬 작기 때문이다.

다른 모든 조건들이 동일할 경우(관골구 깊이, 관골구의 기울기, 대퇴경의 크기와 모양, 대퇴골경각 등과 같은) 31°의 각을 가지고 있는 고관절과 비교하여 48°의 관골구 외전각을 가지고 있는 고관절이 17°의 추가적인 외전 범위를 가질 수 있었다. 다리를 벌리고 선 자세를 하려는 사람에게 이것이 어떤 의미가 있을지 생각해보자. 적은 외전각을 가지고 있는 사람은 다리를 82° 겨우 벌릴 수 있는 반면, 외전각이 큰 사람은 116°까지 가능하다. 이 두 사람에게 다리를 넓게 벌린 상태에서 "양손을 발목 위에 두라"고 흔히 사용하는 정렬 큐를 준다면 얼마나 어려울지 생각해보라. (a) 학생의 경우 가능한 정도보다 발 넓이를 좁혀야하고, (b)의 경우 절대 그만큼 넓게 벌릴 수 없을 것이다. 후자의 경우 내전근이 '뻣뻣'하며 시간이 지나면 내전근이 유연해질 수 있을 것이라는 말을 들을 것이다. 하지만 실제로 다리를 더 넓게 벌리지 못하는 것은 관골구 때문이지 내전근이 아니다. 이 학생은 절대 더 깊은 자세를 할 수 있을 만큼 내전근을 충분히 '늘릴' 수 없을 것이며, 아무리 '깊게 호흡하고 이완'한들 이 사실은 변하지 않는다. 이 사람이 이 자세를 하기 힘든 것은 긴장이 아닌 압박 때문이다.

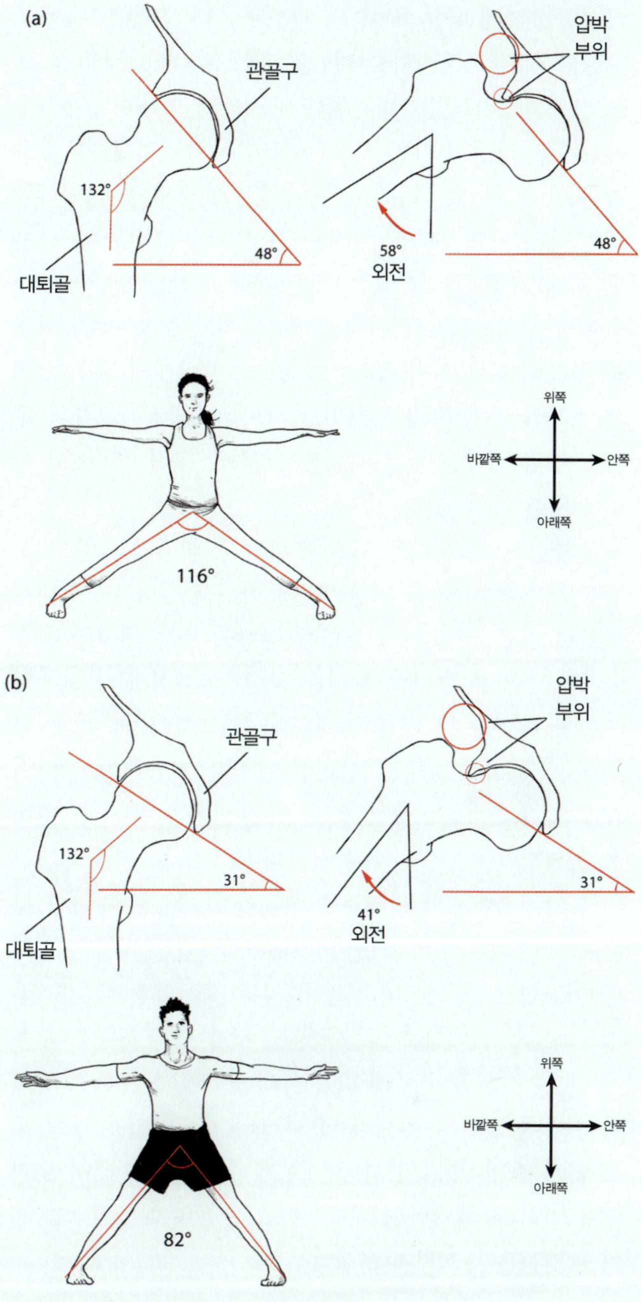

그림 2.55 외전 제한 요소. (a) 관골구각 48°, 대퇴골경각 132°일 때 58° 외전 이후에 충돌이 발생할 수 있다. (b) 관골구각이 31°일 때 단 41° 외전 이후 압박이 발생할 수 있다. (큰 빨간 동그라미는 대퇴골과 골반 사이의 공간이 얼마큼인지를 나타내고 있다. 작은 동그라미는 충돌이 발생하는 곳이다.)

대퇴골경각에 따른 차이

다리의 외전 가동범위를 파악할 때 고려해야 할 다른 요소는 대퇴골의 모양이다. 위의 예시에서는 대퇴골경각을 똑같다고 가정하였다. 하지만 북미 사람들이 흔히 갖고 있는 이 각은 120~144°이다. 이러한 한계에 가까운 사람들의 다리 외전 범위의 차이는 무엇일까? 그리고 큰 관골구 외전각(48°)과 목각(144°)을 가지고 있는 사람에게는 어떤 일이 발생할까? 이 사람은 두 가지 모두 세계 최고의 높은 각도를 가지고 있지만 그 완전 반대의 경우인 세계 최하의 각도를 가지고 있는 사람, 즉 외전각 31°와 목각 120°를 가지고 있는 사람은 어떨까? 그림 2.56에서 이 두 경우를 볼 수 있다.

확실히 한 학생은 단순히 골반과 대퇴골 모양의 장점으로 인해 아주 큰 가동범위를 가지고 있다. 이 학생은 여전히 긴장 및 움직임 제한에 영향을 주는 내전근과 같은 연부조직을 늘리는 훈련을 할 수 있겠지만, 선천적인 움직임 범위는 두 번째 학생보다 훨씬 크다. 첫 번째 학생은 각 다리를 70° 외전할 수 있으며, 관골구가 얕다면 180°로 완전히 다리를 찢을 수 있을 것이다. 두 번째 학생의 가동범위는 상당히 제한적이며 그 이유는 근육의 긴장이나 관절낭인대의 뻣뻣함이 아니라 대퇴골과 관골구 사이의 압박 때문으로 보인다. 이 학생은 각 다리를 단 29°만 외전할 수 있다! 이 사람이 양다리를 벌릴 때 가능한 정도는 58°밖에 되지 않는다. 관골구가 깊은 사람일 경우 이 각도는 더 좁아질 것이다. 이러한 경우가 흔하진 않지만 요점은 요가를 통해서 이 사람의 가동범위를 늘릴 수는 없다는 것이다. 이 사람은 요가 수업에 계속해서 오지 않을 것이다. 왜냐하면 제한적인 가동범위 때문에 계속해서 창피함을 느끼기 때문이다.

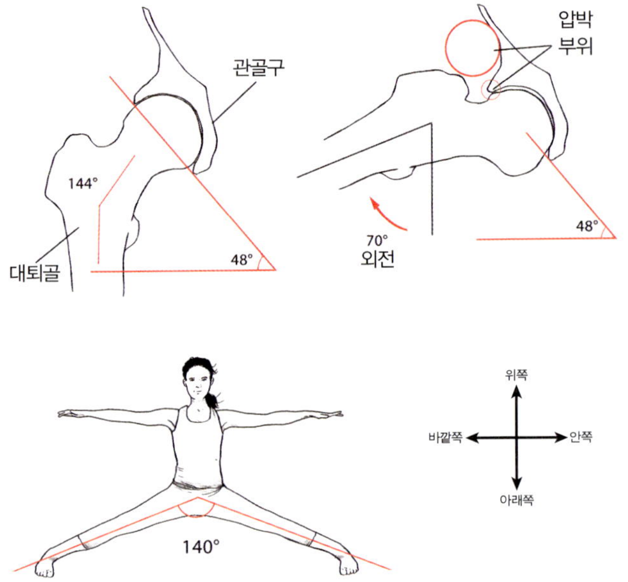

그림 2.56 관골구각 48°, 대퇴골경각 144°인 경우의 외전. 둘 다 최상인 경우.

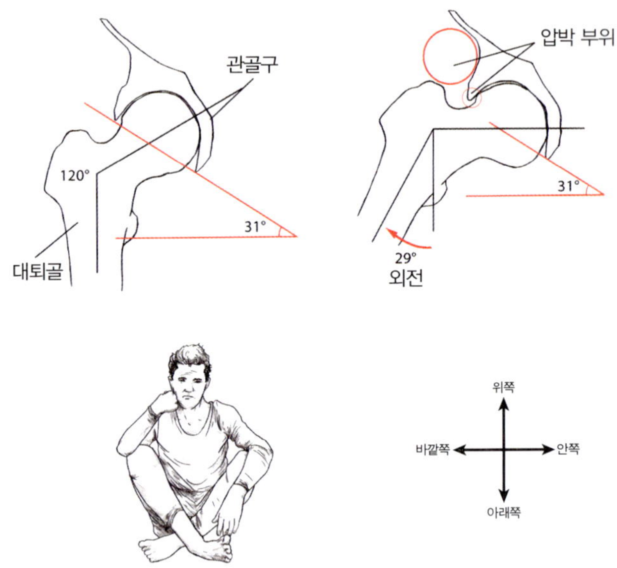

그림 2.57 관골구각 31°, 대퇴골경각 120°인 경우의 외전. 둘 다 최하인 경우.

외전을 제한하는 다른 요소들

지금까지 대퇴경이 관골구 가장자리에 부딪힐 때 발생하는 제한에 대해 이야기했지만, 그림 2.55, 2.56, 2.57을 통해 대전자가 골반 측면에 부딪혀 조직을 압박할 가능성 또한 볼 수 있다. 여기서 대퇴골 대전자의 크기 또한 영향을 미친다. 그림에서보다 대전자가 큰 경우 대퇴경과 관절순이 부딪히기 전에 둔근들이 장골에 부딪힐 수 있다. 심지어 대전자의 크기가 같지만 그 부위의 근육이 더 두껍거나 지방이 많은 경우에도 고관절이 충돌하기 전에 압박이 발생할 수 있다. 이러한 경우 학생들은 고관절 깊은 곳에서 막히는 듯한 단단한 느낌보다는 대전자 바로 위에서보다 부드러운 느낌의 압박을 느낄 수 있다.

고려해야 할 또 다른 요소는 대퇴경의 길이이다. 대퇴골 목이 짧은 경우 긴 경우보다 대전자가 장골에 부딪혀 조직을 압박하는 일이 더 빨리 발생한다. 그림 2.58에서 두 개의 대퇴골을 볼 수 있다. (a)의 경우 짧은 목과 상대적으로 높은 대전자를 가지고 있는 반면 (b)는 긴 목과 덜 튀어나온 대전자를 가지고 있다. 두 번째의 경우 골반

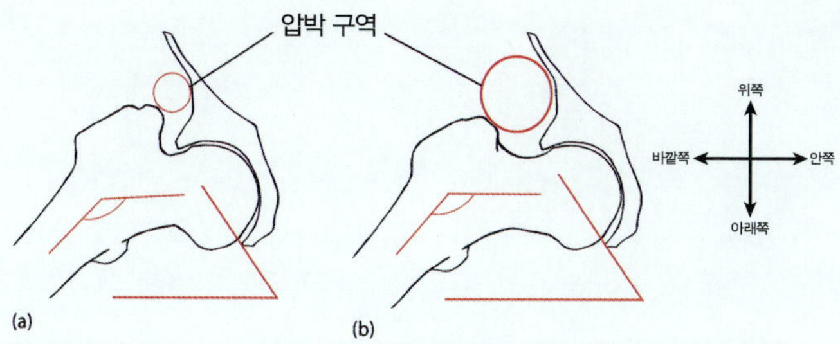

그림 2.58 대전자와 장골 사이의 압박은 대전자의 크기와 대퇴골경의 길이에 따라 다르다. (a) 큰 대전자와 짧은 목을 가지고 있다. (b) 작은 대전자와 긴 목을 가지고 있어서 대전자와 장골 사이에 공간이 더 넓다. (빨간 동그라미는 대퇴골과 골반 사이의 공간을 나타내고 있다.)

에 대한 압박이 발생할 가능성이 적은데 그전에 고관절 충돌이 먼저 발생할 가능성이 높기 때문이다. 첫 번째 대퇴골의 경우 관골구 충돌이 발생하지 않을 가능성이 크다. 왜냐하면 장골과의 압박이 먼저 발생할 것이기 때문이다. 만일 어떤 한곳에서 압박이 발생하여 움직임을 제한하지 않는다면 결국 다른 곳에서 발생하게 될 것이다.

대퇴골을 움직이거나 골반을 움직이거나, 둘 다 외전이다!

고관절의 외전을 요구하는 요가 자세는 다양하다. 많은 경우 고관절에서 다리를 외전한다. 95~101쪽 움직임의 면 부분의 가디스(우카타코나사나)나 워리어 2(비라바드라사나 II) 자세를 생각해보라. 사이드 스플릿(사마코나사나)에서 다리를 넓게 외전하는 것은 분명하다. 그러나 몇몇 자세는 외전이 발생하는 것이 덜 분명하다. 트라이앵글 자세(트리코나사나)에서 우리는 발을 일정한 간격으로 벌려 선 후 골반을 움직인다. 그림 2.10에서 볼 수 있듯이 우리는 앞쪽 골반을 대퇴골 쪽으로 기울이는데, 이것이 외전이다(동시에 뒤쪽 고관절은 내전하게 된다)! 이제까지 이야기한 외전 정도를 제한하는 대퇴골 또는 골반을 가지고 있는 학생들의 경우 트라이앵글 자세에서 압박에 빨리 도달할 수 있다. 이 이상의 측면 움직임은 척추의 외측을 굴곡을 통해 발생하게 된다.

그림 2.59(a)와 같은 요기니 학생의 경우, 앞서 이야기한 해부학적 조건에 의해 외전과 외회전 가동범위가 매우 크기 때문에 척추의 외측 굴곡 없이 손을 바닥에 댈 수 있다. 이는 고유의 해부학적 모양 때문에 그러하다. 이 그림은 당신의 움직임 범위와 다를 수 있다. 당신은 이미 외전 범위 끝에 도달하여 손을 바닥에 닿게 하기 위해 척추를 외측으로 굴곡해야 하는 두 번째 그림의 요기(b)처럼 보일 수 있다. 또는 압박 지점을 피하여 척추를 구부리지 않고 길게 유지하려 노력하는 세 번째 요기(c)와 같을 수 있다. 이 경우 고관절을 바닥 쪽으로 돌려 고관절의 굴곡을 추가한다. 많은 학생들의 경우 굴곡을 통해 외전 시 발생하는 압박 지점을 피해 움직일 수 있다. 이는 이 자세에서 엄지발가락을 잡는 아쉬탕가 요가에서 수련하는 트라이앵글 자세에서 고의적으로 사용하는 전략이다. 당신의 외전 가동범위가 부족하다면 상체를 바닥 쪽으로 회전하는 것(고관절의 굴곡)이 유일한 선택이다. (d)에서 볼 수 있는 마지막 트라이앵글 자세는 자신의 가동범위 제한을 받아들이고 척추를 곧게 유지한 채 손을 다리나 요가 블록 위에 두는 것이다.

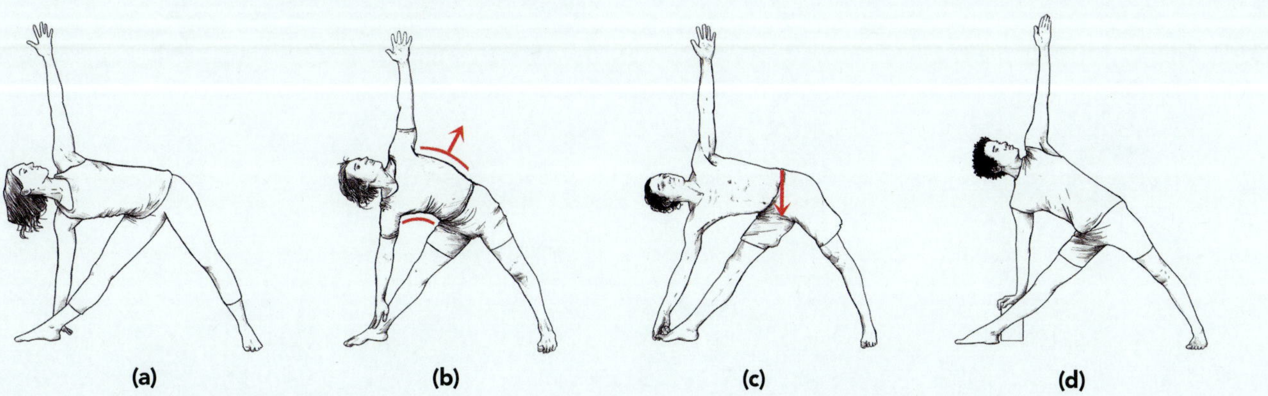

그림 2.59 외전은 대퇴골을 움직이거나 골반을 움직이는 것을 통해 만들어진다. 먼저 (a)의 요기니는 고관절을 외전할 수 있는 공간이 많기 때문에 트라이앵글 자세에서 척추를 일자로 유지한 채 손을 바닥에 짚을 수 있다. (b)에서는 고관절을 충분히 외전하지 못하는 경우 척추를 외측 굴곡하는 것을 볼 수 있다. (c)에서는 고관절 굴곡을 추가하여 골반이 대퇴골과의 압박 지점을 우회하는 방법을 취하고 있다. (d)에서는 외전 범위가 그리 넓지 않다는 것을 받아들이고 손을 다리, 또는 블록 위에 놓는 방법을 취하고 있다.

트라이앵글 자세에서 손을 바닥에 대는 것이 마법 같은 효과가 있는 것은 아니다. 다리를 충분히 넓게 외전할 수 있다면 가능하다. 다리가 더 넓으면 손은 바닥과 더 가까워진다. 심지어 다리가 넓게 벌어지지 않아도 앞쪽 고관절을 깊게 외전할 수 있다면 가능하다. 몇몇 학생들은 손을 바닥에 짚을 수 없는데 하체와 팔의 상대적인 길이 때문이다. 신체 비율상 다리에 비해서 팔이 짧다면 이는 매우 어려울 수 있다(볼륨 5에서 신체 비율이 아사나 수련에 미치는 영향에 대한 더 많은 예시를 다룰 것이다). 트라이앵글 자세에서 손이 바닥에 닿지 않는 것은 뻣뻣한 내전근과는 아무런 관련이 없을 수 있다. 그렇다 해도 당신은 여전히 멋진 트라이앵글 자세를 취할 수 있다. 이는 당신만의 트라이앵글이다.

다른 학생이나 선생님이 멋지게 요가 자세를 하고 있는데 당신은 그렇게 하지 못할 때, 스스로에게 자신의 의도가 무엇인지를 다시 물어보라. 만일 그 의도가 미용적인 것이 아니라 기능적인 것이라면, 자세를 취하기 위해 몸을 사용하는 것이 아니라 자세를 사용하여 몸을 건강하게 해야 한다는 것을 상기해야 한다. 만일 기능을 중요시 한다면 건강과 완전성wholeness이 중요하다. 자신의 의도를 기억하라. 골격의 다양성에 대한 진실과 긴장과 압박의 차이에 대해 기억하라. 이 모든 것을 기억한다면 자신의 한계 지점을 인지하며 움직이고 그 안에서 만족할 수 있을 것이다.

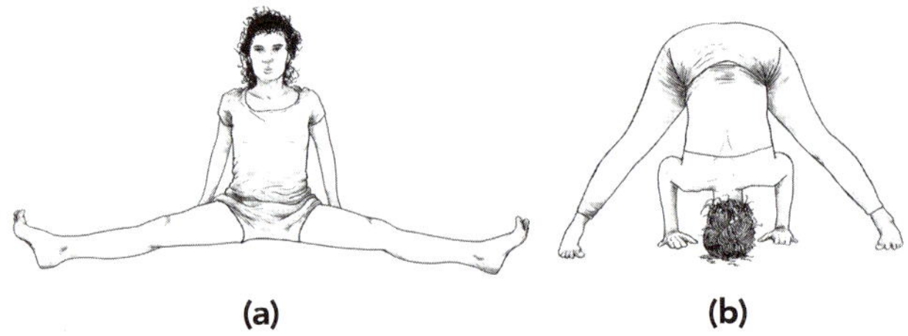

그림 2.60 수평외전. (a) 와이드 레그 싯팅 자세(우파비스타코나사나), (b) 스탠드 포워드 폴드(프라사리타 파도타나사나 A)에서는 더 넓게 다리를 외전할 수 있도록 고관절 굴곡을 통해 보통 수직 외전을 제한하는 압박 지점을 우회했다.

수평외전

결국 더 깊은 외전 움직임을 방해하는 것은 몸과 몸이 부딪혀서 발생하는 압박일 것이다. 하지만 때론 최초 압박 지점을 피할 수 있는 방법이 존재한다. 서서 하는 자세에서 다리를 더 넓게 벌릴 수 없다면, 고관절을 굴곡하거나 대퇴골을 외회전해보라. 양쪽 경우 모두 관골구에 대한 대퇴골의 방향을 바꿀 것이다. 그림 2.60은 와이드-레그 싯팅 자세(우파비스타코나사나)와 스탠딩 포워드폴드Standing Forward Fold(프라사리타 파도타나사나 APrasarita Padottanasana A)를 보여주고 있다. 첫 번째 자세에서는 고관절에서 90°의 굴곡이 발생하며 두 번째 자세에서는 거의 160°가량 된다. 양쪽의 경우 모두 대퇴골이 고정되어 있고 골반이 움직였다. 고관절 소켓에서 160°의 굴곡으로 인해 90° 굴곡했을 때보다 대전자가 골반 측면에서 멀어졌다. 그리하여 둔근이 장골에 압박되는 대신 대전자가

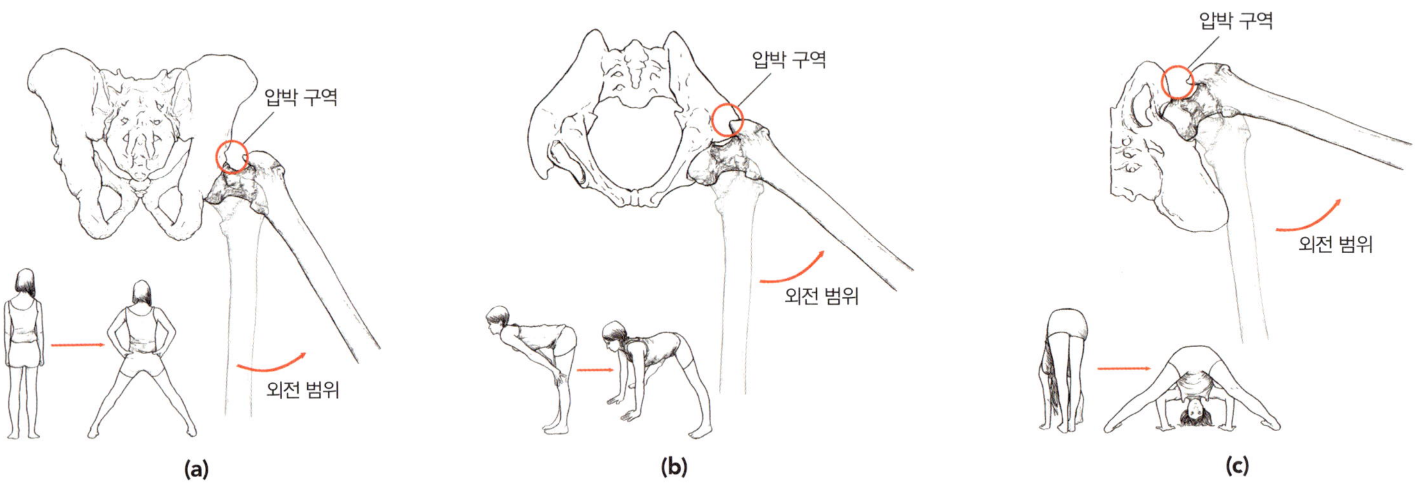

그림 2.61 외전 범위는 골반의 굴곡 정도에 따라 달라진다. (a)는 뒤쪽에서 바라본 골반과 오른쪽 대퇴골에서 가능한 외전 정도이다. (b)에서는 90°의 골반 굴곡을 통해 외전 범위가 증가되었다. 이것은 아래쪽에서 바라본 골반이다. (c) 180° 굴곡을 통해 압박 발생 전 외전 가동범위가 더 많이 증가되었다. 이것은 앞쪽에서 바라본 골반이다.

좌골 결절을 향해 외전되고 있다(그림 2.61 참조). 이 방향에서 보면 골반의 뒤쪽 면에서 대전자가 움직일 수 있는 공간이 훨씬 넓기 때문에 대퇴골을 훨씬 넓게 외전할 수 있다. 만일 대퇴골경이 관골구와 충돌하는 것이 압박의 근원이라면 굴곡을 통해 이를 극적으로 변화시킬 수 있다. 관골구는 전두면상에서 아래쪽을 향하고 있으므로(이를 외전각이라고 부른다는 사실을 기억하라), 고관절이 굴곡, 외전 되어 있을 때 대퇴경은 관골구의 후방 가장자리를 향해 움직이며 이는 상부 가장자리와 비교하여 대퇴경과 멀리 떨어져 있기 때문에 외전을 위한 공간이 더 생긴다.

따라서 압박이 더 깊은 자세를 취할 수 없는 원인이었다면 고관절 굴곡을 통해 다리를 더 많이 외전하여 넓게 벌릴 수 있다. 굴곡이 클수록 더 큰 수평외전이 가능하다.

수평외전에 도달하는 또 다른 방법은 다리를 외회전한 후 외전을 추가하는 것이다. 이는 마찬가지로 대전자를 상부 관절순 또는 장골의 위쪽 부분으로부터 멀어지도록 만드는 효과가 있다. 트라이앵글 자세(트리코나사나)에서 이렇게 할 수 있다. 앞쪽 다리의 고관절을 외회전한 후 거기에 외전을 한다(그림 2.59 참조). 앞쪽 발을 정면을 향하도록 둔다면 고관절을 깊게 외전할 수 있는 방법이 없다. 한번 해보라. 앞발이 배꼽과 같은 방향인 정면을 향하게 한 후(단순한 외전) 트라이앵글 자세를 해보고, 다리를 외회전하여 발이 측면을 향하도록 한 후 다시 해보라(이는 고관절의 수평외전을 만든다). 차이가 느껴지는가? 고관절의 외회전을 추가하면 최소한 새로운 압박 지점에 도달하기 전까지는 압박 지점을 피해갈 수 있다.

고관절 굴곡과 외회전을 한다 해도 수평외전의 고유한 한계 지점이 존재하지만 단순한 외전에서 발견되는 위치와는 다르다. 고관절 굴곡 후 외전을 하건 외회전 후 외전을 하건 양쪽 경우 모두 수평외전을 하게 되며 압박의 지점은 대퇴골의 목 상부가 관골구 후면 가장자리에 부딪히거나 대전자가 골반의 같은 부분으로 둔근들을 압박하거나 둘 중 하나일 것이다. 수평외전과 그 고유한 한계의 의미를 완전히 이해하기 위해서는 고관절 외회전과 그 한계 또한 이해할 필요가 있으며 이는 다음 섹션에서 살펴볼 것이다.

외회전의 차이

일반적으로 고관절의 외회전(대퇴골이 고관절 소켓 안에서 회전하건 골반이 대퇴골 주변을 회전하건)을 유발하는 근육들은 둔근들과 내폐쇄근, 외폐쇄근, 상쌍자근, 하쌍자근, 대퇴방형근, 이상근으로 이루어진 6개의 심부외회전근들이다(그림 2.25 참조). 둔근군의 경우 대둔근이 대부분의 일을 하지만 봉공근, 대퇴이두근과 함께 중둔근과 소둔근이 협력근으로 보조한다. 늘 그렇듯 어떤 근육이 주도적인 역할을 하는가는 고관절 소켓 내 대퇴골의 위치에 따라 매우 달라진다. 중둔근과 소둔근은 고관절이 신전되어 있을 때 외회전근으로 작용하지만 해부학적 자세에서 이들의 역할은 회전이 아니라 순수한 외전이다. 근육적인 관점에서 반대되는 움직임을 일으키는 것은 대퇴근막장근이며, 만일 고관절이 90° 굴곡되어 있다면 중둔근과 소둔근은 그 각도에서 내회전근으로 작용한다. 해부학적 자세에서는 외회전에 저항하는 강한 주요 내회전근은 없다. 대퇴근막장근의 주된 역할은 대부분은 장경인대를 긴장시키고 외전 시 작은 둔근들을 지지하는 것이며, 고관절 굴곡을 보조하기도 한다.

이는 고관절 외회전에 저항하는 근육이 실제 하나도 없다는 것을 의미한다. 그렇다면, 고관절을 외회전하는 것이 왜 이렇게 힘든 것일까? 치골대퇴인대와 장골대퇴인대의 전면이 외회전을 제한하는 요소로 작용할 수 있으나, 그 사람이 외회전할 수 있는 능력에 따라 압박이 움직임을 제한하는 요소로 빨리 발생할 수 있다. 어디서 언제 압박이 발생하는가는 당신 고유의 해부학에 따라 다르다.

외회전은 요가의 고전적인 움직임 중 하나이다. 로터스 자세(파드마사나)에서 편안하게 앉아 있을 수 있거나, 양발을 머리 뒤로 넘기는 드위파다시르사사나 Dwipadasirsasana와 같은 고난이도의 멋진 동작을 하기 위해 필요하다. 외회전은 많은 스포츠와 춤 스타일에서도 요구된다. 발레의 1번, 2번, 3번 자세와 하키, 농구, 축구에서는 빠른 외측 공격에 필요하다. 골프에서는 다운스윙 바로 직전 백스윙에서 앞쪽 다리에 텐션을 쌓기 위해, 수영에서는 개구리 영법을 할 때 필요하다.

관골구의 경사와 대퇴골 비틀림의 정도를 살펴보면 상당히 다양하다는 것을 알 수 있다. 태어났을 때 관골구는 아주 적은 기울기 각(약 7°)을 가지고 있어서 고관절 소켓이 외측면을 향해 있다. 하지만 사춘기에 가까워질수록 이 각도는 좀 더 앞쪽으로 옮겨진다. 성인의 관골구 기울기는 평균 21°이지만 정상 범위는 10~33°이다. 여성은 남성과 비교하여 평균 5° 정도 더 전경되어 있는 것으로 관찰되며,[80] 아마도 골반 안쪽이 보다 둥글기 때문인 듯하다. 이는 관골구가 더 앞쪽을 향하도록 만든다. 하지만 몇몇 연구에서는 성별 차이가 존재하지 않는다고 한다.[81] 다시 한 번 강조하지만 중요한 것은 평균 수치가 아니라 수치의 범위가 존재한다는 것이다.

이와 유사하게 대퇴골 몸체의 비틀림 정도가 대퇴경과 대퇴골 내외측과condyles 사이에 전경각을 만들어낸다. 평균값은 어떤 연구 결과를 인용하는가에 따라 다르겠지만 사용 가능한 수치는 15° 이다. 여전히 중요한 것은 수치의 범위이며, 두 표준편차 범위는 3~27° 이다.[82] 여러 연구 결과에 따르면 남성과 여성의 차이가 있는데 여성이 남성보다 평균 전경값이 6° 까지 클 수 있다.[83] 대퇴골과 관골구의 기울어짐 정도는 고관절에서 대퇴골 또는 골반을 외회전하는 능력에 지대한 영향을 미치며, 따라서 특정 요가 자세 또는 스포츠를 얼마나 잘할 수 있는가에도 영향이 있다. 최종적으로 외회전을 제한하는 것은 대퇴경과 관절순의 충돌이다. 그림 2.62의 경우 관골구에 대한 대퇴경의 각도는 해부학적 위치상 뒤쪽을 향하고 있다. 무릎이 정면을 향하고 발이 약간 바깥쪽을 향하는 위치에서 대퇴골을 보여주고 있는데 이것이 해부학적 자세를 정의하는 방법이다(발이 무릎과 정확히 같은 방향을 향하고 있지 않은 이유는 경골 비틀림 때문이며, 이는 경골을 살펴볼 때 설명할 것이다).

그림 2.62의 평균적인 사람이 해부학적 자세에서 대퇴골을 외회전하면 어떤 일이 발생하는지 그림 2.63과 2.64를 통해 볼 수 있다. 대퇴경의 후면이 결국 관골구의 후하방 관절순과 부딪히게 된다(늘 그렇듯이 약간의 인장저항이 존재하고 있다고 가정하면). 곧 살펴보겠지만, 일단 충돌이 발생하면 고관절을 굴곡하지 않는 한 더 이상의 외회전은 발생할 수 없다. 그림 2.63의 경우 평균적인 사람의 발은 경골 비틀림으로 인해 이미 30° 바깥쪽을 향하고 있기 때문에 여기에 외회전을 더하면 대퇴골은 25° 회전한 후 압박 지점에 도달하게 된다. 따라서 발을 바깥쪽으로 돌릴 수 있는 최종 각도는 55° 이다.

관골구 경사각과 대퇴골 경사각 간의 연관성은 없다.[84] 관골구각이 크지만 대퇴골각은 작은 사람이 있으며 그 반대의 경우도 있다. 이러한 경우 그 두 가지 변형이

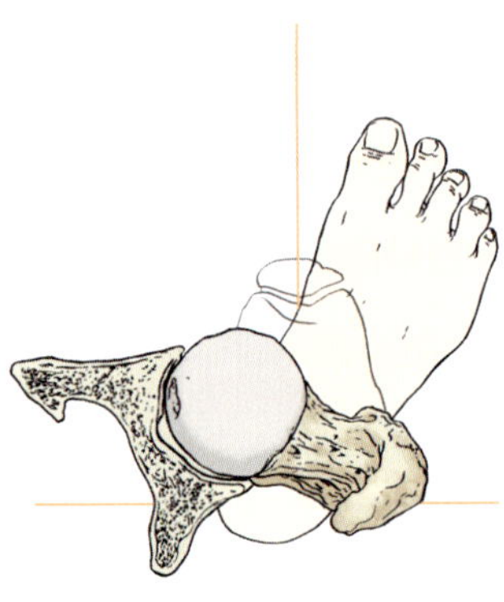

그림 2.62 대퇴골의 비틀림으로 인해 대퇴골이 전두면보다 뒤쪽에서 고관절 소켓과 만나고 있다. 이는 무릎을 정면으로 두기 위해서이다.

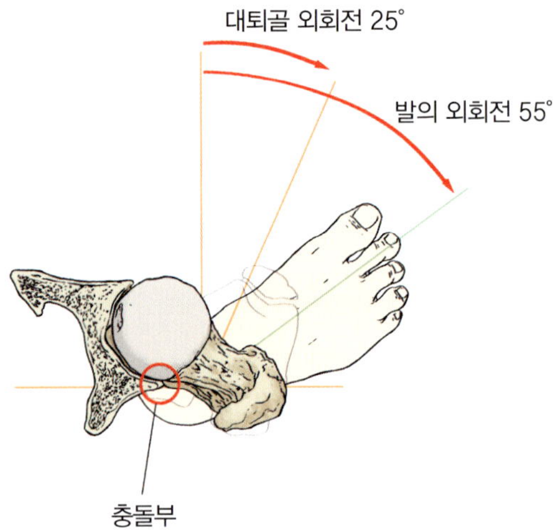

그림 2.63 대퇴골은 대퇴경이 관골구에 압박될 때까지 외회전될 수 있다. 이 예시에서는 압박이 대퇴골의 25% 외회전에서 발생한다(대퇴골 비틀림은 15°이며 관골구 전경은 21°, 경골 비틀림은 30°이다). 발이 밖으로 돌아갈 수 있는 총 각도는 55° 이다.

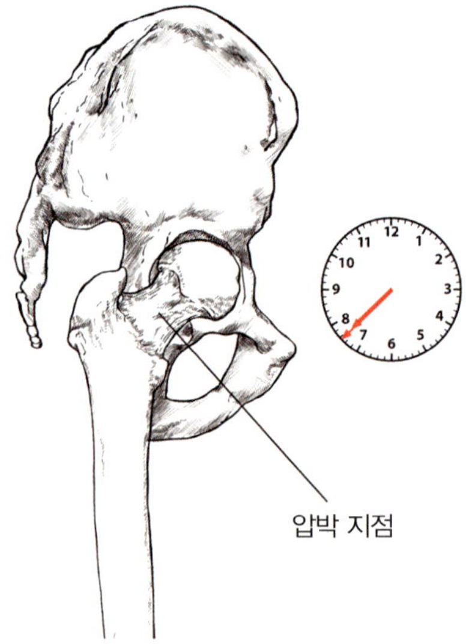

그림 2.64 측면에서 바라본 외회전에서의 대퇴골 충돌. 대퇴골 경각에 따라 충돌 지점은 관절순 후면을 따라 높거나 낮아질 수 있다. 이 경우 관절순 후하방에서 압박이 발생하고 있다(약 7시 30분 방향). 충돌은 대퇴골경 뒤쪽에서 발생하기 때문에 측면에서는 보이지 않는다.

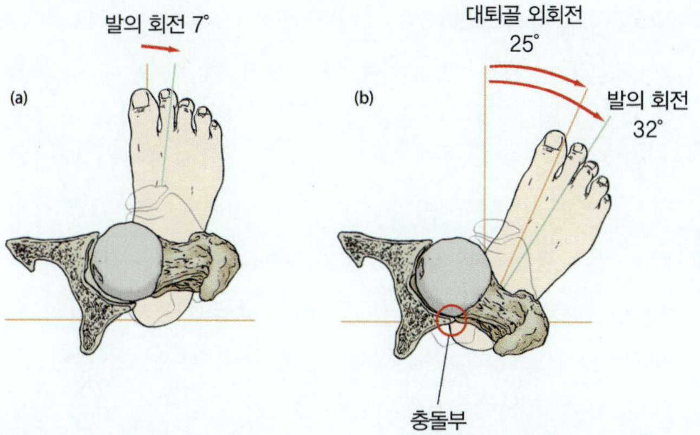

그림 2.65 최악의 시나리오. 27°의 대퇴골 전경과 33°의 관골구각을 가지고 있는 사람은 외회전을 많이 할 수 없다. (a)에서 해부학적 자세에서 발이 거의 정면(약 7° 턴아웃)을 향하고 있는 것을 볼 수 있다. (b)를 보면 대퇴골을 최대로 외회전해도(25°) 발을 밖으로 돌릴 수 있는 최대 각도는 32°밖에 되지 않는다.

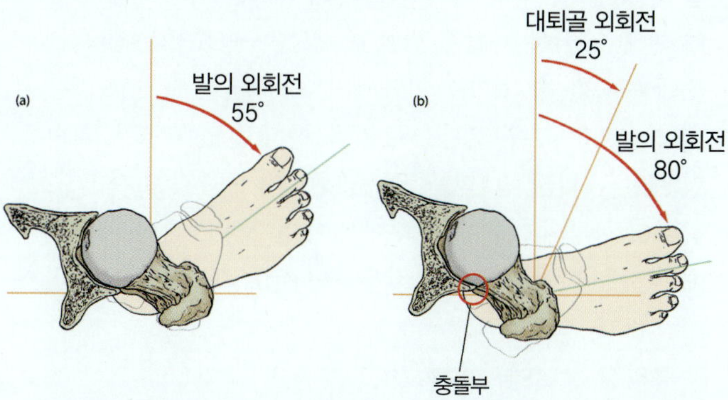

그림 2.66 최상의 시나리오. 3°의 대퇴골 전경과 10°의 관골구각을 가지고 있는 사람은 55° 턴아웃 된 상태 (a)에서 총 80°까지 밖으로 돌릴 수 있다.

서로 상쇄된다. 하지만 대퇴골과 관골구의 기울어진 각이 둘 다 큰 사람들도 있으며 둘 다 작은 사람들도 존재한다. 고관절을 최대로 외회전하는 능력에 있어서 최악의 경우와 최상의 경우를 살펴보자. 최악의 경우, 관골구와 대퇴골 전경이 상당히 많이 되어 있는 한 불운한 영혼이 여기 있다. 그는 고관절을 외회전할 공간이 거의 남아 있지 않은데, 이는 발을 정면을 향하게 하는 것만으로도 움직일 수 있는 공간 대부분을 사용했기 때문이다. 최상의 경우, 전경이 거의 되지 않고(이것을 후경이라 부르기도 한다) 대퇴골 비틀림도 거의 없는 경우이다. 해부학적 자세에서 이 사람의 발은 이미 상당히 외회전되어 있다. 이 사람은 발을 바깥쪽으로 회전시키기 위한 최상의 두 가지 조건을 갖추고 있다. 다시 말하지만 여기서는 극단적인 현상을 언급하는 것이 아니라 인구의 약 5%에게 나타나는 범위를 사용하고 있다.

그림 2.65에서 볼 수 있듯이 최악의 조건을 가진 사람은 고관절 소켓에서 대퇴골을 거의 외회전시킬 수 없다. 그는 단 32° 만 발을 바깥으로 돌릴 수 있다. 최상의 조건을 갖춘 그림 2.66의 사람은 발을 바깥쪽으로 쉽게 회전시킬 수 있다(하지만 내회전을 하는 것이 힘들 것이다). 만일 여기에 경골 비틀림 30° 가 추가된다면(이에 대한 자세한 설명은 경골 부분에서 다룰 것이다), 발을 80° 까지 바깥으로 돌릴 수 있다. 그림 2.67에서 턴아웃을 하고 기본 자세 1번을 취하고 있는 발레리나를 볼 수 있다. 그녀는 이 중요한 자세를 취하기에 적합한 뼈를 가지고 있는 것이 분명해 보인다.

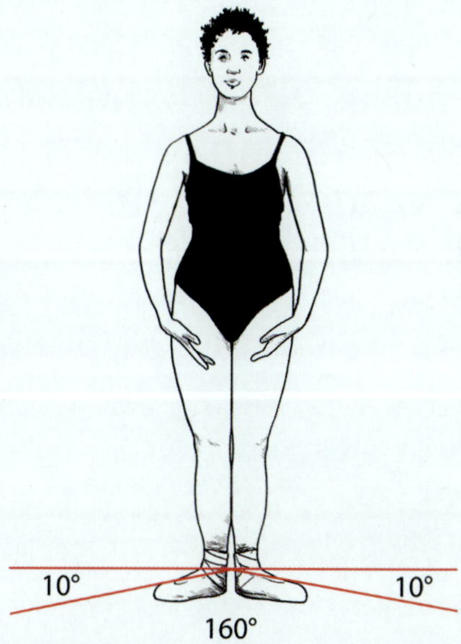

그림 2.67 발레의 1번 자세. 이 댄서는 관골구각과 대퇴골 기울어짐의 최상의 시나리오를 보여주고 있다. 이 사람은 완전히 턴아웃을 하지 않았는데 이를 위해서는 얕은 고관절 소켓, 긴 대퇴골경, 무릎과 경골 및 발목에서의 턴아웃이 필요할 것이다. 또는 대퇴골과 관골구의 기울어짐이 더 적어야 한다.

이 모든 경우에서 우리는 관골구 깊이와 대퇴골경의 길이 및 넓이의 영향을 고려하지 않았다. 외전에서 살펴봤듯이 이러한 요소들 또한 가동범위에 큰 영향을 준다. 여기서 외회전을 위한 최상의 조건을 갖춘 사람이 얕은 관골구를 가지고 있다면, 그리고 좁고 긴 대퇴골경을 가지고 있다면 훨씬 더 외회전 범위가 늘어날 것이다. 그렇다면 기본 자세 1번에서 발을 쉽게 180° 까지 완전히 회전할 수 있을 것이다. 이러한 조건을 타고난 사람들은 드물며 발을 180°에 가깝게 만들 수 없는 무용수들은 발레를 오래 지속할 수 없다.[85] 이와 정반대의 경우, 두껍고 짧은 대퇴경 또는 깊은 고관절 소켓을 가지고 있을 경우 외회전 또는 내회전 범위가 줄어들 것이다. 드물긴 하지만 고관절이 굴곡되지 않은 상태에서 대전자의 크기가 외회전에 영향을 미치는 요소로 작용하는 것도 가능하다.

수평외전 상태에서 외회전

수평외전 시 압박이 발생하는 곳은 다양하다. 이는 움직임에서 자주 발생하기 때문에 이를 알고 이해하는 것은 매우 중요하다. 그림 2.68은 그림 2.67의 무용수를 보여주고 있다. 하지만 움직임에 수평외전이 더해졌으며 이제 발을 180°로 멀리 열 수 있다. 해부학적 자세로 서 있는 동안 압박에 의해 고관절의 외회전 범위가 상당히 제한될 수 있으나, 고관절을 굴곡하고 외전하면 외회전 범위가 증가하며 때로 이 증가는 극적이다. 관골구는 전면 내측 아래쪽을 향하고 있으므로 외전과 외회전을 조합하면 대퇴경을 위한 공간이 더 생긴다. 대퇴골을 90° 수평외전하면 대퇴경이 관골구에 압박될 가능성이 있는 장소가 90° 회전되며 충돌 장소는 아래쪽 가장자리가 된다. 그러나 압박은 대퇴골의 후면과 대퇴골과 골반 사이의 내전근에 걸리는 소전자로 인해 발생할 수 있다.

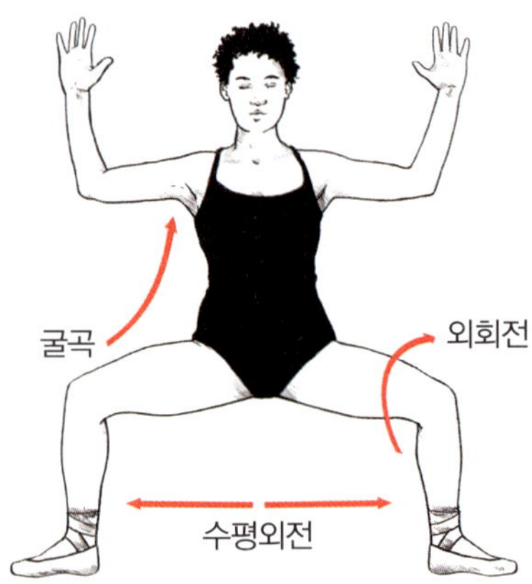

그림 2.68 가디스 자세(우카타코나사나). 발을 완전히 외회전할 수 없었던 무용수가 고관절을 수평외전하자 추가적인 외회전이 가능해지면서 발을 완전히 바깥쪽으로 돌릴 수 있다.

굴곡 상태에서 외회전

고관절이 굴곡된 상태에서 외회전이 더 이상 되지 않을 때 대부분의 학생들이 느끼는 것은 압박이 아니라 고관절 소켓 주변의 제한이다. 이는 장골대퇴인대가 팽팽해져서 더 회전되는 것을 막기 때문이다(그림 2.69 참조). 중요한 관찰점은 고관절이 해부학적 자세에 있을 때는 뼈가 압박되어 외회전이 빠르게 멈춰지지만 고관절이 굴곡되어 있을 때는 주로 인대의 긴장에 의해 멈춰진다는 것이다. 그러나 일단 고관절이 90° 이상 굴곡되면 압박이 다시 발생할 수 있으며 이는 대퇴경 후방과 관골구 전방 가장자리 사이에서 발생한다(그림 2.70).

이제 우리는 고관절이 해부학적 자세에 있을 때보다 굴곡되었을 때 왜 더 깊은 외회전이 가능한지 이해하고 있다. 약 90° 굴곡과 외회전 상태에서 장골대퇴인대의 앞쪽 부분이 팽팽해진다. 많은 학생들의 경우 좀 더 깊게 굴곡하면 이 섬유조직들이 약간 느슨해진다. 그렇기 때문에 로터스 자세(파드마사나), 카우페이스 자세(고무카아사나), 버터플라이 자세(바다코나사나)에서 앞으로 숙였을 때, 보

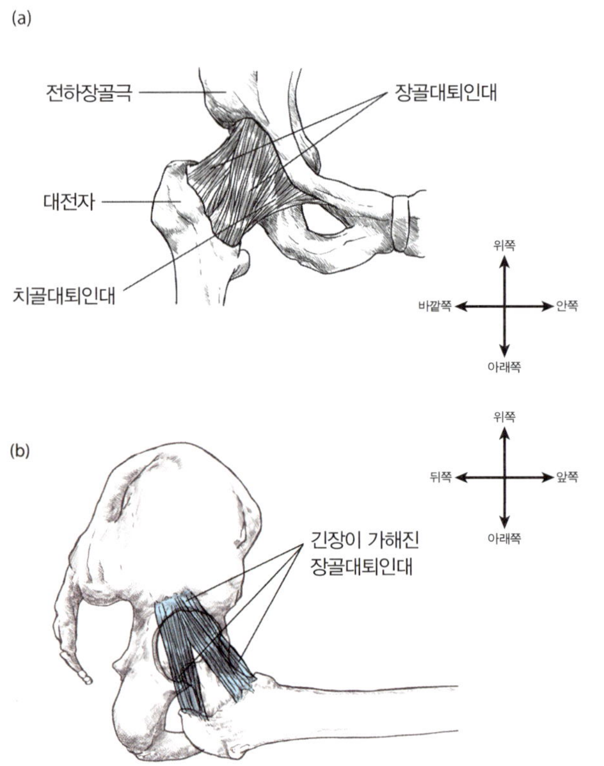

그림 2.69 굴곡과 외회전 시 대퇴골경은 관절순과의 압박 지점에서 멀어진다. 이제 움직임을 제한하는 것은 장골대퇴인대의 팽팽함 때문일 수 있다. (a)는 해부학적 자세에서 인대가 스트레스 받지 않는 위치이다. (b)는 대퇴골의 굴곡과 외회전으로 인대가 길어진 것을 볼 수 있다.

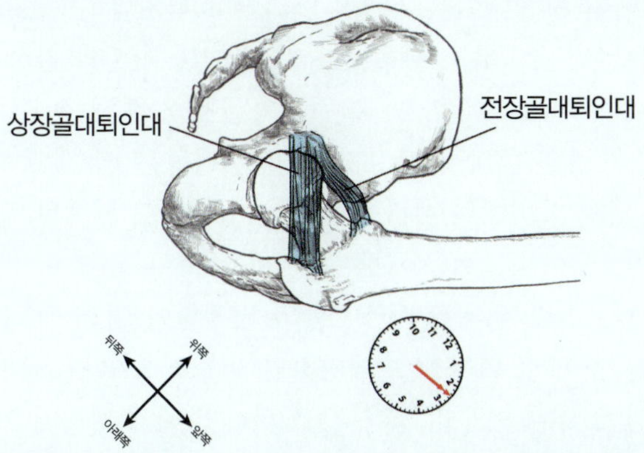

그림 2.70 깊은 굴곡 시 전면 장골대퇴인대는 느슨해지며 더 큰 외회전이 가능하다. 상부 장골대퇴인대는 팽팽한 채로 유지되지만 더 이상의 회전을 제한하는 것은 대부분 대퇴골경과 관골구 전면 상부 가장자리(대략 3시 방향) 간의 압박이다.

다 쉽게 다리를 외회전할 수 있다. 장골대퇴인대의 위쪽 섬유들은 깊은 굴곡에서 여전히 팽팽하지만 긴장이 증가하지는 않는다. 최종적인 한계는 역시나 압박이며 이번에는 대퇴경의 후방과 고관절 소켓의 앞쪽 가장자리 간에 발생한다. 로터스 자세에서 다리를 외회전할 때 무릎에 불편함을 느끼는 학생들은 골반을 조금 더 접어 몸을 앞으로 구부리면 통증이 적어질 수 있다. 이것은 아쉬탕가를 수련하는 많은 학생들이 아르다바다 파드모타나사나 Ardhabaddha Padmottanasana 자세를 준비하려고 무릎을 구부리고 서 있을 땐 힘들지만 몸을 앞으로 접으면 덜 힘든 이유 또한 설명해준다(그림 2.71 참조). 서 있을 때 고관절은 해부학적 자세를 취하고 있기 때문에 압박에 의해 외회전이 제한되어 팔을 뒤로 보내 발을 잡는 것이 불가능할 수 있지만 전굴을 하면 더 큰 외회전을 만들 수 있고 쉽게 발을 잡은 상태를 유지할 수 있다.

굴곡의 차이

대다수 사람들의 고관절 굴곡을 제한하는 것은 햄스트링의 긴장이다. 햄스트링은 좌골결절에서 시작하여 허벅지 뒤쪽을 따라 무릎 아래까지 이어진다. 따라서 두 개의 관절을 지나는 근육이다. 햄스트링은 고관절을 신전하고 무릎을 굴곡할 수 있다(그림 2.23 참조). 무릎이 펴져 있고 골반이 굴곡되어 있을 때 햄스트링은 완전히 스트레칭된다. 그러나 무릎을 구부리면 골반의 굴곡이 조금 더 가능하다. 햄스트링의 길이는 사람마다 다르지만 이러한 차이는 근육을 사용하는 습관에 따라 발생할 수도 있다. 예를 들어 운동선수들은 점프와 스프린트에 필수적인 탄성을 위해 팽팽한 햄스트링을 필요로 하기 때문에 햄스트링을 길게 스트레칭하여 탄성을 잃는 것을 매우 주의해야 한다. 호모사피언스는 점프를 하는 영장류이다. 다

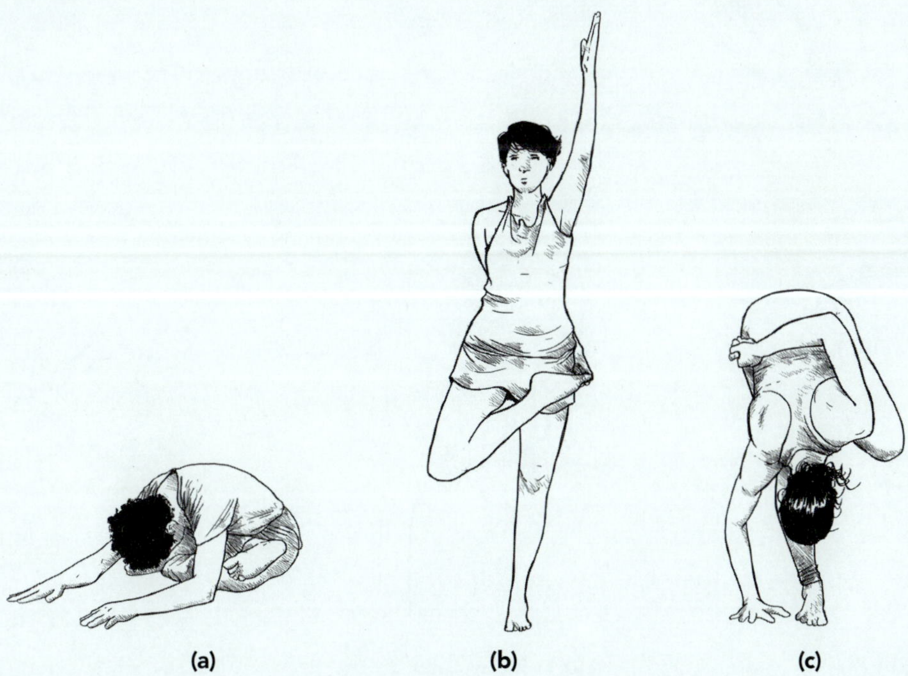

그림 2.71 (a) 파드마사나, (b) 아르다바다 파드모타나사나(준비 자세), (c) 최종 자세. 굴곡을 통해 더 깊은 외회전이 가능해지면서 어려운 자세에 보다 쉽게 접근할 수 있게 되었다.

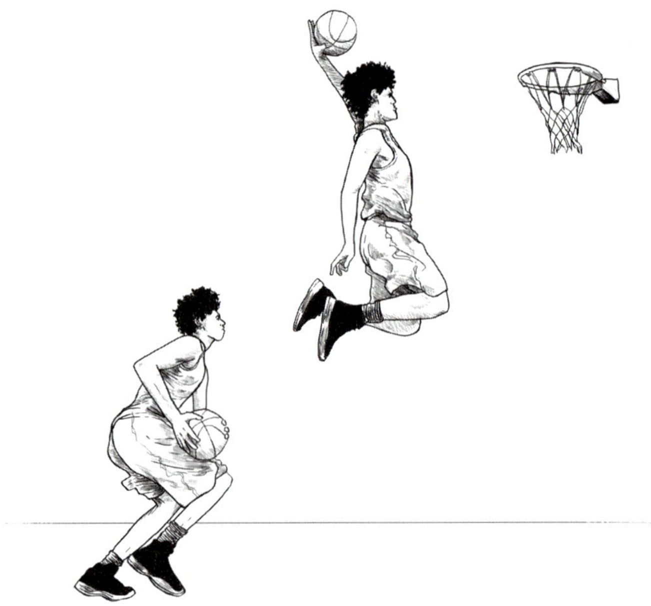

그림 2.72 '햄스프링.' 햄스트링과 아킬레스건의 뻣뻣함은 선수의 높은 점프와 빠른 달리기를 가능하게 한다.

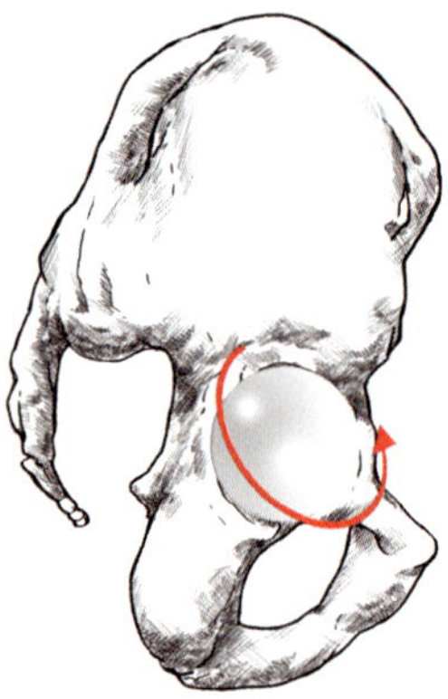

그림 2.73 고관절 굴곡은 단순히 대퇴골의 '구'가 고관절 소켓 안에서 도는 것이다.

른 어떤 영장류도 우리처럼 달리거나 점프할 수 없으며, 이는 햄스트링과 아킬레스건, 그리고 발 아치의 탄성 때문이다[86](그림 2.72 참조). 수년간의 훈련을 통해 선수들의 햄스트링은 더 튼튼하고 짧아지며 탄성은 더 견고해진다. 하지만 이러한 사람들의 경우 단단하고 뻣뻣한 햄스트링으로 인해 굴곡이 제한적이다. 이는 나쁜 것이 아니라 스포츠를 위해서 햄스트링의 뻣뻣함이 어느 정도 필요한 것이며, 이를 스트레칭하면 퍼포먼스가 감소될 수 있다. 그러나 아무리 좋은 것도 과하면 해가 되듯이 어떤 선수들은 햄스트링이 과하게 뻣뻣하여 일상의 기능적 움직임이 제한된다.

관절낭인대들의 방향으로 인해 고관절을 굴곡하면 대퇴골을 골반에 고정해주는 인대들이 느슨해진다. 이러한 이유 때문에 굴곡은 고관절 움직임 중 가장 큰 가동범위를 가지고 있다. 평균적인 사람은 무릎이 구부러진 상태에서 122° 의 고관절 굴곡이 가능하다(다리를 쭉 뻗었을 때는 평균 80° 정도로 범위가 감소한다).[87] 고관절 최대 굴곡의 범위 편차는 110~134° 이며, 이는 보통 햄스트링의 긴장 때문이다.[88] 고관절 굴곡이 120° 이상 가능하다면 좌골대퇴인대가 팽팽해져 더 이상의 굴곡을 제한한다(그림 2.74 참조). 물론 모든 관절낭 섬유가 팽팽해지는 지점이 존재하기 때문에 관절구가 영원히 회전할 수는 없다.[89] 그러나 관절낭인대가 굴곡을 멈추게 할 정도로 길게 움직일 수 있는 사람은 매우 드물다(그림 2.52b의 티티바사나 참조).

늘 그렇듯 굴곡 가능한 범위는 개개인에 따라 다르다. 고관절 굴곡은 대퇴골두가 관골구에서 회전하거나 관골구가 대퇴골두 위로 회전하여 발생한다. 이러한 움직임

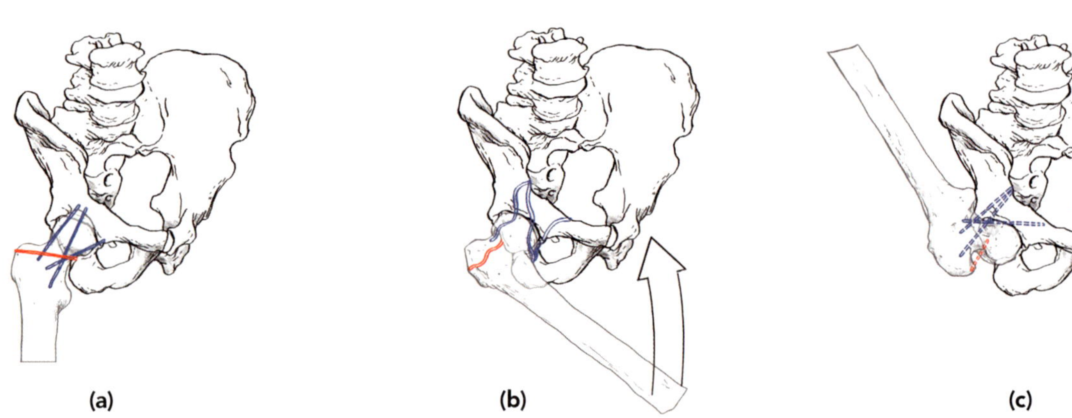

그림 2.74 고관절 굴곡 90°까지는 관절낭인대들이 느슨해지지만 좌골대퇴인대의 경우 일단 굴곡이 120°를 넘으면 팽팽해진다. (a) 굴곡이 없을 때 인대는 팽팽하지도 느슨하지도 않다. (b) 굴곡 90°에서 인대들은 느슨해진다. (c) 굴곡 180°에서는 모든 인대들, 특히 치골대퇴인대와 좌골대퇴인대가 팽팽해진다(파란색은 장골대퇴인대와 치골대퇴인대이다. 빨간색은 좌골대퇴인대이다).

은 보통 대퇴경과 관골구 사이에 어떠한 충돌도 유발하지 않는다(충돌이 발생하는 드문 경우도 있는데 이는 부록 D: 고관절에서 굴곡으로 인한 충돌 참조).

굴곡 시 대퇴경과 관골구 간의 충돌이 드문 반면 상체가 하체와 부딪혀 압박이 발생할 수 있는데 이는 그림 2.51에서 볼 수 있다. 그러나 많은 사람들이 느끼지만 이해하지 못하는 매우 수상한 압박의 근원이 존재하는데 이는 ASIS가 허벅지에 부딪혀 발생하는 압박이다. ASIS는 고관절 앞쪽에서 쉽게 촉진할 수 있다(그림 2.20 참조). ASIS가 돌출되어 있는 정도는(그림 2.32 참조) -11.5°(골반의 후경)에서 25.3°(골반의 전경)까지이다.[90] 영향을 끼치는 또 다른 요소는 왼쪽과 오른쪽 ASIS 사이의 거리이다. 골반이 넓은 사람은 두 ASIS 사이의 거리가 좁은 사람들보다 압박이 더 크게 발생한다. 후자의 경우 압박 지점을 피해 다리를 외전할 필요가 없다. 왜냐하면 다리가 이미 두 ASIS 넓이 바깥쪽에 있기 때문이다. 또 다른 요소는 허벅지의 크기이다. 대퇴골 앞쪽에 살이 더 많은 사람은 허벅지와 ASIS가 더 쉽게 부딪힐 것이다. 런지나 차일드 자세에서 ASIS 앞쪽에 찝히는 듯한 불편함 때문에 걸리는 느낌을 받는 사람은 다리를 약간 외전해야 더 깊은 굴곡이 가능하다.

불행하게도 많은 요가 수련자들이 다음과 같은 정렬 큐를 듣는다.

- 차일드 자세Child Pose(발라사나)에서 무릎을 반드시 모아야 한다(그림 2.75a 참조).
- 누워서 하는 니-투-체스트 자세Knee-to-Chest Pose(아파나사나Apanasana)에서 무릎을 서로 모아야 한다(그림 2.75c 참조).
- 로우 런지Low Lunge(안자니아사나)와 모든 변형 동작에서 앞쪽 허벅지와 무릎, 발은 반드시 정면을 향해야 한다(그림 2.75e 참조).

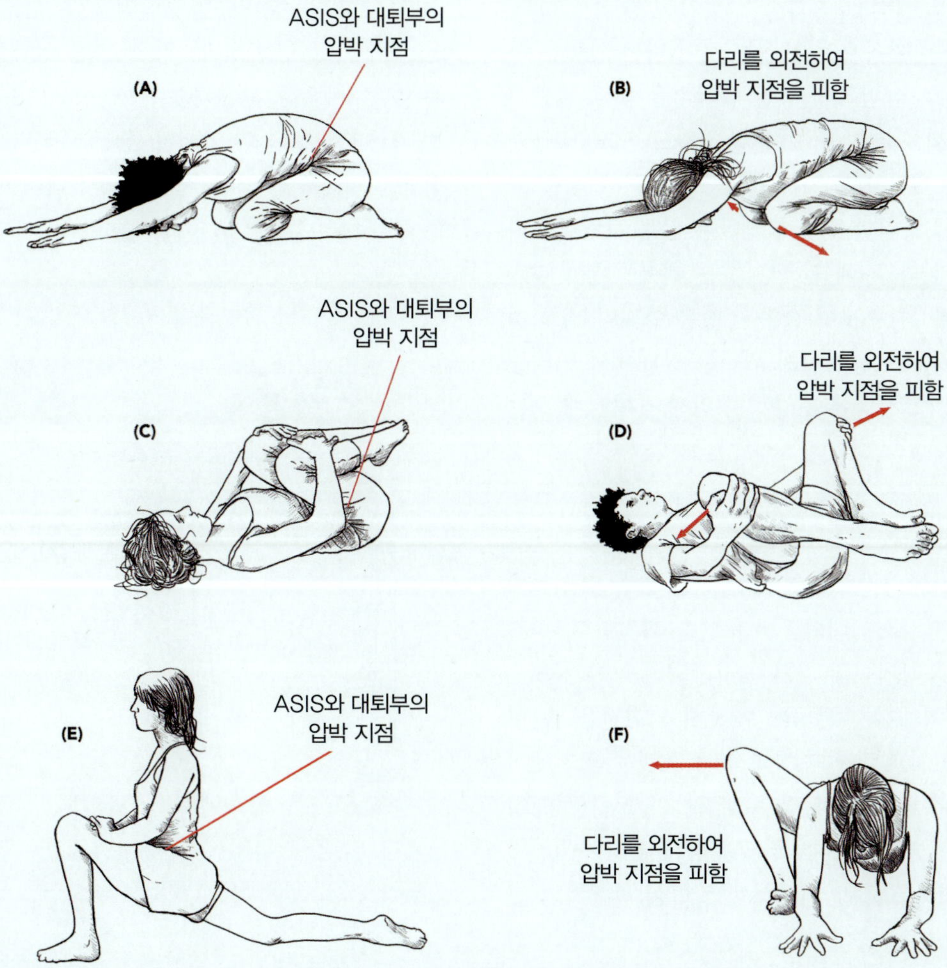

그림 2.75 ASIS와 대퇴골의 충돌은 굴곡 시 언제든 발생할 수 있지만 다행히도 충돌 지점을 피해갈 수 있는 단순한 방법이 있다. 다리를 외전하는 것이다.

- 해피 베이비 자세Happy Baby Pose(아난다 발라사나Ananda Balasana)에서 무릎을 몸의 측면 쪽으로 붙여야 한다.
- 아쉬탕가 두 번째 시리즈의 트위스팅 스쿼트Twisting Squat(파샤사나Pashasana)인 누즈 자세Noose Pose에서 무릎과 발을 서로 붙여야 한다.
- 모든 포워드밴드 자세(파스치모타나사나와 우타나사나)에서 다리를 모아야 한다.

많은 학생들이 골반 위쪽의 불편하거나 찝히는 느낌 때문에 이러한 지도를 따를 수 없다. 압박으로 인해 이러한 자세들의 효과를 완전히 경험할 수 없다(그림 2.75 참조). 그러나 간단한 해결책이 있다. 다리를 약간 외전하여 ASIS를 허벅지에서 떨어뜨려 더 깊게 자세를 취할 수 있도록 하는 것이다. 위에서 언급한 자세들에서 무릎을 꼭 모으거나 정면을 향하지 않아도 괜찮다!

굴곡에서 압박이 발생한다고 해서 방법이 없는 것은 아니다. 충분한 인장 저항이 작용하여 다음 압박 지점이 나타날 때까지 그 지점을 우회하는 것이 종종 가능하다. 런지에서 무릎을 바깥쪽으로 보내는 것이 나쁜 선택은 아니다. 실제로 앞쪽 발 안쪽에 양팔 팔꿈치를 대고 엎드리는 런지 변형 자세를 취할 때 이렇게 하라고 지도한다. 해피 베이비(아난다 발라사나) 자세에서는 당연히 무릎을 약간 밖으로 열어야 하지만 몇몇 학생들은 다른 사람들보다 더 많이 무릎을 연다. 위에 언급한 모든 자세들에서 약간의 외전을 하도록 하는 것이 잘못된 것은 아니다. 오히려 많은 학생들의 경우 고통스럽게 찝히는 상태에서 버티는 것이 아닌 적절한 긴장감에 도달하기 위해서 이렇게 하는 것이 필요하다.

내회전 상태에서 굴곡

고관절 굴곡에서 대퇴골두(관절구)는 단순히 관골구 안에서 회전하거나 관골구가 대퇴골두 주변을 회전한다. 하지만 여기에 다른 움직임이 추가되기 시작하면 이야기는 좀 더 복잡해진다. 이제까지 굴곡이 어떻게 외회전을 좀 더 가능하게 하는지 살펴보았다. 이와 같은 효과는 외전에서도 발생한다. 순수한 외전의 경우 대전자와 둔근군의 압박 때문에 제한될 수 있으나, 굴곡된 상태에서는 대전자가 좀 더 골반 뒤쪽을 향해 이동하여 압박이 발생하기 전 좀 더 외전할 수 있는 공간이 생긴다. 외전, 내전 또는 외회전은 굴곡에 의해 보조되지만 대퇴골을 내회전한 상태에서 굴곡을 추가하면 이야기가 달라진다. 대퇴경이 관골구에 더 가까워지기 시작한다. 관골구의 모양과 방향, 소켓의 깊이, 대퇴골경의 두꺼운 정도와 방향에 따라 고관절을 내회전하고 굴곡할 때 충돌이 발생할 수 있다. 이는 150쪽 어려운 내용: 대퇴관골충돌증후군에서 아주 자세히 다룬다. 굴곡만으로 충돌이 발생하는 경우는 드물지만 굴곡과 내회전이 함께 일어날 때 주로 발생한다는 사실을 이해하는 것이 중요하다.

외전 상태에서 굴곡

약간의 고관절 굴곡은 외전에 도움이 되고 약간의 외전은 굴곡에 도움을 주지만, 이는 단지 압박을 피할 있어서만은 아니다. 햄스트링의 긴장감으로 인해 굴곡이 멈춰질 때 약간의 외전을 통해 이미 설명한 충돌이 발생할 수 있는 지점을 피할 수 있을 뿐만 아니라, 햄스트링의 근위부를 원위부와 더 가까워지게 만들어 햄스트링을 짧게 하여 더 깊은 굴곡이 가능하다(그림 2.76 참조). 예를 들어 앉아서 하는 전굴 자세(파스치모타사나. 그림 2.77a 참조)에서 고관절을 굴곡할 때 양다리를 쭉 뻗고 모으면 한 무릎을 구부리고 한 다리를 약간 벌린 상태에서 하는 헤드-투-니 자세Head-to-Knee Pose(자누시르사사나Janusirsasana). 그림 2.77b 참조)보다 더 어렵다. 헤드-투-니 자세에서 골반을 뻗은 다리 쪽을 향해 똑바로 두지 않는다면 고관절에서

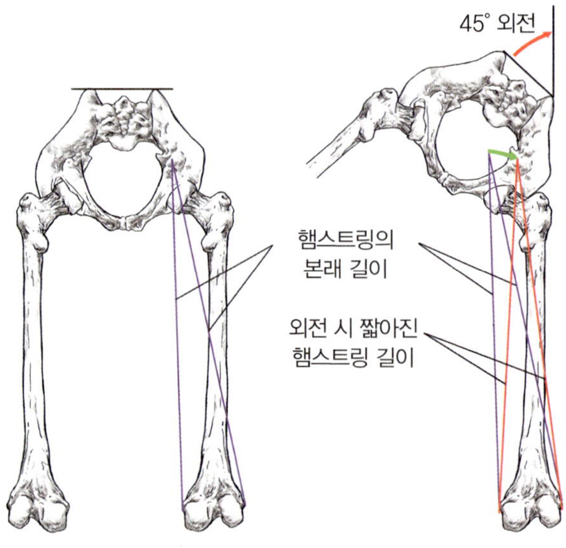

그림 2.76 앉은 상태에서 고관절이 굴곡과 외전되었을 때 햄스트링을 보자. 밑에서 바라보았을 때 다리를 외전하면 햄스트링이 걸쳐져 있는 거리가 짧아지는 것을 볼 수 있다. 따라서 더 깊은 굴곡이 가능하다. 빨간 선은 외전 시 햄스트링의 길이를 나타내며 보라색 선보다 짧다. 보라색 선은 내전 시 햄스트링의 길이를 나타낸다.

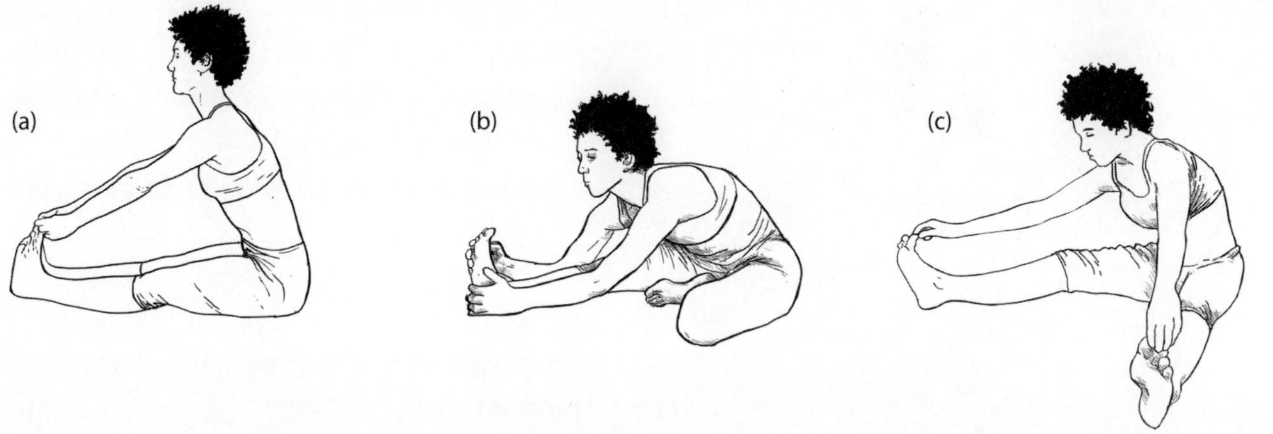

그림 2.77 외전과 굴곡이 조합되었을 때의 효과. 순수한 굴곡 시 종종 굴곡 범위가 줄어든다. 순수한 굴곡의 모습은 (a)의 시티드 포워드 폴드(파스치모타나사나)에서 볼 수 있다. 유사하게 (c) 와이드-레그드 포워드 폴드(우파비스타코나사나)에서 외전을 많이 했을 때도 전굴이 제한되는 것을 볼 수 있다. 그러나 (b) 헤드-투-니 자세(자누시르사사나)에서처럼 약간의 굴곡과 외전을 함께 했을 때 깊은 전굴이 가능한 것을 볼 수 있다.

외전이 생기게 되기 때문에 고관절을 나란히 두었을 때보다 더 깊은 굴곡이 가능하다.

그러나 너무 많은 외전은 굴곡을 더 어렵게 만든다(그림 2.77c 참조). 외전에 저항하는 근육은 회전의 각도가 올라감에 따라 달라진다. 햄스트링과 내전근 사이에서 다양한 긴장감의 범위를 고려해볼 수 있다. 45° 정도의 외전에서는 햄스트링의 유연성이 덜 필요하기 때문에 굴곡이 더 쉽게 된다. 하지만 일단 45° 지점을 넘으면 지금까지는 조용했던 내전근에서의 저항이 더 날카롭게 느껴진다. 외전을 더 넓게 할수록 햄스트링에서 느껴지던 주된 스트레스는 내전근으로 넘어가게 된다. 내전근과 햄스트링 모두 고관절 아래쪽 골반에 붙어 있기 때문에(대내전근은 좌골의 햄스트링과 가깝게 부착되어 있는 반면 다른 내전근들은 치골지 또는 그 근처에 붙어 있다),[91] 두 근육근의 긴장감은 같은 효과를 가지는 경향이 있다. 양쪽 좌골뼈를 아래쪽으로 끌어당겨 상체를 더 똑바로 세우도록 만들고 고관절 굴곡을 감소시켜 척추에서 더 굴곡이 나오도록 한다(그림 2.77c 참조. 볼륨 3에서 고관절 굴곡이 척추에 미치는 영향에 대해 자세히 살펴볼 것이다).

내전의 차이

다리를 모으고 선 후 더 다리를 모아 내전해보라. 무엇이 당신을 멈추게 만드는가? 그것은 다리이다! 내전을 양다리를 서로 가깝게 모으는 것이라고 생각하면 이해하기 아주 간단해 보인다. 하지만 관골구 내의 대퇴골의 움직임과 연관지어 더 깊게 정의해보면, 이 움직임의 이해에 대한 최초의 자신감이 점점 사라지기 시작한다. 우리는 외전의 의미에 대해 이미 살펴보았다. 대퇴골의 대전자가 장골을 향해 위로 움직이는 것. 내전은 이와 반대이다. 대전자가 장골에서 멀어지도록 아래쪽으로 움직이는 것(또는 장골이 대전자에서 멀어지도록 위쪽으로 움직이는 것).

내전의 움직임이 내전근군에 의해, 특히 대내전근, 장내전근, 단내전근뿐만 아니라 박근, 치골근에 의해 발생된다는 사실은 놀랍지 않다. 내전을 보조하는 것은 대퇴이두근, 대둔근, 대퇴방형근과 외폐쇄근이다. 내전에 저항하는 전형적인 긴장의 원인은 외전근군이다. 그림 2.25에서 볼 수 있는 외전근에는 중둔근과 소둔근, 대퇴근막장근, 그리고 때때로 이상근이 있을 수 있다. 또한 긴장은 나선 및 외측 근막경선을 따라 발생할 수 있는데 이는 표면과 심부근막의 제한을 의미할 수 있다.

그림 2.78에서 보여주듯 다리를 쭉 뻗고 바닥에 누워 있는 수파인 자세에부터 내전을 바라보면 이해하기 쉽다.

왼쪽 다리를 가능한 멀리 외전한다면 더 이상 움직임을 방해하지 않으므로 오른쪽 다리를 왼쪽으로 더 멀리 내전할 수 있다. 그럼 이제 무엇이 당신을 멈추게 하는가? 왜 오른쪽 다리를 더 멀리 내전할 수 없는가? 정답은 더 이상 한 다리가 반대쪽 다리에 부딪히기 때문이 아니라 몸의 오른쪽 측면의 긴장감 때문일 수 있다. 긴장에 대한 이야기는 꽤 단순하다. 짧거나 팽팽한 외전근군이다. 중둔근, 소둔근, 대퇴근막장근, 심지어 이상근이 팽팽해져서 내전 범위를 감소시킬 수 있다. 특히 장골대퇴인대와 같은 관절낭인대 또한 움직임을 제한할 수 있다(어떤 연구

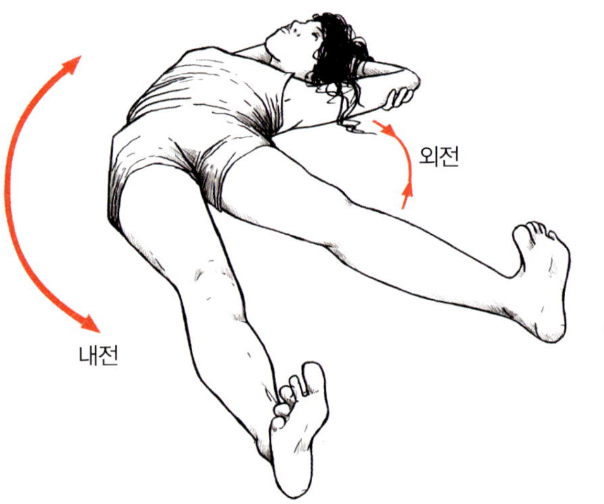

그림 2.78 바나나사나. 누운 자세에서 외전과 내전

결과는 대퇴골두인대 또한 내전을 제한할 수 있다고 주장하는 반면 다른 연구 결과에서는 이러한 제한은 아주 작다고 주장한다).[92] 몇몇 학생들은 장경인대의 위쪽 부분에서 긴장감을 느끼는데 이는 보통 대퇴근막장근의 긴장감 때문이다.

긴장된 근육과 근막을 스트레칭했다면, 그리고 인대가 팽팽하지 않다면 압박이 움직임을 제한하는 지점에 도달하게 될 것이다. 여기에는 두 가지 경우가 있을 수 있다. 드물게는 대퇴경이 관골구 가장자리 아래쪽(관골구 횡인대)과 충돌하는 것이고, 이보다 흔한 경우는 대퇴골 몸체가 좌골결절과 닿아 내전근군이 압박되는 것이다. 긴장과 압박의 차이는 꽤 뚜렷하다. 긴장감은 내전된 고관절 바깥쪽을 따라 느껴지는데 이는 근육들이 붙어 있는 대전자가 근처이다. 반면 압박감은 안쪽 사타구니 근처에서 느껴진다. 긴장감은 시간과 수련으로 해결할 수 있지만 압박은 변화하지 않는다.

해부학적 요소와 인체의 다양함은 압박에 도달하기 전에 얼마나 갈 수 있는지에 영향을 미친다. 따라서 내전의 경우 대퇴골경과 몸체가 좌골결절에 부딪혀 조직들을 압박할 수 있으므로 치골궁pubic arch이 좁을수록 압박에 도달하기 전에 내전할 수 있는 공간이 더 넓어진다(그림 2.79 참조). 몇몇 여성들은 매우 넓은 마가리타 잔 정도인 140°의 치골궁을 가지고 있는데 이는 가능한 내전 범위를 감소시킬 수 있다. 몇몇 남성들은 겨우 60°의 아주 좁은 치골궁을 가지고 있는데 이는 가장 좁은 마티니 잔 정도이며 이러한 경우 매우 깊은 내전이 가능하다. 모든 여성이 140°의 치골궁을 가지고 있지 않다는 점을 기억하라. 몇몇 여성은 단 90° 정도로 훨씬 좁은 치골궁을 가지고 있으며 몇몇 남성들 또한 90° 정도의 치골궁을 가지고 있다(그림 2.27 참조).

만일 당신의 관골구 외전각이 50° 이상이라면 이는 골반 측면이 더 수직에 가깝다는 뜻이며 외전각이 30°보다 낮은 사람보다 압박에 더 일찍 도달할 가능성이 높다.

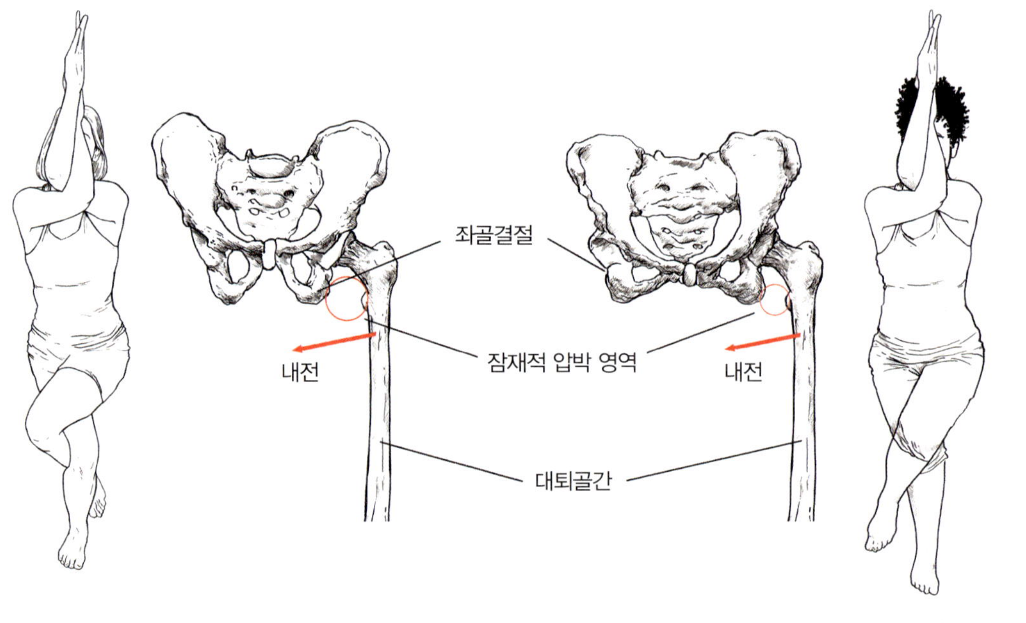

그림 2.79 대퇴골 몸체와 좌골결절 간의 조직이 압박되어 내전이 제한될 수 있다. (a) 치골궁이 좁을수록 내전할 수 있는 공간이 많다. 이 학생은 이글 자세(가루다사나)에서 쉽게 다리를 서로 감쌀 수 있다. 만일 (b)처럼 치골궁이 넓다면 내전할 공간이 줄어들어 쉽게 (a)처럼 자세를 할 수 없다.

각이 낮다는 것은 관골구 각이 아래쪽을 향한다는 뜻이며 이는 내전을 위한 공간이 더 생긴다는 것을 의미한다. 높은 각은 관골구가 더 위쪽을 향한다는 뜻이며 내전이 제한된다는 의미이다(그림 2.28 참조). 대퇴골 목의 경사각 또한 압박에 얼마나 빨리 도착하는가에 영향을 준다. 만일 각이 크다면 외전 범위는 증가하지만 내전 범위는 줄어들 것이다. 각이 작다면 내전을 좀 더 쉽게 할 수 있지만 외전을 위한 공간은 줄어들 수 있다(그림 2.35 참조). 고려해야 할 마지막 요소는 관골구의 깊이와 대퇴경의 길이인데 이 두 가지는 또한 압박 도달 전 가능한 내전의 범위에 영향을 준다. 깊이가 얕고 목이 길수록 내전 범위가 증가한다.

보통의 경우와 같이 이러한 압박 지점을 우회할 수 있다. 다리가 뒤로 신전되어 있다면 대퇴골은 더 이상 좌골과 마주하고 있지 않다. 그림 2.80의 무용수를 보면 양쪽 다리를 내전하고 있지만 한 다리는 신전되어 뒤쪽에 위치한다(이것을 발레의 4번 자세라고 한다). 이 사람은 앞쪽 다리보다 뒤쪽 다리를 더 내전할 수 있을 것이다.

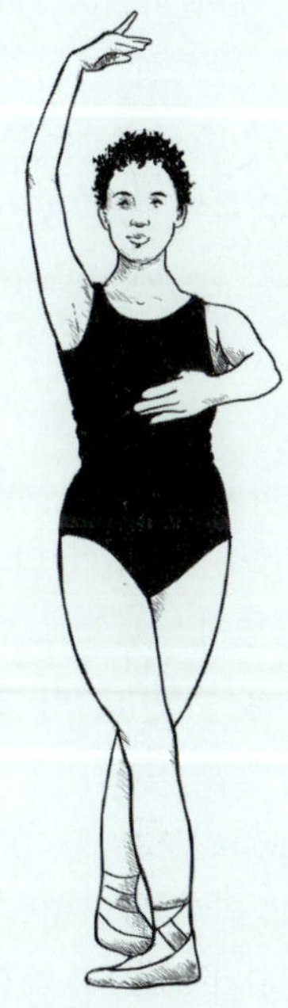

그림 2.80 고관절이 굴곡 또는 신전된 상태에서는 내전이 더 쉽다. 발레의 4번 자세에서 다리는 내전되어 있다. 자세히 보면 뒤쪽 뒤꿈치는 앞발의 발가락 방향을 향하고 있다. 모든 사람들이 이만큼 외회전할 수 있는 것은 아니다.

굴곡 상태에서 내전

내전 범위를 증가시킬 수 있는 또 하나의 방법은 요가 아사나 수련에서 흔히 사용되는 것으로 고관절을 굴곡하는 것이다. 약간의 굴곡은 소전자를 좌골의 맞은편에 오도록 만들기 때문에 도움이 되지 않지만 30° 이상의 굴곡은 더 큰 내전을 가능하게 한다. 두 좌골결절이 대퇴골 몸체에서 전면/내측의 대각선 방향으로 기울어지기 때문이다. 이는 고관절이 더 굴곡되어 있으면 이글 자세(가루다사나)를 잡기가 더 쉬운 이유이다. 서 있는 다리 뒤쪽으로 발을 걸기에 충분한 내전과 내회전 움직임이 생길 수 있다(그림 2.81 참조). 고관절 굴곡에 내회전을 추가하면 좌골대퇴인대가 움직임을 제한하는 요소가 될 수 있다.

굴곡이 90°에 가까워지면 압박의 가능성을 최소화시켜 가능한 내전 범위를 극대화할 수 있다. 이것을 수평내전이라고 부른다. 몇몇 학생들은 이글 자세보다 카우페이스 자세(고무카사나)로 앉았을 때 허벅지를 더 쉽게 내전할 수 있다(그림 2.82 참조). 이는 더 깊은 고관절 굴곡이 발생했기 때문이다.

그러나 120° 이상의 굴곡이 지속되면 내전된 상태에서 대퇴경이 관골구 가장자리 전면 상부에 부딪힐 가능성이 커진다. 이는 관골구가 전두면상에서 대각선으로 기울어져 있기 때문이다. 대퇴골이 높아질수록 고관절 소켓 가장자리 바깥쪽 또한 높아지기 때문에 대퇴골과 가장자리가 부딪쳐 내전을 제한할 수 있다. 이러한 현상은 카우

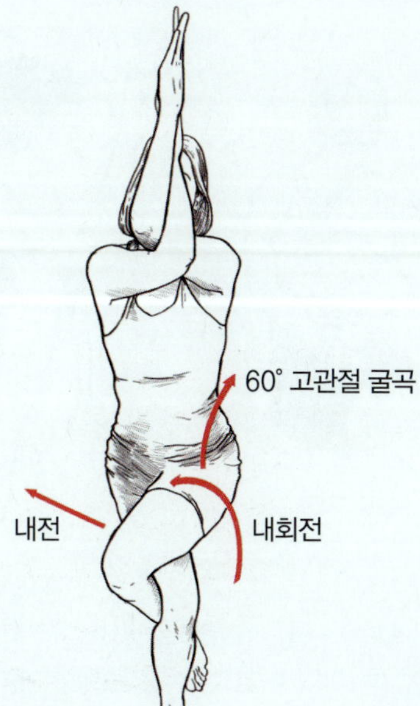

그림 2.81 이글 자세(가루다사나)는 내전과 내회전이 필요하다. 고관절의 깊은 굴곡을 추가하면 내전과 내회전이 더 쉬워진다.

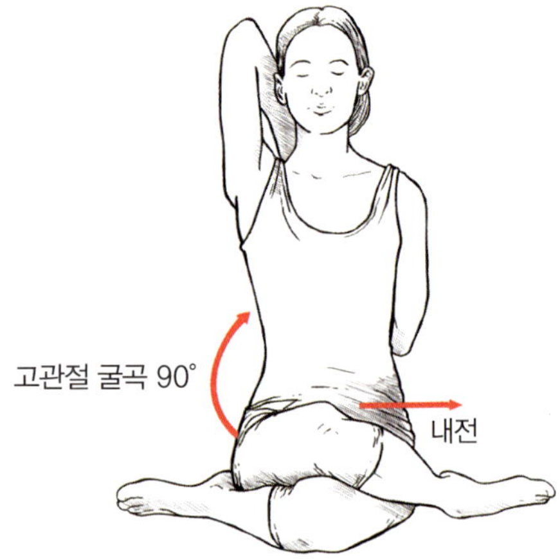

그림 2.82 카우 페이스(고무카사나)에서는 충분한 고관절 굴곡이 발생하기 때문에 다리를 최대한 내전할 수 있다.

페이스 자세에서 앞으로 숙일 때 고관절 굴곡이 깊어지면서 발생할 수 있다. 이는 다리가 서로 멀어지도록 만들 수 있으며, 고관절 굴곡이 깊어질수록 가능한 내전 범위는 감소한다.

이는 한쪽 무릎을 세우고 앉아서 하는 트위스트 자세에서도 발생할 수 있다. 많은 학생들이 이 자세에서 어려움을 느끼는 것은 몸통을 회전하는 범위가 부족해서가 아니라 허벅지를 충분히 내전할 수 없기 때문이다. 그림 2.83에서 같은 정도의 척추 회전을 하고 있는 두 학생을 볼 수 있다. 하지만 다리를 내전하는 범위의 차이 때문에

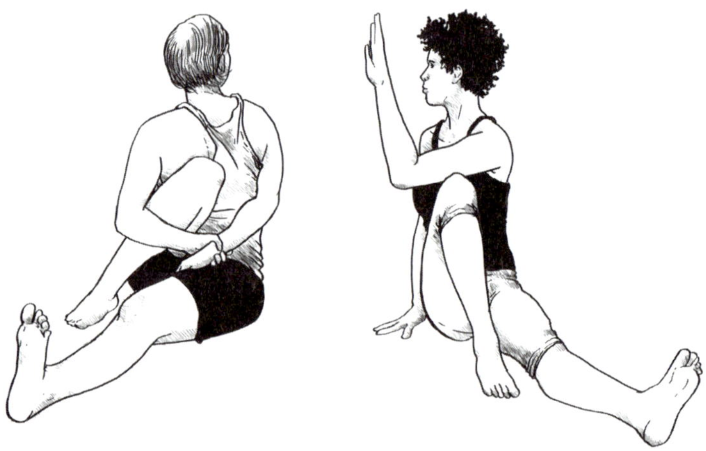

그림 2.83 앉아서 하는 트위스트 자세(마리차사나 C와 같은)에서 팔을 등 뒤로 감아 손을 잡는 것을 제한하는 요소는 다리의 가능한 내전 정도이다. 오른쪽 학생은 팔을 뒤로 감을 만큼 다리를 충분히 내전할 수 없다. 왼쪽 학생은 접은 다리를 쉽게 내전하여 등 뒤로 손을 잡았다. 양쪽 경우에서 척추가 회전된 정도는 비슷하다.

한 학생은 쉽게 허리 뒤로 양손을 잡을 수 있지만 다른 한 명은 그렇지 못하다. 내전의 제한에 대해서 인지하지 못한다면 등 뒤로 양손을 잡을 수 없는 것이 척추 회전이 부족하기 때문이라고 오해할 수 있다. 이 학생의 경우 내전이 부족하여 제한이 발생하는 것이며 이는 대퇴경이 관골구 가장자리 상부 전면에 압박되기 때문이다(여기서도 마찬가지로 우리는 내전에 대한 다른 모든 인장 저항이 해결되었다고 가정하고 있다).

고관절 내회전의 차이

해부학적 자세에서 내회전의 주동근은 없다. 대퇴근막장근이 약간의 내회전을 만들 수 있지만 보통 장경인대에 긴장감을 만들고 외전 시 작은 둔근들을 지지해주는 역할을 담당한다. 대퇴근막장근은 또한 고관절 굴곡을 보조한다. 일단 고관절이 굴곡되면 많은 근육들이 강하게 고관절 내회전을 만들어낼 수 있다. 소둔근, 중둔근, 대둔근의 앞쪽 섬유, 장내전근과 단내전근, 치골근, 내측 햄스트링(반건양근과 반막양근) 등이 이에 포함된다(그림 2.25 참조). 놀랍게도 보통 외회전의 역할을 하는 이상근까지도 고관절이 90° 굴곡되었을 때 내회전의 작용을 한다.[93]

걷기나 달리기에 필요한 내회전은 아주 적다. 외측 움직임과 더 관련 있는 스포츠에서는 골반을 내회전하는 능력이 아주 많이 필요하지만, 능동적인 내회전을 필요로 하는 요가 동작은 많지 않다. 이글 자세(가루다사나)가 그 중 하나이다. 그림 2.88의 누워서 하는 히어로 자세(숩타 비라사나)와 같은 몇몇 수동적인 요가 자세에서 내회전이 필요하다. 트라이앵글(트리코나사나)과 같이 서서 하는 몇몇 자세에서는 뒤에 있는 다리가 약간 내회전된다. 그러나 많은 지도자들이 트라이앵글과 워리어 투(비라바드라사나 II)와 같은 동작에서 뒷다리가 전혀 내회전 또는 외회전이 되지 않는 정렬을 선호한다. 대신 발을 90°로 돌려 배와 같은 방향을 향하도록 한다. 불행하게도 이는 좋은 큐가 아니다. 발의 위치는 다리가 회전되었는지 아닌지를 판단하는 정확한 지침이 될 수 없다. 다른 요인들(경골 회전과 같은) 때문에 발을 특정한 방향을 향하도록 둔다고 해서 허벅지가 내회전 또는 외회전되었는지를 확신할 수는 없다.

요가 수련 초반에는 많은 경우 외회전근의 긴장으로 인해 내회전하는 능력이 제한된다. 이러한 외회전 근육은 내폐쇄근, 외폐쇄근, 상쌍자근, 하쌍자근, 대퇴방형근, 이상근, 대둔근(중둔근과 소둔근으로 인한 약간의 저항과 함께),

지도자에게 보내는 메모: 중심에서부터 바깥쪽으로 탐험하라

사지에서 무슨 일이 발생하는지를 보는 것은 매우 쉽지만 더 중요한 것은 코어의 가까운 곳에서 무슨 일이 발생하는가이다. 지도자들은 손과 발이 어디에 있는지, 사지가 무슨 일을 하고 있는지 쉽게 관찰할 수 있지만, 몸의 중심축과 가까운 곳에서 무슨 일이 발생하는가를 알아채는 데는 보다 예리한 관찰력이 필요하다. 그림 2.84에 똑같은 자세를 하고 있는 두 학생이 있다. 학생 A는 누워서 한 무릎을 구부리고 하는 회전 자세(자타라파리바르타나사나 Jatharaparivartanasana)를 아름답게 수행하고 있다. 하지만 학생 B는 무릎을 바닥까지 내리지 못하고 있다. 만일 이 자세의 의도가 척추를 회전하는 것이라면 많은 선생님들은 자연스럽게 두 번째 학생에게 다가가 도움을 줄 것이다. 하지만 더 자세히 살펴보라. 바닥과 골반의 각도로 보건대 두 학생 모두 척추의 회전 정도는 동일하다. 무릎이 바닥에서 떨어져 있는 정도는 학생의 고관절 내전 범위를 나타내는 것이지 회전이 얼마나 깊이 되었는가를 나타내는 것이 아니다. 두 번째 학생은 다리를 충분히 내전할 수 없어서 무릎이 떠 있는 것이다. 만일 지도자가 두 번째 학생이 뒤로 굴러가지 않고 자세를 유지하는 것을 돕고자 한다면 다리를 뻗게 하여 중심을 잡기 위한 지렛대를 제공해줄 수 있다. 세 번째 그림이 이것을 보여주고 있다. 이 세 가지 경우 모두 척추 회전의 정도는 동일하다! 두 학생이 같은 회전 범위를 가지고 있지만 고관절의 내전 범위가 서로 다를 뿐이다. 자세를 수정해주려 할 때 무엇을 집중적으로 보는지를 주의해야 한다. 중심에서 무슨 일이 벌어지는가를 먼저 살피고 팔다리로 나아가라.

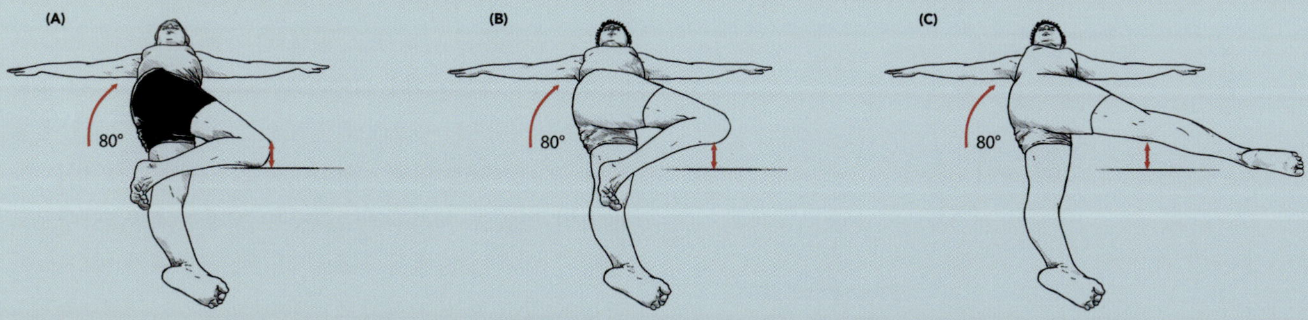

그림 2.84 코어에 먼저 집중하라. (a)와 (b)의 두 학생은 누워서 하는 트위스트 자세(자타라파리바르타나사나)를 하고 있다. (a)는 무릎이 바닥에 닿는다. (b)는 무릎이 떠 있다. 골반과 바닥의 각으로 보아 두 경우 모두 척추 회전 정도는 유사하다. (c)에서 두 번째 학생은 골반의 무게중심을 잡는 데 도움이 되기 위해 다리를 뻗었다. 하지만 척추가 회전되는 정도에는 변화가 없다.

봉공근, 대퇴이두근 등이다(그림 2.25 참조). 위에서 언급한 바와 같이 고관절이 90° 굴곡된 상태에서는 이러한 근육들의 역할이 바뀌게 되지만 몇몇은 내회전에 대한 저항이 유지된다. 가장 큰 저항은 대둔근의 후방섬유, 외폐쇄근과 대퇴방형근으로부터 오게 된다.[94] 이러한 근육들이 짧거나 긴장되어 있다면 대퇴골의 내회전에 저항한다. 수련을 통해 이러한 조직들이 늘어나면 다음으로 제한을 유발하는 가장 흔한 원인은 관절낭인대, 특히 좌골대퇴인대와 장골대퇴인대의 상부이다. 만약 더 깊은 회전이 가능할 정도로 이 인대들이 느슨하다면 그다음 제한의 원인은 압박일 것이다. 대퇴경이 관골구와 충돌하거나 대전자와 치골 또는 좌골 사이에 조직이 껴서 발생하거나 둘 중 하나이다. 이러한 과정이 항상 같은 것은 아니다. 어떤 사람들의 경우 뼈의 모양으로 인해 가동범위가 너무 제한적이어서 압박에 매우 쉽게 빨리 도달하기에 근육 또는 인대의 유연성이 제한 요소로 작용할 기회조차 없기도 하다. 이러한 학생들은 내회전을 할 때 고관절 안쪽에 찝히는 감각을 느낄 수 있으며 고관절 외측에서는 긴장을 느끼지 못할 수도 있다.

그림 2.62에서 본 바와 같이 해부학적 자세에서 대

퇴골이 관골구로 들어가는 각도는 뒤에서부터이다. 그림 2.85는 해부학적 자세에서 대퇴골을 완전히 내회전할 수 있을 만큼 유연할 때 발생하는 일을 보여준다. 대퇴경의 앞쪽 부분이 전방하부 관절순과 부딪히게 된다. 정확히 어디서 이러한 충돌이 발생하는가는 대퇴경 각도에 따라 달라진다. 만일 대퇴골경각이 120°에 가깝다면 충돌 지점은 3시 30분 정도로 올라갈 것이다. 만일 대퇴골경각이 144°에 가깝다면 충돌 지점은 5시 정각 쪽으로 낮아질 것이다. 20명 중 최소 1명 정도는 이러한 극단적인 경우에 해당될 것이다. 평균적인 대퇴골의 경우 충돌 지점은 약 4시 정도가 될 것이다.

관골구와 대퇴골의 방향과 각도에 따라 가능한 외회전 범위가 달라지듯이 이러한 요소들은 내회전 능력에도 영향을 미친다. 그러나 관골구가 전면 내측의 각도를 가지고 있기 때문에(전경이라고 부른다) 그 전면 가장자리는 대퇴골경에서 멀리 떨어져 있고 이는 외회전에서 제공되는 것보다 더 넓은 내회전 범위를 가능하게 한다. 불행히도 대퇴골 비틀림(전경)은 큰 관골구 전경 각으로 인한 혜택을 상쇄시킨다. 또한 대퇴골과 관골구의 배치는 더 깊거나 혹은 극단적으로 짧은 내회전 범위의 원인이 된다. 관골구 경사가 크고 대퇴골 또한 많이 전경되어 있다면 이러한 요소들은 내회전 범위를 깊게 만들어준다. 하지만 내회전 범위가 지나치게 크다면 많은 병리들의 요인이 될 수도 있다.[95] 그러나 관골구 경사가 낮고 대퇴골 비틀림도 적다면 아무리 외회전근을 스트레칭한다고 해도 가능한 내회전 범위는 아주 적을 것이다. 이 경우 긴장은 빠르게 해결되어도 대퇴골경과 관골구의 압박이 제한의 주된 원인이 될 것이다.

이 두 가지 경우에서 가능한 내회전 범위를 그림 2.86과 2.87에서 나타내고 있다(한 가지 더, 우리는 정상 관골구 깊이와 정상 대퇴경 넓이와 길이라고 가정하고 있지만 이 요소들은 사람마다 다르기 쉬우며 이는 가능한 가동범위에 영향을 준다). 다시 한 번, 우리는 아주 드물게 나타나는 극단적인 변이를 사용하지 않는다. 20명 이상의 학생으로 구성된 요가 수업에서 최소한 한 명 정도에게 나타날 가능성이 있는 것을 제시하고 있다.

최상의 경우를 가진 학생은 발을 안으로 98°까지 돌

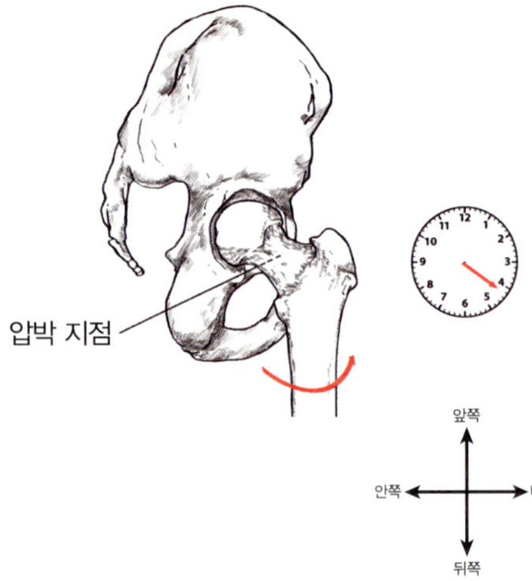

그림 2.85 측면에서 바라본 내회전 시 대퇴골 충돌. 충돌 지점은 대퇴골과 골반 사이이며 보통 약 4시 방향에서 발생한다.

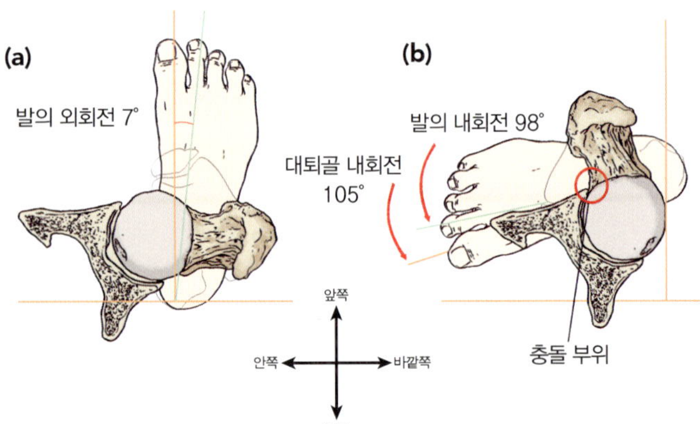

그림 2.86 최상의 시나리오. 27°의 대퇴골 전경과 33°의 관골구를 가지고 있는 사람은 105°의 내회전이 가능하다! (a) 해부학적 자세에서 발이 거의 정면을 향하고 있다(턴아웃 각 7°). 그러나 (b)에서 최대한의 내회전을 한 결과 발이 98° 안으로 돌아간다.

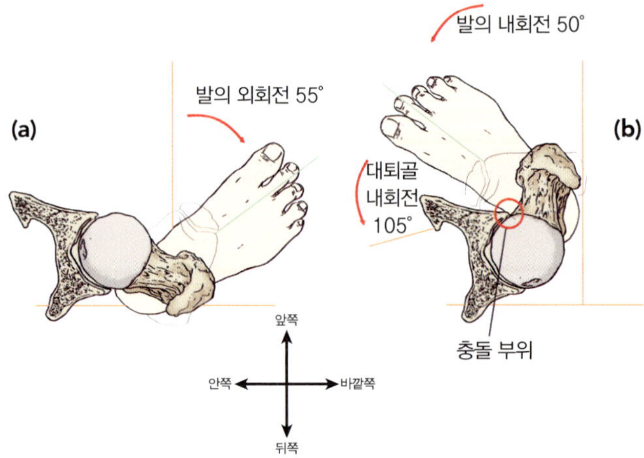

그림 2.87 최악의 시나리오. 3°의 대퇴골 전경과 10°의 관골구를 가지고 있는 사람의 경우 (a) 해부학적 위치에서의 중립에서 발이 55° 밖으로 돌아가 있고, (b) 내회전된 위치에서 발은 50° 안으로 돌아가 있다.

릴 수 있다! 이는 회전 가능 정도가 극단적으로 좋은 경우이지만 몇몇 사람들의 경우 관절낭인대의 긴장 또는 대전자와 치골뼈 사이에 조직이 껴서 발생하는 압박에 의해 이보다 내회전이 금방 멈춰진다. 그러나 발을 안으로 매우 많이 돌릴 수 있어서 발가락끼리 닿고 뒤꿈치가 서로 180° 반대 방향을 향하도록 할 수 있는 사람들도 있다. 다음의 실험을 혼자서 시도해볼 수 있다. 균형을 잡기가 어려울 것이다. 일어나서 발가락끼리 서로 닿을 때까지 발을 안으로 돌려 뒤꿈치가 서로 반대방향을 가리키도록 해보라. 그림 2.86처럼 발가락이 뒤를 향하도록 돌릴 수 있을지도 모른다. 자, 이제 질문이다. WSM? 왜 더 이상 회전을 할 수 없는가? 고관절 안에서 압박 지점이 느껴지는가, 고관절 바깥쪽을 따라 긴장감이 느껴지는가?

최악의 경우를 가진 학생은 충돌이 발생하기 전 발을 겨우 50° 안으로 돌릴 수 있을 것이다. 이렇게 회전이 적은 경우 관절낭 또는 근육의 긴장 또는 대전자와 치골뼈 사이의 압박이 제한된 움직임의 원인은 아닐 것이다. 이러한 사람들의 경우 내회전 범위가 작은 것은 주로 뼈의 모양 때문이며 이를 해결할 수 있는 방법은 없다. 그저 본인이 가지고 있는 가동범위를 누리며 더 가려고 하다가 고관절을 망가뜨리지 않는 편이 좋을 것이다. 쉽게 가능한 내회전 범위보다 더 깊은 내회전을 시도하면 문제가 발생할 수 있다. 많은 연구 결과들의 예를 들자면 내회전 능력의 감소는 높은 관절염 발생률과 연관이 있다. 내회전이 줄어들면 충돌이 발생할 가능성이 더 높다. 오랜 시간 관절순에 지속적인 스트레스가 가해지면 관골구 보호연골을 파괴할 수 있다는 점을 고려하여 이러한 상관관계를 이해할 수 있을 것이다.[96] 내회전 범위가 큰 사람들은 고관절염을 겪을 가능성이 더 적다.

굴곡 상태에서 내회전

내회전에 굴곡을 더하면 긴장은 대둔근 후방섬유, 외폐쇄근, 대퇴방형근에서 발생할 수 있다.[97] 한편 충돌로 인한 제한은 내회전만 할 때보다 더 빨리 발생할 수 있다. 대퇴골을 내회전/굴곡하면 관절순의 위쪽 가장자리는 대퇴경위에서 전방/하부로 움직인다. 또 다른 요소는 대퇴경의 단면 모양이다. 그림 2.38에서 봤듯이 대퇴경의 각이 위쪽(상부 전면)을 향해 있다면 굴곡을 추가할 때 관골구 가장자리와 닿을 가능성이 더 커진다. 이는 대퇴관골충돌증후군(FAIS)를 발생시킬 수 있다. 때론 여기서 발생하는 충돌이 굴곡 때문이라고 잘못 생각할 수도 있는데, 대부분은 굴곡과 내회전이 함께 일어날 때 발생한다. 누워서 한쪽 무릎을 구부리고 하는 회전 동작을 할 때를 예로 들 수 있다. 충돌 그 자체는 문제가 되지 않지만 너무 자주, 너무 과한 스트레스가 발생할 때는 병리적 문제를 발생시킬 수 있다. 이러한 병리적 문제는 근본적인 형태학적 소인이 있는 사람에게만 발생하는 것으로 보인다. 여성의 경우 두껍고 돌출되어 있는 관절순을, 남성의 경우 두꺼운 대퇴경을 가지고 있는 경우 이러한 해부학적 변이가 없는 사람들보다 훨씬 더 자주 FAIS를 경험하곤 한다(더 자세한 정보와 참고 자료는 150쪽 어려운 내용: 대퇴관골충돌증후군 참조).

내회전과 굴곡이 합쳐진 흔한 자세는 히어로 자세(비라사나)이다. 여기서 내회전이 충분하다면 발을 바깥쪽으로 빼고 양뒤꿈치 사이에 앉을 수 있다(그림 2.88 참조). 고관절 굴곡 상태에서 내회전이 충분히 나오지 않는 사람

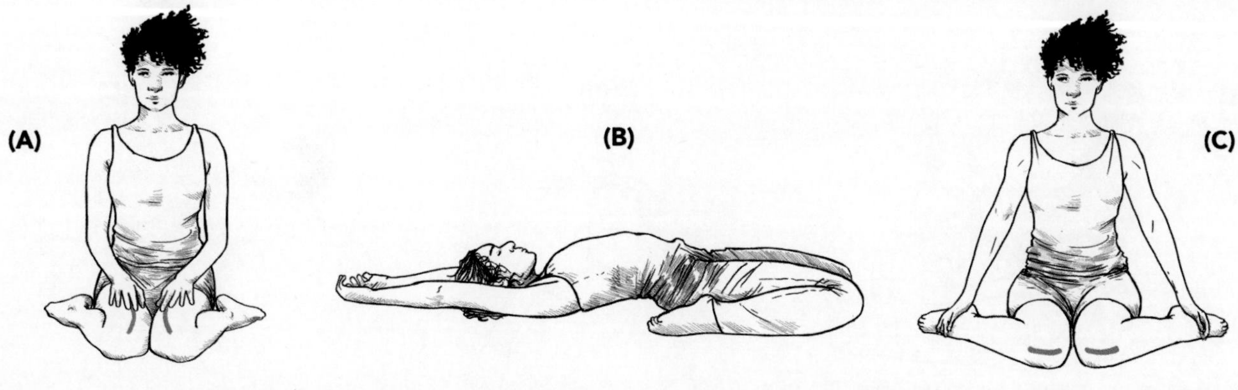

그림 2.88 히어로 자세(바라사나)와 누워서 하는 히어로 자세(숩타비라사나). 내회전에 굴곡을 추가하면 (a)와 같이 다리 사이에 앉기 힘들다. 하지만 (b)처럼 굴곡을 빼면 양발 사이에 누울 수 있다. (c)는 내회전을 할 수 있는 공간이 많기 때문에 발을 더 많이 열 수 있다.

은 이렇게 할 수 없다. 양발 사이가 아닌 발 위에 앉는 것이 최선이다. 여기서 발을 벌리고 더 낮게 앉을 수 없도록 하는 것은 종종 고관절 내회전 상태에 추가된 굴곡의 움직임 때문이다. 이러한 사람들은 관절순에 대퇴골경이 압박될 수 있다. 그러나 이 자세에서 굴곡을 제거하고 누워서하는 히어로(숩타비라사나) 자세를 한다면 내회전이 조금 더 가능할 수 있기 때문에 양발을 충분히 벌리고 그 사이에 누울 수 있다. 종종 누워서 하는 히어로 자세를 하기 어려워하는 경우가 있는데 그것은 앉은 상태에서 자세를 만든 뒤 눕도록 배웠기 때문이다. 그러나 누운 상태에서 이 자세를 한다면 굴곡의 압박 지점을 통과할 필요가 없다(누워서 다리를 '윈드쉴드 와이퍼windshield wipers' 자세로 만드는 방법으로 하면 된다. 발을 넓게 벌리고 무릎을 안쪽으로 쓰러뜨린 후 발을 고관절 옆으로 끌고 오고 반대쪽도 똑같이 하면 된다).

내전 상태에서 내회전

내회전에 내전(내전은 장골대퇴인대 또는 대퇴골이 좌골에 압박되어 제한될 수 있다)을 더하면 초반에는 좌골대퇴인대에 의해 움직임이 제한될 수 있으며, 이렇게 되면 2개의 관절낭인대 모두 매우 팽팽해지는 상황을 마주하게 된다. 추가적으로 내회전 자체만으로 대전자와 치골뼈 사이의 살을 압박하기 시작할 수 있는데 여기에 내전을 더하면 그 짓눌림이 더 심해진다. 또 내회전에 내전이 더해지면 대퇴경과 하부 전면 관골구(더 정확히 말하면 관골구 횡인대)가 충돌할 가능성이 더 커진다. 여기에 내전으로 인해 발생한 압박을 최소화하기 위해 굴곡을 더하지 않는 한, 이 두 가지 움직임이 조합되었을 때 대부분의 경우 가능한 가동범위가 많지 않다. (그러나 굴곡 상태에서 내회전을 함으로써 발생하는 문제들은 여전하다. 굴곡을 추가하면 내전으로 인한 제한을 최소화하는 정도만 도울 뿐이다.)

다음을 한번 시도해보라. 고관절을 굴곡하지 않고 한 다리로 서서 이글 자세(가루다사나)에서 하는 것처럼 반대 다리를 감아보라. 대부분 반대 종아리 뒤로 발을 걸 수 없을 것이다. 이번에는 고관절을 구부리고 약간 앉아서(그림 2.81 참조) 다시 이글 자세를 시도해보라. 고관절 굴곡을 추가하면 관절낭인대의 긴장이 풀어지기 시작하면서 더 이상 팽팽해지지 않아 움직임을 제한하지 않는다. 또한 굴곡을 더하면 좌골과 대퇴골 몸체가 멀어지면서 압박의 가능성이 줄어들기 때문에 앞쪽에 있는 다리를 내전할 수 있는 공간이 더 생긴다. 고관절을 30° 이상 굴곡하면 내회전과 내전을 위한 충분한 공간이 생겨 대부분 발을 종아리 뒤로 걸 수 있게 된다. 더 깊게 굴곡한다면 (자세를 더 낮추어 앉을 경우) 내전과 내회전을 더 깊게 할 수 있을 것이다. 약 45° 정도 굴곡까지는 효과가 있지만 이 지점을 지나가면 압박이 다시 발생하기 시작할 것이다. 다리가 서로 부딪히거나 대퇴경 하부가 관골구 전면에 부딪혀서 더 이상이 내전 또는 내회전이 불가능하다는 것을 느낄 수 있을 것이다.

고관절 내전과 내회전을 많이 할 수 있는 특별한 유형의 사람들이 존재하며, 직업적인 이유로 그래야만 하는 사람들이 있다. 바로 하키 골키퍼들이다. 골키퍼들이 나비 모양으로 무릎을 꿇을 때, 얼음 위에서 정강이를 최대한 벌릴 수 있도록 다리를 강하게 내회전하여 가능한 넓은 영역을 확보한다. 이를 위해서는 아주 특별한 고관절 구조가 필요하며 매우 소수의 사람만이 가능한 동작이다.

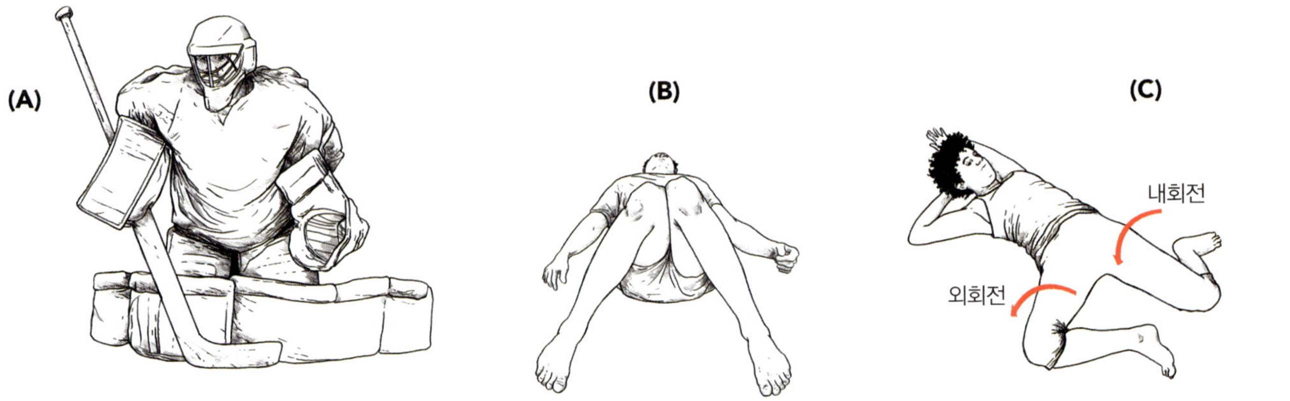

그림 2.89 현대 하키 골키퍼의 버터플라이 자세인 (a)는 90°의 내회전과 내전이 필요하다. (b)는 누워서 하는 X 자세로 골키퍼의 자세와 비슷하다. (c)누워서 하는 윈드쉴드 와이퍼 자세로 한쪽의 대퇴골을 내회전, 내전하면서 반대쪽은 외회전, 외전한다.

역설적이게도 하키 골키퍼들은 이러한 고관절 모양과 대퇴경의 방향 때문에 스케이트를 잘 타는 것이 매우 어렵다. 최고의 하키 스케이터는 외회전 가동범위가 좋아야 하는데 왜냐하면 스케이팅 시 다리를 강하게 외측으로 밀어내야 하기 때문이다. 따라서 하키 골키퍼들이 매우 어린 나이에 포지션을 선택한다는 사실은 놀랍지 않다. 팀에서 가장 빠른 스케이터가 될 수는 없지만 대부분의 선수들은 불가능한 하키 버터플라이 자세를 할 수 있기 때문이다. 이와 유사한 요가 자세가 있는데 바로 X 자세이다. 이는 누워서 하는 하키 골키퍼 버터플라이 자세라고 할 수 있다(그림 2.89b 참조).

외전 상태에서 내회전

외전 상태에서 내회전을 하는 것은 양쪽 어느 쪽의 가동범위를 증가시키는 데도 도움이 될 것 같지 않다. 치골대퇴인대, 좌골대퇴인대와 같은 관절낭인대에 의해 외전이 제한된다면, 내회전을 추가하여 치골대퇴인대의 장력을 줄여줄 수 있지만 좌골대퇴인대는 더 긴장되고 스트레스가 커진다. 만일 외전으로 인해 좌골대퇴인대가 이미 팽팽하다면 내회전하는 것에 저항할 것이다. 만일 외전 제한이 관절낭인대 때문이 아니라 높아진 대전자와 장골(구체적으로 전하장골극 AIIS) 사이의 조직 압박에 의한 것이라면, 내회전을 추가했을 때 대전자를 AIIS 앞쪽으로 회전시켜 압박이 줄어든다. 결과적으로 치골뼈 쪽으로 조직이 압박되지만 내회전으로 인해 몇 도의 외회전을 추가시킬 수 있다. 외전과 내회전이 함께 필요한 요가 자세는 별로 없지만 한 가지 쉬운 예를 들 수 있다. 가능한 다리를 넓게 벌리고 서보라(그림 2.55 참조). 더 이상 다리를 더 넓게 벌릴 수 없다면 거기서 발가락을 더 안으로 돌려 내회전을 해보라. 그리고 이를 통해 약간의 외전을 추가할 수 있는지 살펴보라. 요가 수업에서 이것을 가르치지 않는 이유는 수평외전 부분에서 살펴보았듯이(100쪽 참조) 고관절의 굴곡과 외회전을 통해 똑같은 것을 더 깊게 달성할 수 있다.

약간의 내회전을 동반한 외전은 무술에서 발견할 수 있다. 부르스 리 스타일 발차기는 외전과 약간의 내회전을 동반하지만, 그리 크진 않다(그림 2.90 참조). 요가 수련할 때와 마찬가지로 무술가는 본인의 고유한 신체 구조에 따른 결과를 인지할 필요가 있다. 한 카라테 챔피언 출신 정형외과 의사는 경고한다. "몸의 소리를 듣는 것은 중요하다. 어떤 사람들의 고관절은 하이킥을 하기에 적절하지 않은 구조이며(FAI가 발생할 수 있음), 원하는 만큼 스트레칭을 할 순 있지만 뼈 충돌은 여전히 남아 있을 것이다."[98]

굴곡과 외전 상태에서 내회전

내회전에 굴곡을 추가하면 내회전만 할 때보다 충돌이 더 빨리 발생할 수 있지만, 여기에 외전을 더하면 내회전을 위한 공간을 더 확보할 수 있다. 그림 2.91을 보라. 히어로

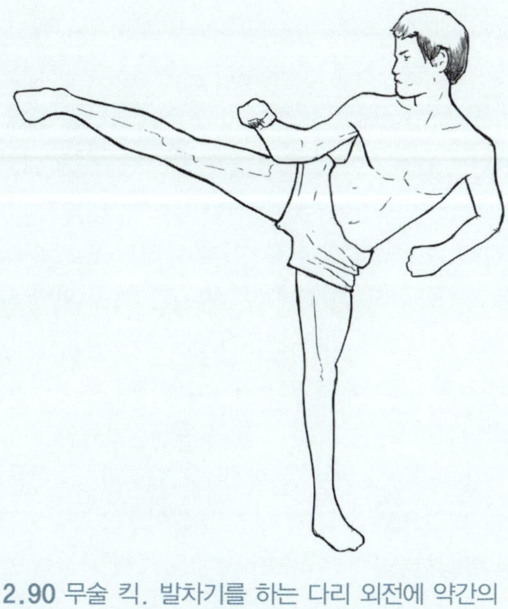

그림 2.90 무술 킥. 발차기를 하는 다리 외전에 약간의 내회전이 추가되었다. 하지만 서 있는 다리는 외회전하고 있다.

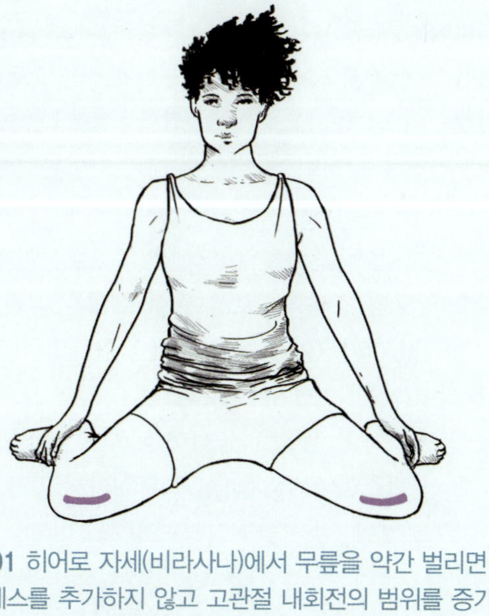

그림 2.91 히어로 자세(비라사나)에서 무릎을 약간 벌리면 무릎에 스트레스를 추가하지 않고 고관절 내회전의 범위를 증가시킬 수 있다. 여기서 대퇴골은 (선으로 표시한 것처럼) 회전되어 있지만 무릎의 비틀림은 발생하지 않았다.

어려운 내용: 대퇴관골충돌증후군

대퇴관골충돌증후군(FAIS)은 대퇴경이 관골구와순에 지속적으로 압박될 때 나타난다. FAIS는 관절순의 상부 전면에서 주로 발생한다.[100] 순수한 굴곡만으로 이 부분에 충돌이 발생하는 경우는 드물지만 고관절 굴곡에 내회전이 동반될 때 여기서 충돌이 발생하기 쉽다.

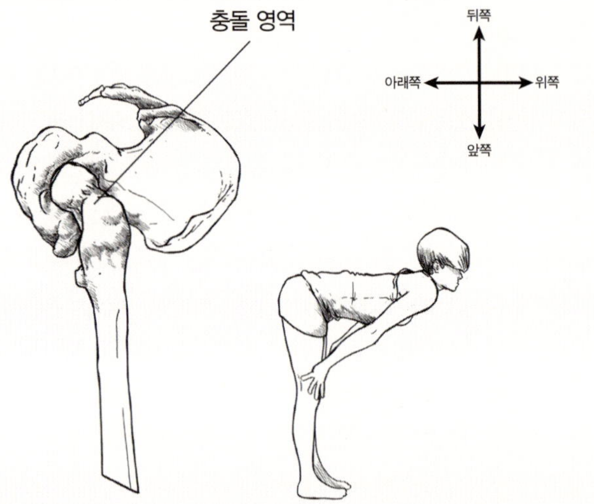

그림 2.92 몇몇 사람들의 경우 약간의 내회전을 동반한 굴곡은 관절순 전면 상부에 충돌을 일으킬 수 있다.

다행히도 FAIS는 관골구 또는 대퇴골의 모양의 근본적인 형태학적 고유성을 거의 항상 동반하며, 이는 보통 선천적인 원인이나 어린 시절 발달학적 문제 때문인 경우가 많다.[101] 평균적인 모양의 대퇴골이나 관골구를 가지고 있는 사람에게 FAIS가 나타나는 경우는 드물다. 그러나 관절순이 더 두껍고 길면 대퇴골두를 더 많이 감싸게 되고 그러면 움직임이 발생할 때 대퇴경이 관절순과 닿기가 쉽다. 여성의 27%와 남성의 17%에게 발생하는 이 조건은 관절순 핀서pincer로 알려져 있다. 관절순이 대퇴경을 꽉 잡고 있으면 효과적으로 고관절 소켓을 깊게 만들 수 있다.[102] 만일 대퇴경이 보통보다 더 두껍다면(약 24%의 남성에게 발생하지만 여성에게는 거의 없다[103]) 이 또한 움직이는 동안 충돌이 발생할 가능성이 커지며 이러한 경우는 캠cam 또는 피스톨 그립pistol grip으로 알려져 있다. 이 경우 대퇴경의 모양이 '캠'처럼 (그리고 권총의 그립처럼) 생겼기 때문에 관절순에 더 가깝다(그림 2.93 참조). 이때 90% 이상의 경우, 대퇴경의 상부 전면이 추가적으로 넓어져 있다.[104] 한 연구 결과에 따르면 캠 대퇴골을 가진 관골구는 일반 고관절 소켓보다 얕은 반면 핀서 관골구는 관절순을 포함하지 않아도 일반보다 깊다.[105]

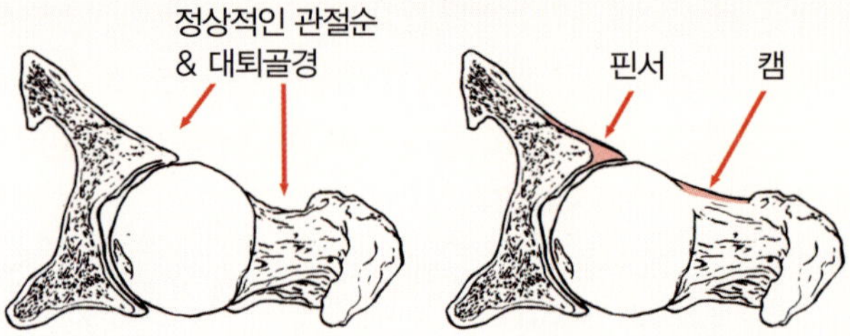

그림 2.93 핀서와 캠

때론 관절순이 대퇴경에 가깝게 자라기도 하고 대퇴경이 관절순에 가깝게 자라기도 한다. 이 2가지가 함께 발생하는 경우는 드물다.[106] 어떠한 경우이든 이 두 부분을 가깝게 만드는 것은 내회전을 동반한 움직임이다. FAIS를 겪고 있다면 전굴 자세(서서 또는 앉아서)를 할 때 허벅지를 외회전하는 것은 좋은 생각이다. 이렇게 하면 대퇴경이 전면 상부 관절순으로부터 멀어질 수 있다.[107] 물론 고유한 신체 모양 때문에 관절순의 다른 부분에서 FAIS가 발생할 수 있다. 어떤 움직임이 불편감과 통증을 유발하는지 주의 깊게 살피고 알아차린 후 이를 유념하여 자신의 몸에 맞도록 수련을 조절해야 한다.

요가의 서서 하는 마운틴 자세(타다아사나)에서 엄지발을 붙이고 뒤꿈치를 살짝 떼라는 큐를 흔히 하지만, 이는 대부분 학생들에게 약간의 고관절 내회전을 하게 되는 자세이다. 그러나 어떤 학생들에게는 아주 큰 내회전을 필요로 하는 자세일 수 있다(종종 경골 비틀림이 크기 때문에 그렇지만 이유는 다양하다). 이제 여기서 앞으로 숙이는 스탠딩 포워드폴드 자세(우타나사나)를 하게 되면 굴곡에 내회전이 추가된다. 대부분은 문제가 되지 않지만 어떤 사람들, 특히 FAIS에 취약한 사람들에게 내회전된 상태에서 우타나사나를 하는 것은 좋지 않다. 이러한 주의사항이 나에게 해당되는지 어떻게 알 수 있을까? 주의를 기울여야 한다. 앞으로 숙일 때 어떤 느낌이 드는가? 고관절에 통증이 발생한다면 숙이기 전에 발을 약간 바깥쪽으로 돌려보고 차이가 있는지를 확인하라.

자세(비라사나)에서 발뒤꿈치 사이에 앉으려면 고관절 내회전이 필요하지만 많은 경우 고관절 굴곡으로 인해 대퇴경 앞쪽과 관골구 위쪽의 충돌하게 된다. 그러나 무릎을 벌려 외전한다면 더 깊은 내회전을 위한 공간이 생긴다! 이 자세에서 "무릎을 모으라"는 흔한 정렬 큐를 따른다면 어떤 사람들은 발 사이에 앉는 것이 불가능하다. 그러나 약간의 외전만을 추가해도 이 자세가 가능해진다.

그림 2.91에서 볼 수 있듯이 히어로 자세(비라사나)에서 대퇴골을 내회전하면 무릎에 스트레스가 가해지지 않는다. 더 자세히 살펴보면 경골이 아닌 대퇴골이 내회전되어 있음을 알 수 있다. 이 경우 내회전 가동범위는 커지면서도 자세를 유지하는 동안 무릎에 불편감이나 통증이 없다. 이 학생에게는 이 자세가 완벽하게 안전하지만 모든 사람에게 그런 것은 아니다. 만일 내회전이 불가능하다면 발 사이에 앉기 위해 무릎을 회전해야 한다. 앞으로 무릎 관절 부분에서 살펴보겠지만 어떤 학생에게 이는 아무 문제없다! 무릎 인대가 느슨한 경우 무릎 회전에 적응할 수 있다. 하지만 무릎 인대가 충분히 느슨하지 않는 사람이 발 사이에 앉으려 하면 무릎에 엄청난 손상과 파괴에 일어날 것이다.

히어로 자세에서 무릎을 모은 채로 유지하라거나 발을 절대 벌리지 말라는 큐는 몇몇 학생에게는 좋을지 몰라도 다른 학생들에게는 도움이 되지 않거나 또 다른 학생들에게는 불필요할 수 있다. 내가 어디에 속하는지를 알아내는 방법은 자신의 몸으로 가능한 정도에 집중하고 억지로 자세를 만들지 않는 것이다. B.K.S. 아헹가는 초심자의 경우 누워서 하는 히어로 자세(숩타비라사나)에서 무릎을 벌리도록 허용했지만,[99] 그가 말한 '초심자의' 경우라는 말은 고유한 해부학적 모양 때문에 여전히 무릎을 벌려야 하는 수련 경험이 많은 요기들을 고려하지 않고 있다.

신전의 차이

고관절 신전은 고관절 움직임 중 나이와의 관계성이 분명한 유일한 움직임이다. 나이가 들수록 신전 범위는 줄어든다.[108] 신전은 대퇴직근, 요근, 장골근, 대퇴근막장근, 봉공근과 같은 고관절 굴곡근에 의해 제한된다(그림 2.25 참조). 근막경선 중 표면전방선과 동측기능선의 긴장 또한 신전의 움직임을 억제할 수 있다. 요가를 시작하는 많은 사람들에게 이들은 다리를 뒤로 멀리 보내지 못하도록 막는 분명한 주범이다. 그러나 이러한 근육과 근막의 길이가 충분한 다른 학생들에게 이것은 더 이상 제한의 요소가 되지 못한다. 대부분의 요가 수련자에게 신전을 최종적으로 막는 것은 고관절 소켓을 감싸고 있는 관절낭인대이다. 이 3개의 인대는 약 20~30°의 신전을 넘어가면 대퇴골두가 관골구에 효과적으로 박히면서 팽팽해진다. 신전에 약간의 내회전과 외전이 조합될 때 세 인대 모두 최대한 팽팽해지면서 고관절의 클로즈-팩 위치가 만들어진다.[109] 몇몇 사람들의 인대는 대퇴경과 관골구가 압박될 수 있을 만큼 충분히 길거나 느슨할 것이다. 이는 관골구의 경사각이 크거나 외전각이 작거나 대퇴경이 짧고 대퇴골경각이 크고 비틀림이 적을 경우 나타날 가능성이 크다. 이렇게 드문 경우를 제외하고는 대퇴골이 신전될 때 대퇴경 후방과 관골구 후방 가장자리가 충돌할 수 있다.

신전의 제한은 킹 댄서King Dancer(나타라자사나Natarajasana), 휠 자세(다누라사나), 몽키 자세Monkey Pose(하누만아사나Hanumanasana)로 알려진 프론트 스플릿과 같은 여러 요가 자세에서 나타난다. 마지막 자세는 대부분의 학생들에게 매우 어려운데, 뒷다리를 아주 많이 신전하면 골반이 앞쪽으로 기울어지게 되고 그러면 앞다리의 햄스트링에 더 많은 스트레스가 가해지기 때문이다. 그림 2.94에

중요한 내용:
압박이 좋을 수도 있다는 사실을 기억하라!

대퇴관골충돌증후군과 같은 말을 들을 때, 이건 뭔가 안 좋은 것이라는 결론을 내리기 쉽지만 뼈와 연골이 닿는 것 그 자체가 건강에 나쁜 것은 아니다. 너무 많은, 또 잦은 스트레스는 안 좋으며 관절염을 유발할 수 있다. 관절에 스트레스가 아예 없으면 뼈가 위험할 정도로 약해지는 골다공증 또는 관절낭이 쪼그라들어 딱딱해지는 구축contracture의 원인이 된다. 건강한 뼈와 연골을 유지하기 위해서는 스트레스가 필요하다. 건강한 관절 유지를 위해서도 스트레스가 필요하다. 이는 뼈가 서로 눌려져야 한다는 뜻이다. 대퇴관골충돌은 단순히 대퇴골과 관골구가 서로 닿아 있는 것으로 항상 문제가 되는 것은 아니다. 너무 과도한 스트레스는 좋지 않지만 약간의 스트레스는 반드시 필요하다. 조직 압박이 문제가 되는 것은 스트레스를 회복할 충분한 시간 없이, 너무 과한 힘으로, 너무 자주 발생할 때뿐이다.

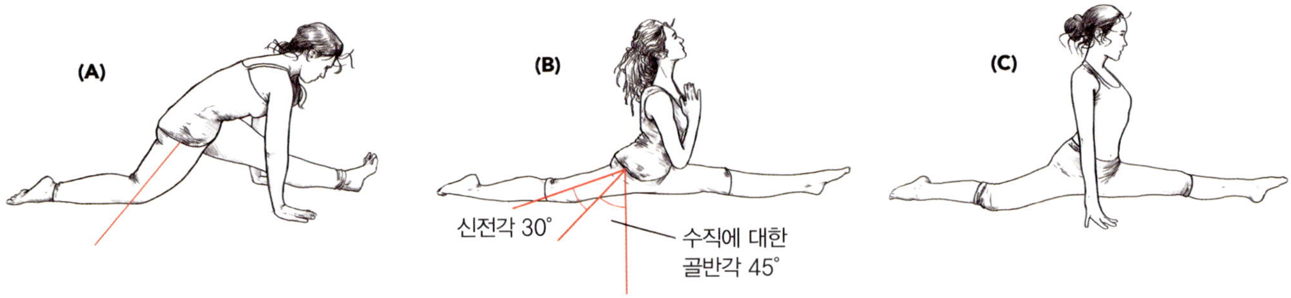

그림 2.94 몽키 자세(하누만아사나)로 알려진 포워트 스플릿. (a) 초보자의 경우 고관절 굴곡근의 긴장 때문에 뒷다리를 많이 신전할 수 없을 것이다. (b) 그러나 시간이 지남에 따라 근긴장이 해소되면 관절낭인대의 긴장이 신전을 제한할 것이다. (c) 중급자의 경우 엉덩이가 거의 바닥에 닿을 때 뒷다리의 신전이 부족하면 외회전과 외전이 발생할 수 있다.

서 매우 다른 몽키 자세를 하고 있는 세 명의 학생을 볼 수 있다. (a)는 고관절 굴곡근이 뻣뻣하여 뒷다리를 신전하지 못하고 공중에 떠 있다. (b)는 근긴장을 해소하여 실질적으로 모든 사람의 최대치에 가까운 뒷다리의 고관절 신전각 30°에 도달했다. 이 사람의 골반이 수직에서 45° 기울어진 것을 보라. (덜 유연한 학생의 경우 이 자세에서 몸통도 수직으로 세울 수 있지만 이는 고관절이 아닌 척추에서 더 깊은 신전이 발생했기 때문이다. 골반이 아주 많이 앞으로 기울어져 있다는 것은 뒷다리 신전 능력이 부족하다는 뜻이며, 몸통을 똑바로 세우기 위해서 요추를 더 많이 신전하게 된다.)

뒷다리를 완전한 90°로 신전할 수 있는 사람은 없기 때문에 선택권은 (i) 양쪽 고관절을 정면으로 두고 골반이 바닥에서 약간, 또는 많이 떨어지게 하는 것(좌골 밑에 블록을 받치거나 손을 바닥에 짚어서) 또는 (ii) 앞다리 측면에 기대어 앞다리의 좌골 뼈가 땅에 닿을 때까지 골반을 기울이는 것 중 하나이다. 이렇게 기울이면 뒷다리의 골반은 바닥에서 더 떨어지지만 최소한 앞다리는 바닥에 닿을 수 있다.

이 자세를 하기 위해 고관절 신전이 많이 되지 않는 경우 몸통을 수직으로 세우려면 척추의 신전이 더 많이 필요할 것이다. 골반을 바닥에 닿게 하기 위해 척추를 더 많이 신전하느냐, 골반이 떠 있도록 하고 척추 신전이 덜 되게 할 것이냐의 선택이다. 그림 2.94a에서는 척추를 신전하고 있지 않은데 그러기 위해서는 손을 바닥에서 떼야 하기 때문이다. 골반 밑에 블록을 대면 손을 뗄 수 있다.

외전과 외회전 상태에서 신전

고관절 신전 시 관절낭인대의 제한을 피하기 위해 다리를 외전, 외회전하려는 충동이 생긴다. 이는 브릿지 자세 Bridge Pose(세투반다사르반가사나Setubandhasarvangasana) 또는 휠 자세(다누라사나)와 같이 고관절 신전을 많이 요구하는 자세들에서 나타난다. 그림 2.94c의 학생의 뒤쪽 다리를 관찰해보라. 골반은 기울어져 있고 뒷다리는 외회전이 되어 있다. 이 학생은 양쪽 좌골이 바닥에 닿을 수 있을 만큼의 가동범위를 가지고 있지 않기 때문에 손으로 바닥을 짚고 있다. 골반의 외전이 뒷다리를 더 깊게 신전하는 것을 돕고 있다.

외회전과 외전이 신전의 증가를 도울 수 있는 이유는 관절낭과 관계가 있긴 하지만 복잡하다. 만일 이미 살짝 훑어봤다면 이 뒤 나머지는 읽지 않고 그냥 넘어가고 싶을지도 모른다! 대퇴골이 관골구 안에 잠겨 있는 클로즈-팩 위치에서는 더 이상의 신전이 불가능하다. 관절낭인대가 최대한 팽팽해져 있다. 그러나 몇몇은 여기에 외회전을 추가하면 좌골대퇴인대, 그리고 더 중요하게는 가장 강한 관절낭인대인 장골대퇴인대를 짧게 만들 수 있다. 불행히도 외회전은 치골대퇴인대를 더 늘어나게 만들지만, 외전은 장골대퇴인대와 함께 치골대퇴인대를 다시 짧게 만든다. 외전과 외회전을 조합하면 관절낭인대가 다시 팽팽해지기 전까지 다리를 신전할 수 있는 더 많은 공간이 생긴다.

많은 요가 지도자들은 신전된 고관절이 외회전되는 경향은 주요 신전근이면서 강력한 회전근이기도 한 대둔근의 작용 때문이라고 생각한다. 휠 자세 또는 브릿지 자세처럼 신전하는 주된 파워가 대둔근으로부터 오는 경우 고관절의 외회전과 외전이 발생할 수 있다. 그러나 몽키 자세의 경우 대둔근이 강하게 작동하지 않기 때문에 여기서 보이는 외회전의 원인이 아니다.[110]

몇몇 지도자들은 몽키 자세에서 뒤쪽 고관절을 외회

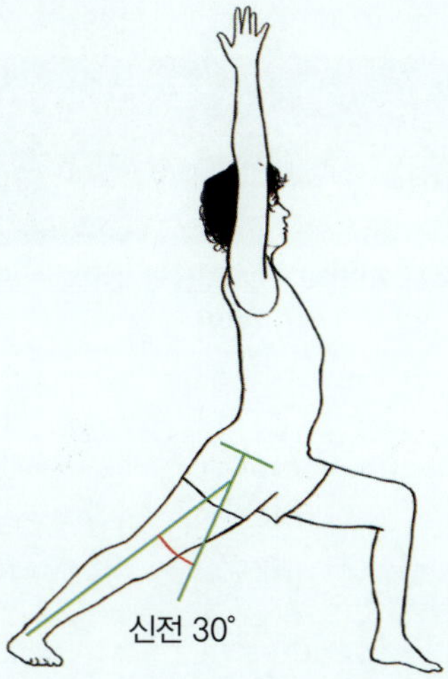

그림 2.95 워리어 1 자세(비라바드라사나 I)에서 뒷다리를 신전하기 위해 외회전과 약간의 외전을 하라고 가르친다. 이 예시에서 앞쪽 허벅지를 바닥과 평행으로 유지하면서 뒤쪽 고관절을 30° 신전하고 있다.

전하면 내전근에 과한 스트레스가 가해지고 천장관절에 과도한 비틀림 스트레스가 만들어질 수 있다고 경고한다. 그러나 이렇게 뒷다리를 신전하고 외회전하는 것은 워리어 1 자세(비라바드라사나 I)에서 자주 사용하는 정렬 큐와 동일하다. 그림 2.95에서 워리어 1 자세를 하고 있는 학생은 앞쪽 허벅지를 바닥과 평행하게 유지하며 뒷다리 고관절에서 30°의 신전을 보여주고 있다. 지도자들이 몽키나 휠 또는 브릿지 자세에서 고관절 신전을 위한 외회전은 허용하지 않으면서 워리어 1에서는 원하는 만큼의 신전을 위해 뒷다리를 외회전하는 이유는 불분명하다.

기능적 요가의 관점에서 보면 다리가 어떤 모양인가는 중요하지 않다. 우리는 어떠한 감각이 생기는가에 관심이 있으며, 이러한 감각들을 조정하거나 그러한 감각들이 과도해지지 않도록 한다. 현실에서는 많은 사람들의 경우 최대 신전에 도달하기 위해 약간의 외회전과 외전이 필요하다.

고관절 요약

고관절이 큰 가동범위를 막는 것은 무엇인가를 요약하는데 WSM? 스펙트럼을 적용할 수 있다. 표 2.7은 고관절에서 발생하는 주된 움직임 각각에 적용된 스펙트럼을 나타낸다. 스펙트럼의 왼쪽 끝은 비교적 해소하기 쉬운 긴장에서 시작하지만 오른쪽에 가까워질수록 점진적으로 어려워지며(인대는 스트레칭 하기 어렵다), 맨 오른쪽으로 가면 게임 끝이다. 일단 뼈와 뼈가 부딪히면 이 자세에서 그 방향으로 더 이상 나아갈 수 없다. "무엇이 나를 멈추는가?"라는 질문은 당신이 이 스펙트럼의 어디에 위치하고 있는가를 찾아내는 데 도움이 되며, 더 나아가는 게 현명한지 아닌지를 알게 해줄 것이다. 기억하라. 인체의 다양성이라는 현실 때문에 특정 뼈 모양과 방향을 가진 사람은 오른쪽으로 매우 빨리 움직이는 반면 어떤 사람들은 끝 지점에 도달하기까지 아주 큰 가동범위를 가지고 있다.

주의: 이 표는 왜 긴장이 발생하는가를 나타내고 있지 않다. 볼륨 1에서 본 바와 같이 긴장의 원인은 짧은 근육 이외에도 감정, 신경계 상호작용, 수분, 병리 등 다양하다. 흉터 조직 또는 염증은 긴장을 유발할 수 있으며 찢어진 관절순으로 인해 압박이 발생할 수도 있다. 표에 제시된 제한은 가능성을 나타내는 것이지 고정된 사실이 아니다. 이 표는 구체적인 평가라기보다 일반적인 지침이다. 모든 사람들은 "무엇이 나를 멈추는가?"에 대한 각자의 대답을 가지고 있다.

표 2.7 고관절의 WSM? 스펙트럼

고관절 움직임	인장저항				압박		
	표면긴장	근막경선	근육 & 건	인대 & 관절낭	부드러움: 살과 살	중간: 뼈와 살	단단함: 뼈와 뼈
굴곡	엉덩이, 등, 다리 뒷쪽	표면후방선	햄스트링: 반건양근, 반막양근, 대퇴이두근, 대둔근, 박근	90° 이상의 굴곡 시 좌골대퇴인대, 관절낭 하부. 160° 이상의 굴곡 시 모든 관절낭인대, 원인대 가능성 있음.	가슴과 허벅지가 닿음.	ASIS와 허벅지가 닿음.	관골구 상부와 대퇴경 상부 전면의 충돌. 160° 이상 굴곡 시 관골구 상부와 대퇴경 하부의 충돌.
내회전을 동반한 굴곡	엉덩이, 등, 다리 뒷쪽과 고관절 바깥쪽	표면후방선과 나선선	햄스트링: 반건양근, 반막양근, 대퇴이두근, 대둔근, 박근, 몇몇 외회전근(약간)	160° 이상 굴곡 시 모든 관절낭인대	가슴과 허벅지가 닿음.	ASIS와 허벅지가 닿음.	관골구 상부와 대퇴경 상부전면의 충돌.
외전을 동반한 굴곡	엉덩이, 등, 다리 뒷쪽과 안쪽 사타구니	표면후방선과 외측선	45° 이상의 외전: 내전근. 180° 굴곡과 완전 외전 시 이상근, 대둔근, 외폐쇄근, 대퇴방형근, 박근, 반건양근, 반막양근	치골대퇴인대		180° 굴곡에서 대전자와 좌골 사이 조직의 낌.	90° 굴곡에서 관골구 후방과 대퇴골경 상부의 충돌. 90° 굴곡 시 관골구 하방가장자리와 대퇴골경 상부의 충돌.
신전	하복부, 골반 앞쪽과 허벅지 앞쪽	표면전방선과 동측기능선	고관절 굴곡근: 대퇴직근, 대요근과 소요근, 장골근, 대퇴근막장근과 봉공근	약 20~30°신전 이후 장골대퇴인대, 치골대퇴인대, 좌골대퇴인대가 팽팽해짐.	엉덩이에서 뒷쪽 허벅지까지의 저항 거의 없음.		대퇴골경 후면 상부와 관골구 후면상부가 충돌할 수 있음. 관골구의 기울어짐이 크고 외전각이 작을 때와 대퇴골경각이 크고 비틀림이 적을 때만 발생.
외회전	저항 거의 없음. 만일 있다면 안쪽 사타구니에서 느껴질 수 있음.	저항 거의 없음. 있다면 나선선에서 있을 수 있음.	대퇴근막장근 아주 약간	치골대퇴인대, 전면 장골대퇴인대, 장경인대, 원인대 가능성 있음.			관골구 후하방과 대퇴골경 후면

고관절 움직임	인장저항				압박		
	표면긴장	근막경선	근육 & 건	인대 & 관절낭	부드러움: 살과 살	중간: 뼈와 살	단단함: 뼈와 뼈
굴곡을 동반한 외회전	저항 거의 없음. 있다면 안쪽 사타구니에서 느껴질 수 있음.	저항 거의 없음. 있다면 표면후방선에서 있을 수 있음.	90° 굴곡에서 소둔근과 중둔근, 대둔근 앞쪽 섬유	90° 굴곡에서 치골대퇴인대와 장골대퇴인대가 팽팽해짐, 90°를 넘어가면 전면 장골대퇴인대와 치골대퇴인대가 짧아질 수 있음. 상부 장골대퇴인대는 길어짐.		90° 굴곡에서 소전자로 인해 내전근이 대퇴골과 골반 사이에 끼일 수 있음. 180° 굴곡 시 대전자와 치골 사이에 살이 압박될 수 있음.	90° 굴곡에서 관골구 가장자리 전면 하부와 대퇴경 후면이 충돌. 180° 굴곡 시 가장자리 전면 상부와 대퇴경 후면이 충돌.
내회전	저항 거의 없음. 있다면 고관절과 다리 바깥쪽에서 느껴질 수 있음.	저항 거의 없음. 있다면 나선선에서 있을 수 있음.	내폐쇄근과 외폐쇄근, 상쌍자근과 하쌍자근, 대퇴방형근, 이상근, 대둔근, 그리고 중둔근과 소둔근, 봉공근, 대퇴이두근에서 의약간의보조.	좌골대퇴인대와 장골대퇴인대의 상부, 관절낭 후면		대전자와 치골 또는 좌골 사이의 조직	관골구 전면 하부와 대퇴골경 전면
굴곡을 동반한 내회전	저항 거의 없음. 있다면 고관절과 엉덩이 바깥쪽에서 느껴질 수 있음.	저항 거의 없음. 있다면 나선선과 표면후방선일 수 있음.	외폐쇄근, 대퇴방형근, 대둔근 후방섬유, 상쌍자근, 하쌍자근	90° 굴곡 시 좌골대퇴인대 팽팽해짐.			90° 굴곡 시 관골구 가장자리 전면 상부와 대퇴골경 전면이 충돌.
내전을 동반한 내회전	저항 거의 없음. 있다면 다리/고관절 바깥쪽에서 느껴질 수 있음.	저항 거의 없음. 있다면 나선선과 외측선일 수 있음.	대둔근의 후면 섬유, 중둔근과 소둔근	장골대퇴인대와 좌골대퇴인대가 팽팽해짐.		대전자와 치골 또는 좌골 사이의 조직	대퇴경 전면과 관골구 횡인대의 충돌.
외전	안쪽 사타구니	전방 기능선, 대측-동측 기능선, 심부전방선과 대측선	내전근: 대내전근, 장내전근, 단내전근, 박근, 치골근	치골대퇴인대, 좌골대퇴인대, 관절낭 하부		대전자와 장골 사이에 중둔근과 소둔근이 끼임.	관골구 상부와 대퇴경 상부의 충돌.
수평외전	안쪽 사타구니	전방 기능선, 심부전방선, 표면후방선	대퇴방형근, 쌍자근, 외폐쇄근, 대내전근, 장내전근, 단내전근, 박근, 치골근. 햄스트링: 반건양근, 반막양근, 대퇴이두근	치골대퇴인대가 매우 팽팽해짐.		대전자와 골반 뒤쪽 사이에 둔근 근육들이 압박됨.	대퇴경 상부와 관골구 후면이 충돌.

고관절 움직임	인장저항				압박		
	표면긴장	근막경선	근육 & 건	인대 & 관절낭	부드러움: 살과 살	중간: 뼈와 살	단단함: 뼈와 뼈
내전	고관절 바깥쪽	나선선과 외측선	소둔근과 둔근 후방섬유, 대퇴근막장근	장골대퇴인대, 원인대 가능성 있음. 장경인대와 원인대	허벅지 안쪽끼리 충돌	대퇴골 몸체 중간, 대퇴골경과 좌골결정 사이에 조직들이 압박됨.	
굴곡을 동반한 내전	고관절 바깥쪽과 엉덩이	나선선, 외측선, 표면후방선	대둔근, 소둔근과 중둔근의 후면섬유, 이상근, 대퇴방형근, 내폐쇄근, 대퇴근막장근	좌골대퇴인대	허벅지 안쪽끼리 충돌.	대퇴골 몸체 중간, 소전자와 치골 사이에 조직들이 압박됨.	대퇴골경 하방과 관골구 전면이 충돌할 수 있음

*75~77쪽 볼륨 1에서 근막경선에 대한 설명을 볼 수 있다.

표 2.8은 가동범위를 결정짓는 데 중요한 역할을 하는 골반과 대퇴골의 모양, 크기, 방향 등에 대한 특정한 변수들을 나타내고 있다. 각 변수들은 뼈의 형태학적 변이이다. 이미 언급한 특정 연구 결과에서 발견된 총 관찰범위와 함께 평균적으로 얼마나 자주 나타나는지를 표시하고 있다. 또한 연구에서 발견된 표준편차와 95%의 사람들이 속할 가능성이 있는 범위(두 표준편차 한계) 또한 제공한다. 후자의 범위는 20명의 학생이 있는 요가 수업에서 이러한 변형을 찾을 가능성이 있음을 보여준다. 이는 또한 20명 중 한 명의 학생이 두 표준편차 범위에서 벗어남을 의미한다.

표 2.8 골반과 대퇴골의 변수

뼈	변수 유형	평균값	1 표준편차 (인구의 67%)	2 표준편차 (인구의 95%)	총 가동범위
골반	관골구 외전각	39.7°	4.3°	31.1~48.3°	29.4~57°
골반	관골구 기울기	21.3°	5.8°	9.7~32.9°	(12.9)~40.5°
골반	관골구 깊이	34.2%	3.5%	27.2~41.2%	27~43%
골반	골반전면 기울기	6.9°	9.2°	25.3~(11.5)°	31.4~(17.6)°
골반	수평면에 대한 ASIS/PSIS 선	13°	5°	3~23°	0~23°
대퇴골	대퇴골 비틀림	15°	6°	3~27°	(15)~33°
대퇴골	대퇴골경각	132°	6.1°	120~144°	110~150°
대퇴골	목 길이	3.41cm	0.43cm	2.55~4.27cm	1.84~4.16cm
대퇴골	대전자 높이	8mm	4.7mm	0~16.7mm	없음
경골	경골 비틀림	29.6°	7.7°	14.2~45°	2~82°

괄호 안은 음의 값

Chapter 3
하체의 관절: 무릎 관절

중심에서 바닥으로 이동하면서 반드시 지나야 하는 우리 몸에서 가장 큰 윤활관절synovial joint은 바로 무릎이다. 골반과 대퇴골의 다양한 모양이 가동범위에 미치는 영향에 대해 모두 살펴보지 않았지만, 아직 살펴보지 않은 결과들을 이해하기 위해 하체의 다른 부분들을 살펴보고 개인의 고유성에 어떤 영향을 받는지 알아볼 필요가 있다. 이제부터 대퇴골의 원위부와 경골의 근위부, 무릎 관절에 대해 살펴볼 것이다.

대부분의 다른 하체 관절과 마찬가지로 가동성보다 안정성이 중요하며,[111] 무릎은 이에 대한 좋은 예시이다. 우리는 무릎을 움직임에 저항하며 위에서 아래로 부하를 전달하는 메커니즘으로 바라볼 수 있다. 그러나 분명히 무릎에도 움직임이 있으며, 요가 수련에는 다양한 정렬 큐를 지시하는 네 가지 주요 분야가 있다.

- 무릎이 완전히 신전되었을 때는 어디에 위치해야 하는가(과신전을 피하기 위해 무릎을 '아주 살짝' 구부릴 필요가 있는가?)
- 워리어 투(비라바드라사나 II)와 같은 자세에서 무릎이 굴곡되었을 때 골반에 대한 무릎의 정렬은 어떠해야 하나?
- 워리어(비라바드라사나)나 트라이앵글(트리코나사나)과 같이 서서 하는 자세에서 무릎이 굴곡되었을 때 무릎에 대한 발/발목의 정렬은 어떠해야 하나?
- 로터스(파드마사나), 피죤(카포타사나), 히어로(숩타비라사나)와 같이 무릎에 위험할 수 있는 자세들을 시도해야 하나?

이러한 사항들이 왜 중요한지, 또는 중요하지 않은지를 이해하기 위해서는 먼저 무릎의 구조와 역학, 가동범위, 인체 다양성의 범주, 전형적인 병리 현상을 파악해야 한다.

형태

무릎은 신체에서 가장 크고 복잡한 관절이다. 다른 대부분의 관절들과 다르게 움직임을 멈추도록 제한하는 뼈 구조가 없다. 대신 인대, 건, 근육, 근막의 복합체가 과가동성hypermobility을 제지한다. 무릎 관절의 주요 작용은 문이 경첩에서 열고 닫히는 것 같은 굴곡과 신전이기 때문에 경첩관절로 부르기도 한다.[112] 대퇴골의 원위부에서 볼 수 있는 '너클knuckles'을 참조하여 과상관절condyloid joint이라고 부르기도 한다. 과condyle의 모양 때문에 타원관절ellipsoid joint이라고 하기도 한다. 이 모두가 무릎 관절을 칭한다.

무릎 관절의 구조

그림 2.100에서 볼 수 있듯이 무릎 관절에는 대퇴골, 무릎뼈(슬개골patella), 경골과 비골 4개의 뼈가 모여 있다. 이들이 4개의 개별 관절을 이루고 있으며 우리는 이것을 무릎이라고 부른다. 그 네 군데는 다음과 같다.

- 슬개골과 대퇴골이 만나는 슬개대퇴관절patellofemoral joint
- 비골과 경골이 만나는 경비골관절tibiofibular joint
- 대퇴골 내측과와 경골
- 대퇴골 외측과와 경골

처음부터 기억해두면 좋은 두 가지 사항들이 있다. '슬개골은 오직 대퇴골과만 관절을 이루며 경골과는 닿지 않는다.' '대부분의 사람들의 경우 비골과 경골 사이에 가능한 움직임은 매우 적다.' 비골은 경골의 버팀대 역할을 하며 대퇴이두근 및 외측 측부인대lateral collateral ligament를 위한 부착 지점이 된다. 여기서 발생하는 약간의 움직임은 발목 가동성에 중요하며, 이에 대해서는 추후에 살펴볼 것이다.

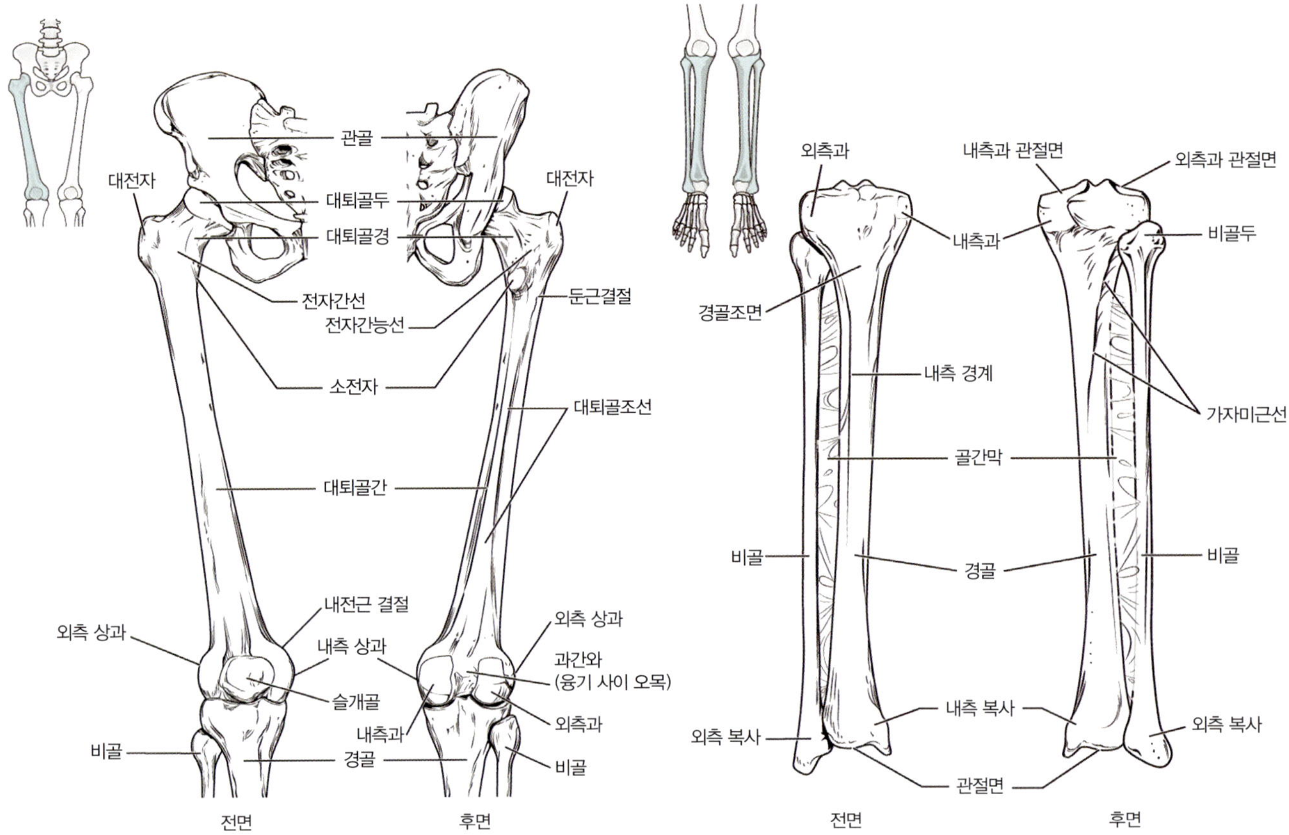

그림 2.100 무릎 관절을 이루는 네 개의 뼈: 대퇴골, 슬개골, 경골, 비골

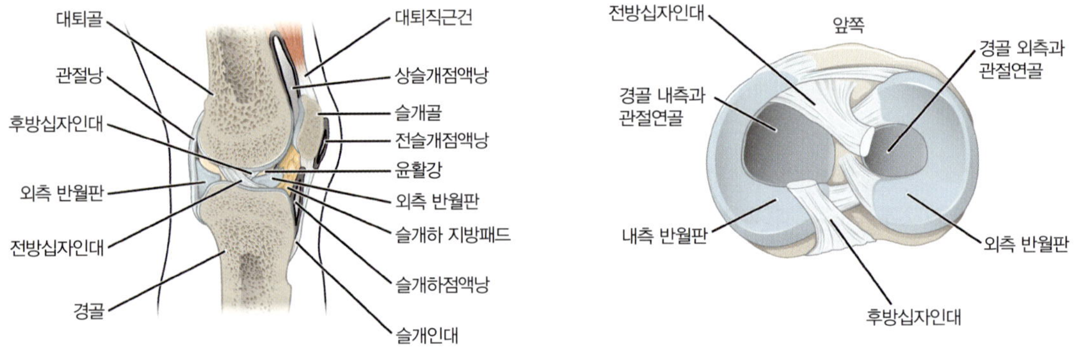

그림 2.101 무릎 관절의 관절낭과 인대

대퇴골 말단의 대퇴골과femoral condyle와 경골 상단, 즉 원위부의 경골과tibial condyle의 모양 때문에 대퇴골과 경골은 정확하게 딱 들어맞지 않는다. 접촉을 개선하기 위한 C 모양의 연골로 된 패드 2개가 있는데 이를 반월상연골meniscus이라고 한다(그리스어로 '작은 달'이라는 뜻으로 초승달처럼 생겼다). 앞서 이야기했듯이 무릎은 팔꿈치 관절과는 다르게 움직임을 멈춰주는 뼈 구조가 없기 때문에 선천적으로 불안정하다. 안정성은 관절낭, 인대, 건, 근육, 표층근막과 같은 연부조직에 의해서만 제공된다. 그림 2.101은 인대와 관절낭의 지지 범위를 나타내고 있으며, 그림 2.102는 무릎의 움직임을 만들고 저항하는 것을 돕는 무릎 주변 근육들을 보여주고 있다. 그림에 나타나지 않은 것은 무릎 전반에 흩어져 분포하며 건과 인대의 마찰을 줄여주는 14개의 윤활낭bursa[113]들이다.

무릎은 골반에서 대퇴골 길이만큼 멀리 떨어져 있지만 골반의 움직임은 무릎의 가동범위에 영향을 줄 수 있다. 여러 개의 근육들이 두 관절을 모두 지나기 때문이다. 고관절을 굴곡하는 대퇴직근은 무릎을 신전하는 역할을 하며 고관절을 신전하는 햄스트링은 무릎을 굴곡하는 역할을 한다. 고관절 움직임을 통해 발생하는 이러한 근육

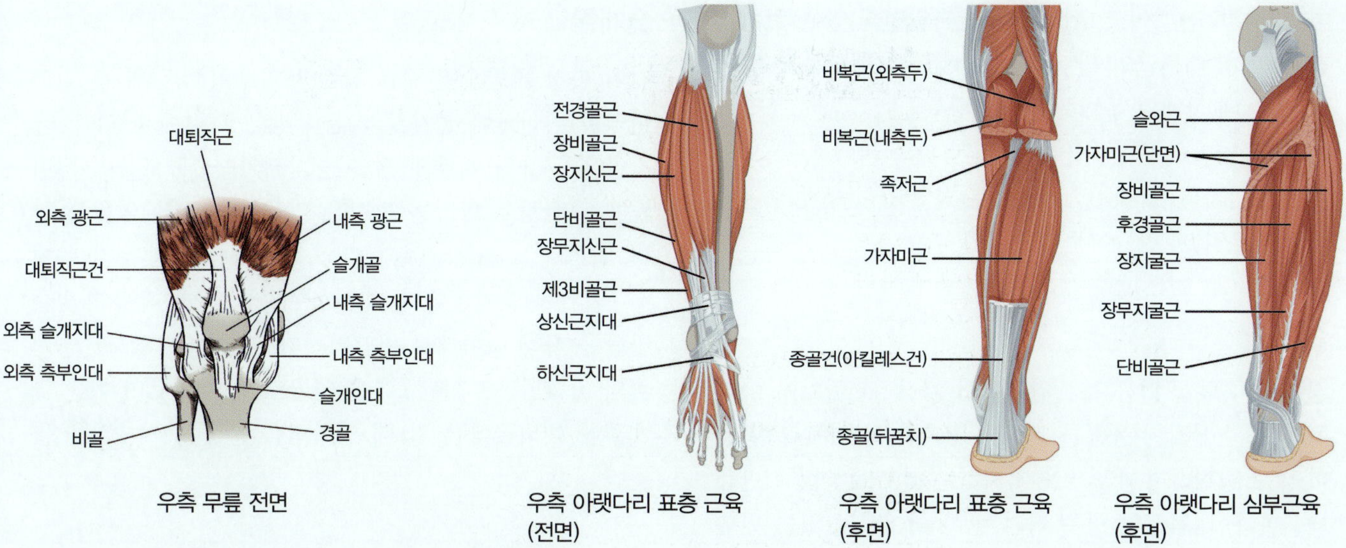

그림 2.102 무릎 관절을 지나는 허벅지 근육과 하퇴 근육

들의 긴장은 무릎 가동범위를 감소시킬 수 있으며 그 반대 또한 가능하다. 예를 들어 무릎이 신전되었을 때 고관절을 굴곡하기 더 어렵다. 몸 전체의 근막 연속성 덕분에, 대둔근과 같이 주로 고관절에 작용하기 때문에 무릎을 움직인다고 생각되지 않는 근육들이 무릎에 영향을 줄 수 있다. 대둔근은 장경인대를 당기기 때문에 무릎 신전을 보조할 수 있다. 다시 한 번 WSM? 질문에 대한 답을 찾는 것은 그리 단순하지 않다.

무릎을 이루는 뼈

무릎의 형태와 기능을 살펴보기 위해서는 대퇴골, 경골, 슬개골만을 살펴보면 된다. 비골은 발목 부분에서 살펴보도록 하겠다.

대퇴골

대퇴골의 원위부(아래쪽) 끝(그림 2.103 참조)은 둥근 돌기 모양을 형성하며 넓어진다. 외측과는 내측과보다 더 앞쪽으로 튀어나와 있어 슬개골을 지지하는 좋은 받침을 만들어주어 움직일 때 빠져나가지 않도록 해준다. 그러나 내측과는 외측과보다 좀 더 후방으로 튀어나와 있어 양쪽 과의 기반이 보다 수평에 가깝도록 만들어준다. 이것이 필요한 이유는 경골과 비교하여 대퇴골은 수직에서 약간 기울어져 있기 때문이다(167~168쪽에서 Q각에 대해 다룰 것이다). 이 두 과의 사이에는 과간절흔intercondylar notch(intercondylar fossa라고 하기도 한다) 그리고 슬개골 홈patella groove, intercondlyar groove(또는 활차 trochlea라고 하기도 한다)이라고 불리는 2개의 골짜기가 있다. 슬개골은 대퇴골과 함께 관절을 이루며 슬개골 홈을 따라 위아래로

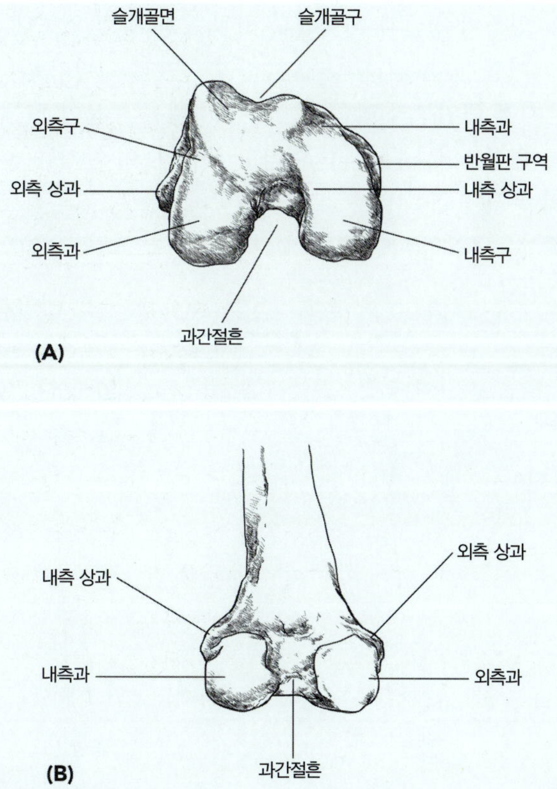

그림 2.103 오른쪽 대퇴골의 원위부. (a) 말단 모습, (b) 후면 모습.

미끄러지며 움직이고, 십자인대는 과간절흔 안에 위치를 잡고 있다. 대퇴골의 말단은 다소 평평하기 때문에 일어서 있을 때 상체의 무게를 경골고평부tibial plateau에 분배하는 넓은 기반을 만들어준다. 하지만 양쪽 과의 앞뒤 모양은 흔들의자의 바닥처럼 곡선으로 되어 있어 무릎의 굴곡과 신전을 쉽게 만들어준다.

경골

경골은 대퇴골 다음으로 인체에서 가장 긴 뼈이며 아래쪽의 좁은 삼각형 몸체를 가지고 있지만 근위부(위쪽) 끝이 넓고 평평하며 대퇴골을 지지하는 넓고 훌륭한 기반을 제공한다. 대퇴골의 양쪽 과가 볼록 튀어나와 있는 반면convex, 경골고평부의 내측은 대퇴골 내측과와 들어맞도록 살짝 오목 들어가 있는concave 표면을 가지고 있다. 그러나 경골고평부의 외측 표면은 평평하거나 약간 오목하다.[114] 이는 경골과가 대퇴골과와 딱 들어맞지 않는다는 것을 의미한다. 다행히 대퇴골과 경골 사이에는 반월상연골이 있어 이 두 뼈의 합일성을 보다 견고하게 만들어준다. 더 큰 대퇴골 내측과를 지지하는 역할을 하는 경골 내측과는 외측과보다 크다. 그러나 이렇게 지지면이 더 넓기 때문에 경골 내측의 관절염이 보다 흔하다. 대퇴골과 사이에 절흔이 있듯이 경골과 사이에도 약간 솟은 곳이 있는데 이를 과간융기intercondylar eminence라고 부른다(그림 2.104 참조). 경골 근위부의 앞쪽에는 툭 튀어나온 부분이 있는데 이를 경골조면tibial tuberosity이라고 부른다. 이 돌기는 슬개건의 부착을 위한 넓은 표면을 제공하며 이는 결과적으로 대퇴사두근건의 말단 부분이 된다.

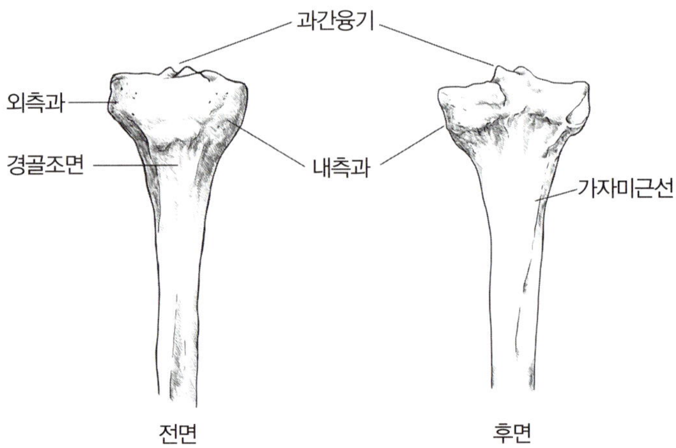

그림 2.104 경골의 전면 후면 모양.

슬개골

건이 마찰을 받으면 칼슘 침전물이 생겨 경직될 수 있고 이러한 침전물이 종자골sesamoide bone이 될 수 있다.[115] 종자골은 근육의 지렛대 팔을 증가시키는 데 도움이 되며 슬개골의 경우 당기는 방향을 바꾸는 도르래 역할을 한다. 슬개골patella('작은 판'이라는 뜻의 라틴어)은 우리 몸에서 가장 큰 종자골이며, 대퇴사두근 건안에 떠서 대퇴골 말단을 따라 위아래로 미끄러진다(그림 2.105 참조). 슬개골의 바닥면(후면)은 두꺼운 연골로 덮여 있으며 이는 슬개골이 대퇴골에 눌릴 때 압박력을 분산시키는 것을 돕는다.

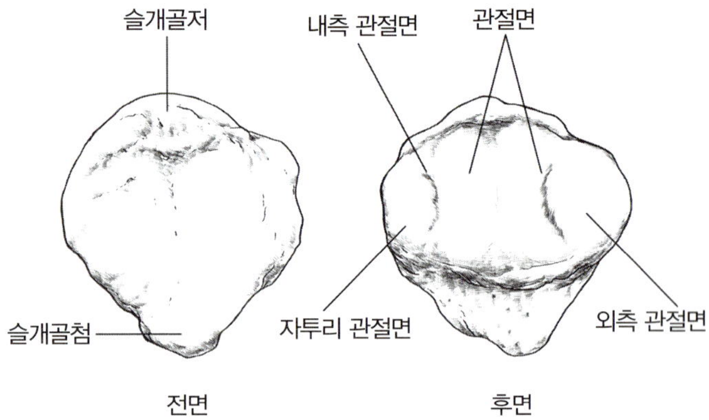

그림 2.105 슬개골 전면과 후면.

무릎의 관절낭과 인대

앞서 말했듯이 무릎 관절은 움직임을 멈추게 하는 뼈 조직이 없기 때문에 궁극적으로 주변 연부조직을 통해 움직임을 제한한다. 인대와 관절낭이 가장 많이 안정성을 제공하지만 이것이 유일한 요소는 아니다. 다양한 인대들의 역할을 단순화할 순 있지만, 현실은 어떤 인대가 어떤 방향의 안정성을 주는지에 대한 목록을 제시하는 것보다 훨씬 복잡하다. 단 3개의 움직임면 중 하나에 신체 움직임이 발생하는 경우는 드물다. 안정성과 조절 능력을 유지하기 위해서 무릎에는 많은 인대와 연부조직, 그리고 반대 근육의 동시 수축이 함께 작용해야 한다. 여기서 제공되는 인대들의 역할은 개별적으로 봐서는 안 된다. 많은 조직들이 가동성과 안정성을 만들어내기 위해 협력한다는 사실을 기억하라.

대퇴근막

해부학자가 조직을 층과 구조로 나누는 것은 당연하다. 그러나 인체는 실제 그렇지 않다는 것을 항상 기억하라. 층들은 모두 통합되어 있고 구조는 다른 구조로 변형된다. 무릎 관절에 이것이 잘 나타나 있다. 하체는 바지를 입은 것처럼 근막 스타킹으로 감싸져 있다. 이것은 삼차원적이며, 표층에서 다리 안쪽 깊숙이 이어지며 허벅지에서 이를 대퇴근막fascia lata이라고 부른다. 대퇴근막의 두께는 다양하다. 다리 안쪽과 뒤쪽 주변은 꽤 얇다. 하지만 청바지를 입었다면 이음새가 있는 정도의 위치에 해당하는 바깥쪽은 상당이 두껍다. 이렇게 두꺼운 이유는 대둔근과 대퇴근막장근으로 인한 근막 길이에 가해지는 지속적인 스트레스 때문이며, 이것이 악명 높은 장경인대 iliotibial band(IT 밴드)이다. 이는 종종 장골능의 위쪽에서부터 경골의 외측과까지 이어져 있는 것으로 보이지만 IT 밴드는 실제로 신체에서 별도의 개체로 존재하지 않는다. 인대 조직의 이 거친 부분을 설명하길 원하는 해부학자들은 대퇴근막에서 IT 밴드를 따로 떼어내려 한다. 현실에서 IT 밴드는 대퇴근막와 연접해 있으며 이는 결과적으로 대퇴사두근의 건, 슬개건과 연결된 지지띠retinaculum와도 연접해 있다는 뜻이다. 대퇴사두근을 햄스트링과 분리해주는 사이막septa을 통해 대퇴근막은 아래쪽으로 깊이 내려가 대퇴골과 합쳐진다. 인체의 근막 스타킹이 아래쪽 다리로 이어지면서 그 이름은 하퇴근막crural fascia으로 바뀐다. 하퇴근막은 슬개골과 햄스트링, 봉공근, 박근, 슬와근의 건과 이어져 종아리 근육을 감싼다. 사이막 또한 깊숙이 내려와 경골, 비골과 만난다.

다리를 감싸고 있는 대퇴근막은 대퇴사두근건과 연결되거나 합쳐지며 이는 결과적으로 무릎의 지지띠의 일부가 된다(그림 2.106 참조). IT 밴드와 마찬가지로 지지띠 retinaculum(라틴어로 케이블 또는 고정하거나 저지하는 고삐)는 신체와 분리된 구조로 존재한다기보다는 주변 근막이 두꺼워진 것이다. 그 밑에는 다양한 근육들의 건이 그룹으로 함께 묶여져 미끄러질 때 저항을 최소화한다.[116] 이러한 지지띠는 손목, 발목, 무릎에도 존재한다. 외측 광근, 내측 광근과 같이 큰 허벅지 근육의 건들은 외측과 내측 지지띠 섬유들이 되고 이는 결과적으로 슬개인대가 된다. 슬개골이 대퇴직근건 안에 놓여 있는 것을 보여주는 그림들을 종종 보지만, 지지띠를 통해 다리를 감싸고 있는 근막 주머니와 대퇴근육들과 내측, 외측으로 연결된 그림은 거의 볼 수 없다. 이 모든 것들은 슬개골 지지와 안정화를 돕는다.

이 표층 근막은 무릎 관절을 감싸고 있는 근막의 세 가지 개념적인 층의 첫 번째일 뿐이다. 그다음 층은 무릎 인대와 건으로 이루어져 있으며, 가장 깊은 층은 관절낭이다. 무릎은 굴곡과 신전을 하기 용이하게 만들어져 있지만, 외측 움직임(외반valgus과 내반varus)은 주로 내외측 측부인대(무릎이 굴곡되었을 때를 제외하고)와 십자인대를 통해 제한된다. 다리를 쭉 뻗었을 때 무릎이 비틀리는 것 또한 같은 인대에 의해 방지된다. 경골이 대퇴골에서 전방 또는 후방으로 어긋나는 것은 각각 전방십자인대와 후방십자인대에 의해 방지되지만 측부인대 또한 보조의 역할을 한다.

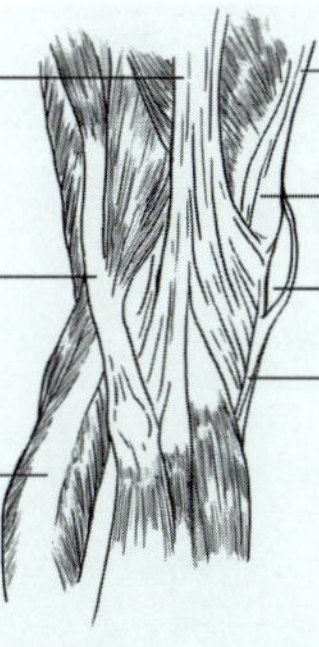

(a) 우측 무릎 외측

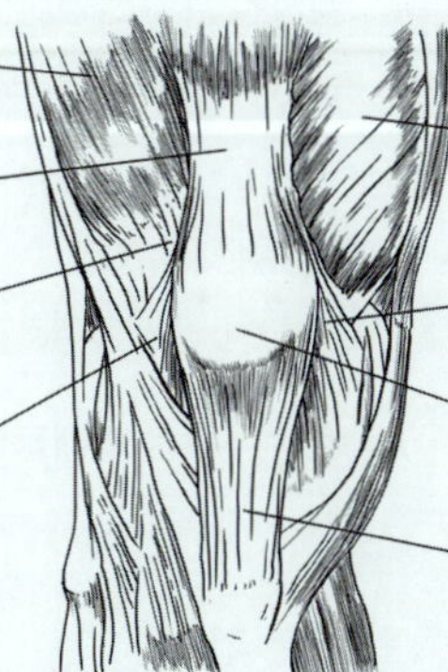

(b) 우측 무릎 전면

그림 2.106 무릎의 근막은 인대, 건과 연결되어 있다.

십자인대

2개의 십자인대cruciate ligament는 대퇴골의 과간절흔 내에 숨겨져 있으며 경골고평부에서 대퇴골 안쪽 절흔까지 이어진다(cruciate은 그리스어로 '교차된 모양'을 뜻하며 이렇게 서로 교차되는 것이 이 두 인대의 역할이다). 명칭은 경골고평부 위에서의 위치를 말한다. 전방십자인대(ACLanterior cruciate ligament)은 내측 반월상연골 바로 바깥쪽 경골의 앞쪽에서 시작되어 대퇴골 외측과 절흔lateral femoral condylar notch의 내측에 붙어 있다(그림 2.101과 2.107 참조). 후방십자인대(PCLposterior cruciate ligament)는 보다 두껍고 튼튼하며,[117] 경골의 뒤쪽에서 시작하여 대퇴골 내측과 절흔medial femoral condylar notch의 바깥쪽 부분으로 연결된다.

ACL은 우리 몸에서 가장 흔하게 부상을 입는 인대 중 하나이며, 대부분의 ACL 부상은 발이 바닥에 고정되어 있을 때 빠른 속도의 스트레스가 무릎에 가해지는 것이 원인이다. 극단적인 안쪽 측면의 스트레스(외반valgus) 또는 무릎의 과신전에 대퇴골 외회전이 더해지면 ACL에 높은 스트레칭 스트레스가 가해지면서 찢어질 수 있다. 점프한 후 무릎을 구부리고 살짝 내회전된 채로 착지하는 것 또한 ACL 문제의 원인이 되며, 특히나 평균보다 외반각이 더 큰 여성인 경우에 그러하다.[118] 여성은 남성과 비교하여 2~8배 정도 ACL 부상 위험이 높다.[119] 부상이 잘 발생하는 정확한 원인에 대해서는 의견이 분분하다. 기여 요인에는 해부학적, 신경근적, 호르몬 등의 변수가 있다.[120] 과간절흔의 크기가 작은 경우 ACL이 더 약하고 작은 것과 연관이 있는데, 평균적으로 여성이 남성보다 더 좁은 절흔을 가지고 있다.[121] 에스트로겐이 과한 경우 또한 ACL을 약하게 만들어 부상을 쉽게 유발한다고 여겨진다.[122] 점프 후 착지할 때 발을 족저굴곡하지 않는 것(즉 뒤꿈치나 발 전체로 착지하는 것) 또는 고관절을 너무 과하게 굴곡하는 것 또한 무릎에 스트레스를 증가시킬 수 있고 어떤 선수들에게는 이것이 ACL 문제를 유발하는 요인이 될 수도 있다.[123] 종종 ACL 파열은 내측 반월상연골과 내측 측부인대의 파열을 동반하는데 이를 흔히 '불행 삼인조unhappy triad'라고 부른다.

후방십자인대(PCL)는 다양한 변형을 보여준다.[124] 인구 중 69%는 PCL에 반월상연골과 연결된 별도의 인대 조직이 있어서 무릎에 약간의 안정성이 추가된다.[125] PCL 부상은 보통 무릎의 다른 부분의 부상과 함께 발생하는데, 가장 흔한 것은 ACL 부상이다. 이러한 부상은 흔히 과도하고 갑작스러운 무릎의 과신전(이미 과신전된 무릎으로 떨어지는 것과 같은), 무릎의 과굴곡, 경골부상 이력(자동차 대시보드가 경골을 대퇴골에서 강하게 뒤로 밀어내는 것과 같은 차 사고에서 발생하는)에 의해 발생한다.[126]

측부인대

관절낭의 양쪽 측면에는 관절낭을 지지하고 무릎의 외측과 내측에 안정성을 제공하는 긴 인대가 있다. 그림 2.101과 2.107에서 볼 수 있듯이 내측 측부인대(MCLmedial collateral ligament)는 대퇴골 내측 상과medial epicondyle of the femur에서부터 시작되는 평평한 띠로 약간 뒤쪽에서 앞쪽으로 내려가며 내측 경골 후면에 부착된다. 이것은 종종 별도의 띠로 보이지만 실제로는 내측 슬개 지지띠에 연결되어 있다. MCL의 후방 말단 섬유 또한 후방 내측 관절낭, 내측 반월상연골, 반막양근의 건과 연결되어 있다. 외측 측부인대(LCLlateral collateral ligament)는 대퇴골의 외측 상과에서 비골두의 근위부까지 거의 수직으로 이어지는 강한 조직으로 싸여 있으며 여기에서 대퇴이두근 건의 일부가 된

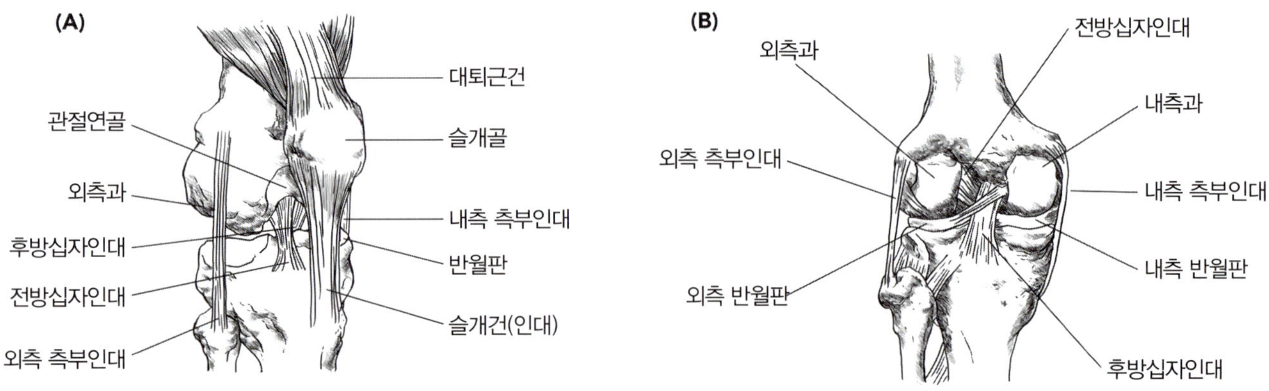

그림 2.107 무릎 인대: (a) 전면/외측 사선에서 바라본 모습(오른무릎), (b) 후면에서 보는 모습(왼무릎).

다. MCL과 다르게 LCL은 반월상연골과 연결되어 있지 않다.

관절낭

무릎의 관절낭은 인체에서 가장 크고 복잡한 활액낭을 형성한다.[127] 관절낭은 대퇴골의 바닥과 경골의 위쪽을 감싸면서 십자인대와 반월상연골(관절낭 바깥쪽에 있다) 주위를 둘러싸고 있으며[128] 대퇴골 전방을 따라 이어져 슬개골과 대퇴사두근 밑으로 주머니를 형성한다. 이 주머니는 슬개상낭suprapatellar bursa이라고도 하며 무릎의 굴곡과 신전에 따라 크기와 모양이 변한다. 슬개상낭은 슬개골의 쿠션 역할을 하며 슬개골 홈 위를 부드럽게 미끄러질 수 있도록 해준다. 슬개상낭에 너무 많은 압박과 자극을 가할 경우 무릎 뼈 아래쪽으로 염증과 부종이 발생할 수 있으며, 이러한 증상을 소위 '성직자의 무릎clergyman's knees'이라고 하는데 오랜 시간 무릎을 꿇는 사람들에게 흔히 발생하기 때문이다.[129]

반월상연골

대퇴골의 말단에는 매우 둥근 양측 과가 있지만 경골의 상단은 비교적 평평하다. 이 두 표면은 잘 일치되지 못하며 반월상연골의 존재가 없다면 관절의 역할을 하기 위험할 것이다(그림 2.101). 반월상연골의 정확한 기능은 확실하지 않지만 아마도 충격 흡수의 역할을 하는 듯하다. 그리고 두 개의 불규칙한 뼈 끝이 더 잘 맞도록 도와준다.[130] 반월상연골은 안쪽보다 바깥쪽 가장자리가 더 두껍기 때문에 그릇 모양을 형성하여 그 안에 둥그런 대퇴골과가 들어맞도록 돕는다. 반월상연골은 부하가 가해질 때 평평해지면서 스트레스를 방사형으로 분산시키는 충격 흡수판 역할을 한다. 구성 성분인 콜라겐 섬유와 그 위치가 무릎에 가해지는 다양한 방향의 힘을 분산시키도록 돕는다. 반월상연골은 또한 대퇴골이 경골 위에서 미끄러지는 정도를 감소시켜준다. 또한 반월상연골은 관절의 윤활을 확산시키고 더 넓은 표면으로 체중을 분산하며 연골의 가장자리를 보호한다.

걸을 때 무릎에는 체중 세 배에 맞먹는 압박력이 가해진다. 달릴 때 이는 체중의 4배에서 8배까지 올라간다. 반월상연골은 이러한 스트레스의 40~70%를 견딘다.[131] 반월상연골이 스트레스를 견딜 수 있는 정도는 크기, 모양, 두께에 따라 다르다. 이는 사람마다 다르며 나이에 따라 바뀐다는 사실은 놀랍지 않다. 운동은 반월상연골을 두껍고 튼튼하게 만들 수 있지만 너무 과한 스트레스는 더 얇게 만들 수 있다.

나이가 들어감에 따라 반월상연골 안쪽의 혈류가 줄어든다.[132] 무릎 관절 내의 혈관 형성 부족과 관절낭 밖에 있는 위치 때문에 반월상연골의 손상은 치유하기 매우 어렵다. 반월상연골의 바깥쪽 가장자리에 가까운 부분으로는 혈류가 가지만 성인이 되었을 쯤에 반월상연골의 안쪽 2/3는 혈관 형성이 전혀 없다.[133] 안쪽 연골이 찢어지거나 파열되면 유일한 수단이 손상된 부분을 잘라내는 수술인 경우도 있다. 하지만 대부분의 의사들은 수술을 하기 전에 조금 기다리는 것을 선호한다. 가동범위 강화와 적절한 부하를 추천하기도 한다(자전거타기와 같은). 하지만 완전히 체중을 싣는 것은 급성 부상기가 해결된 이후여야 한다. 이 단계 이후에 무릎 꿇고 앉는(요가의 히어로 자세-바즈라사나) 것 등을 통해 무릎에 수동적인 스트레스를 가하는 재활을 할 수 있다. 또는 둥근 막대기나 돌돌 만 수건을 무릎 뒤에 놓고 무릎을 꿇고 앉을 수도 있다.[134] 늘 그렇듯이 어떤 부상이건 학생은 (요가 지도자가 적절한 자격을 갖추지 않은 한) 요가 지도자가 아닌 전문 의료인에게 의학적 조언을 구해야 한다. 인공 골격 안쪽에 심어진 줄기세포를 통해 연골을 재형성하는 최근의 발전을 통해 언젠가 무릎 내 이식을 위한 대체 반월상연골을 기를 수도 있다는 희망을 갖는다.[135]

두 반월상연골은 관상인대coronal ligaments를 통해 경골에 연결되며 횡인대transvers ligament에 의해 서로 연결된다.[136] 또한 슬개반월상 인대patellomeniscal ligments에 의해 슬개골에 연결된다.[137] 내측 반월상연골은 내측 측부인대, 전방/후방 십자인대, 햄스트링 근육중 반막양근과 연결되어 있다. 내측 반월상연골과는 다르게 외측 반월상연골은 측부인대와 연결되어 있지 않기 때문에 가동성을 좀 더 가지고 있다. 또한 내측 반월상연골보다 더 크다. 외측 반월상연골은 후반월대퇴인대posterior meniscofemoral ligament를 통해 대퇴골 내측과에 연결되며 슬와건popliteal tendon과도 연결되어 있다.

무릎을 굴곡할 때 반월상연골은 대퇴골과에 밀리고 부착된 건과 인대에 의해 당겨지면서 뒤로 미끄러진다.[138] 무릎이 신전될 때는 앞으로 미끄러진다. 회전할 때도 반월상연골은 움직이지만 반대방향으로 움직인다. 경골이 외회전할 때 대퇴골 외측과가 경골 위에서 앞쪽으로 미끄러지면서 외측 반월상연골은 앞쪽으로 움직이고 내회전될 때는 내측 반월상연골이 앞쪽으로 움직인다. 외측 반월상연골은 내측 반월상연골보다 강한 전단력의 방해를 받지 않고 미끄러질 수 있다. 내측 반월상연골은 좀 더 고정되어 있기 때문에 보다 자주 찢어진다. 이는 요가 수련자들이 억지로 로터스 자세(파드마사다)를 만들었을 때 내측 반월상연골이 찢어질 수 있는 이유 중 하나이다. 내측 반월상연골이 그 위치에서 미끄러지지 못하고 대퇴골 내측과와 경골 내측과 사이에서 으스러진다. 고관절을 외회전하는 자세에서 무릎 안쪽에 약간의 통증이 느껴진다면 이는 뒤로 물러나 자세를 지속하지 말라는 신호이다. 그렇지 않으면 내측 반월상연골이 파열될 위험이 있다. 반월상연골은 경골의 표면을 3배 정도 넓게 만들어 대퇴골의 무게가 효과적으로 분산되도록 돕기 때문에 손상되거나 수술로 제거하면 경골에 가해지는 스트레스는 200% 이상 증가될 수 있다.[139] 시간이 지남에 따라 이는 관절 연골의 퇴화 및 골관절염을 일으킬 수 있다.

무릎의 근육

무릎을 지나는 근육들(그림 2.25와 2.102 참조) 중 일부는 다른 관절 또한 지나가기 때문에 이들의 작용이 복잡해진다. 대퇴직근과 봉공근은 무릎의 신전을 돕지만 고관절 굴곡 또한 보조한다. 햄스트링은 무릎을 굴곡하지만 마찬가지로 고관절을 신전할 수도 있다. 햄스트링은 무릎이 굴곡되었을 때 경골을 회전할 수 있다. 종아리 근육 중 가장 유명한 비복근gastronemius 또한 무릎 굴곡과 발목 족저 굴곡을 돕는다. 대퇴직근이 긴장되어 있으면 무릎을 신전하려고 수축했을 때 고관절이 약간 굴곡될 수도 있다. 만일 햄스트링이 긴장되어 있다면 무릎 굴곡을 위해 수축했을 때 고관절 신전이 시작될 수도 있다. 이와 마찬가지로 햄스트링이 긴장되어 있는 사람이 고관절을 굴곡할 때 무릎 또한 굴곡되는 경향이 있다.

대퇴사두근

대퇴직근rectus femoris/quadriceps femoris과 3개의 광근vasti이 대퇴사두근을 구성한다. 여기에는 외측 광근vastus lateralis(허벅지 바깥쪽), 내측 광근vastus medialis(허벅지 안쪽), 중간광근vastus intermedius(대퇴직근 밑에 숨겨져 있다)이 있다. 이 모두는 무릎 뼈 바로 위쪽에 하나의 건으로 합쳐지는데 이를 대퇴사두건quadriceps tendon이라고 하며, 이는 슬개골을 감싸고 슬개건patellar tendon이 되고(슬개인대patellar ligament라고 하기도 한다), 이는 경골조면으로 이어진다. 4개의 근육 모두 단축성 수축 시 구부러진 다리를 신전하거나 등척성 수축 시 더 이상 굴곡되는 것을 막거나 신장성 수축 시 굴곡의 속도를 늦춘다. 그러나 우리가 무릎에 가해지는 스트레스를 고려할 때 대퇴사두근에서 중요한 약간의 변이는 내측 사선광근vastus medialis obliquus이다. 이는 내측 광근의 가장 아래쪽(원위부) 섬유를 말한다. 이 섬유들은 슬개골과 거의 수평으로 되어 있어 슬개골을 과간구intercondylar groove 내에서 잘 움직이도록 보조한다.

햄스트링

무릎에는 햄스트링의 경로를 나타내는 촉지 가능한 두 군데가 있다. 무릎의 바깥쪽을 만지면 대퇴이두근bicep femoris의 건을 느낄 수 있으며 이는 비골의 윗부분에 부착된다. 그러나 거기에는 2개의 건이 있는데 하나가 다른 하나보다 살짝 전방에 있다. 더 앞쪽에 있는 건이 아마도 당신의 외측 광근일 것이다. 외측 광근은 슬개골 측면에서 끝나는 반면 더 후방에 있는 대퇴이두근 건은 비골의 머릿쪽까지 내려가는 것을 볼 수 있다. 하지만 아마도 장경인대 또한 만져질 텐데 이는 외측 광근과 비슷한 길을 따라가지만 슬개골보다 약간 더 멀리까지 이어지며 경골 조면을 향해 구부러진다.

무릎 안쪽 관절 바로 아래에는 여러 개의 건을 느낄 수 있다. 이는 반막양근semimembranosus, 반건양근semitendinosus 그리고 봉공근sartorius과 박근gracilis이다. 반막양근의 건은 만지기 어렵다. 다른 근육들보다 더 깊게 있으며 경골의 내측과에 연결된다. 반건양근, 봉공근, 박근은 함께 연장된 건을 형성하며 페스 안서리너스pes anserinus(라틴어로 거위발을 뜻한다. 왜냐하면 이 건의 모양의 거위발처럼 생겼기 때문이다) 지점에서 합쳐진다. 거위발 건은 경골 내측의 반막양근 건의 바로 아래쪽에 부착된다.

슬와근과 비복근

'무릎을 풀어주는 열쇠'라고 불리우는[140] 슬와근popliteus은 무릎의 뒤쪽을 지지해주는, 다소 과소평가되는 근육이다. 슬와근은 경골의 안쪽 내측과 바로 아래에서 시작해서 대각선 위쪽의 대퇴골 외측과까지 이어진다. 슬와근은 몇 가지 기능을 가지고 있다. 완전히 신전되어 잠긴 상태에서 무릎의 굴곡 시작을 도우면서 경골의 내회전을 보조하기도 한다.

비복근(그리스어로 '다리의 복부'라는 뜻)은 햄스트링처럼 2개의 머리를 가지고 있으며 무릎 뒤쪽 양측에 연결된다. 하지만 이들은 관절 위쪽 허벅지에 연결되는 반면(그림 2.216 참조) 햄스트링은 관절 아래쪽 다리에 연결된다. 말단에서 비복근은 아킬레스건(또는 종골건)이 되며 이는 발목의 족저굴곡을 만든다.

다양한 뼈의 유형과 변형의 범주

대퇴골의 다양한 변형

대퇴골의 근위부와 마찬가지로 원위부에도 다양한 모양이 존재하며 이는 무릎을 쉽게 굴곡, 신전하는 능력에 영향을 미친다. 그림 2.103은 슬개골구와 과간절흔을 나타내고 있다. 과의 크기 및 넓이와 마찬가지로 구와 절흔의 깊이는 매우 다양하다. 한 연구 결과에 따르면 양측과 사이의 평균 넓이는 5.0cm이지만 단일 평균 표준편차는 1.3cm이며, 이는 인구의 2/3는 3.7에서 6cm 사이의 넓이를 가지고 있다는 뜻이다.[141] 이런 차이가 어떤 사람은 무릎에 문제가 생기는 반면 어떤 사람들은 절대 생기지 않는 이유 중 하나라고 보기도 한다.[142] 과간절흔이 좁은 사람이 십자인대 문제에 취약할 수 있다.[143] 활차(슬개골구의 양 측면)의 각 또한 다양한 변형이 존재하며 이는 무릎 뼈의 활주 문제를 일으킬 수 있다(그림 2.110 참조).

경골의 다양한 변형

경골의 크기와 모양에는 상당히 다양한 변형이 존재하며 이는 그 기능에 영향을 미친다.[144] 하지만 요가 정렬을 이야기할 때 가장 흥미로운 요소는 바로 경골비틀림$_{tibial\ torsion}$이다. 경골은 비틀어져 있기 때문에 상대적으로 평평한 위쪽은 아래쪽과 방향이 다르다. 경골비틀림의 평균값은 어떤 연구 결과를 인용할 것인가에 따라 매우 달라진다. 인용 평균범위는 23~38°이다.[145] 우리는 평균을 30°, 표준편차 8°로 여길 것이다. 이는 95%의 인구가 경골비틀림 14~46° 어딘가에 존재한다고 가정하는 것이다. 대략 20명 중 1명은 이 범위 밖에 존재하며 그 범위는 최하 2°에서 최대 80°까지 꽤 극적이다![146] 대개 주로 사용하는 다리가 반대쪽보다 2° 정도 더 비틀어져 있지만 반드시 그런 것은 아니다. 보통 성별에 따른 명백한 차이는 없지만 이 또한 반드시 그런 것은 아니다. 하지만 인종에

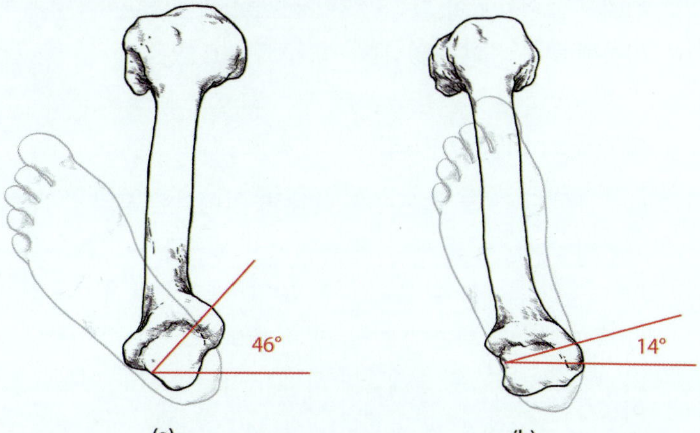

그림 2.108 두 표준편차 내의 경골 회전 정도. (a) 46°의 비틀림을 가지고 있는 오른쪽 경골, (b) 14°의 비틀림. 인구의 95%는 이 범위 안에 속한다.

따른 차이는 꽤 크다. 인도인과 일본인은 백인과 비교하여 경골비틀림이 훨씬 적다. 이러한 차이는 근본적으로 앉는 습관으로부터 비롯된 것으로 보인다. 아기 때는 경골비틀림이 거의 없지만 여덟 살쯤엔 성인에 필적하는 비틀림을 가지게 된다.[147] 어린 시절에는 경골비틀림이 아주 작기 때문에 발가락이 안을 향한 자세를 보이는 경우가 많지만 점점 자라면서 없어진다.

그림 2.108을 보면 두 개의 경골이 있다. 발이 붙는 말단 부분의 엄청난 차이를 보라. 오른쪽의 경골비틀림은 14°인 반면 왼쪽은 46°이다. 요가 수업에 참석하는 학생 20명 중 19명은 이 두 범위 내의 경골비틀림을 가지고 있을 것이다. 하지만 1명은 이 수치를 벗어날 수도 있다. 앞으로 살펴보겠지만 이는 수많은 요가 자세에서 발이 어느 방향을 향해야 하는지를 결정짓는 데 매우 중요하다. 우리가 서서 하는 자세 또는 런지에서 발이 항상 정면을 향해야 한다고 고집하면 경골비틀림이 심한 학생들은 발을 회내하거나 고관절이나 무릎에서 내회전을 만들거나 이 세 가지 움직임을 동시에 하여 그 방향을 맞춰야 할 것이다. 물론 평균적인 경골비틀림의 각도는 30°이기 때문에 대부분의 사람들은 발을 평행으로 두기 위해서 다리를 약간 내회전해야만 하며 이것이 항상 무릎과 고관절에 대한 최상의 정렬은 아닐 것이다.

경골의 다양성에 대한 또 다른 요인은 고평부의 경사이다. 측면에서 볼 때 경골고평부는 보통 뒤쪽과 아래쪽으로 기울어져 있다. 이러한 앞뒤 경사는 대략 평균 11°이다. 그러나 그 각은 약 1~19° 사이에 분포한다.[148]

이러한 후방으로의 경골 경사각이 부상에 영향을 주는지 여부에 대한 합의는 없다.[149]

슬개골의 다양한 변형

슬개골의 둥근 모양은 매우 다양하다. 이러한 모양은 슬개골이 슬개골구를 따라 잘 움직이지 못한다거나 소리가 나는 등의 문제를 발생시킬 수 있다(무릎을 살짝 구부리거나 펼 때 소리가 나는 것은 이러한 무릎경로 문제일 수 있다). 약 2%의 사람들은 슬개골이 하나가 아닌데 이를 이분슬개골bipartite patella이라고 한다(그림 2.109 참조). 이는 두세 개의 뼈가 융합되지 않았기 때문이며 이것이 특정한 문제를 일으키는 경우는 드물다.[150]

연골을 포함하지 않은 슬개골의 두께는 2, 3cm 정도이며, 슬개골 연골은 우리 몸에서 가장 두꺼운 연골이다. 이 두꺼운 정도의 차이는 표면의 모양을 결정짓는다.[152] 그림 2.110과 같이 그 단면적의 모양 또한 매우 다양하다. 그리고 슬개골 모양이 다르듯이 슬개골이 움직이는 골짜기 모양을 형성하는 대퇴골의 활차(슬개골구) 또한 다르다. 보통 활차 바깥쪽 끝이 높으면 슬개골구 내에서 슬개골이 잘 움직일 수 있다. 하지만 이 두 모양이 잘 들어맞지 않는 경우도 있으며 이러한 경우 무릎의 불안정성, 슬개골 탈구, 슬개대퇴통증으로 이어질 수 있다.

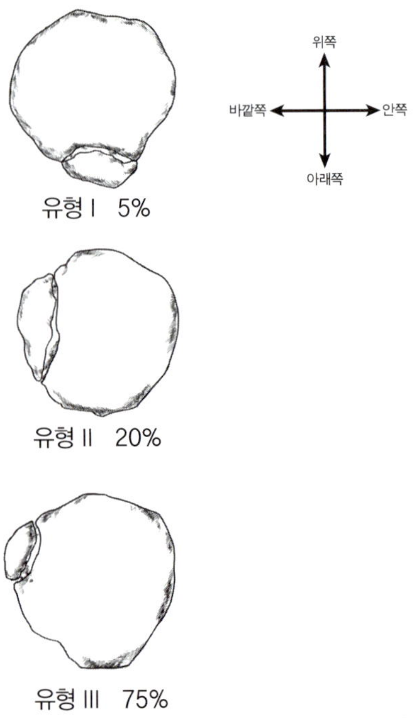

그림 2.109 이분슬개골 모양의 주된 변형과 발생 빈도.[151]

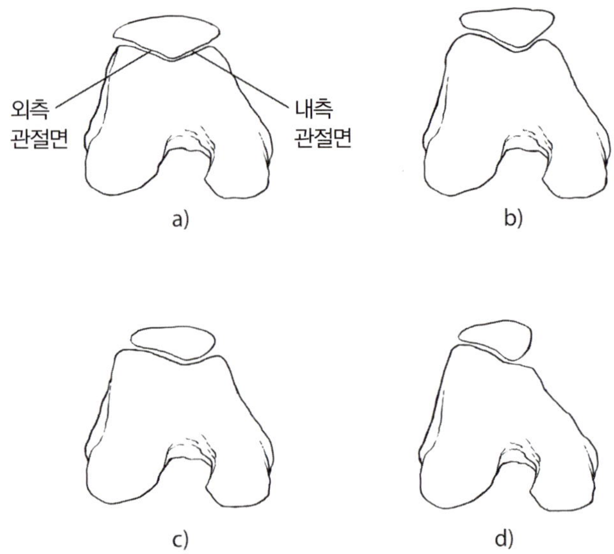

그림 2.110 슬개골과 대퇴슬개골 홈의 단면적의 변이.

무릎에 대한 다른 변형 요소

독특한 뼈

지금까지 해부학 책에서 찾아볼 수 있는 대퇴골, 경골, 슬개골 등의 무릎을 형성하는 뼈들을 살펴보았다. 하지만 이러한 책들은 평균적인 모습을 제시하며 실제 세계는 이처럼 명확하지 않을 수 있다는 사실을 기억해야 한다. 어떤 사람들에게는 근막 주변을 떠다니는 추가적인 뼈가 존재한다. 이러한 보조적인 또는 '추가적인'(보통의 숫자를 초과하는) 뼈들은 기능이 없거나 문제를 유발하지 않을 수도 있지만, 특정 기능을 하거나 병리적 문제를 유발할 수도 있다.[153] 한 가지 재밌는 예시를 들자면 인구의 약 20%는 비복근두종자골(파벨라fabella, 라틴어로 '작은 콩'이라는 뜻)이라고 하는 두 번째 슬개골을 가지고 있다.[154] 5명 중 1명은 두 번째 무릎 뼈를 가지고 있으니 아마 그게 당신일 수도 있다! 이 무릎 뼈는 무릎 뒤쪽 비복근 바깥쪽 건에 위치한다. 이는 슬개골과 같은 종자골이지만 0.4cm에서 2.2cm 정도로 훨씬 작다.[155] 비복근두종자골의 존재는 하퇴와 무릎 통증, 굴곡 끝 지점 또는 신전 끝 범위를 제한하는 원인 또는 바닥에 가부좌로 앉는 것을 제한하는 원인이 될 수도 있다.[156] 하지만 대부분의 경우 비복근두종자골의 존재는 눈에 띄거나 문제를 일으키지 않으며 그 존재조차 모르는 경우가 많다.

Q각, 내반슬과 외반슬

골반이 양 무릎 사이 간격보다 넓다면 대퇴골이 골반에서 무릎까지 안쪽으로 기울어진 선을 따라가야 한다. 이는 대퇴골 축과 경골 축 사이의 각도를 만드는 데 이를 Q각이라고 한다(그림 2.111 참조).[157] Q각은 골반의 전상장골극에서 슬개골의 중앙까지의 선과 경골조면의 중심에서 슬개골의 중심까지의 선 사이의 각도로 측정한다. 골반이 넓고 대퇴골이 짧은 사람들은 당연히 Q각이 더 큰 경향이 있다. 여성이 남성보다 더 큰 Q각을 갖고 있는 이유는 단순히 남성보다 여성이 평균적으로 키가 작기 때문이다. 남성과 비슷한 키를 가지고 있는 여성의 경우 대개 Q각이 비슷하다.[158]

150명의 남성과 여성을 대상으로 한 한 연구 결과에 따르면[159] 남성 평균 Q각은 14°, 여성 평균은 17°이며 단일 표준편차는 3°이다. 다시 말하지만, 이 연구자들은 성별 간의 키 차이를 보상하기 위해 연구 결과를 조정하지 않았다. 표준편차가 의미하는 것은 어떤 여성은 Q각이 단 11°인 반면 어떤 남성은 20°일 수 있다는 것이다. 따라서 어떤 남성들은 여성보다 더 큰 Q각을 가지고 있다.

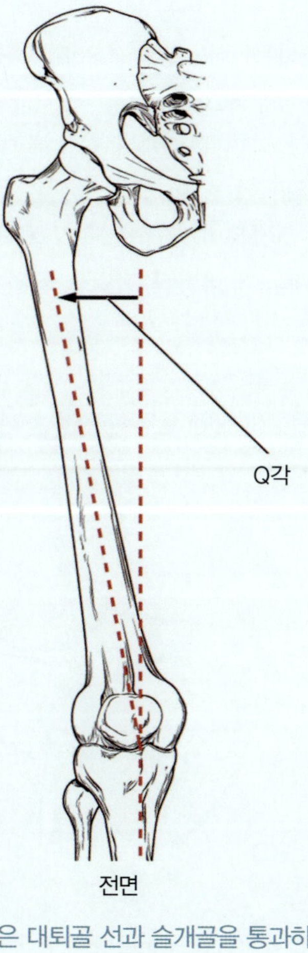

그림 2.111 Q각은 대퇴골 선과 슬개골을 통과하는 수직선 사이의 대략적 각도이다.

무릎의 상대적 위치는 Q각에 의해 결정된다. 각이 크다면 무릎이 안쪽을 향하는 경향이 있다(그림 2.132 참조). 각이 15°보다 크다면 이를 외반슬genu valgum이라고 한다[160](genu는 라틴어로 '무릎'이라는 뜻이며, '한쪽 무릎을 꿇다'라는 뜻의 genuflect라는 단어에서 찾아볼 수 있다). 외반슬을 가진 사람은 무릎이 서로 붙기 때문에 서 있을 때 양발을 붙일 수 없다(그림 2.132 참조). 바로 이러한 이유로 몇몇 요가 수련생들은 서 있을 때 절대 양발을 붙일 수 없으며 이는 뼈 모양 때문이다. 만일 Q각이 0°보다 작다면 무릎이 바깥쪽으로 휘어 서로 멀어진다.[161] 이러한 O다리를 내반슬genu varum이라고 한다.

Q각은 여러 요인들에 의해 영향을 받는다. 여기에는 대퇴골경의 각도, 관골구 외전각, 대퇴골의 전경, 경골조면의 위치, 경골비틀림 등이 포함된다.[162] 이러한 요인들은 뼈의 특성이기 때문에 요가 수련을 통해서 바뀔 수 없다. Q각은 나이가 들면서 변한다. 6개월 정도의 아기는 비교적 O자에 가까운 다리를 가지고 있으며 18개월쯤에 일자로 펴진다. 하지만 계속 모양이 바뀌면서 4살쯤엔 X자에 가깝게 된다. 다행히 다시 펴지기 시작하여 11살쯤에는 약간 외반슬 상태인 정상 범위에 도달한다.[163] 불행히도 관절염과 같은 질환이 Q각에 영향을 줄 수 있기 때문에 성인이 되어서도 변형될 수 있다.

Q각이 너무 크거나 작으면 특정 질환을 발생시킬 수 있다고 오랫동안 생각되었다. 이러한 믿음의 근거는 과도한 외반슬은 무릎 내측에 큰 스트레스를 줄 수 있다는 것이다. 이는 내측 인대의 약화와 외측과에 과도한 압박을 유발하여 관절염의 원인이 된다고 생각되었다. 반면 과도한 내반슬은 외측 인대에 과도하게 스트레스를 주고 내측과의 압박을 증가시켜 마찬가지로 관절의 약화및 관절염을 일으킨다고 여겨졌다. 이러한 무릎의 부정렬은 관절염과 더불어 반월상연골, 연골하골, 인대의 약화를 가져온다고 믿었다. 그러나 이러한 부정렬이 무조건 문제를 일으키는 것은 아니다! 한 연구 결과에 따르면 건강한 무릎 중 25%는 내반 정렬을, 36%는 외반 정렬을 가지고 있다고 한다.[164] 많은 이들이 내반 또는 외반 정렬을 가지고 있지만 아무 문제도 가지고 있지 않다. 또한 외반슬이 심할 경우 큰 Q각으로 인해 무릎이 경로를 벗어나는 슬개대퇴 문제를 일으킨다고 생각되었다. 그러나 Q각과 슬개대퇴 문제와의 연관성 부족으로 이러한 우려는 줄어들었다. 이렇게 연관성이 부족하기 때문에 많은 임상전문가들은 Q

각을 무시하게 되었다.[165]

외반슬이나 내반슬에 대한 알려진 치료법은 없으며 수술도 필요하지 않다. 어린이들의 경우 뼈가 자라는 방향을 바로잡기 위해 교정기를 착용하기도 하지만 결과는 엇갈린다.[166] 치료법은 없지만 외반슬을 가진 사람들 위한 운동은 있다. 추후 무릎의 내반과 외반 움직임을 살펴볼 때 몇 가지 예시를 다룰 것이다.

요가 지도자들과 학생들이 Q각에 대해 신경 써야 할까? 늘 그렇듯 이는 개개인에 따라 다르다. Q각이 정상에서 많이 벗어난 학생이 무릎 통증에 시달리고 있다면, 무릎 관절을 지지하는 근육을 강화시키고 더 나빠지지 않도록 다양한 자세에서 다양한 무릎 정렬을 실험해보는 것이 당연하다. 하지만 기억해야 될 것은 정상 범위에 속하지 않는다고 해서 항상 병리적 문제가 발생하는 것은 아니다. 많은 사람들이 O다리 또는 X다리를 가지고 있지만 이로 인해 어떠한 문제도 겪지 않는다.

기능: 요가 자세에 대한 적용

지금까지 무릎 관절의 구조와 형태가 어떻게 무릎의 굴곡과 신전 움직임을 만들어내는지를 살펴보았다. 지금부터 평균적 사람, 그리고 평균에서 벗어난 요가 수련자들의 움직임 범위에 대해 살펴볼 것이다. 회전과 같이 무릎에서 가능한 다른 움직임 또한 알아볼 것이다. WSM?에 대한 대답에서는 긴장과 압박의 원인 또한 살펴볼 것이다.

무릎 관절의 움직임

무릎은 주로 굴곡과 신전의 움직임을 하기 때문에 경첩관절이라고 불린다. 그러나 무릎이 굴곡된 상태에서 다른 움직임도 가능하기 때문에 무릎을 종종 과상관절 또는 타원관절과 같은 복잡한 이름으로 부르기도 한다. 경골의 내회전과 외회전을 일으키는 근육은 있지만 무릎을 서로 모이게(외반) 하거나 서로 멀어지게(내반) 할 수 있는 근육은 없다. 외반(외전)이나 내반(내전)은 근육 작용에 의해 발생하지 않는다. 하지만 발이 고정되어 있는 상태에서 고관절의 외전과 내전 움직임 또는 스트레스에 의해 이러한 움직임이 발생하기도 한다.[167]

그림 2.112는 볼륨 1, 부록 F의 관절 동작의 생체역학 부분에 나와 있다. 무릎이 굴곡될 때 대퇴골은 경골 표면을 따라 아래쪽으로 구르면서 앞쪽으로 미끄러진다(그림 2.112a). 신전 시 반대로 대퇴골이 경골 표면을 따라 위쪽으로 구르며 뒤쪽으로 미끄러진다(그림 2.112b). 다른 가능성은 대퇴골이 고정되어 있는 상태에서 경골이 움직이는 것이다(그림 2.11c). 이러한 경우 경골이 같은 방향으로 미끄러지고 구른다. 둥근 모양의 대퇴골과가 구르는 움직임을 보조하는 한편 상대적으로 평평한 경골 표면은 미끄러지는 동작을 보조한다.

조건이 맞는다면 무릎에서 경골과 대퇴골 사이의 약간의 회전이 허용된다. 이러한 회전은 무릎이 굴곡되어 인대들이 느슨해졌을 때 가능하며 무릎이 완전히 신전되었을 때는 인대들이 회전 움직임을 제한한다. 손상 없이

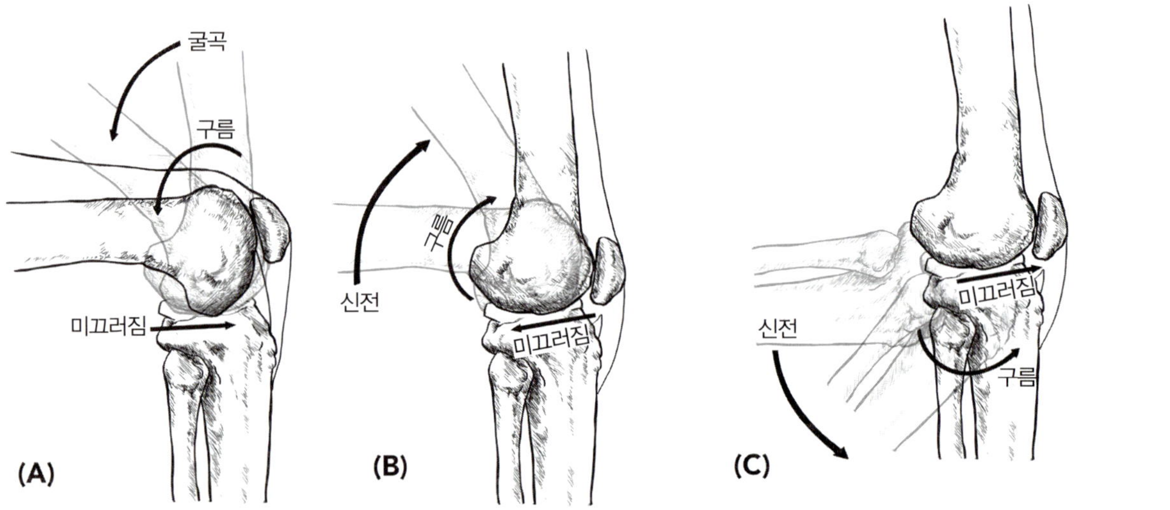

그림 2.112 무릎 관절은 굴곡과 신전 시 미끄러지고 구르는 작용을 한다. 대퇴골이 고정되어 있는 경골 위를 움직이거나(a와 b) 경골이 고정되어 있는 대퇴골 아래에서 움직인다고(c) 볼 수 있다.

가능한 회전 정도는 인대의 길이와 느슨함 정도에 따라 다르다.

정상 가동범위

성인의 무릎 정상 가동범위는 무엇일까? 늘 그렇듯 대답은 사람에 따라 다르다!

굴곡

1965년의 한 연구 결과에 따르면 평균적인 무릎 굴곡 각도는 약 135°였다. 하지만 1984년 연구 결과는 150°로 훨씬 더 큰 범위를 나타낸다.[168] 표 2.9는 또 다른 연구 결과를 보여주고 있는데 나이가 들어감에 따라 굴곡 정도를 약간 잃게 되지만 여전히 전반적인 범위는 125~160°로 꽤 넓다.[169]

표 2.9 다양한 연령대별 단일 표준편차의 평균 무릎 굴곡 범위와 가동범위

연령대	최대 무릎 굴곡	최대 굴곡의 범위
25~39	134° +/- 9°	130~160°
40~59	132° +/- 11°	125~155°
60~74	131° +/- 11°	125~150°

무릎 꿇고 뒤꿈치 위에 앉으려면 160~170°의 굴곡이 필요하다. 뒤꿈치 사이에 앉기 위해서는 170~180°가 요구된다.[170] 위 데이터에 따르면 보통 사람이 발뒤꿈치 위에 앉는 자세(바즈라사나 또는 썬더볼트 자세)를 하지 못하는 것은 놀라운 일이 아니다. 무릎 굴곡 가동범위를 늘리려는 노력 없이 발 사이에 앉는 자세(비라사나 또는 히어로 자세) 또한 마찬가지이다. 어떤 사람들은 무릎 뒤쪽, 종아리, 허벅지의 조직의 압박으로 인해 이러한 자세를 하는 것이 불가능할 수도 있다. 다행히도 일상생활에서 170°까지의 완전 굴곡은 필요하지 않다. 걷는 데는 약 70°의 굴곡, 계단을 오르고 의자에서 일어나는 데는 약 106°, 욕조에 들어가고 나오는 데 필요한 정도는 152°, 뒤꿈치를 바닥에 내리거나 들어올려 쪼그려 앉는 데는 약 164°가 필요하다.[171]

신전

무릎을 굴곡과 반대 방향으로 움직이는 것은 신전이라고 한다. 다리가 일직선으로 펴져 있을 때 무릎은 완전히 신전되었다고 여겨지나 일직선 이상으로 펴는 것도 가능하다. 이를 과신전hyperextension이라고 부르며 이는 정상적이고 자연스럽다. 정상이라는 것은 인구의 95% 이상이 무릎을 과신전할 수 있다는 뜻이다. 자연스럽다는 것은 이것이 무릎에 필수적인 움직임이며 대퇴사두근의 지속적인 수축과 구축을 감소시키는 데 도움이 된다는 뜻이다. 평균적으로 무릎을 5~6°까지 과신전할 수 있다.[172] 이는 좋은 것이다. 걸을 때 뒷다리에서 2~7° 정도의 작은 과신전이 필요하다. 계단을 내려갈 때는 3~15° 정도로 더 많은 과신전이 필요하다.[173] 약간의 과신전이 나쁜 것이 아니라는 사실은 명백하다.

회전

무릎이 굴곡되었을 때 측부인대들은 약간 느슨해진다(그림 2.115 참조). 그 방향 덕분에 경골이 외회전할 때는 더 느슨해지지만 내회전할 때는 더 팽팽해진다. 자주 언급되는 무릎에서의 정상적인 회전 범위는 약 10° 정도의 (발이 안쪽을 향하는) 내회전이다. 하지만 (발이 밖을 향하는) 외회전은 30~40°이다.[174] 인체의 다양한 변형 때문에 현실에서는 이 범위가 개개인에 따라 매우 다르다는 사실을 기억하라.

긴장의 근원

무릎 움직임의 WSM?에 대한 대답은 대게 긴장이며, 압박은 보통 종아리가 허벅지 뒤쪽과 만나거나 뒤꿈치가 엉덩이와 부딪히는 굴곡의 끝 지점에서만 발생한다. 인장 저항은 무릎에서 가능한 모든 움직임에 영향을 줄 수 있으며 이는 주변 근막뿐만 아니라 이 관절에서 멀리 떨어진 근막으로부터 발생할 수 있다(소위 근막경선). 또한 무릎을 움직이고 안정화하는 근육, 그 주변과 안쪽의 인대 및 관절낭으로부터 발생하기도 한다. 보통 긴장의 근원이 되는 것들을 다음과 같이 정리할 수 있다.

- 굴곡/신전 저항: 근막과 근육
- 회전 저항: 십자인대와 측부인대
- 외반/내반 저항: 측부인대와 관절낭

근막에 의한 긴장

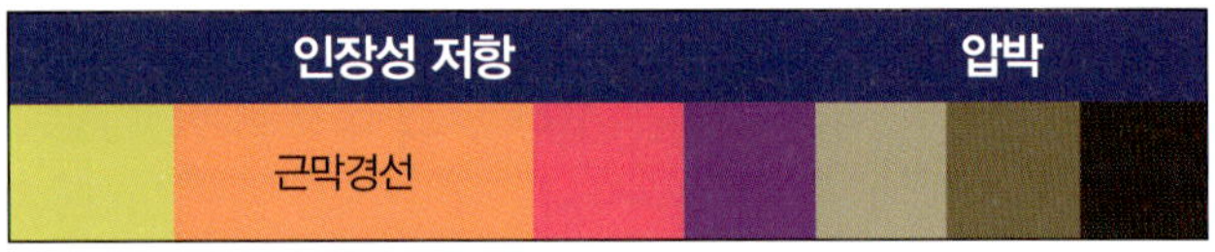

근막경선은 근육과 관절낭을 감싸고 있는 근막들의 연속이며 전신을 감싸고 있는 연결된 조직을 형성한다. 무릎의 움직임을 방해하는 근막경선에는 표면전방선(굴곡을 제한할 수 있다),[175] 표면후방선(신전을 제한할 수 있다),[176] 심부전방선(신전을 제한할 수도 있지만 보통 무릎을 안정화하는 역할을 한다),[177] 나선선(무릎이 경로를 벗어나지 않고 활주하도록 돕는다)[178]이 있다. 측면선은 심부전방선과 함께 측면안정성을 만들거나, 이에 대항하여 외반슬 또는 내반슬 문제를 일으킨다.[179] 근막경선에 대한 더 자세한 내용은 볼륨 1, 부록 C를 참조하라.

근육에 의한 긴장

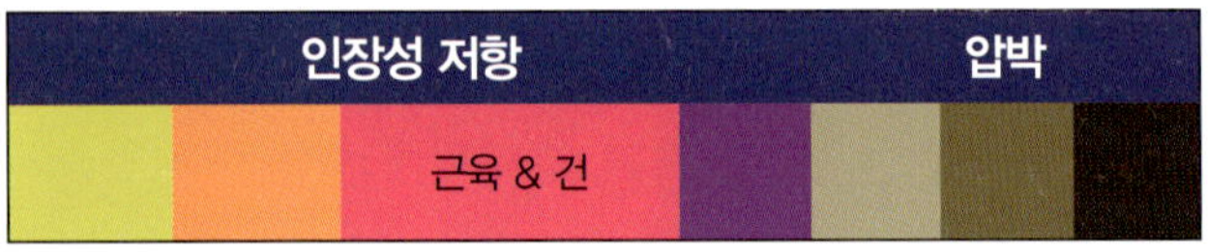

무릎 및 그 근처에 작용하는 근육들은 움직임과 안정화를 돕는다. 무릎에서 측면 움직임(내반 또는 외반)을 일으키는 근육은 없다. 무릎의 안정화를 생각할 때 중요한 것은 대퇴사두근의 한 부분으로 바로 내측 사선광근(VMO)이다.

VMO는 내측 광근의 가장 낮은 부분(원위부)의 섬유들을 말하며 슬개골과 거의 수평 방향으로 되어 있어 슬개골의 경로를 과간 홈 안으로 유지하는 것을 보조한다. VMO는 슬개골을 위로 끌어당기는 대신 내측으로 당겨 외측 안정성을 제공한다. 서서 하는 자세에서 무릎의 정렬을 유지하는 데 어려움을 겪는 요가 수련생들에게 VMO를 강화를 종종 추천하는데 이는 아마도 외측 광근이 너무 강하여 무릎을 측면으로 당기기 때문일 것이다.

무릎의 내반 또는 외반의 움직임을 유발하는 근육은 없지만 대퇴의 광근들은 이러한 움직임을 막는 것을 도울 수 있다. 광근들의 측면 섬유들이 슬개골이 경로를 벗어나지 않도록 안정화를 돕는다면 햄스트링의 측면섬유들은 다른 기능을 한다. 무릎이 굴곡되었을 때 햄스트링은 경골을 회전시키거나 또는 너무 많이 회전되는 것을 막는 역할을 할 수 있다. 대퇴이두근은 경골을 외회전하거나 내회전이 발생하지 않도록 안정화하여 경골의 내반 움직임을 예방한다. 반건양근, 반막양근, 봉공근은 경골을 내회전하거나 외회전이 발생하지 않도록 안정화하여 경골의 내반 움직임을 예방한다.

슬와근은 무릎의 뒤쪽을 지지하여 너무 과한 신전이 발생하지 않도록 막는다. 비복근은 무릎 뒤쪽을 지나기 때문에 굴곡을 보조하지만 주된 기능은 무릎 뒤쪽을 안정화하여 과신전을 막는 것이다. 이러한 기능을 잃어버리면 과신전이 발생할 수 있다.[180]

인대에 의한 긴장

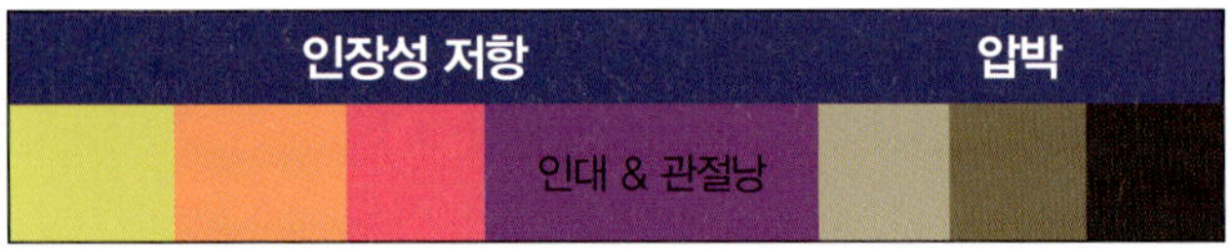

십자인대

전방후방십자인대는 보통 무릎의 모든 가동범위 내 움직임에서 꽤 팽팽하게 작용한다. 전방십자인대(ACL)는 특히 무릎이 완전히 신전될수록 팽팽해지는데 이는 경골이 대퇴사두근에 의해 앞으로 당겨지기 때문이다. 무릎이 완전한 신전에 가까워질수록 햄스트링과 대퇴사두근을 동시 수축하면 ACL에 가해지는 스트레스가 줄어든다('동시 수축'의 뜻을 이해하려면 172쪽 중요한 내용: 동시 수축 편을 참고하라). ACL은 관절낭의 후방 및 측부 인대, 햄스트링과 함께 무릎의 과한 신전을 예방한다. 후방십자인대(PCL)는 ACL과 마찬가지로 무릎의 모든 방향과 움직임에서 꽤 팽팽하지만 햄스트링이 경골을 뒤로 당기는 완전 굴곡에 가까워질수록 특히 팽팽해진다. 무릎을 굴곡할 때 대퇴사두근과 햄스트링을 동시 수축하면 PCL에 가해지는 스트레스는 감소한다.

십자인대는 고정되어 있는 경골에서 대퇴골이 벗어나는 것을 막아준다. ACL은 너무 뒤쪽으로 과하게 움직이는 것, PCL은 앞쪽으로 과하게 미끄러지는 것을 제한한다. 마찬가지로 대퇴골이 고정되어 있고 경골이 움직이는 그림을 상상해볼 수도 있다. 이러한 시나리오에서 ACL은 대퇴골 아래 경골이 앞쪽으로 과하게 움직이는 것을 막고 PCL은 뒤쪽으로의 경골 움직임을 막는다. 딥 스쿼트를 할 때[체어 자세(우카타사나), 깊게 앉는 스쿼트(말라사나)를 생각해보라] 또는 점프 후 무릎을 구부려 착지할 때 대퇴골이 앞으로 미끄러지려고 하면서 무릎에서 큰 전단력이 발생한다. PCL은 무릎 주변 관절낭과 근육의 보조를

표 2.10 무릎 움직임을 발생시키거나 저항하는 근육

무릎 움직임	주동근	협력근	움직임을 저항하는 근육
굴곡	햄스트링	• 봉공근 • 박근 • 슬와근 • 비복근	• 대퇴사두근
신전	대퇴사두근	• 대퇴근막장근 • 대둔근	• 햄스트링 • 비복근 • 슬와근
외반	없음	없음	• 반막양근 • 반건양근 • 봉공근 • 박근 • 내측 비복근
내반	없음	없음	• 대퇴이두근 • 슬와근 • 외측 비복근
경골 외회전	대퇴이두근	• 대퇴근막장근 • 대둔근	• 반막양근[181] • 반막양근[182] • 슬와근 • 완전 신전 시, 무릎 뒤를 지나는 모든 근육[183]
경골 내회전	• 반막양근 • 반건양근 • 봉공근 • 박근 • 슬와근		• 대퇴이두근[184] • 완전 신전 시, 무릎 뒤를 지나는 모든 근육[185]

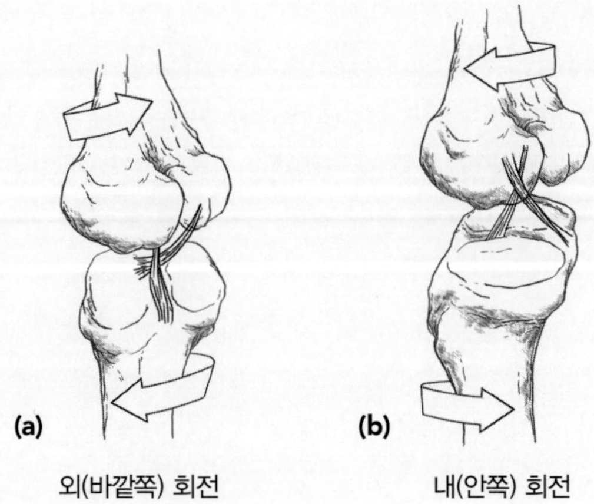

그림 2.113 (a) 십자인대에서는 약간이 외회전이 허용된다. (b) 하지만 과한 내회전에 저항하는 경향이 있다. 그림은 오른쪽 무릎이다.

받아 이러한 움직임에 저항하는데 특히 PCL과 평행으로 위치하는 슬와근의 도움을 많이 받는다.[186]

이 두 십자인대는 무릎 관절에서 비틀림이 발생할 때 안정화하는 역할을 한다. 이들은 교차되면서 약간 사선 방향을 하고 있기 때문에 하퇴가 내회전할 때 서로 눌리면서 팽팽해진다. 하지만 외회전할 때는 약간 느슨해진다(그림 2.113 참조).

측부인대

측부인대의 역할은 무릎 아래쪽 다리의 너무 과도한 측면 움직임을 막는 것이다. 내측 측부인대(MCL)는 과도한 외반 움직임을 예방하며(발이 바깥쪽으로, 무릎이 안쪽으로 있는 것), 외측 측부인대(LCL)는 과도한 내반 움직임을 예방한다(발이 안으로, 무릎이 바깥쪽으로 있는 것). 물론 관절 주변의 많은 연부조직과 근육들 또한 이러한 측면 안정성에 기여한다. 놀랍게도 측부인대는 무릎의 과신전에 저항

중요한 내용: 동시 수축

어떤 근육이 수축할 때 팔다리에서 어떤 움직임이 발생하는지를 아는 것은 중요하지만, 이는 움직일 때 실제 어떤 일이 발생하는지를 지나치게 단순화하게 된다. 움직임에서 오직 하나의 근육만 개입되는 것은 매우 드문 일이다. 관절 주변에 안정성을 만들고 정확성을 확보하기 위해서 각 움직임에 여러 개의 근육들이 동시 수축한다. 피곤하거나 술에 취했을 때 협응력이 망가지고 움직임이 어색해지는 이유 중 하나는 정확하게 움직임을 이끄는 동시 수축 근육들의 능력을 잃어버리기 때문이다.[193] 주동근(주로 움직이는 근육, 또는 보통 요가해부학 강의에서 움직임을 만들어내는 근육이라고 언급되는 것)과 길항근(반대되는 근육으로 관절을 움직이는 데 안정성과 도움을 제공한다)의 동시 수축은 부드럽게 조절된 움직임을 만든다.

> 건강한 관절을 유지하고 되찾기 위해서는 부하를 견딜 때 주변 근육들을 동시 수축하여 관절을 강화시켜야 한다. 가동성을 향상시키기 위해서는 부하가 없을 때 관절의 전체 가동범위를 사용하여 움직여야 한다.

관절이 움직이는 동안 안정화하면 견딜 수 있는 범위 이상의 갑작스런 스트레스를 예방하고 관절을 단단하게 만들어 부하를 더 잘 견딜수 있도록 만들어준다. 또한 안정화는 근육이 작용할 수 있는 단단한 틀을 제공한다. 웨이트리프팅에서는 이것을 "잠근다locking it down" 또는 "단단하게 만든다make it stiff"라고 표현한다. 스프린터는 달리는 동안 고관절에서 최대의 스프링 효과를 얻기 위해서 몸통을 잠그고 단단하게 만든다. 스튜어트 맥길의 말을 인용하자면, "인간 움직임의 보편적 원리는… '근위부의 단단함은 원위부의 가동성과 선수적 능력을 강화한다.'"[194] 즉 단단하고 튼튼한 몸통을 가진 후 사지의 가동성을 향상시켜야 한다. 아누사라Anusara 요가에서는 이렇게 '뼈 방향으로 근육을 감싸hugging the muscles to the bone'는 것을 '근육 에너지muscular energy'라고 부른다.[195] 다운독(아도무카스바나사나)에서 업독(우르드바무카스바나사나)으로 넘어갈 때 손가락, 손바닥, 전완을 단단하게 만들어 손목을 안정화시켜 보호한다. 사이드 플랭크(바시스타사나)에서도 마찬가지로 어깨를 보호하기 위해 몸통을 잠그고 어깨 근육을 개입시켜 관절을 단단하게 만들어 자세로 인한 스트레스를 더 잘 견딜 수 있도록 한다. 이러한 '근육의 에너지'는 관절 주변 근육의 동시 수축을 정의하는 또 다른 방법이다. 또한 트라이앵글(트리코나사나)이나 워리어(비라바드라사나)와 같이 서서 하는 자세에서 햄스트링과 대퇴사두근을 동시 수축하여 무릎 관절을 보호할 수 있다. 이러한 작용은 무릎을 단단하게 하여 무릎 인대의 스트레스를 감소시킬 수 있다.

동시 수축에는 몇몇 요가 수련생들이 꺼려 하는 사소한 단점이 있다. 바로 관절 주변의 가동범위가 감소된다는 것이다. 이는 가동성과 안정성 간의 일반적인 상호 절충이다. 요가 수련의 목적이 어떻게 해서라도 가동범위를 늘리는 것이라면 부하가 가해질 때 관절을 이완하고자 하는 유혹이 있을 것이다. 불행히도 이러한 결정은 관절을 위험에 처하게 한다. 요가 수련의 목적이 건강해지는 것이라면 더 나은 전략은 관절을 안정화시킨 후 가동성 향상을 위해 힘쓰는 것이다. 이는 척추, 골반, 어깨, 무릎과 같은 주요 관절에 특히 중요하지만 모든 관절들이 주변 근육의 동시 수축을 통해 혜택을 받을 것이다.

과도한 동시 수축의 균형화

관절 주변의 근육들이 지속적으로 또는 만성적으로 수축되어 있다면 근막, 인대, 관절낭이 재형성되어 짧아지면서 가동범위가 감소할 수 있다. 근육의 동시 수축을 통해 부하를 견디고 있는 관절을 보호하는 것이 중요하지만 너무 과도한 보호는 역효과를 일으키며 관절을 약하게 만들 수 있다. 관절을 건강하게 유지하고 가동범위를 최적으로 열어두기 위해서는 스트레스가 필요하다. 관절에 부하가 실리지 않을 때 스트레스를 가하는 것과 가동범위 끝지점까지 움직이는 것이 필요하다. 관절 주변 연결 조직 및 관절에 대한 수동적 스트레스, 이것이 인요가의 기본이다.[196] 관절의 완전한 건강을 유지하고 되찾기 위해서는 부하가 가해질 때의 동시 수축을 통한 강화, 부하가 가해지지 않을 때 가동범위 증가를 위한 장시간의 수동적 스트레스 둘 다 필요하다.

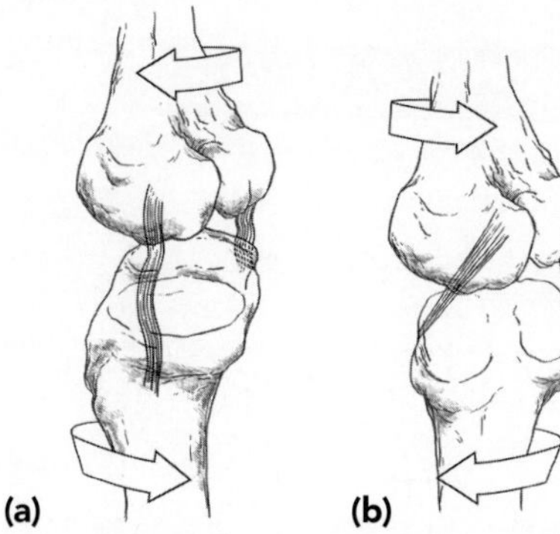

그림 2.114 (a) 측부인대는 내회전 시 느슨해진다. (b) 그러나 외회전 시 더 팽팽해진다. 그림은 오른쪽 무릎이다.

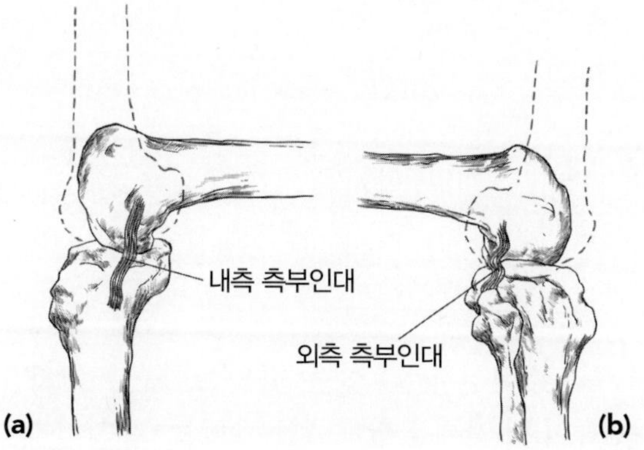

그림 2.115 측부인대는 무릎이 굴곡되었을 때도 느슨해진다. (a) 내측 측부인대, (b) 외측 측부인대.

한다. 하지만 마찬가지로 후방 관절낭, 햄스트링 그리고 ACL과 같은 다른 많은 조직들이 이러한 기능을 돕는다. 무릎을 완전히 신전할 때 대퇴골과 경골이 서로 반대방향으로 약간 회전하기 때문에 MCL은 완전 굴곡했을 때와 비교하여 완전 신전했을 때 약 20% 정도 늘어난다.[187] 이러한 추가적인 팽팽함으로 인해 무릎이 완전히 신전된 상태에서 안쪽으로 무너졌을 때 MCL은 부상에 더 취약한 상태가 된다. 예를 들면 풋볼 선수가 발이 단단히 고정되어 있고 무릎에 완전히 펴진 상태로 측면에서 공격당할 때 발생할 수 있다.

두 십자인대가 어떻게 무릎에서의 과도한 회전을 예방하는지는 살펴보았다. 측부인대 또한 여기서 약간의 안정성을 제공한다. 하지만 대퇴골 아래 경골의 내회전보다 외회전을 좀 더 허용하는 십자인대와는 다르게 측부인대는 경골이 외회전할 때 팽팽해지고 내회전할 때 느슨해진다(그림 2.114 참조). 항상 그러하듯 어떤 사람들은 특히 무릎이 굴곡되었을 때 상당히 큰 회전이 가능하며(그림 2.114 참조) 이러한 사람들은 측부인대가 느슨하기 때문에 이는 완전히 안전하다.[188] 반면 십자인대와 측부인대가 단단한 사람들은 무릎이 굴곡되어 있건 신전되어 있건 아주 최소한의 회전만 가능하다.

관절낭

관절낭의 후방섬유는 무릎 관절의 인대와 근막을 보강하고 과신전을 막는 것을 돕는다. 앞쪽 부분은 굴곡에 대한 저항을 제공한다. 관절낭의 내측과 외측은 측면(외반 또는 내반)의 움직임을 제한하는 것을 돕는다.

압박의 근원

무릎은 상체 전체의 무게를 지지하기 때문에 경골에 대한 대퇴골의 압박 및 대퇴골 말단 부위에 대한 슬개골의 압박 정도는 어마어마하다. 이러한 압박 지점에 오랜 시간 동안 너무 많은 또는 충분치 않은 스트레스가 가해지면 병리적 문제가 발생할 수 있다. 건강하고 강한 관절을 유지하기 위해서는 스트레스가 필요하지만 너무 과도한 스트레스는 연골을 닳게 하고 인대 및 관절낭을 약화시킨다. 그러나 이러한 부분의 압박은 보통 가동범위를 제한하지는 않는다.

표 2.11에 나타난 움직임 제한 요소들의 목록에서 압박에 의한 것은 없는 것을 볼 수 있다. 이는 보통 병리적인 경우를 제외하고는 없기 때문이다. 하지만 한 가지 큰 예외는 종아리 뒤쪽과 허벅지 뒤쪽 간의 압박은 굴곡 각도를 극적으로 감소시킨다. 허벅지와 종아리가 큰 사람들은 히어로 자세(비라사나 또는 바즈라사나. 그림 2.116 참조)에서 뒤꿈치 위에 앉는 것이 매우 어렵다. 이러한 압박은 스쿼트(말라사나) 또는 로우 런지와 같은 다른 자세에서도 움직임을 제한한다. 무릎 염증과 같은 병리적 증상이 있을 때도 조직 간의 압박이 발생할 수 있지만, 이는 보통 신전보다는 굴곡에 영향을 미치며 무릎 뒤쪽에서 느껴진다. 또한 파벨라(많은 사람들이 무릎 뒤쪽에 가지고 있는 두 번째 슬개골)의 존재 또한 굴곡 범위 및 가부좌로 앉는 능력을 제한할 수 있다.[197]

표 2.11 무릎의 움직임을 제한하는 인대로부터의 긴장

움직임 방향	움직임에 저항하는 인대	움직임에 저항하는 관절낭 섬유
굴곡	• 슬개인대 • 슬개 지지띠 • 후방십자인대	전면
신전	• 전방십자인대 • 경사슬와인대 • 궁상슬와인대	후면
외반	• 내측 측부인대[189] • 십자인대 • 내측 슬개 지지띠(완전 신전되었을 때)[190]	내측
내반	• 주로 외측 측부인대[191] • 십자인대 • 외측 슬개 지지띠(완전 신전되었을 때)[192] • 장경인대	외측
경골 내회전	• 십자인대	
경골 외회전	• 궁상슬와인대 • 외측 측부인대	후면-외측

가동범위의 차이

무릎에서 가능한 움직임은 6가지이다. 굴곡, 신전, 외회전, 내회전 그리고 측면 움직임인 외반과 내반이다. 이러한 모든 움직임들, 심지어 측면 움직임과 외전까지도 다양한 요가 자세에서 나타난다! 이러한 움직임들을 허용할지 또는 바로잡아야 할지 여부는 학생 고유의 해부학적 구조와 무릎 부상 이력 등에 따라 매우 다르다. 어떤 학생들에게 무릎의 과신전 또는 큰 Q각은 전혀 해를 끼치지 않으므로 정렬 큐를 통해 '바로잡을' 필요가 없다. 이러한 교정은 무릎에 가해지는 스트레스를 너무 많이 줄일 수 있기 때문에 오히려 무릎을 약하게 만들 수 있다. 그러나 다른 학생의 경우 이러한 자세들이 상당한 문제를 유발할 수 있으며 무릎에서의 원치 않는 움직임을 예방하기 위해 무릎 안정화에 매우 주의를 기울여야 한다. 이를 이해하기 위해서 이 6가지 움직임이 요가아사나 수련에서 어떻게 일어나는지, 또 무릎 부상을 예방하기 위해 어떻게 해야 하고 어떤 것을 하지 말아야 할지를 배워야 한다.

무릎 굴곡

무릎 굴곡은 평가하기에 아주 간단한 움직임이다. 그림 2.116은 히어로 자세(비라사나)에서 뒤꿈치 사이에 앉았을 때 무릎이 완전히 굴곡하는 것을 보여준다. 그러나 많은 사람들이 이 자세를 할 수 없는 이유는 발 사이에 앉을 수 있을 만큼 간격을 넓힐 수 없거나 무릎을 충분히 굴곡할 수 없을 때이다. 굴곡의 부족은 대퇴사두근의 긴장(특히 고관절이 신전되었을 때) 또는 다리 뒤쪽의 압박 때문일 수 있다. 이러한 감각은 꽤 다르다. 굴곡을 제한하는 긴장

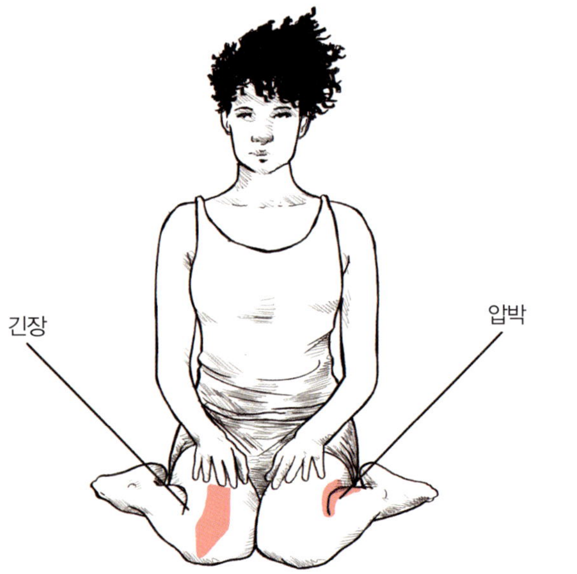

그림 2.116 발 사이에 앉는 자세(비라사나)는 무릎 굴곡의 최대 가동범위에 가깝다.

은 팽팽함 또는 무릎 앞쪽이나 위쪽이 늘어나는 느낌을 줄 수 있으나 압박은 더 부드러우며 무릎 뒤쪽, 종아리와 허벅지 사이, 뒤꿈치와 엉덩이 사이가 눌리는 느낌을 준다. 기억해야 할 것은 긴장은 해소하거나 감소시킬 수 있지만 압박은 그 방향으로의 움직임의 최종적 한계를 결정짓는다. 대퇴사두근의 긴장은 시간을 들여 근육을 늘리거나 톤을 떨어뜨리는 것을 통해 감소시킬 수 있다. 만일 긴장이 근막의 제한이나 유착 때문에 발생한다면 이 또한 시간과 수련을 통해 감소시킬 수 있다.

보통 사람들의 평균적인 굴곡 범위는 0~150° 사이 어디쯤이다.[198] 요가 수련생들의 '정상적인' 굴곡 가동범위는 무엇일까? 아마도 마법의 180°를 희망할 것이다. 이는 누워 있는 영웅 자세(숩타비라사나. 그림 2.88b 참조)에서 양발 사이에 앉을 수 있을 정도의 각도이다. 그러나 실제로 이 자세에 마법과도 같은 것은 없다. 이는 모든 이에게 가능하진 않지만 대부분의 사람들은 쿠션이나 블록을 다리 사이에 두고 앉는 것으로 자세를 변형하여 각자의 최대 굴곡 가동범위에 도달할 수 있다.

흥미롭게도 발뒤꿈치 위에 앉는 것은 무릎의 스트레스를 감소시킨다. 발뒤꿈치 위에 앉을 때 무릎에 가해지는 스트레스는 무릎을 꿇었을 때보다 적다. 뒤꿈치에 앉으면 허벅지와 엉덩이 근육으로 인한 체중이 종아리와 뒤꿈치에 분산된다. 한쪽 무릎을 꿇는 것은 무릎에 가장 큰 스트레스를 가하며 이는 스쿼트를 할 때보다 더 크다! 경골 내측에 골관절염과 같은 문제가 있는 사람들은 딥 스쿼트를 유지하거나 한쪽 무릎을 꿇는 자세를 오랫동안 하는 것을 피해야 한다.[199] 초보자 또는 런지 자세에서 다리를 충분히 뒤로 보낼 수 없을 정도로 유연하지 못한 사람들은 이것을 잘 이해하는 것이 중요하다. 이들은 종종 체중을 발등이나 경골 대신 무릎에 싣는다. 이런 사람들에게 더 나은 정렬은 앞발을 더 앞쪽으로 옮겨서 뒤쪽 무릎이 90°로 굴곡되지 않도록 하는 것이다(그림 2.117 참조). 만일 이것이 불가능하다면 뒤쪽 정강이 아래 지지할 수 있는 것을 두고 바닥을 능동적으로 눌러 뒤쪽 무릎의 스트레스를 줄인다.

워리어 자세(비라바드라사나)에서 흔한 무릎 정렬 큐

요가에서 더 많이 신경쓰는 것은 앞쪽 무릎의 가장 안전한 정렬로 이는 90°에 가까운 굴곡이다. 이 정렬 문제는 워리어(비라바드라사나)나 런지(안자니아사나)와 같이 서서 하는 자세에서 꽤 자주 발생한다.

그림 2.118은 워리어 자세(비라바드라사나)에서 가장 흔한 무릎과 발의 정렬 큐이다. 무릎이 발목을 넘지 않도록 하고 있다.[200] 그림 2.119와 같이 사이드앵글 자세Side angle Pose(파르스바코나사나Parsvakonasana 또는 우티다파르스바코나사나Uttitaparsvakonasana)에서 무릎이 발목 앞쪽으로 나와 있다면 선생님은 아마도 무릎을 뒤로 빼게 하거나 발 간격을 더 넓히라고 할 것이다. 흥미롭게도 그림 2.119는 티루마라이 크리쉬나마차리아Tirumalai Krishnamacharya[201]를 그림으로 표현한 것인데, 마크 싱글턴이 말하기를 그는 "오늘날 세계적으로 가장 영향력 있는 형태의 요가 자세들의 배후에 있는 사람"이다.[202] 앞에 있는 그림 2.118은 크리쉬나마차리아의 학생이자 처남인 B.K.S. 아헹가를 나타내고 있는데, 그는 정렬을 강조하는 현대 요가 자세를 만들어 낸 장본인으로 여겨진다.

우리는 왜 워리어, 런지, 그리고 사이드앵글과 같이

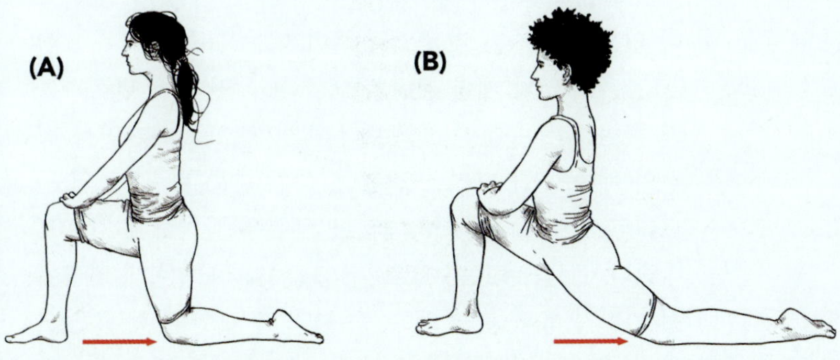

그림 2.117 로우 런지(안자니아사나)에서 뒷무릎을 (b)처럼 멀리 보내면 (a)처럼 가깝게 두는 것보다 무릎에 가해지는 스트레스가 적다.

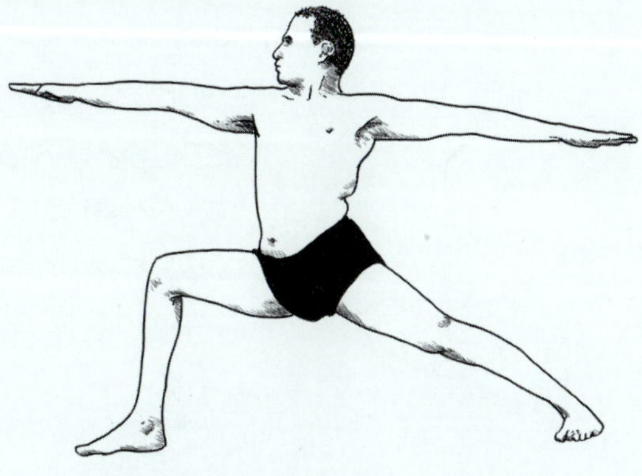

그림 2.118 워리어 투(비라바드라사나 B)의 일반적인 정렬. 발목 위에 무릎이 있는 것과 뒷발의 각도에 주목하라.

서서 하는 자세들에서 무릎을 발목 위에 두어야 할까? 무릎이 발목보다 앞으로 나가면 무릎에, 특히 슬개골이나 전방십자인대에 과도한 스트레스가 가해지기 때문이라는 것이 가장 흔한 대답이다. 이러한 근거는 우리가 '볼륨 1: 건강을 위해서 모든 조직들은 스트레스가 필요하다'에서 살펴본 내용들을 고려하지 않는다. 신체에 스트레스를 가하지 않는다면 망가지기 쉽다. 한 연구 결과에서 지적했듯이, 만일 무릎이 충분히 깊게 굴곡되지 않아 슬개골에 적절한 스트레스가 가해지지 않는다면 그 밑의 연골에 충분한 영양이 공급되지 않아 퇴화와 위축이 발생할 수 있다.[203]

어떤 사람들은 이러한 자세들에서 무릎이 발보다 앞으로 더 나가게 함으로써 무릎 뼈에 너무 과한 스트레스가 가해지는 경험을 할 수도 있다. 하지만 모든 사람의 슬개골에 가해지는 스트레스를 최소화하는 것이 좋은 생각일까? 만일 그것이 진짜 이러한 정렬 큐의 의도라면, 크리쉬나마차리아는 왜 무릎의 부상 위험을 감수했을까?(만일 당신이 요가 지도자라면, 크리쉬나마차리아의 자세를 교정하려 할 것인가?) 이것이 과연 그에게 위험한 자세일까? 그가 이 자세를 보여주는 사진은 78세에 찍혔고 그는 100세까지 살았다. 무릎이 발목보다 앞으로 나가도록 했다고 그의 무릎이 상하지 않은 것은 분명하다. 그도, 당신도 고유하다는 사실 또한 분명하다.

만일 당신이 무릎은 절대 발목보다 앞으로 나오면 안 된다고 배웠고 정말 그 사실을 믿는다면 그림 2.120에 대해 생각해보기 바란다. 이는 체어 자세(우카타사나)에서 무릎의 위치를 보여준다. 이 그림은 B.K.S 아헹가와 파타비 조이스가 가르치는 스타일의 요가를 묘사한 것이다. 발목에 대한 무릎의 위치를 보라. 그림 2.119에 있는 크리쉬나마차리아의 무릎보다 꽤 많이 앞으로 나와 있다. 왜

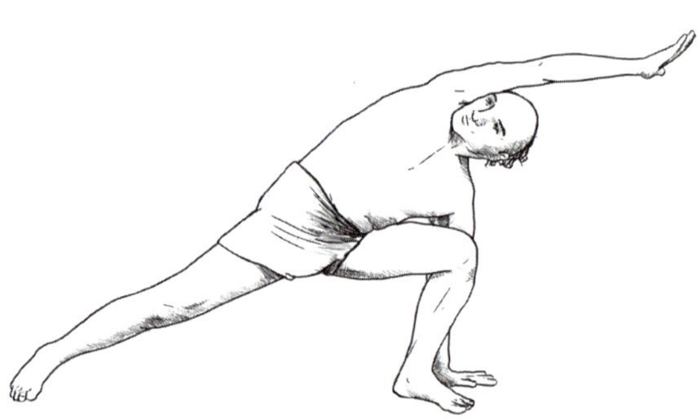

그림 2.119 크리쉬나마차리아의 사이드앵글 자세(파르스바코나사나). 무릎이 발목보다 앞으로 나가 있는 것과 양발의 정렬을 보라.

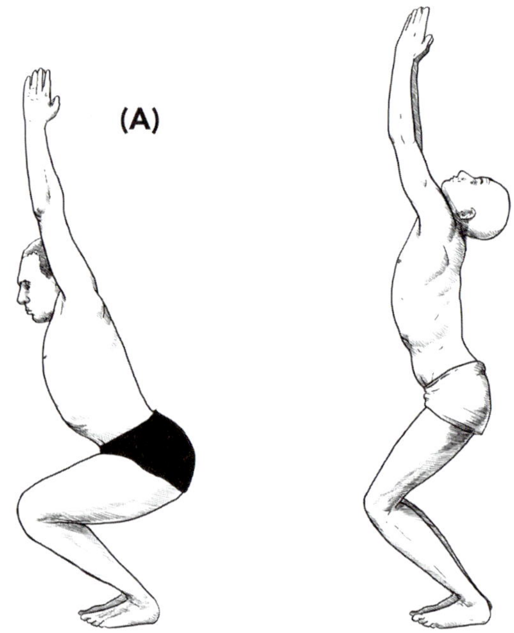

그림 2.120 체어 자세(우카타사나). 뒤로 가는 체중과 균형을 맞추기 위해 무릎이 반드시 앞으로 나와야 한다. (a)는 아헹가 요가에서 선호하는 자세로 허벅지가 바닥과 평행이 되는 것이다. (b)는 아쉬탕가 요가에서 선호되는 자세로 손, 어깨, 고관절, 뒤꿈치를 같은 선상에 유지한다. 허리를 굴곡하는 것에 취약한 학생의 경우 (b) 자세를 선택하는 것이 낫고, 무릎에 문제가 있는 학생은 (a)를 선택하는 것이 나을 것이다.

이 유명한 요가 지도자들의 체어 자세에서는 무릎이 앞으로 나와도 괜찮은데 워리어 자세에서는 안 되는 것일까?

이에 대한 대답은 보통 미용적인 측면으로 귀결된다. 서서 하는 자세에서 무릎을 발목 위로 두는 것은 아헹가의 말에 따르면 "오른쪽 허벅지와 오른쪽 종아리 사이를 직각right angle으로 두고 오른쪽 정강이를 바닥과 평행하게 유지한다."[204] 이것은 정말 올바르게right 보인다. 근데 정말 그러한가?

일상생활에서 우리는 지속적으로 무릎이 발목보다 앞으로 나가는 것을 허용하며 이는 필수적이다. 그림 2.121은 우리가 매번 계단을 오를 때 어떤 일이 발생하는지 보여준다. 무릎이 발목보다 훨씬 앞으로 나가면서 전신의 체중을 한 다리로 견딘다. 다른 운동 방식(예: 역도) 그리고 스포츠(예: 펜싱)에서도 무릎은 발목보다 앞으로 나간다. 그림 2.122는 알도 나디Aldo Nadi라는 현대 역사에서 가장 훌륭한 펜싱 선수 중 한 명을 보여주고 있다. 그가 런지하는 자세를 보면 앞쪽 무릎이 앞쪽 발목보다 훨씬 앞으로 나와 있는 것을 볼 수 있다. 또한 뒷발과 뒤의 손, 앞쪽으로 기울인 몸통을 볼 수 있다. 알도 나디가 이

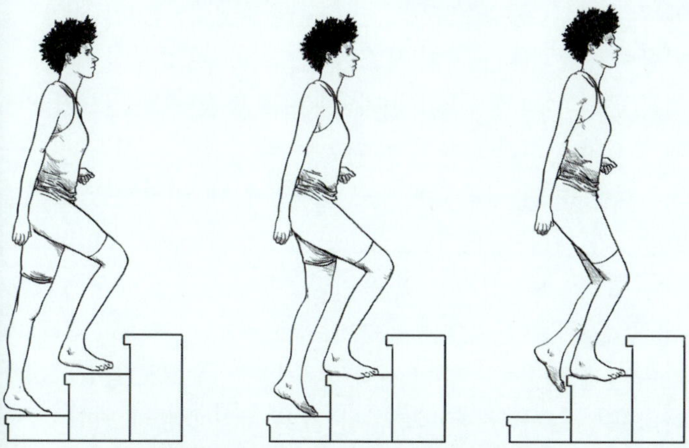

그림 2.121 계단 오르기. 무릎이 발목보다 반드시 앞으로 나와야 한다는 점에 주목하라.

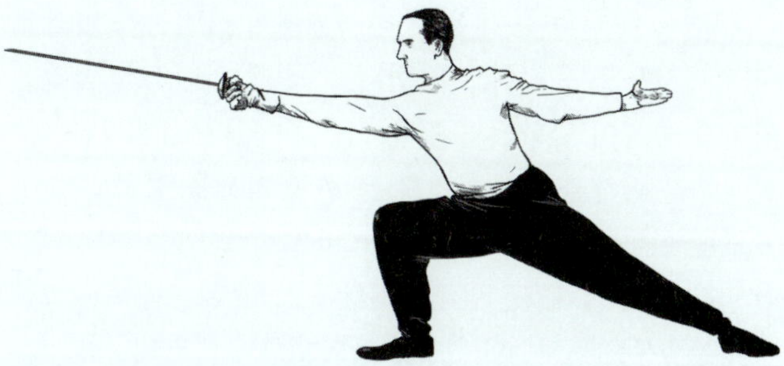

그림 2.122 알도 나디의 펜싱 런지. 무릎이 발목보다 앞으로 나온 것에 주목하라. 또 흥미로운 것은 손의 위치와 몸통을 앞으로 기울인 것, 그리고 뒷발이 턴아웃된 것이다. 아래 그림 2.124b와 유사점을 확인해보라.

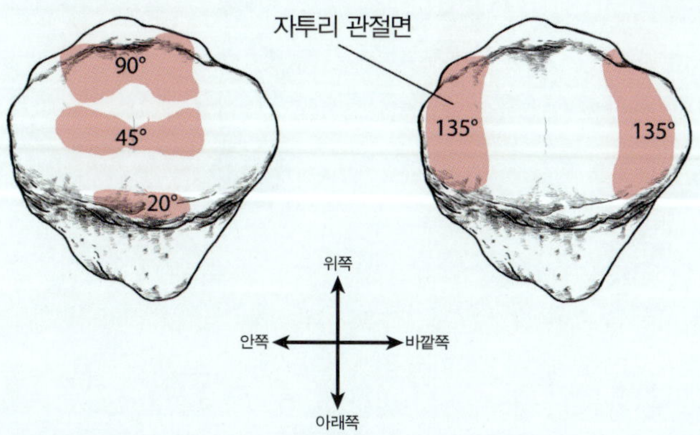

그림 2.123 슬개골 후면과 대퇴골이 닿는 면적은 무릎 굴곡 정도에 따라 달라진다. 20° 굴곡에서 슬개골과 대퇴골 사이의 접촉면은 작다. 그러나 135°에서의 접촉 면적은 크다. 이는 슬개골과 대퇴골 사이의 압력을 감소하는 데 도움을 준다.

러한 자세를 현대 요가원에서 취한다면 아마도 그의 자세는 교정되겠지만 그를 개선시키거나 이해시키지 못했을 것이다.

알도 나디, 크리쉬나마차리아, 역도 선수들은 무릎이 발목보다 앞으로 나가도 되지만 현대 요가 수련생들은 왜 안 되는 것일까? 답은 미적인 요소 때문이다. 아헹가의 설명처럼 무릎과 발목의 정렬을 보고 학생들의 자세를 직각 정렬 이미지에 맞추는 것은 쉬운 일이다. 그러나 요가를 기능적으로 접근하려면 무릎이 앞으로 나와야만 하는 때도 있으며 앞으로 나오도록 허용해야 함은 당연하다. 또한 무릎이 발목보다 훨씬 뒤에 있는 경우도 있어야 한다. 요가 수련을 기능적으로 접근한다면 정렬에 대한 결정은 자세가 어떻게 보이는가가 아닌 조직에 가해지기 원하는 만큼의 적절한 스트레스를 기반으로 이루어져 한다.

무릎이 발목보다 앞으로 나오면 대퇴사두근의 당기는 힘이 증가한다는 사실은 의심의 여지가 없다. 한 연구에서 굴곡 각도가 슬개골에서 대퇴골로 전달되는 압력의 양을 어떻게 변화시키는지 조사했다. 연구자들은 역도선수가 무거운 무게로 딥 스쿼트를 할 때를 보았다.[205] 이 결과를 이해하기 위해서 우리는 힘$_{force}$과 압력$_{pressure}$의 차이를 이해해야 한다. 압력(P)은 힘(F)을 힘이 가해지는 표면적(A)으로 나눈 것이다. P=F/A. 스쿼트를 할 때 우리는 대퇴사두근에 힘을 발생시키고 이 힘으로 슬개골을 대퇴골의 과간절흔으로 누르게 된다.

그림 2.123에서 볼 수 있듯이 대퇴골에 닿아 있는 슬개골의 표면은 무릎이 굴곡되면서 바뀐다. 무릎이 펴져 있을 때 슬개골은 대퇴골 위에 높게 있으며(그림 2.141 참조) 슬개골의 특별한 모양 때문에 대퇴골과의 접촉면이 거의 없고 힘도 거의 가해지지 않는다. 따라서 완전 신전 상태에서 압력은 0이다.[206] 무릎이 굴곡되면서 슬개골이 홈을 따라 아래쪽으로 미끄러지기 시작하면 5~7cm 가량 움직일 수 있다.[207] 무릎이 미끄러져 내려갈 때 그 모양 때문에 슬개골의 상부 후면(위쪽의 아랫면)이 대퇴골과 더 많이 접촉하게 된다. 스쿼트의 최대 압력 지점은 굴곡 80°와 90° 사이이다. 이는 대퇴사두근 힘의 최대 지점이 아니다! 대퇴사두근에서 발생한 힘은 90° 굴곡 지점을 넘어서도 증가되지만 대퇴골과 접촉하는 슬개골 표면적 또한 90°를 넘어도 증가하기 때문에 일단 무릎이 90° 굴곡 지점을 넘어가면 대퇴골에 대한 슬개골의 압력은 줄어든다.[208]

이것은 매우 중요한 점이다! 스쿼트에서 무릎이 90°

를 넘어서면 슬개골의 압력이 감소한다면 요가의 런지 자세에서도 똑같은 효과가 발생할 것이다. 굴곡의 정도를 증가시키면 슬개골 표면과 대퇴골 접촉면이 더 넓어지고 따라서 가해지는 압력도 줄어들게 된다. 다시 말하자면 대부분의 사람들은 크리쉬나마차리아나 나디가 보여준 것처럼 무릎이 발목보다 앞으로 나가도록 두어도 괜찮다. 이 자세의 유지가 더 어려운 것은 분명하다! 이 자세에 머무르기 위해서는 대퇴사두근이 더 많이 일해야 한다. 하지만 대퇴사두근이 열심히 일하는 것이 나쁜 일은 아니다. 대퇴사두근이 약한 사람들은 이렇게 유지하는 것이 더 힘들 뿐이다. 근력이 부족하면 무릎을 좀 뒤로 빼야 할 수도 있지만 과도한 스트레스 때문에 그렇게 해야 하는 것은 아니다.

워리어 또는 런지 자세에서 무릎이 발목보다 앞으로 나오도록 하는 것이 대부분의 학생들에게는 문제가 되지 않는다는 점에 대해 살펴보았다. 이는 대퇴사두근을 강화시킬 수 있으며 뒷다리 근육을 더 스트레칭 할 수 있으면서도 무릎의 압력을 증가시키지 않는다. 그러나 전방십자인대는 어떠할까? 무릎이 앞으로 나오면 ACL에 너무 과도한 스트레스가 가해질까? 연구조사에 따르면 ACL에 대한 스트레스는 30° 굴곡에서 가장 커지며 그다음부터는 감소한다. 따라서 무릎이 발보다 앞으로 나오는 것은 ACL에 아무런 문제를 일으키지 않는다.[209] 대부분의 사람들에게 런지에서 ACL에 가해지는 스트레스의 정도는 인대의 저항력 수준과 비교하여 사소한 정도이다. ACL 부상에서 회복 중인 사람에서조차 런지와 스쿼트는 문제를 일으키지 않으며 오히려 도움이 될 가능성이 크다.[210]

물론 어떤 사람들에게는 슬개골에 대한 과도한 스트레스가 퇴화, 골관절염, 염증을 일으킬 수 있다.[211] 이러한 무릎 문제를 가지고 있는 사람들에게 무릎 굴곡 각도가 50° 보다 큰 스쿼트는 문제가 될 수 있다. 그러나 건강한 무릎을 가진 대부분의 사람들에게 이는 우려할 사항이 아니다.[212] 다시 한 번 말하지만, 모든 사람에게 해당되는 지침은 존재하지 않는다. 따라서 학생들에게 다양한 선택권을 주는 것이 유용하다. 세 가지 정도의 옵션을 제공하여 선택할 수 있도록 하는 것이다(지도자에게 보내는 메모: 개인 맞춤 수업 참조). 무릎이 퇴화된 학생들(옵션 1)에게는 그림 2.124a와 같이 워리어 자세에서 허벅지가 바닥에서 45° 각도를 유지하도록 한다. 이렇게 하면 50° 범위를 넘어가 증상이 악화되는 것을 막을 수 있다. 옵션 2와 3을 선택하는 학생들에게는 더 깊은 변형 자세를 경험해볼 수 있도록 한다. (그림 2.124b는 파타비 조이스의 손자 샤랏Sharat이 비라바드라사나 II를 현재 아쉬탕가 스타일로 수행하는 그림이다.[213] 앞무릎과 뒷발의 위치가 알도 나디와 매우 비슷한 것을 볼 수 있다.)

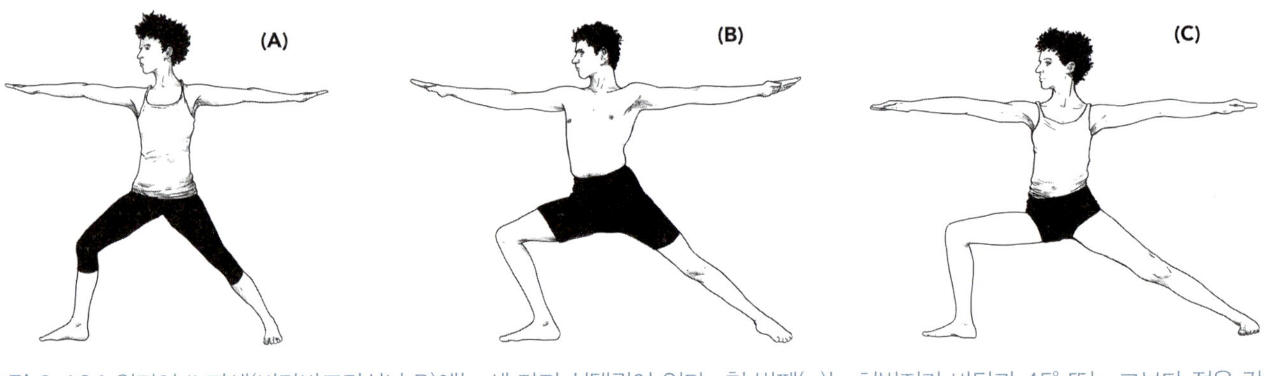

그림 2.124 워리어 II 자세(비라바드라사나 B)에는 세 가지 선택권이 있다. 첫 번째(a)는 허벅지가 바닥과 45° 또는 그보다 적은 각도를 유지할 만큼 발을 넓히는 것이다. 세 번째(b)는 무릎이 발목보다 앞으로 나가도록 하되 뒷발을 바깥으로 돌리고 몸통을 앞으로 기울인다. 이는 더 어렵긴 하지만 안전한 자세이다. 두 번째(c)는 무릎을 발목 위에 오도록 두는 것으로 일반적이 요가 수업에서 설명하는 방식이다.

발에 대한 무릎의 정렬: 요약

피트니스 전통 및 수많은 요가티쳐트레이닝 프로그램과 달리 대다수의 사람들에게 런지 또는 서서 하는 자세에서 무릎이 발목보다 앞으로 나오게 하는 것은 위험하지 않다. 이 자세를 유지하기 위해서 대퇴사두근에 힘이 더 들어가긴 하지만 무릎에 가해지는 스트레스는 안전하며 무릎 건강을 위해 필수적이기도 하다. 어떠한 경우에도 무릎에 가해지는 스트레스는 체어 자세(우카타사나)를 할 때 또는 계단을 오를 때보다 크지 않다. 그러나 무릎에 이미 문제를 가지고 있는 사람들은 발 간격을 좁혀서 허벅지가 바닥과 45° 정도를 유지하는 것이 현명한 선택일 수 있다.

굴곡 그리고 체어 자세(우카타사나)와 스쿼트(말라사나)에서의 스트레스

역도 선수들의 스쿼트 자세에 대한 연구에 따르면 무릎이 앞으로 나오는 것을 고의적으로 제한하면 이를 보상하기 위해 상체가 앞으로 숙여지며 이로 인해 척추와 인대에 더 많은 스트레스가 가해진다. 스쿼트를 할 때 권고사항은 무릎이 얼마나 앞으로 나오는지에 대해 제한하지 않는 것이다.[214] 이는 요가 수련생들이 체어 자세(우카타사나)를 할 때도 적용된다. 때로 발가락이 보일 수 있을 정도만 무릎을 앞으로 내밀라고 가르치는 경우가 있다. 또는 '허벅지가 바닥과 평행이 될 정도까지'만 앉으라고 가르치기도 한다.[215] 여기서 더 깊게 내려가려면 고관절을 더 굴곡하며 뒤로 빼야 한다. 균형을 잡기 위해서 몸통을 앞쪽으로 기울여야 하고 이는 척추에 굴곡 스트레스를 증가시킨다. 그러나 고관절을 그렇게 많이 낮추지 말고 손 아래 어깨, 어깨 아래 고관절, 고관절 아래 발이 오도록 하라고 가르치기도 한다. 그림 2.120에서 두 가지 경우를 볼 수 있다. 첫 번째는 B.K.S. 아헹가의,[216] (b)는 파타비 조이스의[217] 우카타사나이다. 어떤 것이 맞을까? 어떤 의도를 가지고 하는가에 따라 둘 다 맞다. 고관절을 더 굴곡하면 고관절과 척추에 더 많은 스트레스가 발생할 것이다. 이는 좋은 것이지만 만일 학생이 이 부위에 부상이 있거나 약하다면 좋지 않을 수 있다. 고관절 굴곡을 줄인다면 무릎에 더 많은 스트레스가 발생할 것이다.[218] 마찬가지로 사람에 따라 좋거나 나쁠 수 있다. 모두 장단점이 있으며 어떤 것이 당신에게 맞는지는 당신의 생물학적 특징과 삶, 그리고 의도에 따라 달라진다.

무릎 뼈의 압력이 가장 큰 지점은 약 80~90° 굴곡되었을 때이다. 허벅지 뒤쪽과 종아리 사이의 압박 덕분에 풀 스쿼트 자세(말라사나)는 체어 자세(우카타사나)보다 훨씬 압력이 적다.[219] 풀 스쿼트 자세를 유지하는 것은 체어 또는 워리어만큼 무릎에 스트레스를 주지 않는다. 이어지는 발목과 발 파트에서 스쿼트 자세에서의 발 간격 및 방향을 포함한 상세한 내용을 살펴볼 것이다.

무릎 신전

건강을 유지하거나 되찾기 위해 모든 조직은 스트레스를 필요로 한다. 우리 모두 이 사실을 알고 있지만 종종 너무 과할까 두려운 마음에 너무 적게 하는 오류를 범하곤 한다. 바로 무릎 과신전이 이러한 경우이다. 요가 지도자들이 특히 서서 하는 자세에서 무릎의 과신전을 삼가라고 제안하는 것은 흔한 일이다. 어떤 사람들은 과신전된 무릎으로 인해 부상을 입을 수 있기 때문에 이러한 지도의 의도는 좋다고 볼 수 있다. 그러나 요가 지도자는 더 건강한 무릎을 만들 수 있도록 해야 하며 이는 과신전에도 손상을 입지 않을 수 있는 무릎이다. 부상을 당하지 않으려는 것은 좋지만 그로 인해 건강한 무릎을 위해 꼭 필요한 스트레스조차 막을 수 있다. 과도한 스트레스에 대한 두려움으로 너무 적은 스트레스를 제공하게 될 수도 있다. 이는 무릎을 취약하게 만든다.

앞서 설명했듯이 무릎의 과신전은 정상적이고 자연스럽다. 사람들은 평균적으로 무릎을 5~6° 정도 과신전한다(그림 2.215 참조). 무릎 과신전에 대해 더 자세한 내용에 관심이 있는 사람은 184쪽 어려운 내용: 무릎의 과신전을 참조하라. 크게 관심이 없는 사람은 읽지 않아도 관계없지만 그림 2.129를 한번 살펴보기 바란다.

과신전이 문제를 일으킬지에 대해 연구 커뮤니티의 의견은 분분하다.[220] 대부분의 사람들은 과신전된 무릎을 가지고 있으며, 대부분의 경우 무릎 문제가 없다. 과신전이 무릎 손상으로 이어진 연구 사례를 보면 항상 역동적인 상황이었다. 접촉성 스포츠에서의 직접적인 충격 상황, 또는 갑작스럽게 멈추는 상황, 또는 멈춤 뒤 방향을 전환하는 상황(스포츠 용어로 '컷 앤 런') 또는 점프 후 강하게 착지하는 경우. 보고된 사례 중 어느 것도 무릎 손상의 원인으로 우리가 이야기하고 있는 정적 상태의 과신전을

지도자에게 보내는 메모: 개인 맞춤 수업

의류 제조업체들은 사람들의 신체가 제각기 다르다는 사실을 이미 오래전부터 알고 있었다. 그래서 제품을 표준화한 범위에서 다양하게 개발하고 있다. 신발에서 브래지어, 모자에서 바지에 이르기까지 우리가 구입하는 의류들은 다양한 크기로 제공된다. 하지만 이 과정에는 비용들이 소모되며, 많은 재고들이 준비된다. 그럼에도 불구하고 일부 사람들은 자신의 고유한 신체 사이즈에 적합한 옷들을 찾지 못하는 경우가 있다. 그리고 일부 제조업체들은 재고 및 비용을 줄이기 위해 소형, 중형 및 대형의 세 가지 크기만을 제공하기도 한다.

어떤 자세가 미학적으로 바람직한지보다 적절한 수준의 도전과 스트레스를 추구하도록 권장하는 요가에 대한 기능적 접근 방식을 적용하려 한다면, 의류 회사들과 마찬가지로 학생들의 능력에 맞는 자세에 대한 옵션들을 개발할 수 있다. 기능적인 접근 방식으로 요가를 가르치려면 수련생들의 자세를 만들 때 그에 맞는 의도가 필요하다. 우리는 모든 자세에 대해 여러 가지 가능한 의도를 고려할 수 있다. 이러한 의도는 근육의 힘을 키우고, 조직을 늘리거나, 도전 중에 평온감을 개발하고, 앞으로 더 도전적인 자세를 준비하거나, 다른 많은 가능한 목표를 겨냥해야 한다. 일반적인 목표(의도)는 건강, 힘 및 회복력을 구축하는 것일 수 있다. 물론 이러한 의도의 대전제는 해를 끼치지 않는다는 것이다. 인간 변이의 현실적인 부분들을 감안하여, 특정 자세를 조심해야 하는 수련생도 있고, 요가를 처음 접해서 자세를 모르는 수련생도 있으며, 천성적으로 강인하고 유연하여 다양한 자세들에 대해 더 많은 도전을 요구하는 수련생도 있을 것이다.

우리가 모든 학생에게 맞춤식으로 수업을 할 수 있다면 좋겠지만 불행히도 개인 요가 수업이나 아주 작은 규모의 수업을 제외하고는 그러기는 현실적으로 힘들다. 그러나 의류 제조업체와 마찬가지로 우리는 수련생들을 세 가지의 광범위한 범주 중 하나로 그룹화하고 다양한 옵션을 제공하며 학생이 따라야 할 가장 적절한 트랙(방안)을 선택하도록 할 수 있다. 예를 들면 다음과 같다.

- **트랙 1.** 이 트랙은 요가의 여정을 이제 막 시작하고 아직 자세를 모르는 수련생, 자세를 유지하거나 유지하는 능력에 병리학 또는 타고난 제한이 있는 학생, 또는 수업 당일에만, 단순히 더 쉬운 도전을 원하는 학생을 대상으로 한다. 이 경우 강사는 잠재적으로 도전적이거나 위험한 자세를 보다 쉽게 접근할 수 있고 안전하게 만드는 옵션을 제공할 것이다.
- **트랙 2.** 이 트랙은 요가 자세의 특성과 자신의 능력을 알기에 충분히 오랫동안 요가를 해온 학생들을 위한 것이다. 트랙 1보다 더 도전적이지만 트랙 3보다는 난이도가 낮다. 교사는 자세에 대해 더 깊이 이해할 수 있는 옵션을 제공할 수 있지만 부상의 위험이 있을 정도로 깊지는 않다.
- **트랙 3.** 이 트랙은 건강하고 강하며 유연하고 자신의 한계를 알고 더 도전적인 자세를 안전하게 수행할 수 있는 경험 많은 학생들을 위한 것이다. 교사는 이제 더 발전된 변형들을 제공할 수 있지만 과용하지 않도록 학생들에게 신체 신호에 주의를 기울이도록 계속 지시해야 한다.

3개의 트랙은 독단적으로 적용되는 것이 아니다. 초심자 중에서도 강하고 유연한 신체를 타고나서 트랙 2 또는 3에서 제공되는 옵션을 안전하게 수행할 수 있는 사람들이 있다. 그리고 10년의 헌신적인 수련 후에도 여전히 트랙 3에 제공된 옵션을 수행할 수 없는 학생들도 있다. 궁극적으로 어떤 트랙이 적절한지는 수련생 스스로가 결정해야 한다. 그러나 교사는 학생에게 자신의 의도를 상기시켜 도움을 줄 수 있다. 그녀가 요가를 하는 이유는 무엇인가? 퍼포먼스를 올리기 위한 것인가, 아니면 건강을 극대화하기 위한 것인가? 많은 학생들이 트랙 3에 속해지길 원하지만 트랙 1 옵션을 유지해야 한다. 학생들에게 다음과 같은 사실을 상기시키면 적절한 트랙을 선택하는 데 도움이 될 수 있다. "당신의 자존심이 신체가 지불할 수 없는 대가를 치르게 하지 마라!"

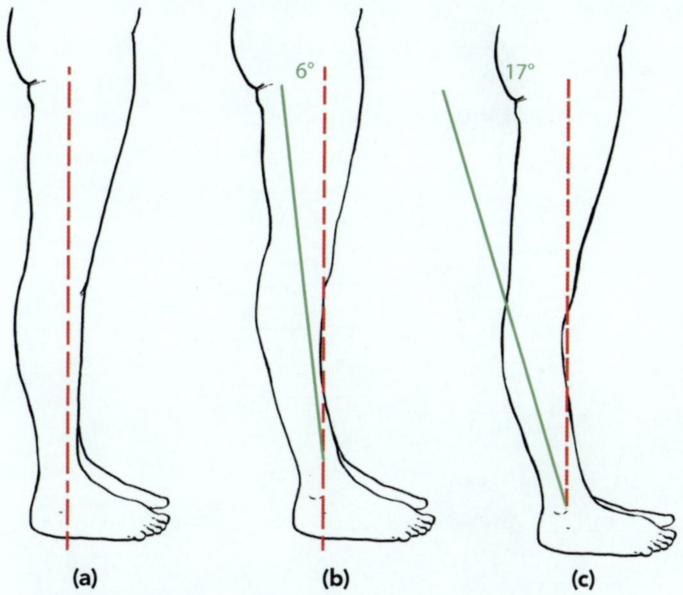

그림 2.125 과신전의 이상과 현실. 해부학 책은 무릎의 이상적인 정렬을 보여주지만(a), 평균적인 사람은 무릎을 ~6°까지 과신전한다(b). 그러나 어떤 사람들은 무릎을 17° 이상으로 과신전할 수 있다(c).

언급하진 않았다.

요가를 하는 동안에 무릎에 크고 순간적이며 역동적인 스트레스가 가해지는 경우는 없다. 쿤달리니 요가와 때때로 자세를 바꾸거나 점프하는 방법을 사용하는 아쉬탕가 요가를 제외하고 대부분의 요가 스타일은 속도가 느리다. 과신전된 무릎은 어떤 요가 자세에서는 정적인 스트레스를 경험할 수 있지만 이러한 스트레스 수준은 건강한 무릎이 허용하는 범위보다 훨씬 낮다. 과신전에서 가장 우려되는 것은 ACL의 상태인데, ACL은 추가적인 신전에 대한 저항의 85%를 책임지고 있기 때문이다[221](후관절낭과 측부인대도 어느 정도 버텨주지만, 최소한의 지지를 제공한다). 22~35세 사이의 사람들, 즉 젊고 건강한 ACL은 2100뉴턴(472파운드) 이상의 힘을 견딜 수 있다('어려운 내용: 뉴턴이란 무엇인가?' 참고). 나이든 수련생(60세 이상)의 ACL도 약 650뉴턴[222](146파운드)을 견딜 수 있다. 5°에서 수동적으로 유지된 과신전 무릎에 가해지는 스트레스는 약 120뉴턴(27파운드)이며,[223] 이 정도는 노화된 무릎이 허용할 수 있는 범위 내에 있다.

과신전된 무릎에서 ACL에 가해지는 스트레스의 양은 신체와 지면에 대한 다리의 정렬, 과신전의 정도, 무릎을 둘러싼 근육의 동시-활성화 수준에 따라 다르다. ACL 손상이 있거나 수술에서 회복 중이거나 ACL 인대가 매우 느슨하여 과신전이 심한 사람에게 정적 상태의 과신전이 지속되도록 허용하면 실제로 무릎에 추가 손상의 위험이 있다. 이러한 사람의 경우 과신전된 다리를 곧게 펴는 것이 좋다. 그러나 무릎이 건강한 사람들에게 이와 같은 조언을 제공하면 관절에 필요한 스트레스를 가하는 것을 막을 수 있기 때문에 오히려 시간이 지남에 따라 ACL이 약해질 수 있다. 이러한 현실에서 교사가 직면한 과제는 두 부류의 학생, 즉 과신전을 할 수 있고 해야 하는 학생들과 하지 말아야 할 학생들이 함께 참여하고 있는 수업에서 어떻게 가르칠 것인가 하는 것이다.

볼륨 1에서 언급하고 있는 건강함을 구축하는 방법에 대한 철학적 접근을 상기하도록 하자. 관절에 대한 위험을 최소화하면서 근력을 만들려면 낮은 움직임 범위에서 조직에 부하를 가해야 한다(이를 운동의 양 형태라고 부른다). 유연성과 결합 조직의 강도를 높이려면 관절이 부하를 받지 않을 때 운동의 끝 범위 근처에서 관절에 스트레스를 가해야 한다(음의 운동 형태). 무릎 관절과 관련 결합 조직 구조를 강화하고 싶다면 음의 법칙을 적용할 수 있다. 안장 자세(숩타비라사나)와 같은 음 요가 자세를 활용하면 ACL 및 기타 무릎 인대에 상당한 양의 스트레스를 제공하지만 매우 수동적이고 체중을 지지 않는 방식으로 그렇게 할 것이다.[224] 요가 수련에 음의 스트레스를 통합함으로써, 우리는 서 있는 자세에서도 무릎에 부담을

어려운 내용: 뉴턴이란 무엇인가?

뉴턴newton은 힘의 단위이다. 뉴턴의 제2 법칙에 따르면, 힘(F)은 물체의 질량(M)에 가속도(A)를 곱한 값과 같다고 명시한다. F=MA. 1뉴턴(N)은 질량이 1kg 물체를 초당 1m(m/s^2) 가속도로 움직일 때 적용되는 힘으로 정의한다. 지구에 서 있는 사람의 힘도 뉴턴으로 계산할 수 있다. 예를 들어 중력에 의한 가속도(A)는 9.8m/s^2이다. 75kg(165파운드)의 질량(M)을 가진 사람에게 중력 가속도를 곱하면 735뉴턴이라는 힘(F)이 바닥에 가해진다(1N은 0.225파운드의 힘에 해당하고 1파운드의 힘은 4.45N에 해당한다). 체중이 75kg의 사람의 무릎이 수동적으로 과신전될 때 ACL에 약 120N의 힘이 가해진다. 이는 체중의 6분의 1 정도이다. 한편 ACL 내성(젊다고 가정할 때)은 약 2100N 또는 체중의 거의 3배 정도라고 한다.

줄 필요가 없다. 양 요가를 수행하면서 우리는 보호가 필요한지 여부에 관계없이 과신전 무릎을 자유롭게 보호한다. 우리는 위험을 최소화하면서 스트레스를 최대화하기 위해 음과 양의 요소들을 결합할 수 있다.

무릎이 과신전되었을 때 일부 학생들이 골반을 앞쪽으로 기울여 보상한다는 점은 주목할 만하다. 하지만 이는 척추를 따라 부정적인 영향을 미치고 정상적인 요추 굴곡을 증가시킨다(이를 과전만 상태라고 부른다). 다시 말하지만, 모든 사람들의 신체는 서로 다르며 과신전된 무릎은 충분히 수용할 수 있는 부분이지만, (어쩌면 당신에게는) 허리 문제 또는 기타 문제를 일으킬 수 있다.

자, 지금까지의 내용을 요약해보자. 대부분의 사람들의 경우 정적 요가 자세에서 무릎을 과신전하는 것은 괜찮지만 일부 사람들에게는 위험할 수도 있다. 위험에 처한 무릎을 보호하기 위해 과신전을 줄일 수 있지만(아래 참조) 그런 경우에는 무릎을 건강하게 유지하는 데 필요한 스트레스를 막을 수도 있다. 이러한 딜레마를 해결하는 방법은 관절에 안전하고 수동적으로 스트레스를 주는 음 요가 수행을 사용하고 과신전을 자제하면서 신체 근육 조직에 스트레스를 주기 위해 양 요가 수행을 사용하는 것이다. 이렇게 하면 아무도 위험에 처하지 않을 뿐만 아니라 더 많은 스트레스를 필요로 하는 사람들을 지나치게 보호하지도 않는다.

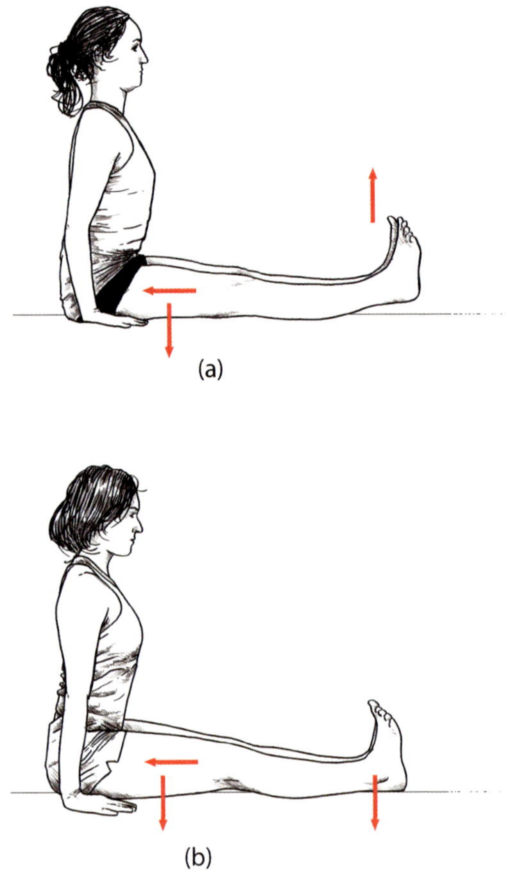

그림 2.126 막대 자세에서 무릎을 과신전. (a) 다리를 앞으로 곧게 펴고 앉아 허벅지를 조이고 발뒤꿈치가 올라가는지 확인하라. 이는 과신전을 의미한다. (b) 허벅지를 바닥으로 계속 밀면서 발뒤꿈치도 아래로 누른다. 이와 같은 동시 수축은 햄스트링을 연결하고 과신전을 감소시킨다.

과신전 줄이기

과신전으로 인한 ACL의 스트레스 수준을 줄여야 한다고 결정했다면 가장 좋은 방법은 대퇴사두근과 햄스트링의 동시 수축을 사용하는 것이다(172쪽의 중요한 내용: 동시-수축 참조). 이를 수행하는 방법을 배우려면 다리를 앞으로 뻗고 막대 자세(댄다아사나Dandasana)로 앉아본다(그림 2.126 참조). 긴장을 풀고 무릎 주위의 근육 긴장을 느껴보라. 무릎 바로 위의 허벅지 앞쪽과 허벅지 뒤쪽이다. 그림 2.126a와 같이 의도적으로 무릎을 과신전하려면 대퇴사두근을 사용한다. 슬개골을 위로 당기고 허벅지를 바닥으로 밀고 발가락을 몸 쪽으로 구부리면 된다. 과신전 경향이 있는 경우 발뒤꿈치가 바닥에서 들릴 것이다. 당신의 대퇴사두근이 얼마나 타이트한지 느껴보라(이러한 신호는 일부 사람들에게는 작동하지 않으므로 허벅지를 아래쪽으로 누르면서 발뒤꿈치를 바닥에서 들어올리기 위해 필요한 모든 조치를 취해야 할 수도 있다). 과신전은 대퇴사두근의 과활성화 또는 종아리 근육, 특히 비복근의 작용 때문일 수 있다. 서 있는 자세에서 슬개골을 들어올려 대퇴사두근을 결합시키는 일반적인 신호는 과신전을 멈추지 않고 오히려 증가시킬 수 있다. 대퇴사두근은 그림 2.127과 같이 경골을 앞으로 당겨 ACL에 더 많은 스트레스를 준다. (반면 비복근은 대퇴골을 뒤로 당기는 방식으로 ACL의 긴장을 증가시킨다.)

ACL에 가해지는 스트레스를 줄이려면 경골을 뒤쪽으로 당겨야 하며 이를 위해서는 햄스트링을 결합해야 한다. 이 동시 수축은 종종 무의식적으로 발생한다. 사람들은 자신이 그렇게 하고 있음을 의식하지 못한 채, 슬개골을 들어올리는 동안 이러한 방식을 사용한다. 이를 의식적으로 적용해보려면 다음과 같이 해본다. 다리를 쭉 뻗고 앉은 상태에서 그림 2.126b와 같이 허벅지와 발뒤꿈치를 바닥으로 민다. 손으로 무릎 주변과 근육의 긴장을 느껴보라. 이 동작은 대퇴사두근과 햄스트링을 함께 수축

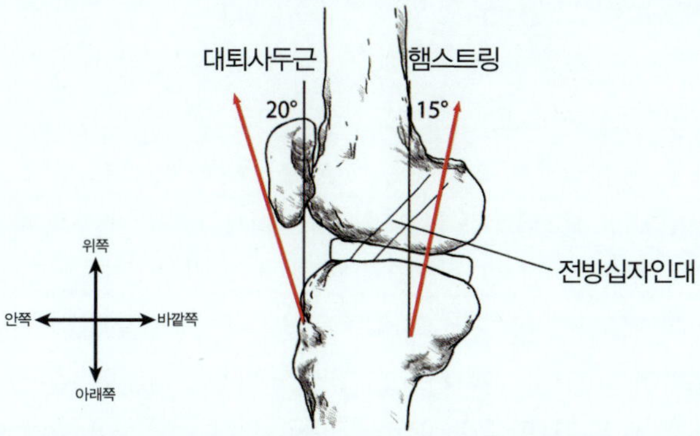

그림 2.127 동시 수축. 대퇴사두근의 수축은 경골을 앞쪽으로 당겨 ACL에 스트레스를 주지만, 햄스트링을 수축하면 경골을 뒤쪽으로 당겨 ACL 스트레스를 줄인다. 두 근육을 동시에 동시 수축하면 신전을 유지하는 데 도움이 되지만 ACL 스트레스는 감소한다.[225]

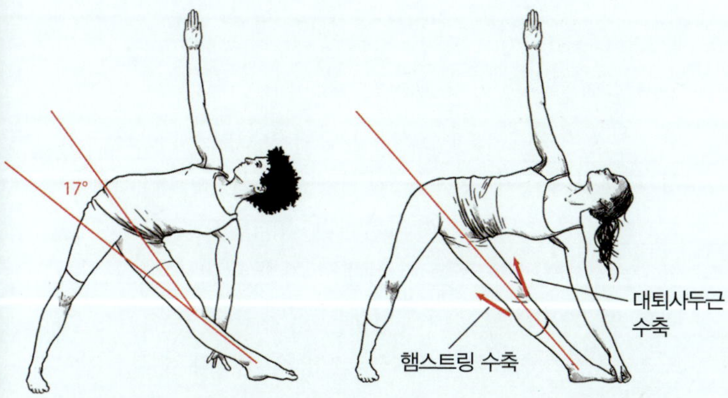

그림 2.128 삼각 자세(트리코나사나)에서의 동시 수축. 매트를 늘리려고 하면 대퇴사두근을 동원할 수 있다. 반면, 허벅지를 모으려고 하거나 두 발을 모으려고 하면 햄스트링을 동원할 수 있다. 이 두 가지 느낌을 사용하면 무릎의 과신전을 줄이거나 없앨 수 있을 것이다.

시켜 무릎 관절을 단단히 안정화시키고 과신전의 양을 줄여 ACL에 가해지는 스트레스를 최소화한다.

이제 동시 수축이 어떤 느낌인지 알았으므로 이 기술을 삼각 자세와 같은 모든 서 있는 자세에서 과신전을 줄이는 데 적용할 수 있을 것이다. 삼각 자세를 예로 들어 살펴보자. 자세를 취하면 앞다리가 과신전되지 않도록 곧게 펴고 슬개골을 들어올리거나 발을 사용해 매트를 늘여 보려고 하면서 대퇴사두근을 동원한다. 그다음 두 허벅지 뒤쪽을 동시에 모으거나 두 발이 모이도록 시도하여 햄스트링을 동원한다. 손을 사용하면 허벅지 위쪽과 뒤쪽의 긴장을 느낄 수 있다. 이 동시 수축으로 인해 다리가 안정화되고 완전히 신전될 것이다(과도하게 신전되지는 않음).

무릎의 옆쪽의 움직임: 외반과 내반

전사 자세(비라바드라사나)에서 앞쪽 무릎의 적절한 정렬은 무엇인가? 그림 2.130과 2.131은 전사 자세, 넓은 다리 자세(프라사리타 파도타나사나), 의자에 앉기 자세(웃카타아사나) 또는 스쿼트(말라사나) 그리고 더 어려운 한 다리 스쿼트와 같은 다양한 자세에서 발생할 수 있는 무릎의 안쪽 또는 바깥쪽 위치를 확인할 수 있다. 무릎은 안쪽으로 모이거나(외반슬 또는 외전이라고 함) 바깥으로 서로 멀어질 수 있다(내반슬 또는 내전이라고 함). 이러한 모습은 안전한 움직임인가? 언제나처럼, 상황에 따라 다르다!

내측 측부인대는 무릎을 똑바로 신전되었을 때 외반 움직임에 대한 저항의 57%를 제공하고 25°로 구부릴 때는 78%를 제공한다.[250] 요가 세계에서 대부분의 교사는 학생에게 그림 2.130a와 같이 발 위 무릎이 오는, 무릎이 정면을 가리키는 정렬을 추천한다. 그 이유는 무릎 내측의 스트레스를 줄이기 위함이다. 하지만 전사 자세에서 이러한 이유가 항상 유효한 것은 아니다. 무릎이 90° 구부러지면 측부인대가 가장 짧아지는 동시에 가장 느슨해지며[251](그림 2.115 참조) 무릎의 비틀림과 약간의 측면 움직임 모두를 허용한다. 이 위치에서 무릎의 내측 인대에 스트레스는 거의 없으며, 부상의 위험 역시 거의 없다. 약간의 스트레스가 있더라도 인대가 강하고 두꺼워지기 위해서는 스트레스가 필요하다.

그림 2.131에서는 다리가 조금 더 펴지거나 완전히 펴져 무릎 굴곡 정도가 줄어든 상황에서의 외반들을 볼 수 있는데, 이때에는 내측 측부인대(MCL)에 스트레스가 가해지지만, 어떤 사람들에게는 좋은 영향을 준다. MCL

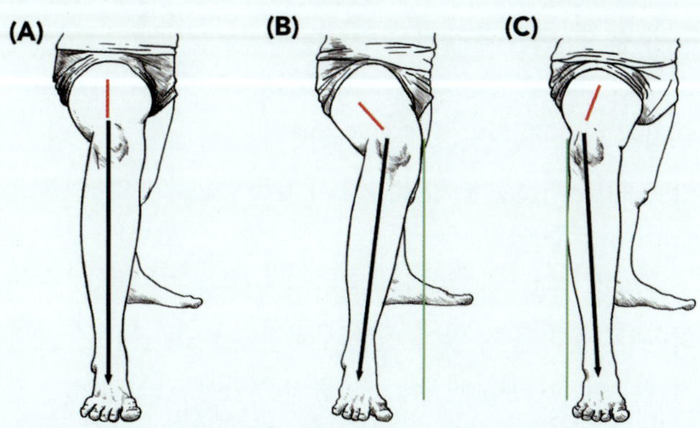

그림 2.130 전사 자세(비라바드라사나)에서 무릎의 정렬 옵션. (a)에서 무릎이 앞발과 엉덩이 소켓과 정렬되어 있다. (b)에서는 무릎이 안쪽으로 무너진 외반 움직임이 나타난다. (c)에서는 무릎이 발의 측면에 정렬된 내반 움직임이 나타난다.

어려운 내용: 무릎의 과신전

무릎을 신전시키면 다리가 펴지는데, 무릎과 허벅지와 일직선이 되면 다리가 완전히 펴진 것으로 간주된다. 그림 2.125a는 이 '완벽한' 180° 정렬을 보여주고 있다. 즉 고관절은 무릎 관절 위에, 무릎 관절은 발목 관절 위에 있다. 한편, 거의 모든 사람이 '완벽한' 180°를 넘는 무릎의 과신전을 가지고 있다. 과신전의 평균 양은 매우 다양할 수 있지만 한 연구에 따르면 여성의 99%가 과신전이며, 평균은 6.7°(단일 표준편차는 2.7°, 범위는 0~17°), 남성의 95%가 과신전, 평균은 5.5°(단일 표준편차는 2.5°, 범위는 0~17.5°)이다.[226] 5°보다 큰 과신전은 때때로 반장슬genu recurvatum(라틴어로 '뒤로 구부러진 무릎'[227])이라고 부른다.[228] 이 정의에 따르면, 대부분의 사람들은 반장슬을 가지고 있는 것이다.

무릎 과신전이 부상의 원인이 되는지에 대해서 연구자들 사이에는 상당한 논쟁이 벌어지고 있다.[229] 무릎의 180° 정렬이 이상적이라는 문헌 및 요가 커뮤니티의 추론에도 불구하고, 인간의 이족 보행에는 무릎의 약간의 과신전이 필요하다. 선 자세에서 '무릎을 잠그고' 인대에만 의지해 '매달린 상태'가 되면 근육 에너지가 감소한다. 즉 대퇴사두근이 아니라, 인대가 우리의 자세를 지지하는 역할을 하는 것이다. 사실 인간은 이런 방식이 작동하도록 진화되었다. 이족 보행을 할 수 있는 침팬치의 경우, 사람보다 훨씬 더 많은 에너지를 소비한다. 침팬지는 무릎을 계속 구부려야 하기 때문이다. 인간은 무릎을 완전히 펼 수 있고 이는 칼로리를 절약한다.[230] 보행 시 약 5°의 과신전을 사용하는데, 이는 당연하게도 대부분의 사람들이 할 수 있는 움직임의 양이다.[231] 서 있거나 보행을 하는 동안 무릎을 약간 과신전하지 않는다면, 대퇴사두근은 우리의 자세를 유지하기 위해 지속적으로 노력해야 할 것이며 이는 피로감을 유발하고 대퇴사두근의 만성 단축으로 이어질 수 있다.

반면 우리는 무엇이든 지나치게 편중된 상황에 쉽게 처한다. 하루 종일 앉아 있는 사람들은 다리 근육이 약해져 있는데, 이 때문에 서 있는 동안 무릎의 과신전이 과도하게 발생하는 경향이 있다. 이러한 사람들에게는 요가 자세에서 무릎을 미세하게 구부리고 다리 근육을 강화하는 것이 더 나을 수 있다.

이 모든 사항들은 일부 과신전이 매우 정상적이고 유용하다는 것을 알려주는 것이다. 무릎 부상 후 정상 한계까지 과신전할 수 없으면 무릎이 제한되고 뻣뻣해지며 운동 범위 손실을 보상하기 위해 건강에 해로운 운동 패턴을 만들 수 있다.[232] 과신전을 포함한 전체 운동 범위를 복원하면 관절 섬유증arthrofibrosis(비정상적으로 두꺼운 반흔 조직)과 수술 후 무릎 통증을 막을 수 있다.[233] 이 5~7°의 과신전은 완전한 기능적 활동에 있어서도 중요하다.

그림 2.125에서 무릎 과신전의 3가지 변이들을 볼 수 있다. 첫 번째 그림(a)에서는 이상적이라고 불리는 180° 정렬을 보여주는 많은 해부학 텍스트에서 볼 수 있는 일반적인 모습이다. 두 번째 그림(b)은 평균적인 사람의 현실적인 모습을 보여준다. 즉 6°의 약간의 과신전이다. 이것은 정상적이고 건강한 것이다. 세 번째 사진은 17°의 상당한 과신전을 가진 사람을 보여주고 있다.

무릎의 과신전에는 2가지 형태가 있다. 첫 번째는 급성 과신전이고 두 번째는 만성적인 과신전이다. 급성 과신전에서는 갑작스러운 외상이나 움직임으로 인해 무릎이 뒤로 밀려난다. 무릎 부상에서 가장 많이 손상되는 인대는 ACL이며, ACL 부상의 일반적인 원인은 접촉성 스포츠에서, 무릎을 뒤로 밀어내는 충격이 가해서 과신전이 갑작스럽게 발생하는 것이다. 그러나 달리는 동안 급정지할 때, 특히 방향 전환과 결합될 때, 또는 점프하고 다리를 뻗은 상태로 착지할 때 ACL 손상은 더 자주 발생한다.[234] 즉 ACL 부상 원인은 점프에서 착지하는 것과 달리는 동안 방향을 바꾸는 것이 가장 일반적인 것이다.[235] 불행하게도, 여성은 남성보다 ACL이 손상될 가능성이 2~8배 더 높으며, 대부분은 점프 후 착지할 때 발생한다.[236] 여성은 착지 시 처음에 대퇴사두근을 활성화하는 경향이 있는 반면, 남성은 햄스트링을 먼저 활성화한다.[237] 이는 성별이 아니라 기하학적인 문제 때문이다(몸이 작은 사람들은 허벅지가 더 짧으므로 스트레스를 분산시키기 위해 더 큰 Q각과 더 작은 경골 고평부tibial plateaus를 가진다). 하중을 받는 무릎의 과도한 과신전은 ACL 손상의 위험을 증가시킨다. 과신전과 함께 무릎이 비틀어지면 손상 위험이 증가한다.[238] 놀랍게도 ACL 부상의 발병률은 스키, 핸드볼, 축구, 농구 또는 접촉 스포츠보다 체조에서 훨씬 낮다.[239]

다행히도 요가 아사나 수련에서 우리는 움직임의 방향을 바꾸어 무릎에 갑작스런 과신전 스트레스를 주지 않는다. 요가에서 발생할 수 있는 문제는 과신전의 두 번째 형태인 만성적으로 과신전된 무릎과 더 관련이 있다. 삼각 자세(트리코나사나), 무용수의 왕(나타라자사나), 나무 자세(브릭사사나Vriksasana), 반달 자세(아르다찬드라사나)와 같은 여러 서 있는 자세에서는 한쪽 다리를 완전히 펴서 체중의 대부분 또는 전부를 지지한다. 그림 2.129는 무용수의 왕 자세와 반달 자세를 보여주고 있다. 사진 속 B.K.S. 아헹가는 지지하는 무릎의 평균 과신전 정도인 5~7°를 보여준다. 거의 모든 사람이 서 있는 동안 무릎을 과신전할 수 있으므로 대부분의 요가 수행자는 자세에서 같은 모습을 보여줄 것으로 예상된다. 여기서 생기는 질문은 '과연 이렇게 되어도 괜찮은가?'이다.

무릎의 정적 과신전은 ACL과 무릎 뒤쪽의 지지 구조에 대한 긴장을 증가시킬 수 있다.[241] 무릎 뒤쪽에는 팔꿈치에서처럼 과신전을 막을 만한 뼈 구조가 존재하지 않는다. 인대, 관절낭 및 힘줄들로 더 이상의 후방 움직임을 제한해야 한다. 이 스트레스의 약 85%는 ACL에 의해 흡수된다.[242] ACL은 대퇴골이 경골 위에서 뒤로 미끄러지는 것을 막고 후방십자인대(PCL)는 경골이 대퇴골 아래에서 뒤로 미끄러지는 것을 방지한다(그림 2.107 참조). 과신전의 정도가 클수록 십자인대의 긴장도 역시 높아진다. 건강한 ACL은 2,000N(450파운드) 이상의 힘을 견딜 수 있고[243] PCL은 그 2배에 달하는 힘을 견딜 수 있다.[244] ACL은 과신전에서 PCL보다 더 많은 긴장이 발생하므로, 이러한 상황에서 손상에 대한 우려가 주로 발생하는 인대이다. 5°의 수동적 과신전에서 ACL은 허용 수준 내에 있는 평균 118N(26.5파운드)의 힘을 경험한다.[245] 대부분의 사람들에게 이 정도의 과신전은 문제가 되지 않지만 어떤 사람들에게서는 예외이다. 정상 범위를 벗어난 과신전의 원인은 신경학적 차이, 근육 약화, 인대 이완 또는 부상 등 다양하고 많다. 강한 대퇴사두근 동원은 과신전을 유발할 수 있지만, 대퇴사두근이 무릎을 안정시키기에는 너무 약하여 근육이 할 수 없는 안정성을 제공하기 위해 인대를 사용게 되고, 이는 과신전으로써 보상을 초래할 수 있다.[246] 뇌성마비, 근위축증 혹은 뇌졸중을 겪은 사람들과 같이 근력이 약화된 경우 종종 무릎을 지지하기 위해 과신전을 사용하지만 시간이 지남에 따라 관절까지도 너무 느슨해질 수 있다.

손상되거나 기능이 떨어진 학생, 정상 범위(즉, 10° 미만)를 초과하여 과신전된 사람,[247] 노화로 인해 자연스럽게 ACL이 약한 노인,[248] 또는 무릎 수술에서 회복 중인 사람은 과신전으로 인해 발생하는 ACL에 대한 스트레스를 줄이는 것이 좋다. 한편, 너무 많은 스트레스는 해로울 수 있지만 너무 적게 스트레스를 받는 것 역시 위험하다. '인대가 손상되지 않은 경우에도 인대에 아무런 힘이 가해지지 않는 것은 해로운 영향이 있는 것으로 나타났다.'[249] ACL에는 약간의 스트레스가 필요하다. 과신전 상태로 서 있을 때 경험하는 스트레스 수준은 계단을 오르거나 달리는 동안 경험하는 스트레스에 비해 상당히 낮다. 대부분의 요가 수행자들에게 무릎의 과신전은 문제가 되지 않는다. 물론 어떤 요가인들에게는 문제가 생길 수도 있다. 그럼에도 불구하고 모든 신체의 과신전을 교정하는 것은 좋은 생각이 아닐 수 있다. 왜냐하면 방금 언급한 바와 같이 ACL을 건강하게 유지하려면 ACL에 스트레스를 가해야 하기 때문이다.

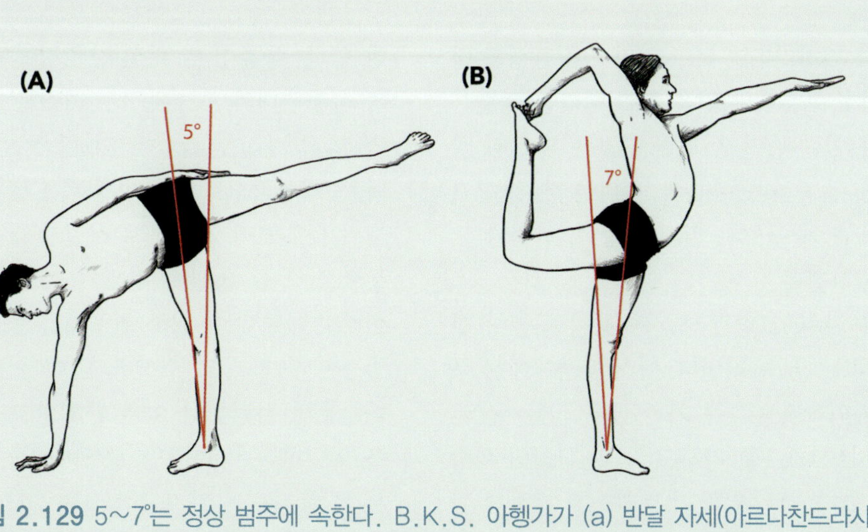

그림 2.129 5~7°는 정상 범주에 속한다. B.K.S. 아헹가가 (a) 반달 자세(아르다찬드라사나) 및 (b) 무용수의 왕 자세(나타라자사나)에서 무릎이 과신전된 모습을 보여주고 있다.[240]

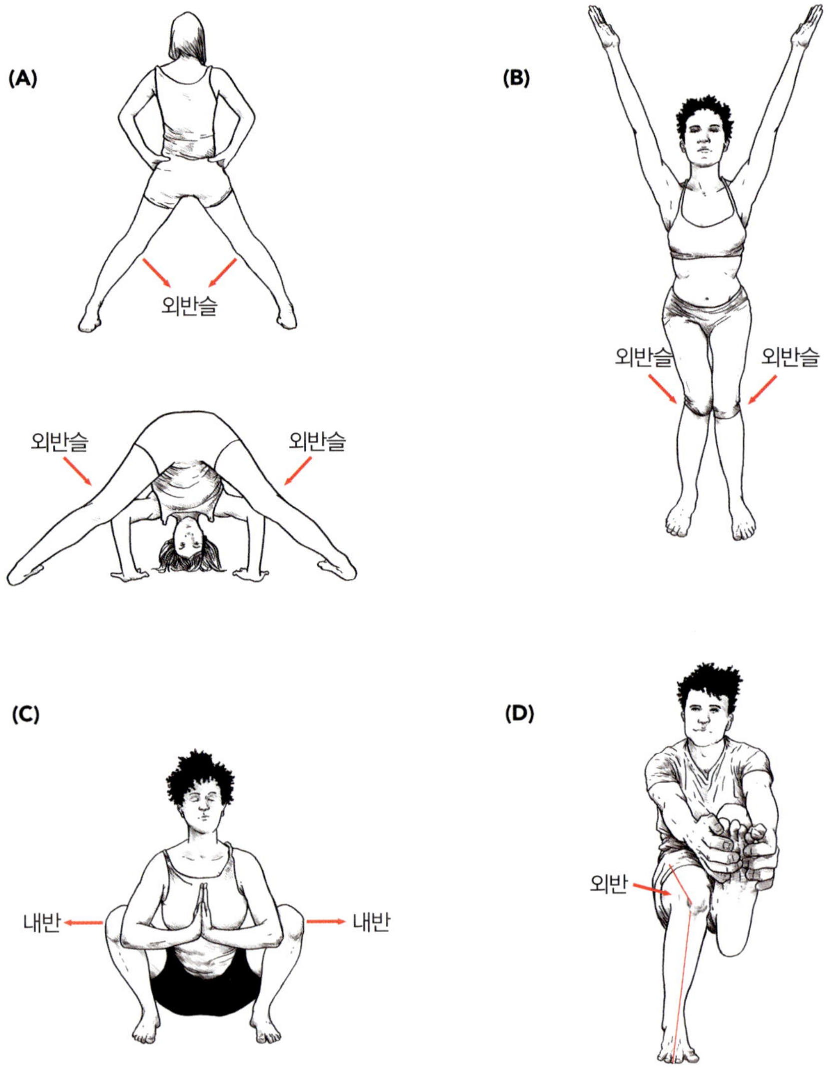

그림 2.131 다양한 자세들에서 무릎 외반 또는 내반이 일어날 수 있다. (a) 넓은 다리 자세(Prasarita Padotanasana), (b) 의자 자세(웃카타아사나), (c) 스쿼트(말라사나), (d) 한 다리 스쿼트(Pistol Squat).

에 대한 스트레스를 피하려고만 하면 취약성이 발생할 수 있다. 일부 학생들이 '무릎이 정면을 향함'이라는 정렬을 따라야하는 이유가 있는 반면, 이러한 신호를 따르지 않아야 하는 학생들도 존재한다. 무릎의 '올바른' 위치는 각 학생의 고유한 해부학적 구조와 인대의 상태, 관절낭 및 근긴장도에 따라 달라진다.

외반 움직임을 보면, 그림 2.132c와 같이 무릎이 발 안쪽에 정렬되어 내측으로 움직인다. 이러한 상태에서 무릎이 신전되는 생체역학적으로 두 가지 상황이 벌어진다. (1) MCL과 ACL에 스트레스를 가하고[252] (2) 경골의 외측과lateral tibial condyle에 더 많은 압박 스트레스를 가하게 된다.[253] 그림 2.132b와 같은 내반에서는 반대 현상이 발생한다. 즉, 무릎이 발 바깥쪽에 정렬되어 있는 경우, (1) 외측 측부인대와 ACL에 스트레스를 가하고 (2) 경골의 내측과medial tibial condyle에 더 많은 압박 스트레스를 가한다.[254] 임상적으로 무릎이 내측으로 모여 무릎 측면의 각도가 182° 보다 크게 구부러진 상태를 외반슬valgum이라고 부르고, 무릎 바깥쪽 각도가 178° 미만이면 내반슬varum이라고 부른다.[255] 일부 연구자들은 무릎 외반의 정상적인 범주는 5~7° 라고 주장한다. 이것은 평균적인 수치이며, 대부분의 사람들이 약간의 외반슬 또는 안짱knock-knee임을 의미한다.[256] 하지만 일부 사람들의 경우는 상당히 다른 무릎 각도를 가지고 있으며, 그들에게 정상일 수도 있고 병리학의 징후일 수도 있다. 한 조사에서는 25%의 사람들이 내반슬 정렬을 갖고 36%가 외반 정렬을 가짐을 발견했다. 이는 연구 대상 중 39%만이 중립 정렬임을 의미한다.[257] 또 다른 연구에서는 반대의 결과를 발견했다. 41%의 사람들이 내반 정렬을 갖고 19%가 외반 정렬을 가졌다. 하지만 여전히 40%만이 중립 정렬을 가졌다.[258] 당신은 어느 범주에 속하는가? 다음에 소개하는 '중요한 내용: 당신은 외반슬인가? 아니면 내반슬인가?'를 읽어보자.

다시 말하지만, 우리의 목적은 어떤 숫자가 '올바른지' 알아내는 것이 아니라 인간의 다양성이 얼마나 큰지를 보여주는 것이다. 무릎의 일반적인 각도와 그 각도가 어떠해야 하는지는 알기 어렵다. 다만, 우리는 모두가 다르다는 것을 알고 있을 뿐이다. 따라서 우리의 탐구는 '당신'에게 가장 적합한 정렬을 찾는 것이다.

외반슬 또는 내반슬의 원인

불행히도 내반슬 또는 외반슬의 빈도에 대한 연구들에서도 그 원인들의 상관관계를 찾지 못했다. 원인을 아는 것이 중요하다. 어떤 사람들에게는 내반 또는 외반이 너무 커서 병적인 상태로 이어지기도 한다. 어떤 경우에는 외반이나 내반이 큰 영향을 미치지 않지만 이를 교정하려고 했을 때 문제를 일으키기도 한다(부록 E: 내반슬과 외반슬의 득과 실 참조).

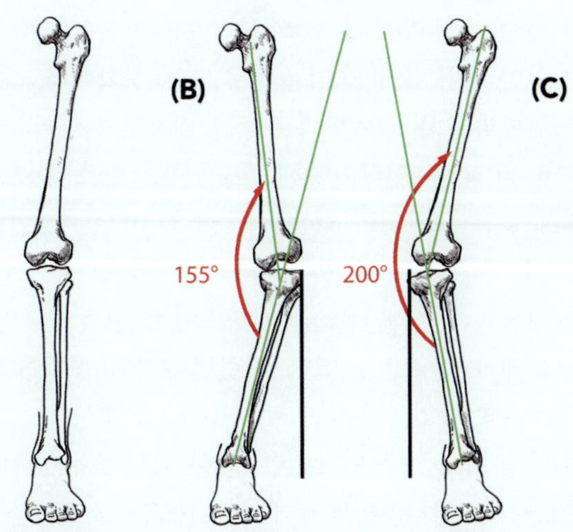

그림 2.132 왼쪽 다리를 기준으로 외반 및 내반 정렬. (a)의 그림은 정상적인 무릎 정렬을 보여준다. (b)는 내반varus이라고 불리는 무릎이 바깥쪽으로 또는 옆으로 구부러진 정렬이다. (c)의 그림은 무릎이 안쪽으로 이동 또는 안쪽으로 무너진 정렬을 보여준다. 이를 외반valgus이라고 부른다.

많은 해부학적 및 행동적 요인이 내반 또는 외반을 유발할 수 있다. 즉, 골반 넓이, 관골구acetabulum 방향, 대퇴골 염전femoral torsion, 경골 염전tibial torsion, 발목 및 발 구조, 인대 이완 정도, 대퇴사두근 약화, 고유수용성감각 결핍, 발의 회내 또는 회외, 기타 습관적 움직임 패턴 등이 이러한 요인들이다(발과 관련하여 회내는 발바닥을 아래와 바깥 방향으로 움직이는 것을 의미하고 회외는 발바닥을 안쪽과 위로 돌리는 것을 의미한다). 이러한 원인 중 처음 몇 가지는 수련생의 통제 범위를 벗어난다. 뒤쪽의 몇몇 요인들은 수련생이 제어할 수 있는 부분들이다. 그림 2.133을 보면 내반 또는 외반을 생성할 수 있는 다양한 경골 및 대퇴골 모양을 볼 수 있다. 이러한 부분들은 통제하거나 고칠 수 있는 것들이 아니다. 다행히도 연구자들은 관절의 모양이 무릎의 내반 또는 외반 정렬로 인한 부상의 주된 요인이 아님을 발견했다. 그보다는 우리가 우리 몸을 어떻게 사용하는가가 부상 예방의 중요한 열쇠이다.[259] 우리

중요한 내용:
당신은 외반슬인가? 아니면 내반슬인가?

우리는 무릎의 측면 움직임을 설명하기 위해 외반valgus과 내반varus이라는 용어를 사용한다(외반슬valgum과 내반슬varum은 명사이다). 외반은 무릎이 안쪽으로 움직이는 것을 말하며 내반은 바깥쪽으로 움직이는 것을 말한다.

그림 2.136은 외반과 내반의 예를 보여준다. 두 발과 무릎을 모으려고 할 때 어떤 수련생들은 두 다리가 붙지 않는 경우가 있다. 무릎은 붙어 있지만, 발목이 3cm 이상 떨어져 있는 경우 외반슬이라고 부른다. 반면, 발목은 붙지만 무릎이 서로 3cm 이상 떨어져 있는 경우 내반슬이라고 부른다. 임상적으로는 그림 2.132와 같은 기준을 가지고 내반슬과 외반슬을 진단할 수도 있다.

당신의 무릎은 어떤 상태인가? 바르게 서서 두 무릎과 발목들을 붙여본다. 만약 과신전 경향이 있는 경우 무릎을 구부려 180°를 만들어 붙여본다(무릎의 과신전은 내반슬이나 외반슬처럼 보이게 할 수도 있다).[263] 친구에게 발목이나 무릎 사이의 간격을 측정해달라고 한다. 당신의 무릎은 내반슬인가, 외반슬인가, 혹은 중립 위치를 가지는가? 이번 섹션의 나머지 부분을 읽으면서 현실적인 부분들도 염두에 두도록 하라.

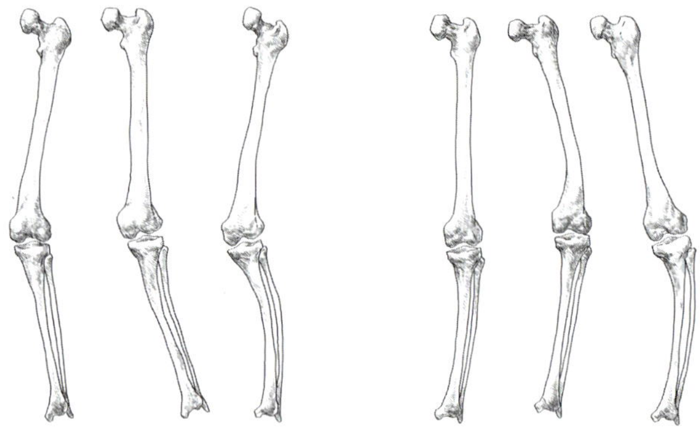

그림 2.133 경골 및 대퇴골 모양은 내반 또는 외반을 유발할 수 있다. 왼쪽은 경골과 대퇴골의 모양으로 인해 발생하는 외반의 3가지 예시이다. 오른쪽은 내반의 3가지 예시를 보여준다. 요가는 이와 같은 뼈 모양들을 바꾸지는 않는다.

가 통제할 수 있는 요인들은 다음과 같다. 고관절 외전근과 외회전근(특히 3개의 둔부 근육)의 약화 및/또는 내전근의 과활동, 배측굴곡의 제한으로 인해 발생할 수 있는 발의 회내, 대퇴사두근의 약화(특히 내측 광근), 반막양근 및 반건양근 햄스트링의 약화가 이러한 요인들이다. 이러한 요인들은 수정할 수 있지만 관련 동작 및 사용이 습관화되면 변경하기가 어렵다. 이를 고치기 위해선 주의와 의지가 필요하다. 흥미롭게도, 건강한 테니스 선수를 대상으로 한 연구에서는 런지 시 무릎의 외반과 내반 방향, 근육 약화 또는 불균형 사이에 상관관계가 없음을 발견하였다.[260] 문제가 될 수 있다고 해서 언제나 진짜 문제가 되는 것은 아니다.

지도자에게 보내는 메모:
원인을 확인하지 않고 교정해서는 안 된다!

만약 수련생이 보이는 정렬의 원인을 정확히 알지 못하고 '고치거나' 교정하려 한다면 위험한 상황이 벌어질 수 있다. 훌륭한 의사는 문제의 원인을 먼저 이해하지 않고 약을 처방하지 않는다. 추측이나 가정에 의존하지 말고 '확인'해야 한다. 수련생에게 자신의 몸에서 생기는 감각이 어떤지 물어보라. 그녀만의 독특한 해부학적 구조에 주목하라. 그래도 의심스러우면 그대로 둬라. 섣불리 그녀를 조정하지 말고 본인에게 어떤 감각이 일어나는지 알아차리도록 지도해야 한다.

어떤 경우에 외반와 내반의 위치를 바꿔줘야 하는가?

먼저, 지금까지 논의한 부분에 대해 다시 정리해보자. 모든 사람들이 무릎의 외반/내반 방향을 교정해야 할 필요는 없다. 전사 자세를 보면 대부분의 사람들은 무릎이 발 안쪽이나 바깥쪽에 정렬되는 범위에 속한다. 본인이 어떤 정렬을 가진지 알기 위해선 산 자세(타다사나)로 서 있을 때는 무릎이 발 위에 어떤 형태로 정렬되어 있는지 확인해보는 것이 도움이 된다. 만약 산자 자세에서 무릎들만 모이는 경우(외반슬) 또는 발만 모이는 경우(내반슬)에 속한다면, 전사 자세에서는 무릎이 똑바로 앞으로 정렬되지 않을 것으로 예상해야 한다. 수련생이 취하는 자세가 자연스러운 자세인지 부자연스러운 자세인지 판단하는 또 다른 방법은 전사 자세에서 앞발을 보는 것이다. 무릎이 외반되었는데 발이 회내된 경우라면 이 외반은 교정해야 할 가능성이 높다. 하지만 무릎이 외반되어 있지만, 발이 회내되어 있지 않다면 무릎 외반을 교정할 시 발이 불필요하게 회외될 수 있다. 다만, 발의 회내 또는 회외의 정도는 10~20° 정도로 미묘하여 쉽게 확인하기 어려울 수 있음을 유의하라. 발이 중립이면 무릎이 어떤 상태이든 상관없이 교정할 필요가 없거나 지적할 필요가 없을 수 있다. 그림 2.134는 이러한 상황을 보여준다.

그림 (a1)에서 중립적으로 정렬된 무릎과 중립 정렬된 발을 볼 수 있다. 그 옆의 (a2) 그림에서는 발의 회내가 중립 정렬 무릎에 외반 움직임을 만드는 것을 확인할 수 있다. 이는 교정을 적용할 수 있는 상황이다. (a2)와 같은 상황의 수련생의 발과 무릎을 재정렬하기 위해서는 많은 일을 할 수 있다. (b1)을 보면 발은 중립 위치에 있는데 무릎은 내반되어 있는 경우이다. (b2)를 보면 (b1)의 무릎을 정렬시킬 때 발이 회내되는 것을 볼 수 있다. 무릎을 정렬하기 위해 발을 회내시키면 무릎 정렬보다 더 많은 문제가 발생할 수 있다. 이런 경우에는 무릎이 발의 약간 바깥쪽에 있도록 하는 것이 더 좋을 것이다. (c1)은 발이 중립 위치, 무릎이 외반이 되어 있는 경우이다. (c2)는 무릎을 정렬시켰을 때 발에서 회외가 만들어진다는 것을 알 수 있는데, 이 역시 바람직하지 않을 수 있다. 수련생의 무릎이 가리키는 위치를 보고 미적인 기준으로 판단을 내리는 것은 쉬운 일이지만, 무릎이 발의 안쪽이나 바깥쪽에 있다고 해서 반드시 그 방향을 바꿔야 하는 것은 아니다. 발목이 어떤 기능을 하는지에 대해 더 자세히 생각

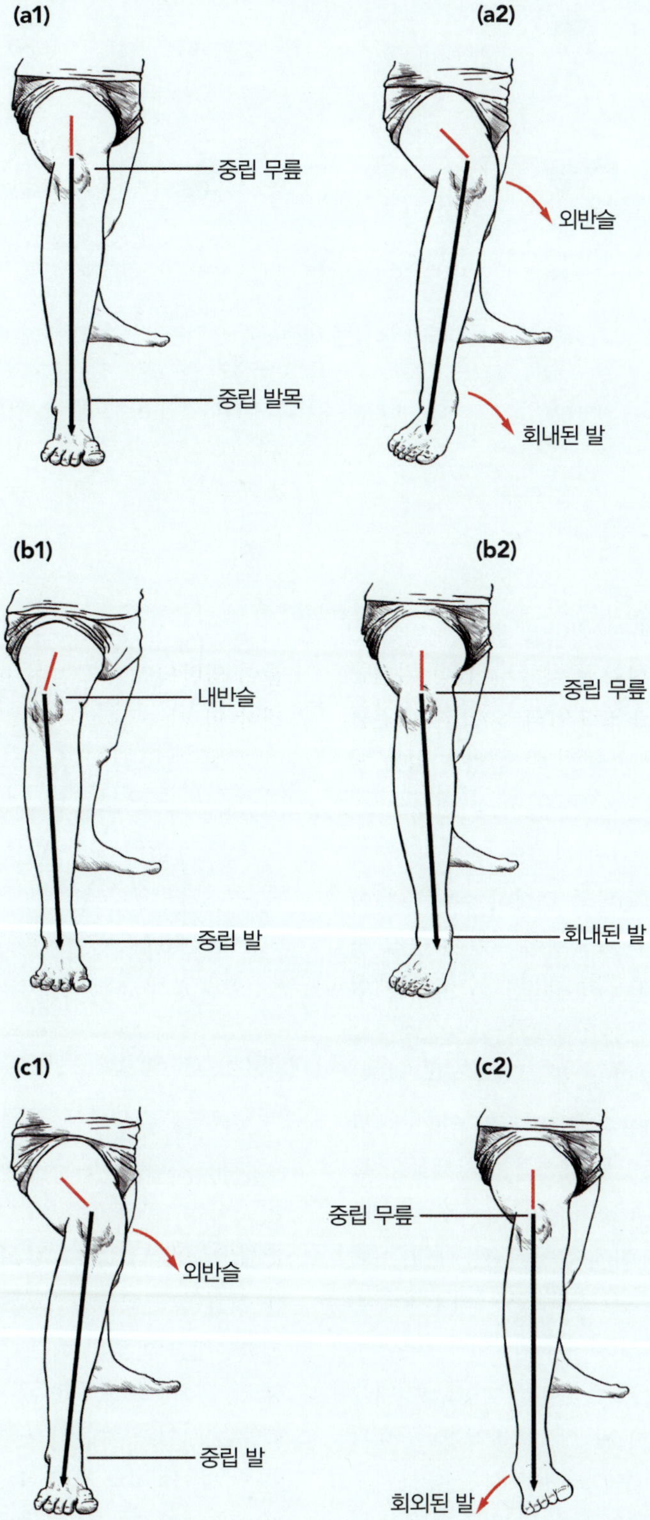

그림 2.134 자연적으로 발생하는 내반 및 외반을 교정하면 발의 회내 또는 회외가 발생할 수 있다. (a1)은 중립 정렬을 이루는 무릎과 중립 정렬의 발을 볼 수 있다. (a2)는 발이 회내된 경우 발생하는 무릎의 외반을 볼 수 있는데, 이 경우에는 교정될 수 있다. (발의 정렬을 통해) (b1)은 발이 중립인 경우와 자연적인 무릎 내반의 모습이다. (b2)에서 발을 회내시켰을 때 무릎이 중립 정렬로 '교정'된 것을 확인할 수 있다. (c1)에서 발이 중립 위치일 때 무릎이 외반된 것을 볼 수 있다. (c2)를 보면 발을 회외시켰을 때 무릎이 중립으로 '교정'된 것을 볼 수 있다.

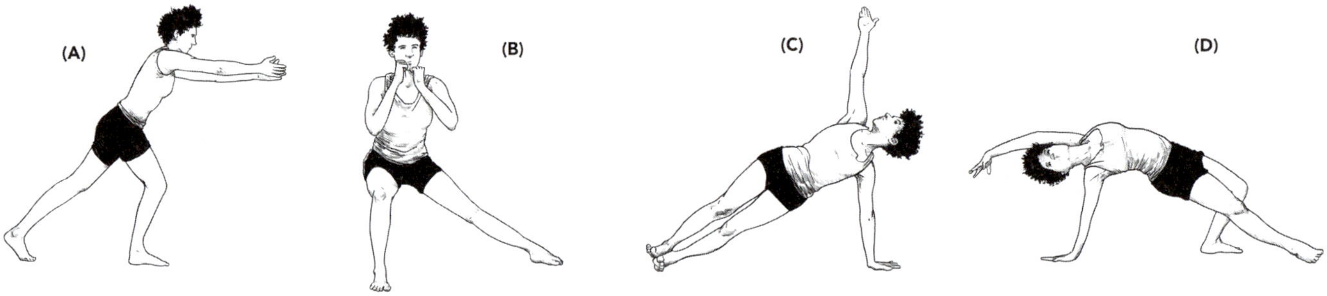

그림 2.135 원-레그 스쿼트와 사이드 플랭크(바시스타아사나)는 외전근과 내전근을 강화하는 데 특히 효과적이며, 이는 무릎의 외반 및 내반 움직임을 줄이는 데 도움이 될 수 있다. (a)는 스트레스가 덜한 버전의 원-레그 스쿼트이다. (b)는 다리가 옆으로 빠지는 버전이다. (c)는 전통적인 사이드 플랭크이다. (d)는 조금 더 쉬운 사이드 플랭크의 변형 동작이다.

하고 확인해야 한다.

원인이 교정 가능한 경우 외반과 내반을 줄이는 방법

이런 문제의 교정은 매우 간단하게 이루어지기도 한다. 발의 회내나 회외 상태를 중지하는 것이다. 그러나 발이 이런 움직임을 보이는 이유 중 하나는 좀 더 위쪽 신체 부위의 스트렝스가 부족하기 때문일 수도 있다. 엉덩이 근육들을 강화하면 다리가 하는 일과 다리의 정적 및 동적 위치를 더 잘 제어할 수 있다. 무릎과 엉덩이 주변 근육의 스트렝스 운동과 재교육은 근육 불균형이나 운동 조절 장애로 인해 발생하는 무릎의 잘못된 움직임을 개선할 수 있다. 올바른 움직임이 습관화되기 위해서는 스트렝스와 기술이 모두 필요하다. 대부분의 요가 교사는 다리와 엉덩이의 근육을 강화하는 방법을 알고 있지만 외전근, 고관절 외회전근 및 측면 햄스트링을 강화하는 자세들이 특히 외반 무릎을 재정렬하는 데 효과적이다. 역도 선수와 하키 골키퍼에게 가르치는 한 가지 운동은 원-레그 스쿼트이다(이 책에서 제안하는 버전은 그림 2.135 a와 b에서 볼 수 있듯이 들어올린 다리가 앞쪽이 아니라 뒤쪽이나 옆쪽으로 보내는 것이다).[261] 내반 무릎을 재정렬하고 내전근과 내측 햄스트링을 강화하라. 내반슬과 외반슬 모두에 매우 효과적인 자세는 그림 2.135 c와 d에 표시된 것처럼 사이드 플랭크(바시스타아사나Vasisthasana)와 이와 관련된 모든 변형 동작들이다. 사이드 플랭크는 내전근과 외전근을 모두 강화한다.

내반슬과 외반슬은 런지에서만 나타나는 것은 아니다. 다리를 벌리고 서 있는 다른 자세들에서도 이러한 경향을 확인할 수 있다. 그림 2.131은 무릎이 외반 정렬을 보이는 넓은 다리 자세(프라사리타 파도타나사나)와 의자

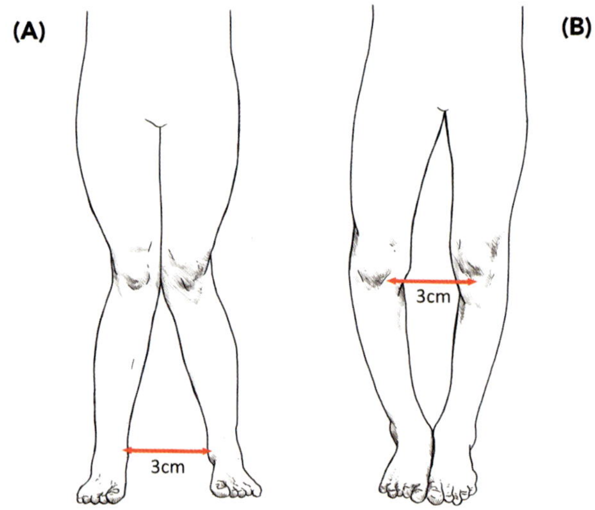

그림 2.136 외반과 내반은 무릎과 발을 모아서 확인할 수 있다. (a) 그림을 보면 무릎은 모을 수 있지만 발목은 서로 떨어져 있어 외반이 있는 경우이다. (b)는 발목은 모을 수 있지만 무릎은 떨어져 있는 내반이 있는 경우이다.

자세(웃카타아사나)를 보여주고 있다. 다시 말하지만, 외반 정렬이 해로운지 정상인지 그리고 어떻게 해도 별 상관없는지는 학생의 해부학적 구조, 다양한 조직의 건강과 강도, 고유수용성 능력에 달려 있다. 당신의 학생이 뼈의 모양으로 인해 자연적으로 외반이라는 것을 알고 있다면 [산 자세(타다사나)에서 발을 모을 수 없음], 그녀의 무릎을 중립에 맞추려고 할 필요가 없을 수도 있다. 실제로 그렇게 하면 발이 지나치게 회외될 수도 있다. 그러나 발이 회내되고 무릎이 외반되었다면 무릎을 벌리도록 지시할 수 있다.

의자 자세는 정적인 상태를 볼 수도 있고, 전환 위치에서도 발견할 수 있다. 즉, 쪼그려 앉았다 서는 동작 사이에서 이러한 의자 자세를 거치게 되는데 이때 순간적으

로 무릎 외반 움직임이 발생할 수도 있다. 이러한 모습은 딥 스쿼트 동작이 포함된 역도 움직임에서 일반적으로 확인할 수 있다. 종종 역도 선수들, 심지어 올림픽에 출전하는 선수들도 딥 스쿼트에서 일어날 때 작고 짧은 외반 자세를 통해 움직이는 것을 볼 수 있다. 이 외반 움직임이 '에너지의 누출'인지 아니면 스티킹 포인트에서 힘을 낼 수 있도록 대퇴이두근 및 내전근과 같은 다른 근육의 필요한 동원인지에 대해선 연구들 사이에 여전히 논쟁이 진행 중이다.[262] 역도 선수들이 아니더라도 같은 현상을 볼 수 있는데, 이러한 외반 움직임은 수련생이 한쪽 다리로 쪼그리고 앉을 때 발생한다. 지지하고 있는 쪽 다리가 종종 순간적으로 안쪽으로 움직이는 것이다. 이것은 자연스럽고 무해한 움직임일 수 있다. 그러나 역도 커뮤니티 내에서는 이러한 외반이 전체 동작에 걸쳐 계속되거나 특정 각도보다 더 커지면 더 나은 생체 역학을 발휘해야 한다는 의견이 지배적이다.

무릎에서의 회전

그림 2.137에서 영웅 자세(비라사나)로 앉아 있는 여성을 보자. 그녀의 발 위치는 무릎에 안전한가? 아니면 그녀의 내측 측부인대, ACL 및 반월판에 손상과 부상을 일으킬 위험이 있을까? 항상 그렇듯이, 대답은 다음과 같다.

측부인대는 다리가 완전히 펴졌을 때 대퇴골 아래에서 경골이 비틀리거나 측면으로 움직이는 것을 막는 역할을 한다. 전방십자인대(ACL)는 후방십자인대 옆을 지나면서 교차하는 인대이다. 이러한 배치로 인해 경골이 대퇴골 아래에서 내회전이 될 때 전/후방 십자인대는 서로 감싸는 형태를 띠게 된다(그림 2.113 참조). 경골이 대퇴골 아래에서 외회전하면 2개의 십자인대가 서로 멀어져 더 많은 움직임을 허용하게 된다. 종종 통계에 따르면 무릎에서 사용할 수 있는 내회전은 약 10° 이지만 외회전은 30~40° 라고 한다.[264] 하지만 당신의 경우 통계 범위에 해당하지 않을 수도 있다.

경골을 내/외회전시키는 자신만의 고유한 능력을 확인하는 것이 중요하다. 임상의는 보다 엄격한 접근 방식을 사용하지만 그림 2.138에 표시된 간단한 테스트를 통해 자신의 경골 회전 범위를 추측할 수 있다. 다리를 쭉

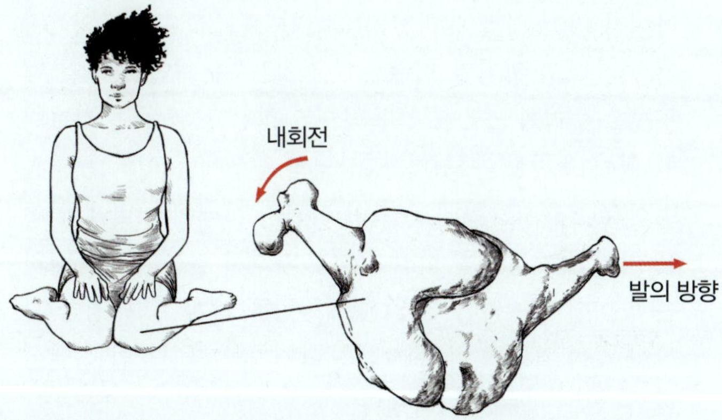

그림 2.137 영웅 자세(비라사나)에서의 고관절 내회전. 고관절 소켓에서의 내회전으로 발이 바깥쪽으로 향할 수 있다. 무릎 자체에서 회전이 일어나지 않는다면 무릎에 문제가 되는 경우는 아니다.

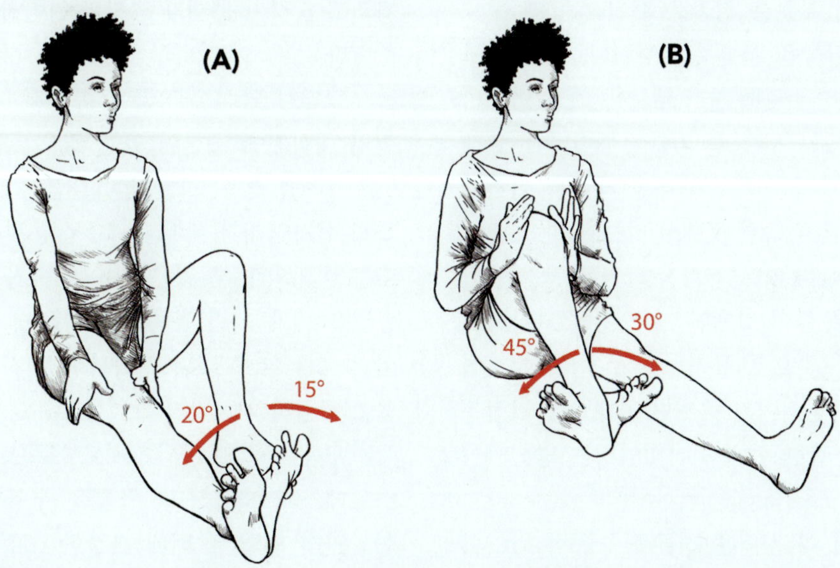

그림 2.138 경골 회전 확인. (a) 한쪽 다리를 곧게 펴고 무릎 위를 잡고 발목/발을 안쪽과 바깥쪽으로 최대한 회전해본다. (b) 이제 같은 다리를 구부린 상태에서 발목/발을 가능한 한 많이 회전시켜보고 (a)와 비교해본다.

뻗고 앉는 자세로 시작한다. 고관절에서 발생하는 회전을 방지하기 위해 허벅지가 무릎 위에서 움직이지 않게 유지한다. 발을 비틀지 않고(발바닥을 '평평한' 상태로 벽을 향하게 유지) 발목/발을 가능한 한 많이 안쪽으로 돌린다. 다시 말하지만, 전반적인 동작이 고관절에서 나오지는 않는지 확인하라. 동작을 하는 내내 슬개골의 위치가 바뀌지 않도록 한다. 발목/발을 얼마나 안쪽으로 회전시킬 수 있는지 확인하라. 이제 무릎을 구부린 상태에서 동일한 작업을 수행한다. (b)와 같이 다리를 약 90° 구부리고 무릎 위에서 허벅지의 위치를 유지한 상태에서 발목/발을 최대한 안쪽으로 돌리면서 다시 발바닥을 같은 평면에 유지한다(발을 비틀지는 않는다). 회전량이 증가한 것을 확인할 수 있을 것이다. 지금 할 수 있는 것과 (a)에서 한 것의 차이가 바로 경골 내회전 정도이다. 평균적으로는 약 10°가 나온다고 하지만 현실은 어떤가? 수동적인 상태일 때 무릎은 우리가 스스로 능동적으로 회전할 수 있는 것보다 더 많이 회전할 수 있다. 임상의의 경우에는 이와는 다른 방식으로 측정하는데, 근육이 이완된 상태에서 발에 압력을 가하면서 경골을 회전시킨다. 따라서 임상의가 측정하는 방식에서는 약간 더 많은 회전량을 얻게 된다. 방금 관찰한 것이 완전한 한계 지점은 아니지만 자연스럽게 달성할 수 있는 정도를 나타낸다.

이제 외회전을 해볼 차례이다. 내회전과 동일하게 하되 발을 바깥쪽으로 돌린다. 무릎을 구부렸을 때 달성하는 경골 외회전이 증가된 양을 확인하라. 역시나 평균은 30~40°인데 현실은 어떤가?

이 실험의 마지막 부분은 경골을 회전시킬 때 무릎에서 생기는 모든 느낌들을 기록하는 것이다. 무릎을 구부리면 측부인대가 약간 느슨해지기 때문에 회전 범주의 한계점까지를 제외하고는 무릎 측면에 통증이나 스트레스가 없어야 한다. 추가적인 회전에 대한 제한은 십자인대에서 올 수 있다. 무릎 깊숙한 곳에서 타는 듯한 느낌이나 통증이 있는가? 그렇지 않다면 회전을 위한 건강한 위치에 도달한 것이다. 통증이 있으면 그 느낌을 관찰하고 통증이 느껴지지 않는 곳으로 물러나도록 한다. 이것이 회전에 대한 건강한 제한점이긴 하지만 최대 제한지점은 아닐 수도 있다. 이 건강한 한계가 어디인지는 당신만이 알 수 있다.

언급한 바와 같이 이 실험은 경골을 능동적으로 회전시키려고 했기 때문에 전체 가동범위를 테스트한 것은 아니다. 영웅 자세(비라사나) 및 연꽃 자세(파드마사나)와 같은 몇 가지 요가 자세에서 볼 수 있듯이 일반적으로 수동적일 때 사용할 수 있는 움직임 범위가 약간 더 크다. 그림 2.137은 앞에서 본 영웅 자세의 버전으로, 발이 옆을 향하고 있다. 대부분의 요가 교사는 무릎에 스트레스가 가해지는 것을 두려워하여 이를 허용하지 않는다. 하지만 이를 달성할 수 있는 세 가지 방법이 있는데 (1) 대퇴골을 90° 내회전하거나, (2) 무릎에 중점을 두어 경골을 외회전시키거나, (3) 두 방법을 모두 사용하는 것이다. 영웅 자세에서 발이 측면을 가리키도록 하는 가장 안전하고 쉬운 방법은 고관절 소켓에서 대퇴골을 90°로 깊게 내회전시키는 것이다. 이 가동범위가 고관절에서 일어나면 무릎에 비틀림이 발생하지 않는다. 그림 2.137에서 대퇴골에 대한 경골의 위치를 확인하라. 대퇴골은 그 속에서 완전히 90° 내회전된다. 하지만 경골에서 외회전이 일어나지 않기 때문에 이 자세에서 무릎에 위험은 없다.

그러나 많은 사람들의 경우 고관절 내회전을 90°까지 하기 힘들어 한다. 평균적으로 보면 33°(한 표준편차는 7°) 정도를 보인다. 이제 여기에 경골 외회전의 평균 범위인 35°을 더하면 약 68° 회전을 볼 수 있다. 여전히 90°에는 못 미친다. 그러나 여기서 경골의 근위 말단을 30° 더 외회전시키는 경골 염전tibial torsion이라는 움직임이 있다는 사실을 기억해보자. 자, 종합하면 세 가지 운동 범위를 모두 합치면 평균적인 범주에 속하는 사람이라도 발을 98° 외회전할 수 있게 된다. 이는 무릎에 스트레스가 거의 또는 전혀 없는 한도 내에서 충분한 회전이어야 한다. 이것은 대부분의 사람들에게 영웅 자세에서 발을 옆으로 가리키는 것이 문제가 되지도 위험하지도 않다는 것을 의미한다.

그러나 당신은 평균에 속하지 않을 수도 있다! 고관절의 내회전에 제한이 있는 경우, 경골의 외회전 범위가 35° 미만인 경우, 경골의 비틀림(경골 염전)이 적은 경우, 특히 십자인대가 짧은 경우, 무릎 관절 치환술을 한 경우 또는 이외의 다른 많은 변수들을 가졌을 때 이 자세에서 발끝을 펴게 되면 통증을 유발하게 된다. 하지만 당신이 이 자세를 할 수 없다고 해서 다른 사람들도 해서는 안 된다고 주장하지는 말자.

모든 관절과 마찬가지로 무릎도 건강을 유지하려면 스트레스가 필요하다. 무릎을 구부린 상태에서 비틀면 십자인대, 연골 및 뼈에 건강한 스트레스를 적용할 수 있다. 이러한 조직에 대한 건강한 수준의 스트레스를 막아버리면 그 조직은 약해진다. 한편 너무 많은 스트레스를 가하는 것도 이 조직들을 불안정하게 만들 수 있다. 너무 많지도 적지도 않은 적절한 가동범위가 무엇인지 찾아내야 한다.

연꽃 자세에서 무릎의 회전 및 내반(내전)

연꽃 자세(파드마사나)는 하타 요가 프라디피카Hatha Yoga Pradipika에서 모든 질병의 파괴자로 설명하고 있다.[265] 하지만 고대로부터 내려오는 약속들은 종종 과대평가되는 경우가 있다. 연꽃 자세가 다른 질병들을 파괴시킬지는 모르겠지만 적어도 무릎에는 안 좋은 영향을 미칠 가능성이 있다. 이 자세를 만들기 위해선 오른발을 먼저 당긴 다음 왼발을 당겨야 하며 발바닥이 위쪽으로 회외되어야 한다.[266] 고관절의 외회전이 잘 나오는 사람들은 연꽃 자세를 쉽게 취할 수 있다. 그들은 요가 수련을 시작하기 훨씬 전부터도 이 자세를 취할 수 있었을 것이다. 그러나 대부분의 사람들에게 이 자세는 쉽게 취할 수 없으며, 앞으로도 가능하지 않을 것이며 무리하게 시도하면 무릎이 손상될 것이다.

연꽃 자세는 고관절에서 대퇴골의 외회전이 약 100~110° 가량 나와야 하고 고관절, 무릎 및 발목/발 관절의 움직임의 조합이 필요한 자세이다. 이 자세를 취하기 위해서는 먼저 오른쪽 다리 무릎을 최대한 구부린 다음 고관절에서 대퇴골을 가능한 한 바깥쪽으로 회전시키고 오른쪽 발을 왼쪽 허벅지 위로 당겨 올리며, 경골을 회전시켜 발바닥이 하늘을 향하게 해야 한다. 그런 다음 왼쪽 다리에 대해서도 동일한 작업을 수행한다. 그러나 오른발이 이미 공간을 차지하고 있기 때문에 왼발은 그렇게 많이 구부릴 수 없으며(오른다리에 의해 약간 차단됨) 오른쪽 허벅지 위에 발을 올리기 위해 더 많이 회전해야 한다. 대부분의 사람들은 훈련 없이는 무릎을 150° 이상 굽힐 수 없으며,[267] 훈련을 하면 160~170° 정도 굽힐 수 있다. 대부분의 사람들은 훈련 전에는 대퇴골을 35~40° 외회전할 수 있다.[268] 하지만 이것만으로 발을 반대쪽 허벅지로 가져오는 데 충분하지 않다. 외회전의 누락된 ~70°는 무릎에서 온다. 물론, 무릎이 구부러지고 비틀릴 때 측부인대가 느슨해져서 경골의 옆으로 움직이는 움직임(내반 또는 내전)을 허용하지만 그래도 70°까지는 허용하지 않는다! 소위 '힙 오프너hip openers'라고 불리는 운동들은 근육 억제에 의해 제한되었던 고관절 외회전을 증가시킬 수 있지만, 궁극적으로 대부분의 사람들은 고관절의 뼈와 뼈 사이의 압박에 의해 이상적인 움직임 범위에 훨씬 못 미치는 가동범위를 가질 수밖에 없다.

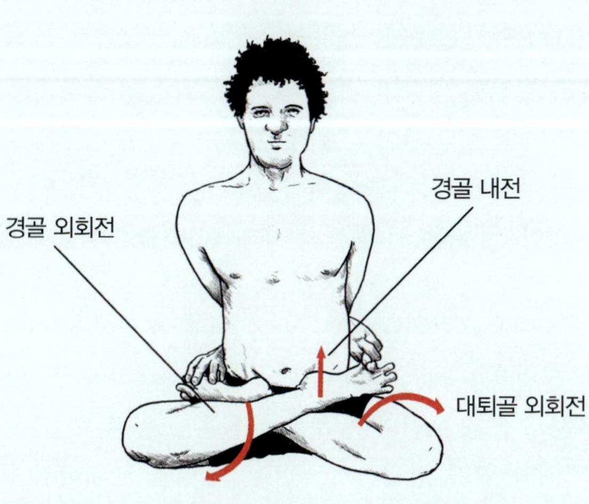

그림 2.139 연꽃 자세(파드마사나)의 외회전. 대퇴골과 경골이 모두 외회전되고 발목을 위로 보내야 한다. 무릎 관절에서 경골 내전(내반)이 생성되는 방법에 주목하라.

경골을 내전하고 70°까지 비틀려고 하면 대퇴골의 내측과와 경골 내측과가 서로 압박되게 만든다. 이 두 구조 사이에서 내측 반월상연골이 끼이게 된다. 학생이 무릎을 희생시키면서 연꽃 자세를 계속 시도하면 내측 반월상연골이 먼저 손상을 받게 될 것이다. 물론, 반월상연골이 찢어지기 전에 경고 신호가 오는데 이는 바로 무릎 내측(안쪽)의 통증이다. 학생이 무릎 안쪽에 통증을 느끼면 즉시 동작 진행을 멈추고 물러서야 한다. 어떤 학생들은 무릎 바깥쪽에 통증을 호소할 수도 있다. 이는 무릎의 내전으로 인해 외측 측부인대가 한계점까지 스트레스를 받게 되어 발생한다. 다시 말하지만 이러한 경우에도 동작을 멈추어야 한다. 마지막으로 학생이 발바닥을 하늘로 돌리려고 할 때 추가로 필요한 경골의 외회전이 신체적으로 가능한 것보다 더 많이 필요할 수 있으며 여기에서 십자인대에 통증이 발생할 수 있다. 연꽃 자세를 시도할 때 발생하는 무릎의 통증은 고관절의 외회전, 경골의 외회전 움직임이 충분하지 않기 때문에 발생하며, 무릎이 아직 연꽃 자세를 취할 준비가 되지 않았거나 아예 할 수 없음을 나타낸다.

모든 학생들은 해당 요가 자세로 인한 위험성이 기꺼이 감내할 만한 것인지 결정해야 한다. 고관절 소켓에서 대퇴골을 쉽게 외회전할 수 있는 구조를 가진 학생의 경우 반월상연골에 위험이 거의 또는 전혀 없을 것이다. 한 연구에 따르면 쉽게 쪼그리고 앉거나 항상 연꽃 자세를 취하는 사람들은 평균적인 범주의 사람들보다 내측 반월상연골 파열의 발생률이 증가하지 않는다는 것을 발견했다.[269] 그러나 다른 연구에서는 평생 동안 쪼그려 앉기와 연꽃 자세와 같은 방법으로 앉아 생활하던 사람들에서 골관절염의 위험이 증가함을 밝혀냈다.[270] 다시 말하지만, 모든 사람은 이 자세가 일으킬 수 있는 문제를 감수할 수 있는지를 스스로 결정해야만 한다.

연꽃 자세에 대한 경고 사항들은 비둘기 자세(에카파다라자카포타사나Ekapadarajakapotasana) 또는 두 발을 머리 뒤로 보낸 자세(드위파다시르사아사나Dwipadasirsana)와 같이 고관절에서 대퇴골의 외회전이 많이 필요한 모든 자세에 적용될 수 있다. 대퇴골이 잘 회전되지 않는데 자세를 만들려고 무릎 관절에 과도한 스트레스를 가하여 보상하려고 하지 말라. 통증이 없는 보다 적당한 위치를 사용하도록 자세를 수정하라. 무릎에 적당한 스트레스가 가해지는 것은 괜찮지만, 자세를 취하거나 자세를 취한 뒤 통증이 발생할 정도까지 해서는 안 된다.

지도자에게 보내는 메모: 무릎을 잠그는 것에 대해 두려워하지 말라.

많은 요가 교사들이 학생들에게 선 자세에서 무릎을 잠그고 있지 말라고 권한다. 그들은 이러한 자세는 '관절로만 지지하는' 자세라고 폄하할 수 있다. 그들이 왜 이런 이야기를 하는지 잘 생각해보자. 무릎이 닫힌 위치는 자연스러운 위치이다. 무릎이 닫힌 위치는 에너지를 보존하고 다리를 안정시키기 위해 인대에 의존한다. 이러한 인대들에 스트레스를 가하지 않으면 위축되어 약해지고 잠재적으로 무릎이 불안정해질 수 있다. 한편 인대에 과도한 스트레스를 가하면 약화될 수도 있다. 무릎을 잠그는 것 자체가 나쁜 것은 아니다. 대부분의 사람들에게는 자연스러운 자세이다. 그러나 학생에게 이미 무릎 문제가 있고 의료전문가들에게 무릎을 완전히 펴고 꽉 조이는 자세를 피하라는 조언을 받은 경우, 무릎을 잠그는 것을 피하는 것이 현명할 수 있다. 또는 교사는 학생이 대퇴사두근에 힘을 주기를 원하므로 서 있는 자세에서 무릎을 약간 미세하게 구부릴 것을 제안하기도 한다. 이는 정당한 요청일 수 있지만, 과신전 상태가 아닌 모든 학생에게 일괄적으로 이러한 지시를 내리는 것은 어떻다고 생각하는가? 혹은 모든 학생들이 대퇴사두근을 강화하면 안 되는 이유는 무엇이라고 생각하는가?

무릎을 완전히 펴서 잠그기(스크류 홈 메커니즘)

무릎이 완전히 펴지면 회전도 자동으로 발생한다. 무릎을 펼 때, 신전의 마지막 30°에서 경골은 대퇴골 아래에서 약 10° 외회전하여 십자인대와 측부인대에 장력을 생성한다.[271] 발이 지면에 고정되어 있는 경우, 경골이 움직일 수 없기 때문에 무릎이 신전될 때 대퇴골이 경골 위에서 내회전하게 된다. 이와 같은 회전은 대퇴골 원위에 있는 내측과와 외측과medial/lateral condyle의 크기가 다르기 때문에 발생한다. 외측과가 내측과보다 더 작기 때문에 외측과에서 움직임 양이 더 많아 경골이 외회전하게 된다. 인대의 타이트한 성질 때문에 무릎은 신전의 마지막 위치에서 잠긴 듯한 느낌이 든다. 이는 무릎 관절의 닫힌 위치close-packed position라고도 부르며 무릎을 펴고 유지하기 위해 소모되는 노력과 에너지의 양을 최소화하는 방향에서 중요하다. 이 위치에 잘 놓여 있는지는 슬개골과 경골 결절tibial tuberosity의 방향을 보면 알 수 있다. 무릎을 잠그기 직전에는 슬개골과 경골 결절이 거의 수직으로 정렬되지만 완전히 잠기고 나면 슬개골이 경골 결절의 약간 내측을 향하게 된다. 굴곡이 시작될 때 잠금을 해제하기 위해 슬와근은 대퇴골을 약간의 외회전 및/또는 경골을 약간의 내회전으로 당겨서 굴곡이 진행되도록 한다.

골반과 발에 무릎 정렬시키기

지금까지 경골의 염전의 비틀림 정도, 대퇴골의 Q각, 무릎이 굴곡되었을 때 대퇴골 아래에서 경골 회전이 어느 정도 허용된다는 사실들에 대해 살펴보았다. 이제 앞에서 제기한 질문에 대한 답을 할 준비가 되었다. 전사 2번 자세(비라바드라사나 II)와 같은 서 있는 자세에서 볼 수 있듯이 무릎을 구부렸을 때 골반에 대한 무릎의 정렬은 어떠해야 하는가? 우리는 정면을 가리키도록 허벅지를 일렬로 세우는 일반적인 신호가 모든 사람에게 잘 작동하지 않는다는 것을 알게 될 것이다.

그림 2.140은 서 있는 자세와 런지에서 무릎과 발에 대한 대퇴골의 방향들을 나타내고 있다. (a)는 일반적으로 이상적이라고 생각되는 발목 위에 무릎이 위치하고, 발은 정면을 가리키며 대퇴골이 발과 완벽하게 일직선을 이루는 모습을 보인다. 일부 교사들은 고관절, 무릎 및 발을 막대와 함께 정렬시켜 올바른 정렬을 안내하기 위한 잣대로 사용하기도 한다. 이러한 정렬을 이상적이라고 생각해왔던 것은 십자인대의 비틀림을 최소화하여 무릎에

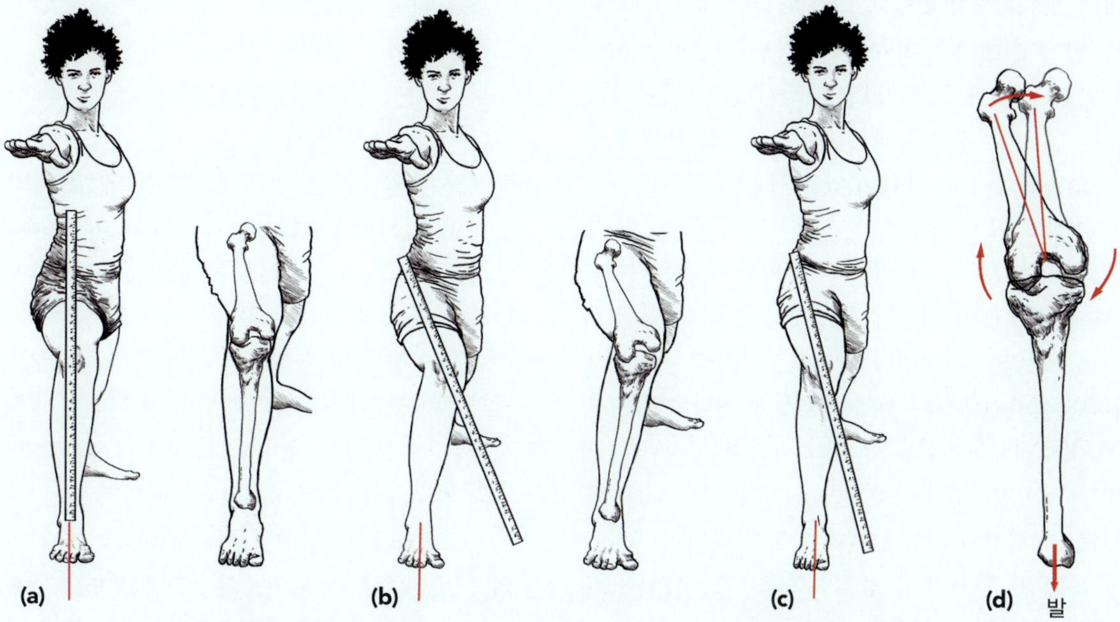

그림 2.140 허벅지와 발의 정렬 옵션. (a) 표준적으로 권해지는 정렬. 허벅지, 무릎, 발목 및 발이 모두 같은 선을 가리킴. (b) 허벅지가 발과 정렬되지 않고 무릎이 발 안쪽에 있음. (c) 무릎이 발 위에 위치하지만, 고관절과는 정렬을 이루지 않음. (d)는 (c)와 같은 정렬을 가진 사람이 (a)같이 고관절을 무릎과 일직선을 이루게 강제할 때 발생하는 무릎 관절의 비틀림을 보여줌.

가해지는 스트레스를 줄일 것이라고 여겼기 때문이다. 무릎을 구부릴 때 약간의 비틀림은 괜찮지만 다리를 완전히 곧게 펴기 전 지점에서는 무릎이 비틀리지 않는 것이 매우 중요하다. 예를 들어 전사 자세(비라바드라사나)에서 삼각 자세(트리코나사나)로 전환할 때가 이런 경우에 속한다. 다행히도 (a)에 표시된 정렬은 일부 사람들에게서는 십자인대를 비틀고 이 위치에서 무릎을 곧게 뻗는 자세로 전환하면 이 인대들에 과도한 스트레스를 줄 수 있다.

그림 2.140b와 같이 허벅지가 발 안쪽을 가리키고 있는 사람에게는 대부분의 교사들이 학생에게 무릎을 발 위에 오도록 하게 하거나 다음과 같은 다른 지시들을 내릴 것이다. "무릎이 두 번째 발가락 위로 향하도록 하라." 일부 교사는 무릎이 새끼발가락 위에 오도록 지시하기도 한다. 어쨌든 그들은 무릎이 발 안쪽을 가리키는 것을 용납하지 않을 것이다. 이 정렬이 회내된 발을 동반한다면 실제로 무릎을 발과 정렬하는 것이 현명한 방법일 수 있지만, 우리가 지금까지 논의하였듯이 발이 견고하고 중립적이라면 무릎을 조정하면 발을 회외시키고 말 것이며 이는 언제나 훌륭하다고 말할 수 있는 정렬은 아니다. 어떤 학생들은 무릎이 발 안쪽 선 쪽에 있는 것이 맞는 구조를 가지고 있을 수도 있다.

그림 2.140c는 위의 둘과는 다른 경우를 보여준다. 여기에서는 무릎이 발목 위에 있긴 하지만 허벅지의 라인이 발 안쪽을 가리키고 있다. 즉 허벅지와 발의 방향이 다른 것이다. 발과 허벅지의 라인이 같아야 하는가? Q각도(그림 2.111 다시 참조)는 대퇴사두근이 당기는 선(기본적으로 대퇴골의 방향임)과 경골을 통과하는 수직선 사이의 각도임을 기억하라. 더 이상 Q각이 무릎의 병리나 기타 문제들과 관련성이 떨어지고 있다고 논의되고 있으므로, 임상의들은 더 이상 Q각을 크게 신경 쓰지 않고 있는 추세이긴 하지만, 해부학적 구조를 반영하고 있음은 명백하다. 어떤 사람들은 더 크거나 더 작은 Q각을 가지고 있다. Q각의 평균적인 범위는 14~17° 사이이다. Q각이 큰 사람의 경우 런지에서 대퇴골은 자연스럽게 발의 안쪽을 가리킨다. 이러한 부분들이 문제가 되지 않음에도 불구하고 교사가 좋은 의도에서 하는 것이지만, 허벅지 라인을 수정하려고 하면 결국 그녀가 피하고자 했던 무릎의 비틀림을 유발할 수 있다.

일부 학생들의 경우, 특히 초심자는 다리 안쪽의 근막이 팽팽하기 때문에 이와 같은 자세를 적용하려 할 것이다. 그들의 내전근은 너무 타이트하기 때문에 그림 2.140a 정도의 고관절 외전을 하기 힘들 수도 있다. 이러한 경우 무릎을 바깥쪽으로 움직여 허벅지 안쪽을 열어주는 자세를 취하려고 노력하는 것이 그들에게 도움이 될 것이다. 그러나 그 움직임에 대한 제한이 긴장(장력)이 아니라 고관절 소켓의 압박 때문인 경우 학생이 가능한 한 많이 열렸을 때 겉으로 보기에 '적절해 보이는' 정렬을 억지로 취하는 것은 최선의 선택이 아닐 수 있다. 그림 2.140d는 고관절에 압박 제한이 있는 사람이 억지로 정렬을 맞추려 할 때 일어날 수 있는 일을 보여준다. 즉, 허벅지와 무릎, 발을 일직선으로 맞추려고 엉덩이를 움직이면 경골에 대해 대퇴골이 외회전되는 것이다. 이를 다른 관점으로 보면 경골을 내회전한 것과 같다. 이러한 움직임이 일어나면 십자인대들이 서로 부딪히게 된다. 대부분의 사람들은 십자인대들이 교차하기 직전까지는 경골을 약 10° 정도만 내회전시킬 수 있다는 것을 기억하라. 십자인대의 교차는 내회전에 대한 신체가 가진 장벽이다.

경골에는 비틀림(염전) 움직임이 있다는 사실을 떠올려야 한다. 대부분의 사람들의 경우 경골은 위쪽에 비해 아래쪽이 약 30° 회전할 수 있어, 발이 중립 위치를 지키면서도 바깥쪽을 향할 수 있게 한다. 발을 앞쪽으로 똑바로 유지하라고 하는 신호를 지키려면 고관절 소켓에서 대퇴골을 내회전, 혹은 무릎에서 경골을 내회전시켜야 한다. 런지나 전사 자세처럼 무릎을 구부릴 때 내회전은 대부분 무릎에서 나온다. 대부분의 사람들에게 런지에서 발을 똑바로 앞으로 맞추는 것은 이미 경골을 내회전으로 비틀어 십자인대가 제공해야 하는 느슨함을 제거해버린다. 골반, 무릎 그리고 발을 정렬하기 위해 무릎을 더 많이 비틀게 되면 십자인대에 더 많은 스트레스가 발생한다. 아무런 의도 없이 그저 엉덩이와 무릎을 발과 일직선으로 유지하고 발이 똑바로 앞으로 향하도록 학생을 격려하는 교사는 학생이 전자 자세에서 삼각 자세로 전환하는 과정에서 다리가 곧게 펴질 무릎에 비틀림을 유발시키고 있는 것이다.

무릎이 발과 정렬되지 않는 것은 쉽게 관찰할 수 있는 부분이지만, 겉보기를 중요시한 이러한 기준만으로 학생을 '교정'하려고 하면 안 된다. 학생이 가진 성향을 변경하기 전에는 심도 있는 조사가 필요하다. 통증은 있는가? 발은 회내외되어 있는가? 관절염이나 기타 다른 무릎의 병적인 과거력은 없었는가? 선 자세에서 눈에 띄는 큰 Q 각도를 가지고 있는가? 무릎이 외반 또는 내반 경향이 있는가? 만약 그렇다면 근육 약화 때문인가, 아니면 타고난 해부학적인 구조 때문인가? 특정한 경향성이 나오는 이유를 이해하지 못한 채 교정을 시도하면 현재 그 학생이 겪고 있는 것보다 더 많은 문제가 발생할 수 있다. 전자 2번 자세에서는 많은 경우, 무릎이 발 안쪽을 가리키도록 하는 것이 좋다.

슬개골 주행 경로

슬개골은 경골과는 절대 접촉하지 않고 대퇴골 말단부에서만 위아래로 미끄러진다. 슬개골 홈(대퇴골 과간구 intercondylar groove 또는 대퇴골 활차trochlea)을 통해 미끄러진다. 얼마나 움직이는지는 다양한 범주가 있으며 홈의 크기, 대퇴골의 길이 및 슬개건의 장력에 따라 다르지만 평균적으로 슬개골은 완전 굴곡에서 완전 신전까지 5cm 정도를 이동할 수 있다. 사람마다 다른 것은 물론이다. 어떤 사람들의 경우, 최대 14cm(거의 6인치)까지 이동할 수 있다.[272]

그림 2.141은 무릎 굴곡과 신전의 다양한 단계에서의 슬개골 위치를 보여준다. (a)에서 무릎 과신전 상태에서 슬개골이 대퇴골 위쪽으로 들어올려지는 것을 볼 수 있다(무릎 과신전을 방지하기 위해 대퇴근에 힘을 줘 슬개골을 들어올리라는 큐잉은 실제로 신전을 심화시키는 역할을 한다. 대퇴사두근이 동원되면 슬개골을 들어올리면서 경골을 앞으로 당긴다). (b)는 과신전은 아닌 완전 신전을 보여준다. 이때 슬개골 인대는 느슨한 상태이고 슬개골 위치는 가장 높은 지점보다 약간 낮다. 무릎을 굽히기 시작하면 너무 빨리, 너무 많이 무릎 굴곡이 일어나는 것을 방지하기 위해 대퇴사두근이 다시 작동하고 이 동작으로 인해 슬개골이 약간 올라간다. 약 20° 정도 굴곡되면 (c) 슬개골은 슬개골 홈의 상단으로 들어가고 대퇴골과의 내부와 처음 접촉하기 시작한다. 이 단계에서 대퇴골과는 슬개골 측면 움직임을 방지하는 데 많은 역할을 하지 못한다. 슬개골 측면 움직임은 측면과 위쪽에 붙은 대퇴근들의 기능 때문에 발생할 수 있다. 여기에서 내측 슬개대퇴인대의 안정성이 슬개골 이탈을 방지하는 역할을 주로 맡는다.[273] 굴곡의 정도가 더 커지면 슬개골은 홈을 따라 이동하기 시작한다. (d) 90° 굴곡에서 슬개골의 위쪽 부분이 홈과 접촉한다. 지금부터 슬개골은 홈으로 깊숙이 미끄러지기 시작한다. (e) 135° 굴곡에서 슬개골은 홈에 잘 안착되어 있고 측면에 있는 관절면(여분면. odd facet이라고 함)이 이제 내측과에 닿아 있는다.

만약 슬개골이 대퇴골 위로 정상 범주의 끝까지 미끄러지지 못하면 무릎 신전은 제한될 수 있다. 반면, 대퇴골 아래로 미끄러지지 못하면 굴곡이 제한될 수 있다.[274] 슬개골에서 발생하는 일반적인 문제는 대퇴골 과간구에서 빠져나오는 탈구이다. 그림 2.110에서 슬개골의 모양과 슬개골이 미끄러지는 홈의 모양을 볼 수 있다. 홈의 측면이 너무 얕거나 슬개골의 모양이 너무 평평하면 대퇴사두근에 의해 슬개골이 홈에서 옆으로 당겨질 가능성이 더 높다. 내측으로 빠지는 경우도 있지만, 외측으로의 탈구가 훨씬 더 일반적이다. 무릎이 펴지면(신전) 대퇴사두근이 당기는 선을 나타내는 Q각이 증가한다.[275] 무릎이 구부러지면 슬개골이 골반에서 더 멀리 떨어져 있기 때문에 Q각이 감소하고 대퇴사두근이 옆으로 당기는 힘이 덜해진다. 무릎이 완전히 구부러졌을 때 슬개골이 탈구될 가능성은 거의 없으며, 무릎이 완전히 신전될 때 일어날 가능성이 더 크다. 이는 슬개골 탈구는 무릎을 90° 이상 굽힐 때보다 무릎을 바르게 펴져 있을 때나 무릎을 신전시키려고 할 때 더 주의해야 함을 의미한다.

앞서 언급했듯이 Q각이 슬개골 문제와 관련이 있다는 합의는 이루어지지 않고 있다. 우리는 Q각이 문제의 요인인지 아닌지 알지 못한다. 이러한 혼란은 인간의 변이로 인한 것일 수 있다. 무릎의 외측과 높이가 낮거나 슬개골이 좀 더 평평한 사람들은 Q각이 클 경우 무릎 문제를 겪을 가능성이 훨씬 더 높을 수 있지만, 외측과가 높거나 슬개골의 형태가 더 삼각형에 가까운 사람은 Q각이 크더라도 전혀 문제가 없을 수도 있다. 연구자들 사이에서 명확하게 결론이 나지 않는 경우라면 우리는 어떻게 해야 하는가? 분명한 점은 대퇴사두근이 만드는 측면으로의 당김이 대퇴사두근의 내측 근육, 즉 내측 광근, 더 구체적으로 내측 사선광근(VMO)이라고 하는 가장 낮은 부분의 당기는 힘과 상쇄되어 균형을 이룬다면 추가적인 문제는 일어나지 않는다는 것이다. 우리의 과제는 어떻게 VMO를 구체적으로 강화할 수 있는가 하는 것이다. 많은 연구자들은 이러한 근육 섬유만을 분리하는 것이 가능하다고 생각하지 않는다.[276] 대신 우리는 전체 대퇴사두근 근육 그룹을 강화해야 하지만 이는 또한 처음에 문제를 일으켰을 수 있는 외측 광근을 더 강하게 만들 수도 있다. 실제로, 몇몇 연구자들은 너무 많은 대퇴사두근 근력이 무릎의 골관절염을 유발하거나 악화시킬 수 있다고 제안했다.[277] 아마도 가장 안전한 접근법은 모든 허벅지 근육, 특히 햄스트링과 대퇴사두근의 동시 수축을 활용하여 슬개골을 안정화시키고 움직이는 경로를 바르게 하는 것이다.

당신 또는 당신의 학생들에게 슬개골 경로 문제가 있는 경우 대퇴사두근과 햄스트링의 동시 수축을 사용하는 것이 좋다. 슬개골에 문제가 없더라도 특히 무릎이 90도 미만으로 구부러지는 선 자세에서 무릎 주변을 안정화시키는 동시 수축을 유지하는 것은 나쁜 생각이 아니다. 강성을 만들면 안정화시킨다는 점을 기억하라.

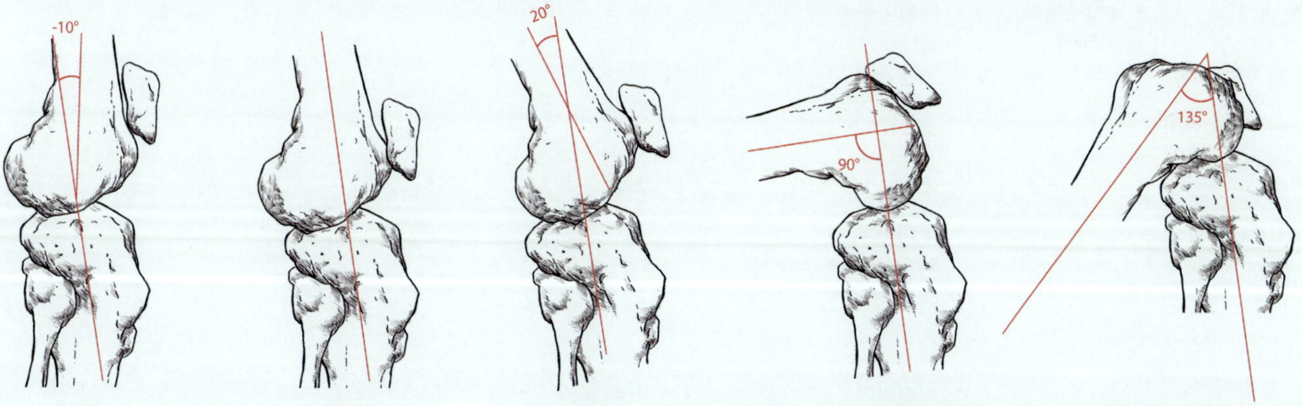

그림 2.141 슬개골 활주 경로. (a) −10°의 과신전에서 슬개골은 대퇴골 말단에서 높게 당겨진다. (b) 완전히 신전되었을 때, 대퇴골과보다 약간 위에 위치하지만 과신전만큼 높지는 않다. (c) 20° 굴곡 시 슬개골은 대퇴골과와 접촉하기 시작한다. (d) 90° 굴곡에서 슬개골의 위쪽 부분이 대퇴골 과간구와 접촉한다. (e) 135° 굴곡에서 슬개골은 홈에 잘 박혀 있다.

무릎 관절 요약

무릎의 모든 움직임 방향에서 무릎을 안정화시키기 위해 작용하는 조직들에 대한 WSM? 스펙트럼을 적용할 수 있는가? 표 2.12는 무릎에 대한 WSM? 스펙트럼을 요약하고 있다.

경고: 이 표에는 긴장(장력)이 발생한 이유가 나와 있지 않다. 볼륨 1에서 보았듯이, 긴장은 짧은 근육 때문만이 아니라, 언제나 여러 요소들에 의해 발생한다. 다른 원인들에는 감정, 신경계 상호 작용, 수분 공급 및 기타 병리적인 작용들이 포함된다. 흉터 조직, 관절염 또는 염증은 긴장을 유발하거나 증가시킬 수 있다. 표에 제시된 한계들은 불변의 사실이 아니라 가능성들의 지표이다. 이 표는 특정 평가를 위한 것이 아니라 일반적인 지침을 위한 것이다. 따라서 스스로 생각해보고 대답해야 하다. "무엇이 나를 멈추게 하는가?"

표 2.12 무릎 관절의 WSM? 스펙트럼

무릎의 움직임	긴장성 저항(인장성 저항)				압박
	근막경선*	근육	인대	관절낭	원인
굴곡	• 표면전방선	• 대퇴사두근	• 슬개인대 • 슬개지대 • 후십자인대	• 관절낭 전면	• 대퇴뒤쪽과 종아리 뒤쪽 사이 • 엉덩이와 뒤꿈치 사이
신전	• 표면후방선 • 심부전방선	• 햄스트링 • 비복근 • 슬와근	• 전십자인대 • 경사 슬와인대 • 궁상 슬와인대	• 관절낭 후면	
외반**	• 심부전방선 • 외측선	• 반막양근 • 반건양근 • 봉공근 • 대퇴박근 • 내측 비복근	• 내측 측부인대(주요 역할) • 십자인대 • 내측 슬개지대(완전 신전에서)[278]	• 관절낭 내측면	
내반**	• 심부전방선 • 외측선	• 대퇴이두근 • 슬와근 • 외측 비복근	• 외측 측부인대(주요 역할) • 십자인대 • 외측 슬개지대(완전 신전에서) • 장경인대	• 관절낭 외측면	
경골의 내회전***		• 대퇴이두근[279] • 완전 신전에서, 무릎 뒤를 교차하는 모든 근육들[280]	• 십자인대		
경골의 외회전***		• 반막양근[281] • 반건양근[282] • 슬와근 • 완전 신전에서, 무릎 뒤를 교차하는 모든 근육들[283]	• 궁상 슬와인대 • 외측 측부인대		

* 근막경선에 대한 설명은 볼륨 1, 특히 75~77쪽을 참조하라.
** 굴곡, 외반 및 내반은 또한 경골 고평부에 대한 대퇴골과의 압력에 의해 부분적으로 제한된다.[284]
*** 경골 융기$_{\text{tibial eminence}}$(혹은 tibial spine)는 회전을 제한하는 데 약간 기여할 수 있다.[285]

Chapter 4
하체의 관절 분절: 발목–발 분절

지금까지 골반에서부터 무릎까지 내려와 살펴보았고, 이제는 가장 먼 관절 분절인 발목과 발, 즉 발목-발 분절에 대해 알아볼 것이다. 무릎 챕터에서 이야기한 것처럼 하체의 관절은 내려갈수록 안정성이 중요해진다. 신체 전체 무게는 발목이라고 불리는 좌우로 두 개 있는 작은 기둥에 의해 지탱되고, 우리의 걷는 능력은 우리의 발이 제공하는 안정성에 의해 좌우된다. 하지만 그렇다고 해서 가동성이 중요하지 않다는 것을 의미하지 않는다. 우리의 발목과 발은 에너지를 흡수하고 걷는 동안 방향을 바꾸도록 설계되어 있어서, 걷는 행위를 에너지 효율적인 과정으로 만든다. 이는 다양한 지형에서 서고, 균형을 잡고, 걷고, 달리면서 받는 스트레스의 변화에 반응하여 발을 움직일 수 있는 능력이다. 이러한 가동성과 안정성의 조합은 우리의 요가 수련에서도 마찬가지로 중요하다.

발과 발목에 대한 논의에서 흔히 사용되는 용어는 낯설고 종종 헷갈리기까지 한다. 안타깝게도, 해부학자들은 종종 특정 용어들의 의미에 대해 서로 동의하지 않고 같은 용어를 다양한 방식으로 적용하기 때문에 이러한 문제에 더 혼란을 야기한다. 우리는 사용하는 용어에 일관성을 가지도록 노력할 것이고, 가능하다면 더 단순한 용어를 선택할 것이다.

첫 번째 단순화는 발목과 발의 움직임을 설명하는 작업이다. 발목은 경첩처럼 두 방향으로 움직이는데, 배측굴곡dorsiflex(발등이 정강이뼈에 가까워지는 움직임)과 족저굴곡plantarflex(발바닥이 정강이뼈와 멀어지는 움직임)이다. 발의 경우에는 발목보다 훨씬 복잡한 움직임을 가지지만, 우리는 여전히 발에 대한 평가를 2가지 주요 움직임으로 제한할 것이다. 회외와 회내이다. 회외에서는 발바닥은 안쪽 발목 쪽으로 더 가까이 움직이며, 회내에서 발바닥은 안쪽 발목에서 멀어지고 바깥쪽 발목 쪽으로 더 가까이 움직인다. 아무리 단순화해도 발의 움직임 효과를 이해하는 것은 쉽지 않은데, 그 이유는 발이 무게를 지지 않을 때 발을 움직이거나('열린 사슬'이라고 함) 또는 발을 바닥에 고정하고 서 있을 때와 같은 상황에서 다리를 움직일 수 있기 때문이다(이를 '닫힌 사슬'이라고 함). 즉, 우리는 발을 움직일 수 있거나 다리를 움직일 수 있고 한 상황에서 회외로 보이는 것이 다른 상황에서는 다르게 보일 수도 있다. 그러나 조금만 인내심을 가지고 살펴보면 모든 것이 분명해질 것이다.

때때로 발은 분절로 나눠 불린다. 후족부hindfoot는 뒤꿈치와 발목(거골talus과 종골calcaneus), 전족부forefoot는 발의 앞쪽 부분으로 중족골metatarsal들과 지절골phalanges들로 구성되어 있다. 중족부는 그 외 남은 부분으로, 족근골tarsal bones로 이루어져 있다.

형태

발과 발목에는 (관절을 정의하는 방법과 사람에 따라 다르지만) 31~33개의 관절이 있다.[286] 이를 통해 다양한 움직임이 가능하다. 발이 매우 복잡한 구조이긴 하지만, 우리의 목적을 위해 우리는 발목의 배측굴곡과 족저굴곡(그림 2.200 참조), 발의 회외와 회내(그림 2.201과 2.202 참조)의 네 가지 움직임만 이해하면 된다. WSM 질문에 답하기 위해 요기들이 알아야 할 네 가지 움직임이다.

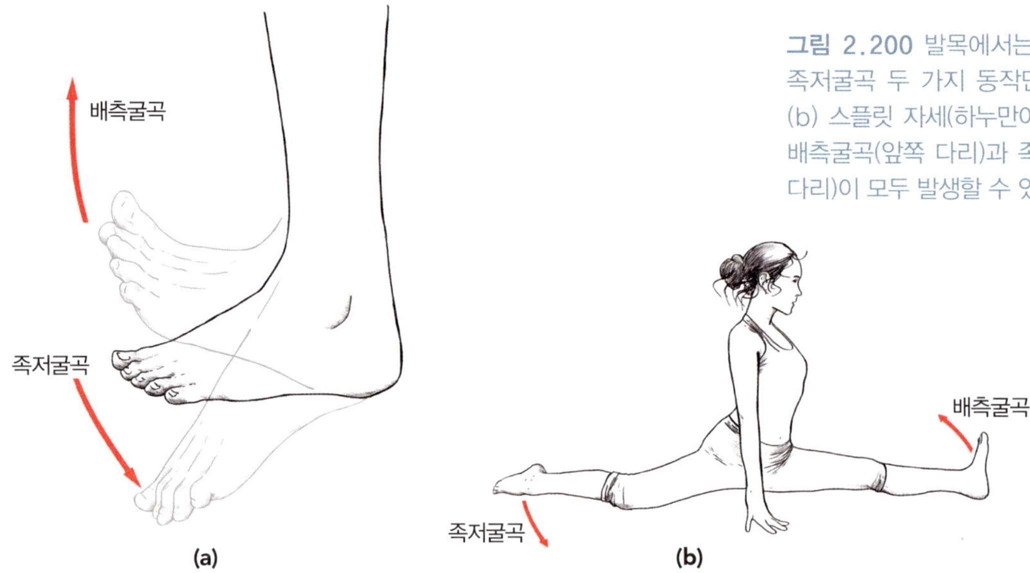

그림 2.200 발목에서는 배측굴곡과 족저굴곡 두 가지 동작만 가능하다. (b) 스플릿 자세(하누만아사나)에서는 배측굴곡(앞쪽 다리)과 족저굴곡(뒤쪽 다리)이 모두 발생할 수 있다.

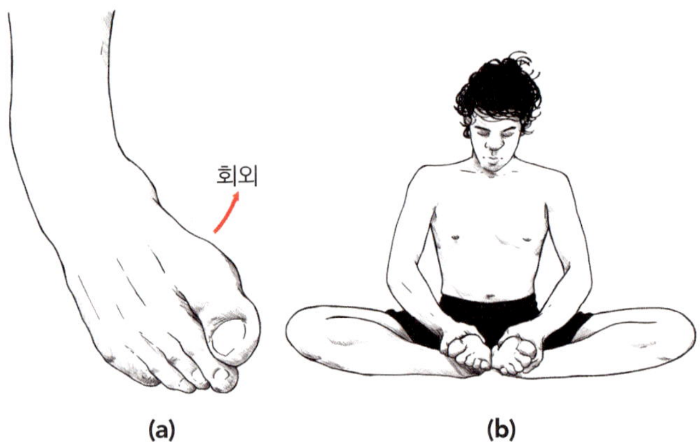

그림 2.201 회외는 발바닥을 (a) 그림처럼 몸의 중심선을 향해 연다. 이 동작은 나비 자세(밧다코나사나)에 나온 것처럼 손을 사용해 수동적으로 만들 수도 있다.

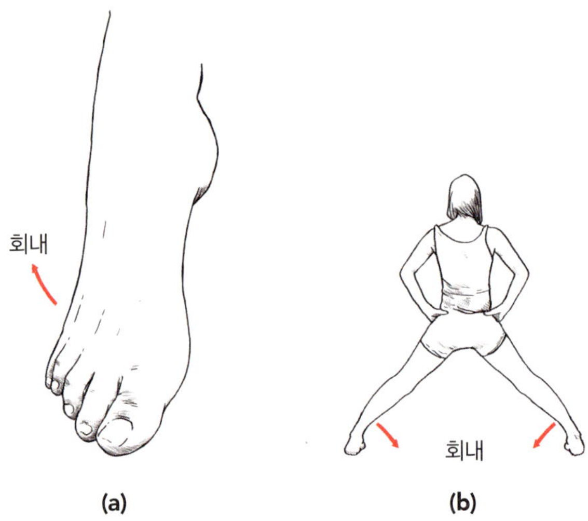

그림 2.202 회내는 발바닥을 몸의 중심선으로부터 멀어지게 한다. (a) 이것은 프라사리타파도타나사나처럼 발이 서로 멀리 떨어져 서 있는 자세에서 발생한다. 이 경우 발은 움직이지 않고 다리가 움직여 회내 움직임을 만드는 것이다.

발목–발 부분의 구조

발목과 발은 관절이 많기 때문에 관절 부분joint segment이라고 부른다. 평균적인 사람은 발에 28개의 뼈를 가지고 있고, 이것들은 서로 복잡한 방식으로 관절을 이룬다. 그 중 일부는 서로 접촉되어 있지 않은 것도 있다. 발볼 부분 아래에 떠 있는 종자골sesamoid bone들은 발볼 아래의 근막에 강성을 제공한다. 거골은 근육이나 힘줄에 의해 연결되지 않고 주변 뼈들이 만드는 스트레스에 의해서만 움직인다. 발을 움직일 때 어떤 일이 일어나는지 명확히 파악하고, 움직임의 한계를 인식하기 위해서는 뼈와 인대의 구조를 살펴본 뒤 근육과 힘줄이 어떤 기능을 하는지 살펴야 한다. 늘 그렇듯, 인간의 뼈 크기와 모양에 따른 변이의 정도를 살펴보고 이러한 점이 각각의 사람들의 이용 가능한 움직임 범위에 어떤 영향을 미치는지 볼 것이다.

랜드마크

발목 관절

엄밀히 말하면 거퇴 관절talocrural joint(crural는 '다리'를 의미하고, 거골은 다리를 받치는 뼈)이라고 불리는 발목은 3개의 뼈인 비골fibula, 경골tibia, 그리고 거골이 결합된 것이다. 그림 2.203에서 볼 수 있듯이, 비골과 경골은 'n' 자 모양의 '암장부mortise'를 형성한다. 거골은 이 '암장부'에 '수장부tenon'처럼 딱 들어맞는다. 수천 년 동안, 목공들은 한 나무 조각을 다른 나무 조각에 단순성과 높은 안정성으로 연결하는 암장부와 수장부를 사용해왔다.

그림 2.204는 암장부와 수장부의 구조를 보여준다. 발목과 이 구조가 매우 비슷하다는 사실을 알 수 있다. 그러나 목수들이 사용하는 이 구조와는 달리 비골, 경골, 그리고 거골 사이의 이 배치는 거골이 경첩(배측굴곡, 족저굴곡)처럼 움직일 수 있게 하지만, 그게 전부이다. 발목 암장부의 내측과 원위부는 경골에 의해 형성된다. 발목 암장부의 외측(바깥 부분)은 비골에 의해 형성된다. 발목 암장부의 양 측면은 거골이 외전/내전, 그리고 비틀림이 일어나지 않도록 막는다. 자세히 보면 이 암장부의 한쪽이 다른 쪽보다 얼마나 긴지 주목하라. 비골 부분이 경골보다 더 길기 때문에 발목에서는 발의 측면 움직임에 더 큰 저항을 제공한다. 물론 발목 관절은 나무와 접착제로 만들어진 것이 아니기 때문에 약간의 움직임을 위한 공간이 있지만, 그 정도가 크지는 않다(여기서 발목 동작을 족저굴곡, 배측굴곡만이 나타난다고 했지만, 이는 설명의 편리성을 위한 근사치로 이야기한 것이다. 사실은 약간의 공간이 있으며, 만약 발목 부상 경력이 있다면 불행하게도 이 공간은 더 클 수도 있다). 발목 관절의 안정성은 일련의 인대에 의해 강화되며, 이 인대들은 이 뼈들을 함께 묶는다.

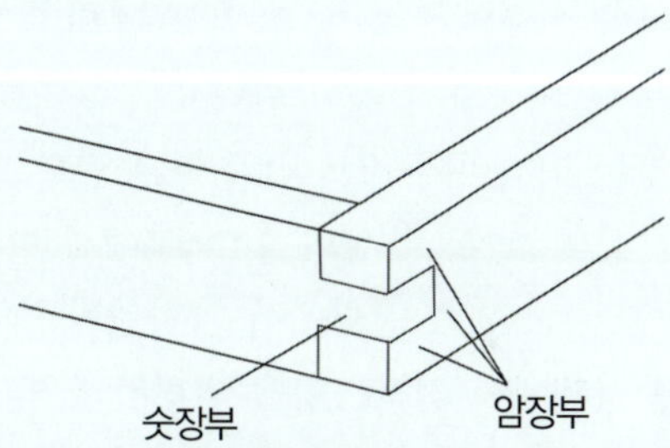

그림 2.204 목수들은 안정적인 연결 구조를 만들기 위해 수천 년 동안 암장부와 수장부를 사용해왔다.

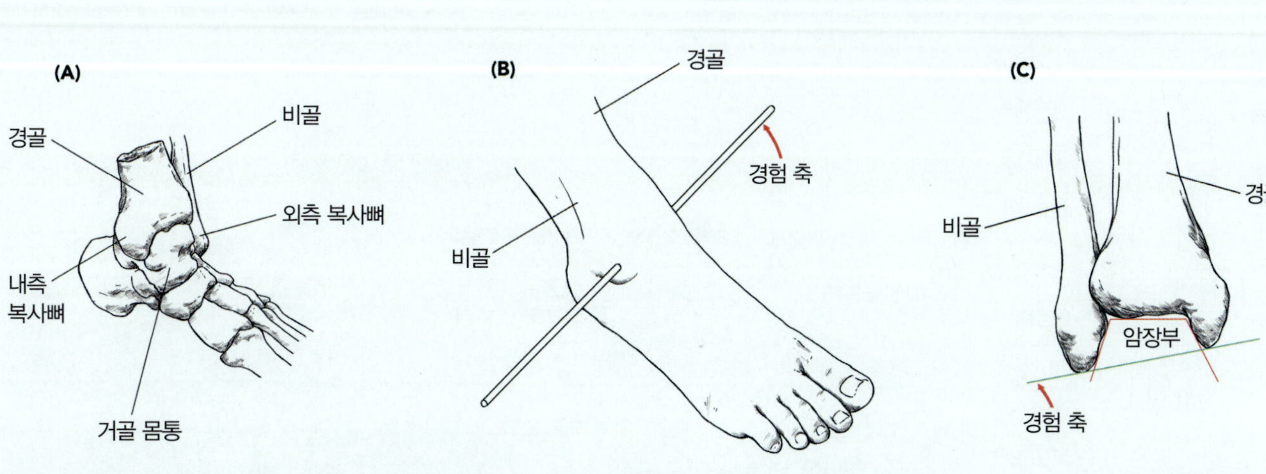

그림 2.203 (a) 발목은 비골, 경골, 거골의 결하다. (b) 경험 축empirical axis은 비골 말단(외과lateral malleolus)에서 경골 말단(내과medial malleous으로 이어진다. (c) 암장부는 경골의 내측과 맨 위쪽, 그리고 비골의 내측을 따라 형성된다.

경골의 끝단에는 발목 안쪽 돌출부, 즉 안쪽 복사뼈(족내과medial malleolus, 라틴어로 '망치'라는 뜻)라고 불리는 튀어나온 부분이 있다. 바깥쪽 돌출부, 바깥쪽 복사뼈(족외과)는 비골의 끝낭이다. 그림 2.203은 족외과가 내과보다 조금 더 아래에, 그리고 뒤쪽에 있음을 보여준다. 경골에서 비골까지의 평균적인 후방 경사는 20~30°이고, 하방 경사는 약 10°이다[287](이것은 그림 2.307 및 2.223에도 나타나 있다). 이러한 정렬은 발목 내외의 축이 주요 움직임 3면 중 어느 쪽에도 속해 있지 않다는 것을 의미한다. 또한 발목의 족배/족저 굴곡이 시상면상의 단순한 평면 위에서 움직이지 않는 것이라는 것도 의미한다. 이러한 움직임이 일어나는 또 다른 이유는 3장에서 논의한 경골의 비틀림 때문이다.

발과 발목 관절을 좀 더 잘 이해하기 위해선, 경골과 비골의 관계를 거골과의 관계와 분리해서도 생각해볼 필요가 있다. 경골과 비골은 윗부분, 즉 무릎 바로 아래에 있는 근위부에서도 관절을 이루고 말단, 즉 거골 바로 위에서도 관절을 이룬다. 아래쪽에서 두 뼈는 결합조직에 의해 관절을 이룬다. 이 관절에는 관절낭은 존재하지 않고, 인대들의 결합syndesmosis ligaments에 의해서만 유지된다. 이 부위에서의 손상은 종종 '높은 발목 염좌high ankle sprain' 라고 불리는데, 비골과 경골이 만나 이루는 암장부의 위에서 발생하는 염좌이기 때문이다. 높은 발목 염좌는 상대적으로 드물며, 발목 부상의 약 15%에서 발생한다.[288] 이 부상은 보통 스포츠 상황에서만 발견되는데, 발목이 배측굴곡된 상태에서 갑작스럽게 외회전 힘이 가해지면 발생한다. 이러한 상황은 사실 요가 수업에서는 잘 일어나는 움직임이 아니다.

경골과 비골 관절의 근위부, 즉 무릎 바로 아래에서의 관절은 윤활 관절이다. 여기에서는 약간의 움직임이 있다. 발목을 배측굴곡 하거나 발을 회내시킬 때, 비골은 경골에 대해 전방과 위쪽 방향으로 움직인다. 발목을 족저굴곡하거나, 발을 회외시킬 때에는 그 반대 현상이 일어난다. 즉, 비골이 후방과 아래쪽으로 미끄러진다.[289] 간혹 대퇴이두근이 과도하게 위쪽으로 당기거나, 발의 회내 또는 발목의 배측굴곡이 지나치면, 비골의 끝단이 경골에 걸리거나 경골 측면 외과에 찝힐 수도 있다.[290]

비골과 경골의 사이 중간에는 골간막interosseous membrane이 존재하며(그림 2.100에 표시), 이 막은 두 뼈를 수직으로 연결하여 고정하고 다리 앞쪽에 있는 근육과 뒤쪽에 있는 근육을 분리한다.

발

그림 2.205는 종자골을 생략한 26개의 발 뼈를 보여준다. 그림과 같이 거골(일명 '발목 뼈')은 발목과 발 모두에 속하는 뼈인데, 그 위치상 모두에서 중요한 역할을 한다(talus는 '발목' 또는 '기울어진 곳'이라는 뜻의 라틴어). 신체 전체 무게는 두 발의 거골에 놓인다. 거골 바로 아래에는 발에서 가장 큰 뼈인 종골calcaneus(라틴어로 '뒤꿈치'를 의미)이라고 불리는 발뒤꿈치 뼈가 있다. 거골과 종골은 발의 7개 뼈들에 속하는 두 뼈이다. 거골과 종골 앞에는 주상골navicular(배의 선체처럼 보이기에 붙여진 이름), 입방골cuboid(큐브 모양으로 보여서 붙여진 이름), 그리고 3개의 설상골cuneiform(쐐기 모양의 뼈)이 있다. 이 족근골들 앞에는 다섯 개의 중족골metatarsal들이 있다(meta는 '넘어'라는 뜻으로, 이 뼈들이 족근골에서 뻗어나간 뼈들이라는 뜻). 중족골

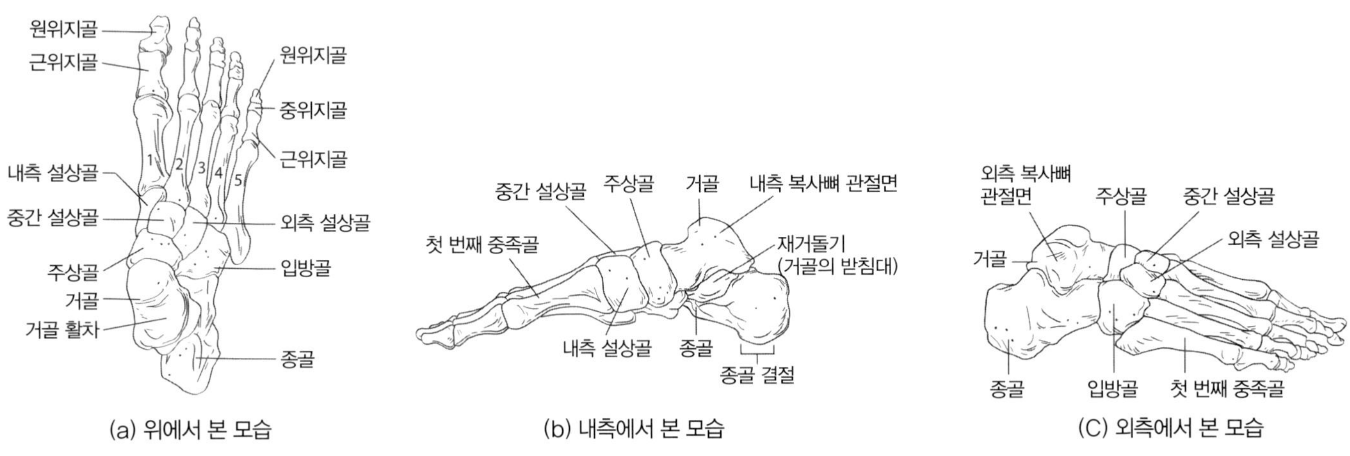

그림 2.205 발의 뼈. (a) 윗면, (b) 내측면, (c) 외측면.

보다 더 먼 곳에 위치한 지골들phalanges(그리스어로 '통나무'를 뜻하는 phalanx에서 유래)은 근위, 중간, 그리고 마지막으로 발가락 끝인 가장 먼 쪽의 원위 지골들로 구성된다. 참고로, 1번 근위 지골에서 나오는 엄지발가락에는 중간 지골이 없다. 즉, 엄지발가락은 뼈가 2개밖에 없는 반면, 다른 발가락은 3개로 구성된다. 중족골과 지골들은 하나의 선으로 이어지며 5개가 방사형으로 배치된다. 각 선들은 번호를 붙이는데, 첫 번째 선은 엄지발가락이, 다섯 번째는 새끼발가락이 배정되는 식이다.

26개의 뼈는 기억하기엔 너무 많아 보이지만, 사실 7개의 뼈와 2개의 다른 명칭만 기억하면 되기 때문에 꽤 쉽다. 나머지는 숫자의 문제이다. 발목 뼈(거골)와 발뒤꿈치 뼈(종골)는 꽤 기억하기 쉽다. 나머지 다섯 개는 엄지발가락 쪽의 주상골(내측), 새끼발가락 쪽의 입방골(외측), 그리고 3개의 설형골(외측, 중간, 내측)이다. 그리고 '족근골 넘어' 뼈인 중족골들을 기억하라. 1번 중족골은 큰 발가락 쪽에, 5번은 새끼발가락 쪽에 있다. 마지막으로 지골의 3개의 뼈: 근위부, 중간, 원위부. 예외로 엄지발가락에는 중간 지골이 없고 모든 중족골~지골 선은 1~5까지 번호를 매기는 규칙을 따른다는 것을 기억하면 된다.

3개의 아치

우리의 발은 스프링이다! 이 스프링들은 우리가 달리고 뛸 수 있도록 도와주는 특징 중 하나이지만, 걷는 것조차 이러한 스프링들을 필요로 한다. 이 구조들은 우리가 소비해야 할 에너지의 양을 줄여준다. 사실 스프링이나 발의 아치는 단순화한 개념이며, 우리의 발은 단순함과는 거리가 멀다. 발의 아치들이 보행 운동에너지를 위치에너지로 변환하고 저장된 에너지를 다시 운동에너지로 방출하는 과정은 복잡하다. 발의 뼈는 3개의 주요 아치(그림 2.206 참조)를 형성한다. 3개의 종방향 아치(위쪽과 아래쪽)와 발의 바깥쪽에서 안쪽으로 이어지는 횡방향 아치이다.

종골, 거골, 주상골, 내측 설상골 그리고 첫 번째 중족골에 의해 형성된 내측 종방향 아치medial longitudinal arch는 신체 이동의 추진에 매우 중요한 역할을 한다. 외측 종방향 아치lateral longitudinal arch는 내측 종방향 아치보다 훨씬 낮게 위치하며, 종골, 입방골 그리고 다섯 번째 중족골에 의해 형성되며 체중을 지탱하는 데 매우 중요한 역할을 한다. 하지만 발바닥의 근육에 가려져 있기 때문에 직관적으로 이해하기 힘든 부분이 있다. 내측 종방향 아치와는 다르게, 외측 종방향 아치는 땅에 닿는다. 횡방향 아치transverse arch는 3개의 설상골와 입방골로 형성되지만 중족골들과 지골들에서도 낮은 정도지만 계속 보인다.

이 3개의 아치들은 구부러진 삼각형을 만드는데(그림 2.206d 참조), 첫 번째 꼭지점은 뒤꿈치에, 두 번째 꼭지점은 내측 중족골(1번 중족골), 세 번째 꼭지점은 원위 외측 중족골(5번 중족골)에 있다. 종종 서 있는 요가 자세에서, 선생님은 수련생들이 발과 지면 사이의 3가지 접점을 느끼고 각각의 지점에서 바닥과 하나가 되도록 격려할 것이다. 이때 말하는 세 접점이 이 세 꼭지점이다. 우리가 서 있을 때 체중은 이 세 점에 분산되어 있지만, 뒤꿈치가 대부분의 무게를 받기 때문에 다른 꼭지점에 비해 두껍고 더 폭신한 부분이 많다.

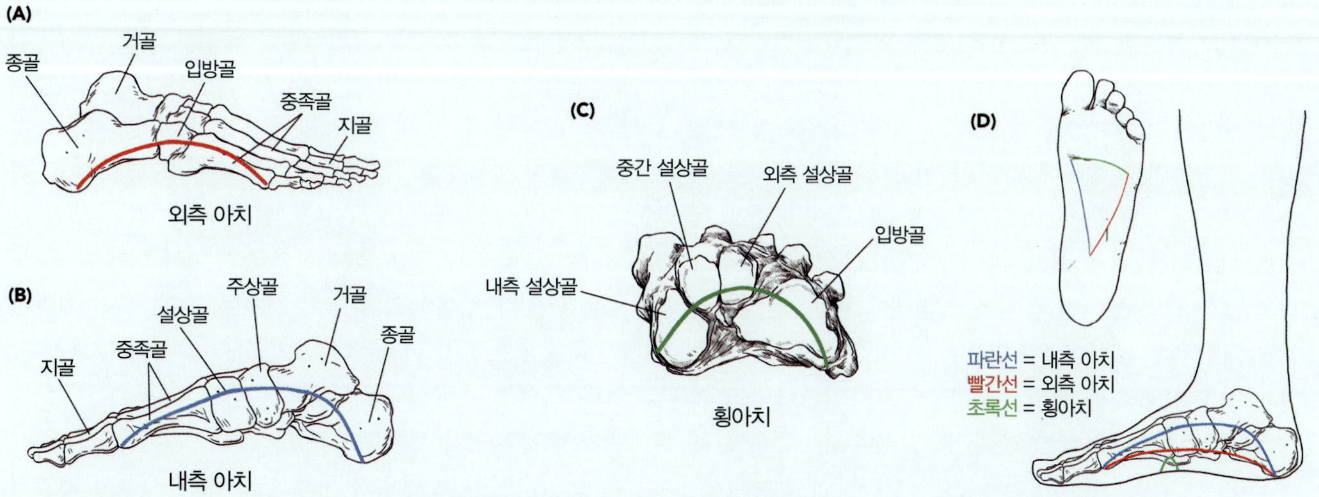

그림 2.206 발의 아치. (a) 측면, (b) 내측, (c) 횡방향(발목에서 전방으로 보는 관점) 및 (d) 세 아치를 동시에 표시.

아치를 유지하는 동안 발의 뼈들은 활의 나무와 같은 역할을 한다. 활시위는 활에 탄성을 만들고, 인대들은 발의 아치에 탄성을 만든다. 인대가 느슨해지거나 뼈가 정렬되지 않으면, 아치는 무너진다. 이것은 편평족fallen arch 또는 평발pes planus(라틴어로 '평평한 발')이라고 부른다. 평발에는 두 종류가 있는데, 아치가 무너졌음에도 발이 유연한 상태를 유지하는 유연한 종류와, 후족부의 뼈가 융합되거나 처음부터 분리되지 않은 유연하지 못한 종류이다. 유연한 평발을 가진 사람은 완전히 기능할 수 있고 개입이 필요하지 않을 수 있는 반면 유연하지 못한 평발을 가진 사람은 발의 기능을 회복하기 위해 외과적 개입이 필요할 수 있다. 인구 조사에 따르면 20% 정도의 인구가 편평족을 가지고 있다고 한다![291] 아이들은 평발인 경우가 많지만, 성장하면서 때가 되면 이 상태를 벗어나게 된다.

반대로, 어떤 사람들은 매우 높은 아치를 가지고 있는데, 요족pes cavus(라틴어로 '오목한 발'을 의미) 또는 갈퀴발claw foot로 불리는 상태이다. 한 연구는 10%의 사람들이 요족을 가지고 있다고 추정하지만,[292] 또 다른 연구에서는 성인 인구의 20~25%에서 발생한다고 주장한다.[293] 이 상태의 원인은 대부분 근신경적 문제이다. 예를 들면 샤르코 마리 투스Charcot Marie Tooth라고 불리는 질병은 발가락을 신전시키는 근육의 확연한 약화를 야기하여 첫 번째 중족골과 지골의 굴곡 상태를 만들어 영구적으로 아치를 올라가게 만든다.[294]

발의 전체적인 모양, 개별 뼈의 모양, 인대의 안정성,

지도자에게 보내는 메모: 지면에 뿌리박기

선 자세에서 우리는 종종 발의 기반을 넓히고 지면에 단단히 붙이라는 조언을 듣곤 한다. 이를 도와줄 수 있는 기술이 있다. 체중을 지탱하고 있는 상태에서 발을 회내하면 전족부forefoot의 뼈가 조금 느슨해져 발가락을 벌릴 수 있어 발의 기반이 넓어진다. 이렇게 발의 기반이 넓어지는 것은 좋은 일이지만 너무 유연한 상태일 수 있다. 즉 강성과 견고함이 떨어질 수 있는 것이다. 다음으로 발을 회외시키면 전복부의 뼈들이 서로 더 가까워져 매우 단단한 구조로 쐐기를 박는다. 이제 발에 견고함을 만들었다(이유를 이해하려면 부록 F: 발과 발목의 움직임들을 참조). 회내를 하면서 발가락들을 벌리고 그 뒤에 회외를 하는 동작을 조합하면 전족부에 강성이 생긴다. 이러한 기술을 사용하면 넓고 단단한 기반을 만들 수 있다. 이 방법을 스스로 시험해본 뒤 수련생들과 공유해보라. 바르게 서서 발을 약간 벌린다. 그다음 한쪽 발의 발목을 바닥 쪽으로 살짝 안쪽으로 굴려 발의 측면(외측) 가장자리를 바닥에서 들어올리면(회내) 발가락을 펴는 것이 얼마나 쉬운지 알 수 있다. 발가락들을 벌린다. 자, 발가락들이 벌려진 상태에서 발의 바깥쪽 가장자리를 다시 바닥에 단단히 뿌리박고 안쪽 발목을 바닥에서 멀어지게 보낸다. 발이 얼마나 단단해지는지 확인하라. 당신은 견고하고 지면에 잘 박혀 있으면서도, 넓고 훌륭한 기반을 가지게 되었다. 다음으로, 이를 다른 쪽 발에도 적용해보라. 선 자세를 취할 때마다 이 과정을 연습해볼 수 있을 것이다.

사실 이 기술은 우리가 걸을 때마다 하는 자연스러운 과정이다. 우리 발이 처음 땅에 닿으면 발목은 족저굴곡을 하고 발은 회내된다. 이때 중족근 부위의 뼈들이 살짝 분리되면서, 전족부가 유연해진다. 발의 회내 움직임은 유연한 구조를 만들고 발가락을 펼침으로써 우리의 기반을 최대한 넓게 펼친다. 또한 우리 발 밑의 다양한 지형을 수용할 수 있게 해준다. 게다가 발이 땅과 접촉하는 면적이 넓을수록, 우리는 더 많은 반동을 일으킬 수 있다. 우리가 이러한 상태의 발로 밀고 나갈 때, 발목이 다시 족저굴곡을 만들고 발은 회외로 되면서 더 단단한 구조를 만든다. 중족근의 뼈들이 서로를 눌러, 우리를 앞으로 나아가게 하는 더 탄력적인 반동을 허용하게 되는 것이다.[296] 이는 매우 효율적인 과정이라고 할 수 있는데, 회내를 통해 기반을 넓히고, 그 뒤 회외를 통해 안정화를 시킨다. 이것이 바로 우리가 서 있는 요가 자세에서 재현해내려고 노력하는 바이다.

근육 피로, 민족적 배경, 성별, 나이, 신발의 종류 등 많은 요소들이 아치 기능에 영향을 미친다.[295] 만약 인구의 20%가 편평발을 가지고 있고 20~25%가 지나치게 높은 아치를 가지고 있다면, '올바른' 범위에 남아 있는 사람은 그다지 많지 않을 것이다. 게다가 왼발과 오른발에서도 차이가 난다. 때때로 한쪽 발에만 아치가 높거나 낮은 사람들이 있다. 당신의 아치가 낮든, 높든 간에 발목과 발의 운동 범위는 다른 사람들의 운동 범위와는 다를 것이 분명하다.

발목과 발의 뼈

누가 정상적인 발을 가졌을까? 당신의 발이 정상적이라고 생각하는가. 사람들은 스스로가 정상범주에 들어간다고 여긴다. 하지만 다른 사람들의 발을 보면 어떤가. 뭔가 이상해 보이지 않는가? 다른 사람들의 신발 사이즈는 당신과도 다르고, 발가락이 너무 길거나 너무 뭉툭하고, 아치는 너무 높거나 낮다. 그리고 뒤꿈치도 이상해 보인다. 모든 사람들의 발이 보이는 다양성이 어떤 이유에서인지 요가 교실에서 종종 무시된다. 모양이 기능을 결정한다고 하는데, 그렇다면 사람마다 할 수 있는 것과 없는 것 역시 다양할 것이다. 우리 발의 모양은 28개의 발 뼈들의 크기와 형태 그리고 인대들에 의해 좌우되므로 사람마다 다른 발을 가지고 있다는 점은 놀랄 만한 일이 아니다.

거골

발목 뼈인 거골은 발과 다리를 연결한다. 이 뼈의 위로는 경골과 비골에 의해 형성된 암장부에 들어맞는다. 아래로는 발뒤꿈치 뼈(종골) 위에 놓여 있다. 앞쪽에서는 주상골과 관절을 가진다. 이는 거골이 많은 관절 표면과 많은 연골을 가지고 있다는 것을 의미한다. 실제로 거골 외에, 우리 몸의 어떤 뼈도 뼈 전체 면적에 걸친 관절면을 가지지 않고 이 뼈보다 많은 연골을 가지고 있지 않다. 거골과 주변 뼈들을 연결하는 어떤 근육이나 힘줄들이 붙을 공간이 없기 때문에, 거골은 오직 이웃한 뼈와 그 뼈들의 인대들이 만드는 압력과 움직임에 의해서만 움직인다. 이러한 근육 부착 부족은 혈액 공급에도 영향을 미쳐 매우 미미한 혈액 공급만이 이루어진다.[297]

그림 2.207은 거골의 여러 모습을 보여준다. 노란 러버 덕과 같이, 3개의 주요 부분으로 이루어져 있다. 몸, 머리, 그리고 머리와 목을 연결하는 목. 몸은 거골의 위쪽에 있고 경골과 비골에 의해 형성된 암장부와 연결된다. 머리는 앞부분으로 주상골과 연결된다. 목은 비교적 가늘다.

거골의 윗부분은 활차trochlea라고 불리는데, 비골과 경골이 만드는 암장부와 관절을 형성한다.[298] 활차 부위는 쉽게 움직일 수 있도록 여러 방향으로 둥글게 되어 있고, 이 특별한 모양은 발목의 안정성에 크게 기여한다.[299] 활차는 앞에서 뒤로 볼록하지만 좌우로 약간 오목하다. 활차부의 측면에는 비골과 경골 말단과 관절을 형성하기 위한 매끄러운 표면이 있다.

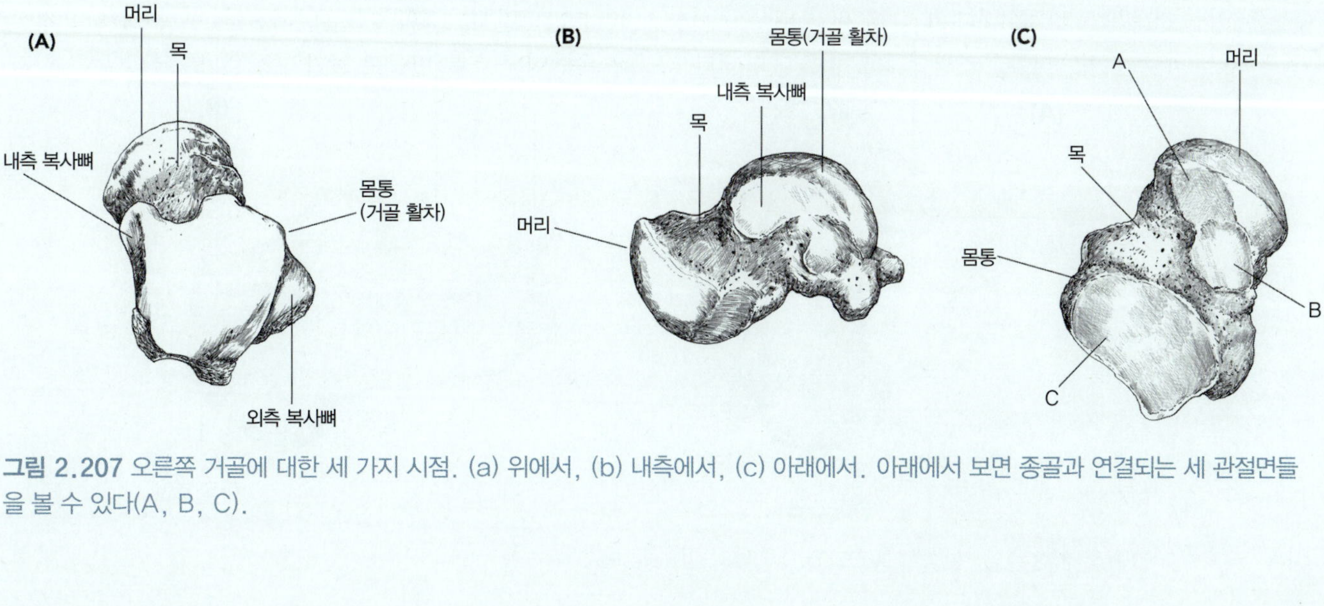

그림 2.207 오른쪽 거골에 대한 세 가지 시점. (a) 위에서, (b) 내측에서, (c) 아래에서. 아래에서 보면 종골과 연결되는 세 관절면들을 볼 수 있다(A, B, C).

종골

거골의 아래에서는 발뒤꿈치 뼈와 연결된다. 이를 거종관절talocalcaneal joint이라고 부르는데 거골과 종골이 만나는 곳이다. 종종 거골하 관절subtalar joint이라고도 불리는데, 그 이유는 거골 아래에 있는 관절이기 때문이다. 우리는 이 용어를 사용할 것이다. 종골은 발에서 가장 큰 뼈이다. 종골은 뒤쪽과 아래쪽으로 각이 져 있으며, 아킬레스건처럼 발목 주위를 지나가거나 부착되는 다양한 힘줄에 짧은 지렛대를 제공한다(그림 2.208 참조). 바닥에는 발의 내재근intrinsic muscle들과 족저근막이 부착한다. 종골의 가장 뒤쪽, 아래쪽 부분은 지면과 닿는 결절부tubersity(융기)가 있다. 이 결절 아래에는 부드럽고 푹신한 물질이 많이 있는데, 여기서 나오는 섬유들은 발바닥 근막의 일부가 되어 앞쪽으로 계속되어 발가락에 붙어 있는 근막의 다섯 부분으로 나뉜다. 종골의 앞쪽 끝단(전면)에는 입방골과 관절로 연결되는 매끄러운 표면이 있다.

주상골, 입방골 그리고 설상골

거골과 종골의 먼쪽 끝단은 5개의 족근골들이 있는데, 이 뼈들을 전-족근골anterior tarsals들이라고 부른다. 선박 모양의 주상골navicular은 거골의 머리와 연결되어 거주상 관절talonavicular joint을 형성하고 입방골cuboid과 종골은 종입방관절을 형성한다. 발이 지면에 닿는 닫힌-사슬 상태 및 거골이 회내되면 거골은 아래/안쪽으로 내려가지만, 주상골은 위/바깥쪽으로 움직여 발 아치를 효과적으로 평평하게 만든다. 이러한 움직임은 발을 더 유연하게 만들어주며, 다양한 지형을 더 잘 받아들일 수 있게 해준다. 거골이 회내되면 발가락을 펴는 것이 더 쉬워진다. 거골이 회외되면 반대 현상이 발생한다. 주상골이 아래/안쪽으로 움직이면서 발아치를 증가시킨다.[300] 거골의 회외는 전족부를 뻣뻣하게 만들어 더 안정되게 만들고 걸을 때 발이 땅에서 튀어 나오도록 돕는다. 발이 회외되면 발가락을 펴는 것은 매우 어렵다.

입방골은 6개의 표면(입방체처럼)과 여러 개의 접점들이 있다. 근위부에서는 종골과 결합하고 발의 외측에 있는 종방향 아치를 형성하는 데 도움을 준다. 원위부에서는 4번째와 5번째 중족골과 결합한다(원위부 관절은 발측면에서 촉진할 수 있다. 뒤꿈치와 새끼발가락 발볼 사이 가장 튀어나온 곳이다). 그리고 내측에서는 주상골과 외측 설상골에 함께 관절을 형성한다.

3개의 설상골들은 근위부에서는 주상골과, 원위부에서는 첫 3개의 중족골들과 관절을 형성한다. 설상골과 주상골은 횡 아치를 형성한다(그림 2.206c). 이 모든 관절들은 미끄럼 관절이며 가동범위가 크지 않다. 서로 가까워짐에 의해, 그리고 인대 안정화에 의해 주로 움직임이 제한된다.

발에서의 대부분의 움직임들은 우리가 이미 언급한 뼈(족근골)들 주위에서 일어난다. 보통 족근골은 거골 주위에서 하나의 구조로 움직인다. 거골하 관절에는 크게 두 가지 기능적인 부분이 있다. 이는 거종관절talocalcaneal

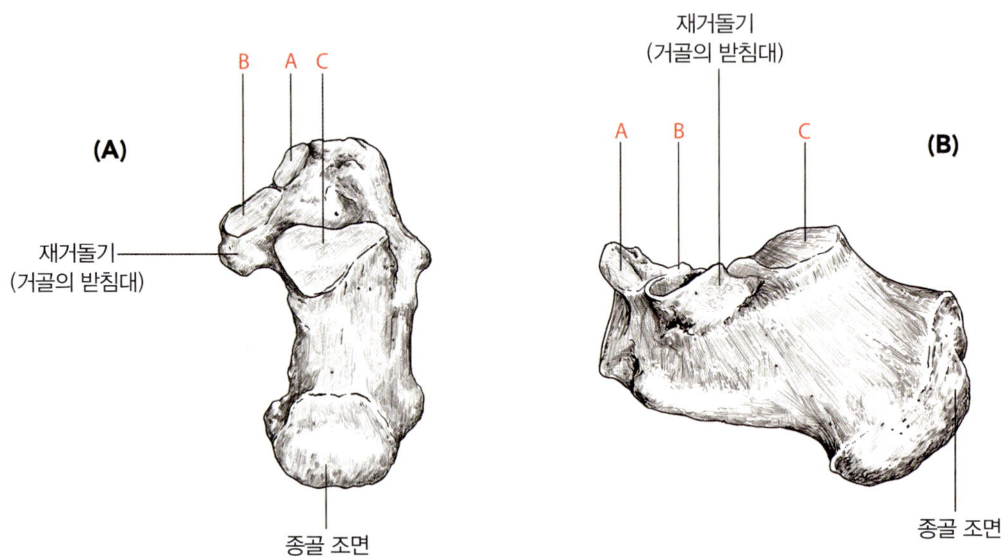

그림 2.208 종골. 오른쪽 종골의 (a) 위에서, (b) 내측에서 본 모습

과 거종주관절talocalcaneonavicular에서의 움직임이다.[301] 발에서 이보다 더 먼 곳의 움직임은 제한되지만, 일부 움직이기는 한다.[302]

다른 뼈들: 중족골과 지골

설상골들과 입방골 끝에는 5개의 중족골metatarsal들이 있다. 이 작은 크기의 긴 뼈들(경골과 대퇴골과 비슷하게 생겼지만 훨씬 짧다)은 단면이 삼각형이고 원위 쪽으로 갈수록 가늘어진다. 근위부는 네모꼴이지만, 원위부는 구형의 끝단을 가진다. 엄지발가락으로 이어지는 첫 번째 중족골은 다섯 중족골들 중 가장 짧지만 가장 두껍다. 두 번째 중족골은 보통 가장 길고 가장 단단하다. 첫 번째와 두 번째 중족골은 걷거나 달릴 때 가장 큰 힘을 견디기 때문에 가장 강하다. 각각의 중족골은 발바닥 쪽에 약간 종축 곡선을 가지고 있어서 발이 하중을 견딜 수 있도록 도와준다. 중족골은 지골과도 관절을 이루지만, 중족골 사이에도 작은 관절을 가진다. 그러나 어떤 사람들의 경우, 두 번째 중족골과 함께 관절운동을 할 수 있는 첫 번째 중족골의 관절이 없기도 하다.[303]

중족골의 원위부에는 14개의 작고 긴 뼈들이 있다. 이 뼈들을 지골phalange이라 부르고 안쪽에서 바깥쪽까지 1~5까지의 번호가 매겨져 모여 있는데, 엄지발가락을 제외하고 3개씩 줄을 지어 있다. 엄지발가락은 족무지hallux라고도 불리는데, 지골이 2개로만 구성되어 있지만, 다른 지골에 비해서 크다. 손에 있는 엄지손가락과 달리 엄지발가락은 그다지 잘 움직이는 편도 아니고, 다른 발가락들과 마주할 수도 없다. 손가락들과 달리, 발가락들은 상당히 신전(배측굴곡)할 수 있게 되어 있지만, 굴곡(족저굴곡)은 최소한으로 이루어진다. 이는 이족 보행에 있어 중요한 요소이다.

발을 전체적으로 보았을 때, 바깥쪽에서는 종골, 입방골, 4번째, 5번째 중족골, 그리고 4/5번째 지골이 측면 아치를 형성한다는 것을 발견할 수 있다. 발의 안쪽에는 종골, 거골, 주상골, 설상골 그리고 1~3번째 중족골과 지골들이 내측 아치를 형성한다(그림 2.206 참조).

어려운 내용: 거골의 활차

언뜻 생각하면 거골의 활차trochlea의 모양이 실린더처럼 반듯하게 둥글다고 생각할 수도 있지만, 사실 활차의 모양은 마치 원뿔처럼 안쪽 가장자리가 바깥쪽 가장자리보다 더 크다(그림 2.209).[304] 활차가 원뿔 모양이라는 것은 거골이 다리 아래에서 회전할 때 안쪽(큰) 가장자리에서 바깥쪽(작은) 가장자리보다 더 멀리, 더 빨리 움직인다는 것을 의미한다. 이러한 움직임의 차이는 발목을 구부릴 때 발이 안쪽이나 바깥쪽으로 움직인다거나, 발이 고정되어 있을 때 안쪽이나 바깥쪽으로 회전하게끔 만든다.

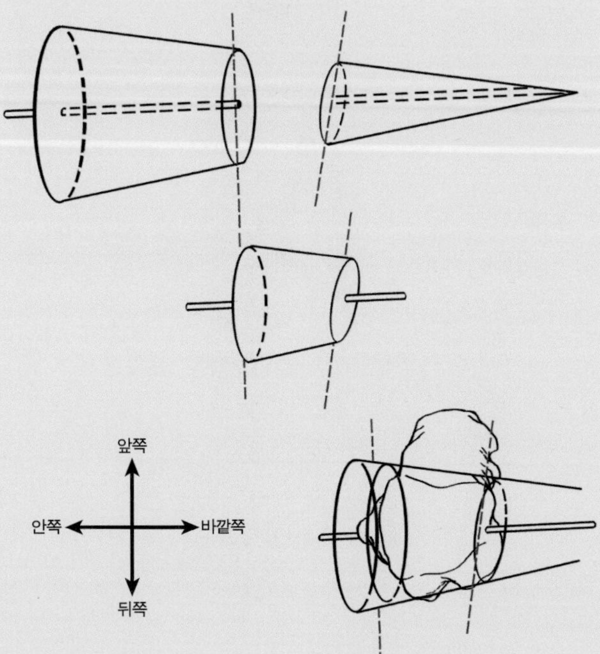

그림 2.209 활차의 표면은 원뿔 모양이다. 바깥쪽 가장자리는 안쪽 가장자리보다 작으며, 비골과의 관절부 때문에 바깥쪽 가장자리는 크기가 더 작고 더 타원형이다.

인대

발의 관절 대부분이 활주 관절이긴 하지만, 관절낭에 둘러싸여 있다. 하지만 발 관절의 섬유질 관절낭들은 얇기 때문에 인대들에 의해서 강화된다. 종종, 한 관절의 활액은 이웃한 관절에까지 연결된다. 발목 관절talocrural joint은 내측과 외측 측부인대 모두 가지고 있는데, 관절의 안정성을 만들고 지나친 움직임을 막는다. 발목의 내측 인대는 삼각측부인대deltoid collateral 또는 단순히 삼각인대deltoid ligament라고 불리고 내측(안쪽) 족내과에서 시작해 부채꼴로 퍼진다. 족내과 앞쪽으로는 주상골과 거골에, 아래쪽으로는 종골에, 뒤쪽으로는 거골의 뒤쪽으로 주행한다. 이러한 인대들은 그림 2.210에서 볼 수 있듯이 차례로, 전경거인대anterior tibiotalar ligament, 경주인대tibionavicular ligament, 경종인대tibiocalcaneal ligament, 그리고 후경거인대posterior tibiotalar ligament라고 부른다. 이 인대들은 발목의 안쪽 안정성을 제공한다. 한편, 내측 인대들의 경우, 만성적인 불안정성을 보는 것은 쉽지 않다.[305] 발목 외측에 있는 비골의 길이 때문에 빼끼리 제한(비골의 끝단과 거골 측면이 부딪힘)을 만들어, 극단적인 회내 움직임이 제한되기 때문이다. 이는 발목 내측의 안정성을 만드는 기전이 된다.

바깥쪽(외측) 발목에서는 3개의 측면 인대를 볼 수 있는데, 비골의 족외과에서 뻗어 나온다. 그림 2.211에서 볼 수 있듯이, 종비인대calcaneofibular ligament는 비골의 끝단에서 종골의 측면까지 거의 수직으로 아래로 뻗어 있다. 후거비인대posterior talofibular ligament는 비골 끝단의 뒤쪽에서 나와 거골의 뒤쪽으로 이어진다. 전거비인대anterior talofibular ligament는 비골 끝단의 앞쪽에서 거골로 이어진다. 여기에 더해, 암장부를 묶는 인대가 2개 있는데, 후경비인대posterior tibiofibular ligament는 암장부의 뒤쪽을 강화하고, 전경비인대anterior tibiofibular ligament는 앞쪽을 강화한다. 이러한 인대들은 발의 지나친 회외, 또는 내번inversion을 막는 중요한 역할을 하며, 우리가 '발목을 삘 때' 주로 손상(후거비인대가 이런 상황에서 가장 잘 손상된다)되는 인대들이다.[306] 안쪽 인대들과 달리 바깥쪽의 인대들이 손상되기 훨씬 쉬운데, 지나친 회내 움직임은 길고 더 아래쪽에 위치한 비골 끝단에 의해 제한되는 반면, 회외 움직임은 경골 끝단에 의해 제한되지 않기 때문이다.

거골과 종골 역시 인대들로 강하게 연결되어 있다(그림 2.210). 특히, 내측 거종인대medial talocalcaneal ligaments와 후거종인대posterior talocalcaneal ligaments 그리고 외측 거종인대lateral talocalcaneal ligaments와 골간거종인대interosseous talocalcaneal ligaments가 그 역할을 한다(그림2.211). 그림 2.212는 이미 언급된 몇몇 인대를 뒤쪽에서 보여준다. 그림 2.213 발바닥 쪽의 모습을 보여주는데, 종골을 입방골과 주상골에 연결하는 인대들(저측 종입방인대plantar

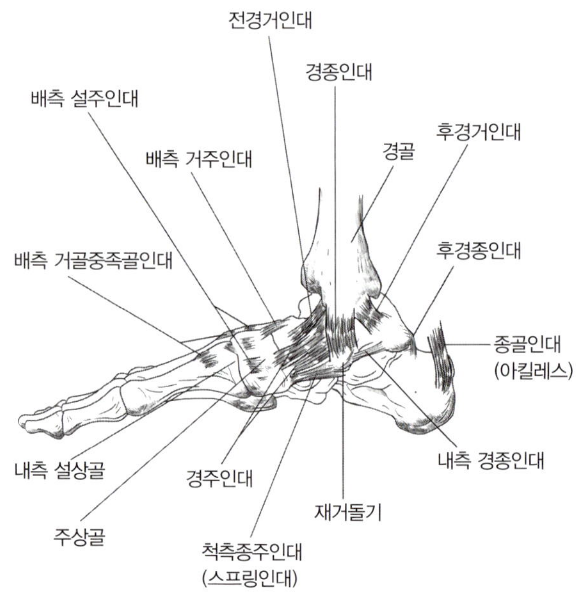

그림 2.210 발목 및 후족부(오른발)의 내측 인대

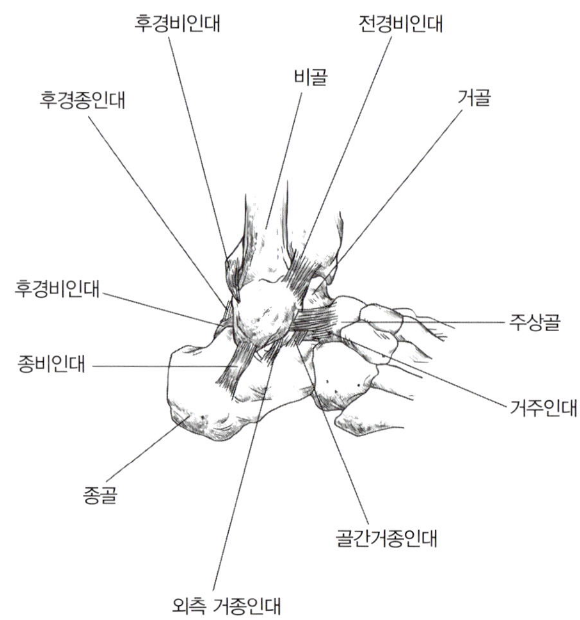

그림 2.211 발목 측면 인대

calcanealcuboid ligament와 족저 종주인대plantar calcaneonavicular ligament. 소위 '스프링인대'라고 불림) 및 주상골을 입방골에 연결하는 저측 종입방인대plantar cuboideonavicular ligament를 볼 수 있다. 거골과 종골 사이의 안정성은 대부분 뼈 표면의 형태에 기인하지만, 이러한 인대 연결도 중요한 역할을 한다. 그러나 어떤 인대가 가장 중요한 역할을 하는지는 여전히 수수께끼이다.[307] 또한 그림 2.213에서 발뒤꿈치에서 중족골까지 이어지는 긴 발바닥 인대를 볼 수 있다. 스프링 인대plantar calcaneonavicular는 매우 두껍고 넓은 띠의 섬유로, 거골의 머리 위해 '놓여' 있기 때문에 발의 안쪽 아치를 안정시키는 데 매우 중요한 역할을 한다. 앞쪽 족근골들, 중족골들과 지골들에 결합하는 무수한 다른 인대들은 이 그림에서는 보이지 않는다. 발목뼈 관절들의 안정성은 주로 뼈들과 질긴 섬유질인대 사이의 촘촘한 상호작용에서 기인하지만 족근중족 관절tarsometatarsal과 지골 관절들은 주로 인대에 의해 안정화된다.

발의 지대들

발목과 발등 주변의 이 모든 힘줄들을 다양한 지대retinaculum들이 감싸고 있다. 지대의 목적은 힘줄이 적절하게 정렬되도록 돕고, 적용된 힘의 방향을 바꾸는 도르래 역할을 하는 것이다. 이 구조물들은 실제로 분리된 완결한 실체로 존재하는 것은 아니다. 즉 해부학자들이 발목과 발등 주변에 있는 근막들을 분류시킨 개념에 가깝다.[308] 어떤 곳에서는 근막의 두께가 두꺼워져 지대의 기능을 담당하는 강한 띠를 형성하기도 하지만, 사실 분리된 근막 구조라기보다는 전체 근막의 일부라고 보는 것이 좋다. 발의 몇몇 지대들은 특정 힘줄을 제 위치에 있도록 하고 멀리 있는 근육에 의해 만들어진 힘을 재배치하는 데 필요한 도르래를 형성한다.

발의 지대는 비골근의 건들peroneal tendons(굴곡근건, 신전근건)이 '활시위처럼 됨'을 막는다. 즉 이 힘줄들이 직선으로 펴져서 그 역할을 잃는 것을 막는 것이다(활시위는 직선으로 펴져 있지만, 비골근건들은 곡선을 유지한다). 그림 2.214처럼, 비골근과 신전근지대는 위아래에 위치한다. 상비골근지대superior peroneal retinaculum는 다리의 심부 횡 근막deep transverse fascia과 연결되는데, 외측(바깥쪽) 족외과의 뒷부분에서 시작하여 종골로 내려간다. 하비골근지대inferior peroneal retinaculum는 종골 바깥에서 시작해 굴근지대flexor retinaculum와 이어진다. 굴근지대는 내측(안쪽)

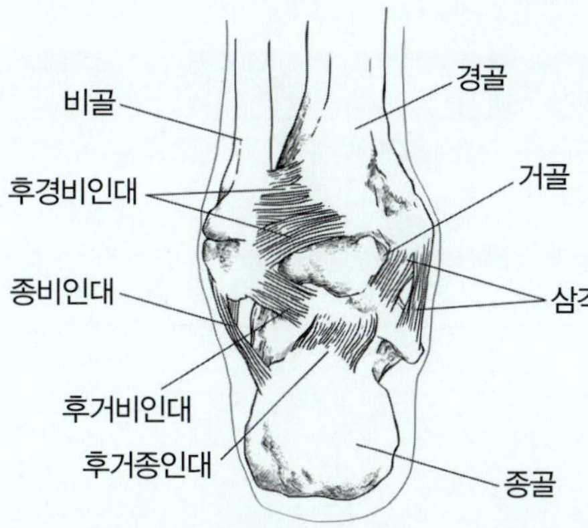

그림 2.212 뒤에서 본 발목 인대

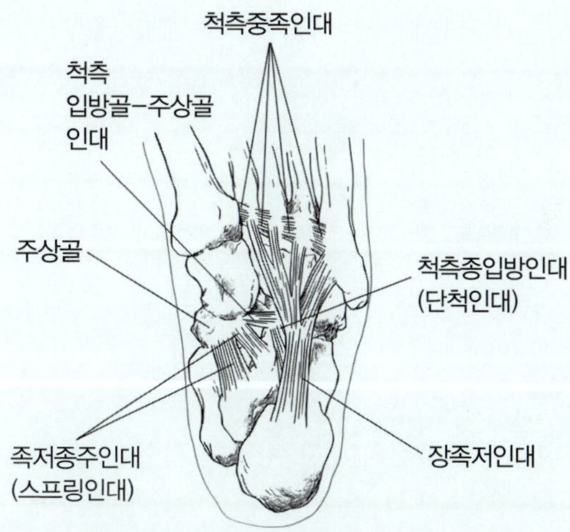

그림 2.213 발바닥에서 본 종골 인대

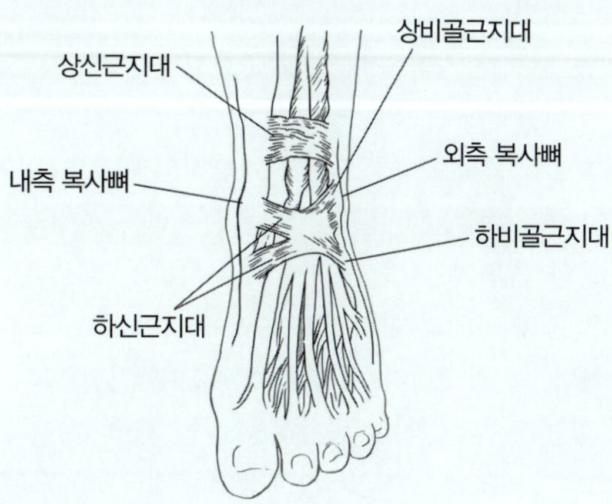

그림 2.214 발의 지대들

표 2.13 발의 지대와 아랫다리에서 지대가 인도하는 긴 힘줄들

신근지대	비골근지대	굴근지대
전경골근	장비골근	후경골근
장무지신근	단비골근	장무지굴근
장지신근		장지굴근
제3비골근		

족외과 앞에서 시작하여 발목 안쪽을 따라가고 발들에 연결되며 발바닥의 건막과 연결된다. 아랫다리의 깊은 근막의 끝과 굴근지대의 시작 사이에는 명확한 구분이 없다.[309] 신근지대는 두 개가 있다. 상신근지대superior extensor retinaculum는 비골의 앞쪽에서 경골의 앞쪽으로 이어지는 밴드이다. 이는 다리 근막 근위부의 경계가 된다. 하신근지대inferior extensor retinacula는 Y자형이다. Y의 위쪽 끝은 바깥쪽 족외과에서 시작하여 발등을 지나 안쪽 족외과로 이어지며, Y 자의 다른 끝은 주상골로 이어진다.

각 지대들은 힘줄의 그룹이 제 위치에 있도록 구속한다. 그 내용은 표 2.13에 정리되어 있다.

발의 근막

건막은 섬유질 콜라겐의 넓고 평평한 판이다. 건막은 우리 몸 다양한 장소에서 볼 수 있다. 발바닥에서 가장 유명한 건막은 족저근막plantar fascia이라고 부른다. 족저근막은 발뒤꿈치의 결절에서 발볼(중족골 머리)까지 뻗어 있는 두꺼운 근막의 띠이다. 족저근막은 3개의 주요한 띠로 구성되어 있는데, 내측, 외측, 그리고 더 넓고 단단한 중심 밴드로 구성된다(그림 2.215 참조). 종종 족저근막은 이 중심에 있는 밴드를 지칭하며, 가장 중요한 구조적, 기능적 역할을 한다. 세 밴드 모두 발가락 쪽으로 갈수록 얇아진다. 중족부에서 중심 근막은 5개의 개별적인 띠로 나뉘며, 중족골의 머리 쪽, 발의 볼들로 뻗는다.

발의 측면과 안쪽 측면에도 위치하기 때문에, 족저근막은 종축 아치의 안정성과 높이에 기여하고, 움직임에 저항한다. 즉 활시위가 활의 끝을 묶는 것처럼 발의 앞과 뒤에 있는 뼈들을 함께 묶는 것을 돕는다(여기서 장족저인대와 스프링인대 또한 기여하기 때문에 족저근막 혼자서 일하는 것이 아니다). 발의 측면과 안쪽 측면에도 위치하기 때문에, 족저근막은 종축 아치의 안정성과 높이에 기여하고, 움직임에 저항한다. 즉 활시위가 활의 끝을 묶는 것처

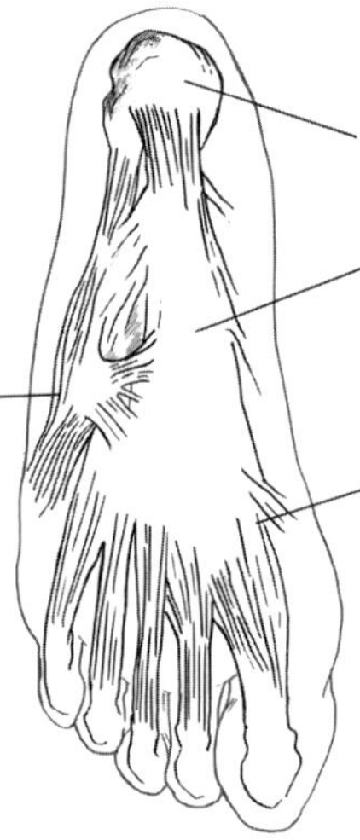

그림 2.215 족저근막

럼 발의 앞과 뒤에 있는 뼈들을 함께 묶는 것을 돕는다(여기서 장족저인대와 스프링인대 또한 기여하기 때문에 족저근막 혼자서 일하는 것이 아니다). 한 연구에 따르면, 족저근막이 없다면, 우리의 아치는 25% 더 약해질 것이라는 것을 발견했다.[310] 그러나 아치를 유지하기 위한 근막, 힘줄, 인대의 기여에도 불구하고, 뼈의 형태와 구조는 아치의 강성의 65%를 책임진다.[311] 고대 로마 건축물의 아치에서 보이는 굴곡된 돌들과 마찬가지로 뼈들의 기하학적 형태와 뼈들이 서로 만드는 압박들이 안정성의 주요 요인이다.

우리가 손상 없이 족저근막에 가할 수 있는 스트레스의 양은 ACL이 견딜 수 있는 스트레스 양과 유사하다. 족저근막의 강도-안전 계수strength-safety factor는 2.5 정도로, ACL의 2.4와 유사하다(비교를 하자면, 뼈는 6, 대부분의 힘줄들은 8 정도를 가지고 있지만, 스프링처럼 작용해야 하는 힘줄들은 2~4 정도를 가지고 있다. 이는 족저근막이 스프링처럼 작용한다는 의미이다).[312]

족저근막은 상당한 통증이 생기는 부위이기도 하다. 부상을 입은 선수들의 10~20%는 이 부위의 통증에 속하지만, 운동선수들만이 족저근막염을 앓고 있는 것은 아니다. 족저근막염은 좌식 생활을 하는 중년의 인구들에서 더 잘 일어난다.[313] 족저근막염의 원인은 무엇이며 우리가 할 수 있는 것들은 무엇이 있는지 알아보려면 '어려운 내용: 족저근막염의 원인은 무엇인가?'를 읽어보라.

우리가 보았듯이 근막은 어디에나 있으며 명확한 경계가 없다. 족저근막은 적어도 우리가 젊을 때에는 아킬레스건과 연결되어 있다(노인 발에서는 연결이 뚜렷하지 않다).[314] 족저근막은 발의 근육들과 힘줄들 사이 및 그 주위

를 흐르는 심부 중격deep septa에 영향을 준다. 이러한 연속성은 발의 바닥에 있는 근막에서 발등의 위쪽에 있는 지대까지 이어질 수 있으며, 차례로 아래쪽 다리의 하퇴근막에 이르는 위쪽으로 따라갈 수 있다.[315] 발과 하퇴의 근육들이 만드는 수축과 긴장에 의해 생성되는 움직임들은 발의 심부 근막에 영향을 미치고 동작의 범위를 향상시키거나 제한할 수 있다. 또 다른 방향에서, 족저근막의 제한과 타이트함은 햄스트링의 타이트함으로 나타날 수 있으며, 요추의 과전만과 심지어 목의 문제로도 나타날 수 있다. 이러한 상태의 긴장을 풀기 위해 주먹의 관절 부분, 테니스공 또는 더 단단한 골프공으로 족저근막을 많이 마사지해야 할 수 있다.[316]

근육과 힘줄

발은 외재근과 내재근에 의해서 움직인다. 외재근은 다리에서 발까지 이어지며 대퇴골, 경골 또는 비골에서 시작하여 발에 부착되는 긴 힘줄로 이러진다. 내재 근육은 훨씬 더 짧고 발의 내부에서 발견되며 대부분 발바닥 쪽, 말랑한 부분에 있다.

어려운 내용: 족저근막염의 원인은 무엇인가?

족저근막염Plantar fasciitis은 발뒤꿈치에 날카롭고 찌르는 듯한 통증으로 아침에 가장 심하고 근막이 부드러워지고 움직이기 시작하면 좋아지지만 오랜 시간 서 있으면 악화될 수 있다. '염itis'으로 끝나는 모든 상태는 일반적으로 염증 상태이므로 족저근막염이라는 단어는 족저근막에 염증이 있는 상태라는 뜻이다. 하지만 이러한 상태를 호소하는 사람들에게서 염증의 요인이 거의 발견되지는 않는다.[317] 족저근막염이라는 이름은 잘못 붙여진 것이다! 우리는 이 증상의 원인이 무엇인지 잘 알지 못한다. 최근까지 우리는 발을 과도하게 사용하여 발뒤꿈치 근처 근막이 두꺼워지고 콜라겐 섬유가 퇴화되며, 만성 염증이 발생한다고 믿었다.

내인성 및 외인성 요인도 족저근막염을 유발하는 것으로 여겨졌었다. 내재적 위험 요인에는 연령, 체중, 발의 특성(아치, 발뒤꿈치 패드 두께, 발목 가동 범위)이 포함된다. 외적 요인으로는 오래 서 있는 것, 딱딱한 표면에서 걷기, 신발 스타일, 갑작스러운 익숙하지 않은 운동 등이 있다. 이러한 모든 요인이 발뒤꿈치 주변 근막의 퇴화를 초래하는 것으로 생각되었다. 이 사랑스러운 이론의 문제는 이러한 퇴화 상태가 많은 사람들에게 꽤 자주 발생하는 것 같지만 그러한 사람들이 모두 족저근막염의 고통을 겪지는 않는다는 것이다! 이러한 요인들은 어떠한 증상을 일으키지 않을 수도 있으므로 그 자체로 족저근막염의 원인이 될 가능성은 낮다. 실제로, 족저근막염 환자들에게 만성 염증의 정상적인 생물학적인 지표가 확인되지 않는 것으로 보인다. 족저근막염은 염증 문제가 전혀 아닌 것 같다.

이 고통스러운 문제는 건염(염증)보다 건증(콜라겐 변성)에 더 가깝다. 실제로 일부 치료사들은 질환의 이름을 족저근막병증plantar fasciosis으로 변경하도록 권장하고 있다.[318] 하지만 이러한 내용 역시 확실한 것은 아니다. 염증이 퇴행을 시작하고 염증이 사라지고 난 뒤 퇴행 상태만 남게 되는 것일 수 있다. 오늘날 연구자들은 우리가 한때 족저근막염을 유발했다고 생각했던 요인들이 이 상태를 시작하는 요인이 아니라 악화를 시키는 요인이라고 믿는다. 근막의 반복적인 스트레스는 그 자체로 문제가 되지 않으며, 오히려 이러한 스트레스는 근막을 건강하게 유지하는 데 필수적이다.

새로운 연구에서는 고유한 근막 결손(근막에 기존에 있던 일부 역학적 결함)과 근막이 정상적인 주기적 하중을 견디지 못하게 하거나 비정상적인 스트레스 수준을 경험하게 만들 수 있는 근신경적 결손을 포함하여 족저근막염의 다른 가능한 원인을 찾고 있다. 소수의 환자들이 수술을 선택하지만(5~10%), 족저근막염의 대부분은 보존적 치료 후 6~18개월 이내에 저절로 해결된다.[319]

외재근 근육: 다리 뒤쪽

다리에서 발까지 이어지는 외재근을 잘 기억하기 위해서, 4개의 위치(후방, 측면, 전방 및 심부) 각각에 있는 3개의 근육 그룹을 생각하는 것이 유용하다. 다리의 뒤쪽(뒤쪽)에는 발목을 족저굴곡시키는 3개의 근육이 있다. 이 근육들은 그림 2.216에 표시된 비복근gastrocnemius, 가자미근soleus 및 족저근plantaris이다(Gastroc은 그리스어에서 복부를 의미하고 kneme은 다리를 의미하므로 비복근은 다리의 복부라는 뜻이다. Soleus는 라틴어로 평평하고 둥근 생선인 가자미를 의미한다). 비복근과 가자미근은 하나의 힘줄로 합쳐져 종골에 붙는다. 이 힘줄은 종골건calcaneal tendon 또는 더 잘 알려진 명칭으로는 아킬레스건이라고 부른다. '비복근'은 종아리 뒤쪽의 돌출된 돌출부로 인해 가장 유명한 종아리 근육이다. 그러나 종아리 근육의 부피를 차지하는 대부분은 가자미근이다. 비복근은 가자미근에 비해 상당히 얇다.

비복근과 가자미근은 3개의 '머리' 또는 기시점을 가지고 있기 때문에 종종 하퇴 삼두근이라고 불린다. 비복근은 대퇴골의 후방(뒤)의 근위(위쪽) 관절구condyle에 2개의 머리가 있다. 이 부착부를 보면 비복근이 발목을 족저굴곡하거나 무릎을 구부리거나, 또는 둘 다 할 수 있음을 의미한다. 또한 무릎의 신전 또는 발목의 배측굴곡 또는 두 움직임에 약간의 저항을 할 수 있다(하지만 발이 지면에 고정된, 닫힌-사슬 상태에서 햄스트링과 동시에 작용하는 비복근이 실제로 무릎을 신전시키고 펴는 역할을 할 수 있다! 그렇다면 햄스트링과 비복근은 무릎의 굴곡근인가, 신근인가? 상황에 따라 둘 중 하나가 될 수 있다). 무릎이 구부러진 상태에서 발목이 배측굴곡하면 비복근이 많이 늘어나지 않는다. 깊게 하는 런지에서 무릎이 발을 충분히 지나갈 때 앞쪽 다리의 종아리 뒤쪽에서, 혹은 딥 스쿼트를 할 때 느낄 수 있는 늘어나는 감각은 아마도 아킬레스건을 긴장시키는 가자미근의 저항 때문일 것이다. 그러나 다운 독(아도무카스바나아사나Adhomukhasvanasana)에서와 같이 무릎이 신전된 상태에서의 종아리의 신전은 아마도 비복근으로 인한 것일 수 있다. 왜냐하면 이 경우에서 발목 관절(배측굴곡)과 무릎(무릎 신전) 모두에 근육들이 늘어나기 때문이다.

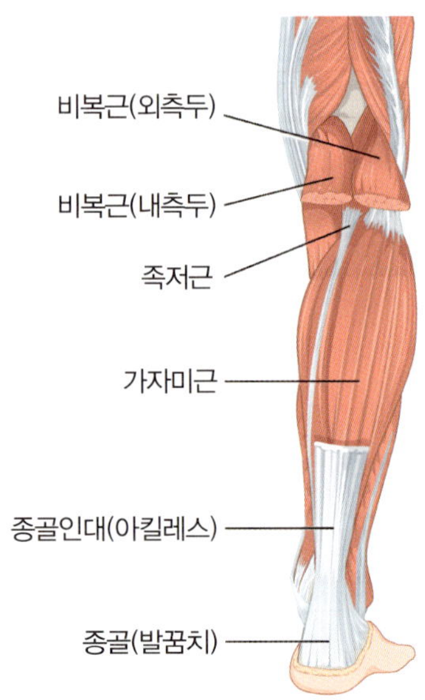

그림 2.216 족저굴곡근(후방)

가자미근은 경골의 근위부, 후방(위쪽, 뒤쪽)에서 시작한다. 가자미근은 비복근 아래에 있으므로 더 유명한 이 형제에 의해 약간 숨겨져 있지만 우리는 이 근육을 느낄 수 있다. 발목을 배측굴곡할 때 가자미근은 종아리 옆으로 납작해지고 비복근보다 약간 낮아진다. 때때로 가자미근은 보행 시 수축하여 하체에서 심장으로 혈액을 펌핑하는 데 도움이 되기 때문에 '두 번째 심장'이라는 별칭으로 불린다.[320]

이 '다리 뒤쪽' 근육 그룹의 세 번째 구성원은 족저근이지만 약 12%의 사람들이 족저근을 갖고 있지 않다![321] 일부 해부학자들은 족저근을 흔적 근육으로 간주한다. 족저근은 한때 우리의 파충류 조상에게 중요했지만 오늘날에는 그다지 필요하지 않다.[322] 이 근육은 외측, 후대퇴과의 내측에서 시작하고 매우 작은 근복을 가지고 있고, 힘줄은 종골의 내측으로 이어진다. 비복근과 마찬가지로 무릎을 구부리거나 발목을 족저굴곡하는 데 도움이 될 수 있지만 두 경우 모두 그 기여는 미미하다.

측면 다리 근육

Peroneus라는 용어는 브로치 또는 버클의 핀에 대한 그리스어에서 유래하였는데, 이는 종아리근육peroneal muscle들과 유사한 부분이 있다. 종아리근육은 비골근fibularis이라고도 불리는데, 종아리 근육이 비골을 따라 내려오기 때문이다. 그림 2.217과 같이 비골근은 2개가 있다. 하나는 더 길고 하나는 더 짧은 근육이다. 장비골peroneus longus은 비골의 근위부 골두에서 시작하여 외측 복사뼈lateral malleolus 아래, 다섯 번째 중족골의 결절 아래, 발의 바닥 아치를 따라 첫 번째 중족골두까지 가는 길고 가느다란 힘줄을 가지고 있다. 장비골근의 더 짧은 형제인 단비골peroneus brevis은 비골의 중간쯤에서 시작하며, 역시 외측

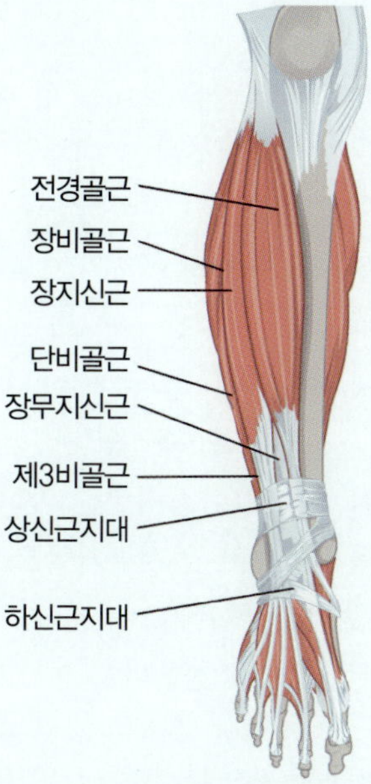

그림 2.217 측면 족저굴곡근과 전면 신전근

복사뼈 아래로 지나가며 다섯 번째 중족골 결절에 부착된다. 두 근육 모두 발을 외번시키는 역할을 하고(발바닥을 바깥쪽으로 돌림) 발목의 족저굴곡을 돕는다. 대부분의 사람들에게는 제3종골근(peroneus tertius, fibularis tertius 이라고도 함)이라는 세 번째 비골 근육이 있다. 이 근육은 다섯 번째 중족골(작은 발가락의 기저부)의 등쪽(등 또는 위쪽)에 말단으로 부착된다. 대부분의 연구에서는 인구의 약 90%에서 이 근육이 존재한다고 말하지만 일부 연구에서는 전체 인구의 약 50%에서만 발생한다고 밝히고 있다. 시대와 민족에 따라 다른 것으로 보인다. 여성보다 남성에게서 조금 더 많이 발견되는 것으로 여겨진다.[323] 비록 강한 근육은 아니지만, 다른 비골근들과 마찬가지로 외번을 보조하고, 다른 비골근들과 달리 앞쪽에 있는 근육들과 같이 발목의 배측굴곡에도 도움을 준다.

앞쪽 다리 근육

비골근과 경골 사이에는 발목과 발가락의 신전근들이 배치되어 있다. 그림 2.217과 같이 전경골근, 장지신근 그리고 장무지신근, 이 세 근육들을 찾을 수 있다. 전경골근은 정강이뼈 바깥쪽을 따라 만지면 쉽게 찾을 수 있다. 발을 배측굴곡하면 이 근육이 짧아지고 부풀기 때문에 쉽게 찾을 수 있을 것이다. 이 근육은 앞쪽, 외측 경골과두에서 시작하여 내측 설상골과 첫 번째 중족골로 이어진다. 장지신근extensor digitorum longus은 쉽게 촉지되지 않는 근육이다. 전경골근 바로 옆에 있으므로 이 부위를 따라 만져보고 발등의 뼈 위를 촉진하거나, 특히 발가락들을 신전할 때 4개의 힘줄을 쉽게 느낄 수 있을 것이다. 각 힘줄은 말단 지골(엄지발가락 제외)로 이어진다. 이 그룹에서 세 번째 근육인 장무지신근extensor hallucis longus은 신근지대 아래를 지나고 엄지발가락을 움직이는 근육이다.

이 근육들의 이름을 통해 어떤 작용을 하는지 유추할 수 있다. '신근extensor'이란 이 근육이 발가락digits 또는 엄지발가락hallux을 신전(또는 배측굴곡)시키는 근육이란 것을 알려준다. 그리고 '장'longus이란 이 근육들의 길이가 길다는 것을 의미한다. 신근들은 발가락을 신전시킬 뿐만 아니라 발목을 배측굴곡시키는 데 도움을 준다. 장지신근은 발을 외번evert시키는 데도 도움을 주며, 장무지신근은 내번invert하는 데에도 영향을 준다.

깊은 다리 근육

다리 근육 그룹 중 마지막은 발목과 발가락의 심부 굴근들이다. 후경골근, 장지굴근 및 장무지굴근. 이름이 우리가 방금 본 신근과 매우 유사하지만 이 근육은 더 깊은 부위에 있어 촉지하는 것이 거의 불가능하며, 물론 신근과는 발가락과 발을 반대 방향으로 움직인다(굴곡시킨다). 그림 2.218에서 볼 수 있듯이 이 세 근육들은 정강이뼈 뒤, 비복근과 가자미근보다 깊은 곳에 위치한다. 힘줄들은 외측 근육들의 힘줄 반대편인 내측 경로를 따른다. 내

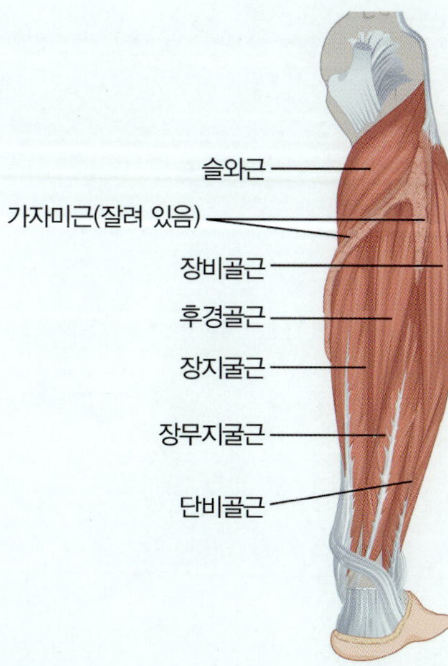

그림 2.218 경골 뒤쪽에 위치한 심부 굴곡근, 후경골근, 장지굴근과 장무지굴근.

측 족외과와 굴근지대flexor retinaculum 아래를 통과한다. 후경골근tibialis posterior은 5개의 전방 족근골들의 바닥을 지나 2~5번째 중족골로 이어진다. 장지굴근flexor digitorum longus은 두 번째에서 다섯 번째 발가락과 그 말단 지골까지 이어지는 반면, 장무지굴근flexor hallucis longus은 엄지발가락의 말단 지골까지 이어진다. 이 두 근육은 또한 내번하는 데 도움을 주며 약간의 발목 족저굴곡에도 영향을 미친다.

근육은 수축하여 움직임을 시작하거나, 움직임을 돕거나, 저항하고 움직임을 제어하는 데 도움을 줄 수 있다. 어떤 근육도 단독으로 작용하지 않는다는 것을 기억하라. 이것은 발에서도 마찬가지이다. 예를 들어 장비골근과 후경골근은 종종 함께 작용하여 중간 발바닥 아래에서 끈이나 슬링을 형성하여(그림 2.222 참조), 특히 발가락으로 서 있을 때 발의 아치를 유지하는 데 도움을 준다. 이러한 공동 수축은 안정성을 제공하며, 이는 우리가 이 위치에서 균형을 유지하려고 할 때 매우 중요하다.

발의 내재근

지금까지 다양한 뼈에 힘줄을 보내는 발 바깥쪽의 근육에 대해 설명하였다. 발의 내부에는 내재근이라고 하는 더 작고 짧은 근육들이 많이 있다. 이러한 근육들은 발등 쪽(발의 위쪽)과 발바닥 쪽(발의 아래쪽)으로 나누어 설명할 수 있다.

그림 2.219a와 같이 발의 바로 위에는 단지신근extensor digitorum brevis이 있다. 종골의 전면, 상단, 측면(전외측)에서 시작하여 2~4개의 장지신근과 힘줄로 연결된다. 여기서 하나는 독립적으로 엄지발가락으로 이어진다. 이러한 근육은 장무지신근이라고 부른다.[324] 단지신근들은 1~4 발가락의 배측굴곡을 돕는다.

발바닥의 근육들

발의 해부학에 관한 많은 책은 발바닥의 내재근들을 4개의 발바닥 층과 1개의 등쪽 층을 형성하는 것으로 설명하는 데, 이는 근육들을 해부학적으로 절개하면 노출되는 순서를 반영한 것이다. 이러한 방법은 이 근육들을 이해하기 위한 기능적인 접근 방법은 아니지만 유용한 측면

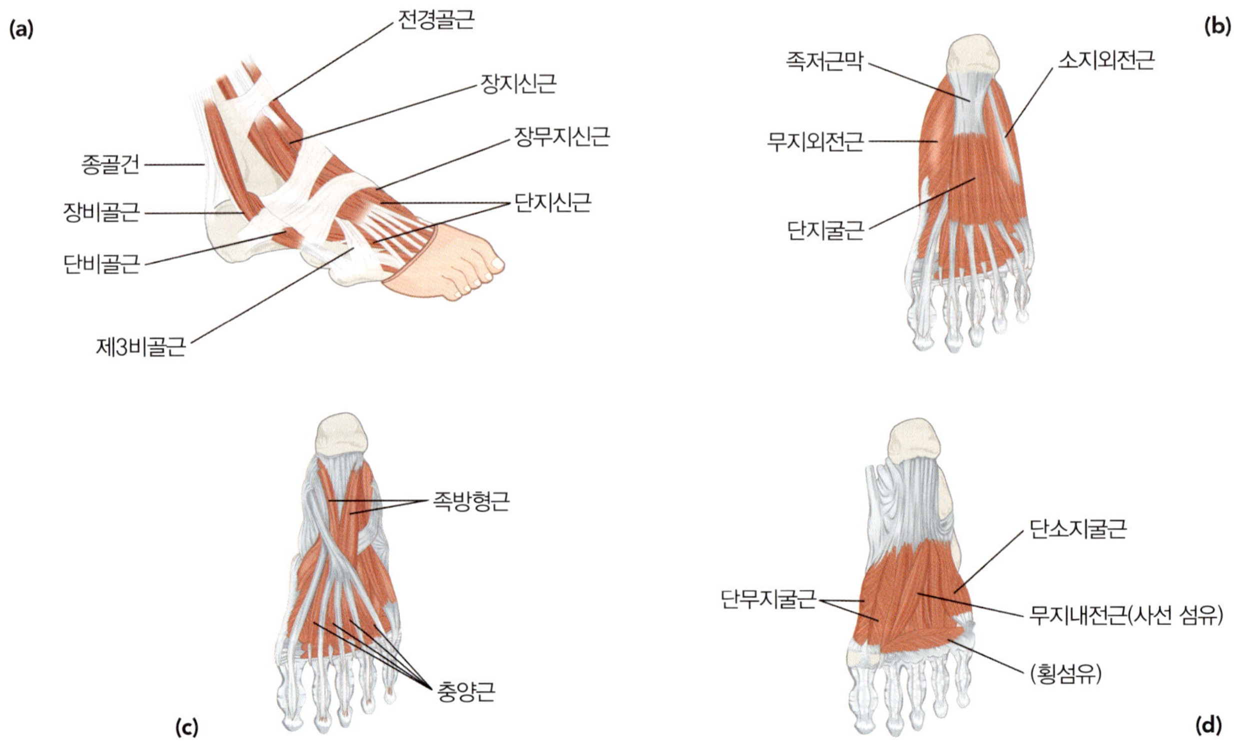

그림 2.219 발의 내재근들. 발등 쪽의 근육들(a)은 일반적으로 발가락들을 신전시키는 반면, 발바닥 쪽 근육들(b,c,d)은 굴곡시킨다.

이 있다. 측면(발가락 또는 'digits'과 관련됨), 내측(엄지발가락 또는 'hallux'과 관련됨) 및 중심과 같은 위치 그룹에서 근육을 보는 것이 많은 도움이 된다. 이 접근 방식을 사용하여 발바닥을 층으로 나눠, 10개의 근육을 살펴볼 수 있다.[325] (한편, 위에서 언급한 숫자는 고정된 것이 아니다. 어떤 사람들은 이 근육 중 일부가 부족하고 다른 사람들은 몇 가지 추가 근육이 있을 수 있기 때문이다. 또한 해부학 교재마다 편의성에 따라 숫자를 늘리거나 줄이는 명명 규칙을 사용하기도 한다.)

첫 번째 층

이는 발바닥에서 가장 표면에 있는 층이며, 그림 2.219b와 같이 무지외전근abductor hallucis, 소지외전근abductor digiti minimi 및 단지굴근flexor digitorum brevis을 포함한다. 무지외전근은 이름에서 알 수 있듯 엄지발가락을 외전한다. 종골과 족저근막의 내측에서 시작하여 엄지발가락의 근위 지골 내측에서 끝난다. 소지외전근은 이름에서 알 수 있듯이 새끼발가락을 외전한다. 종골과 족저근막의 측면에서 발생하여 새끼발가락의 근위 지골 측면에서 끝난다. 우리가 신발을 신으면 외전근들의 기능이 약화되거나 완전히 상실된다. 그러나 요가 수업에서 우리는 모든 서 있는 자세에서 발가락을 벌리는 법을 배움으로써 잃어버린 이 능력을 회복할 수 있다.

우리가 발가락의 외전 또는 내전을 말할 때 다른 신체 부위처럼 몸 중심선을 기준면으로 사용하지 않는다. 발의 경우 두 번째 발가락을 기준으로 사용한다. 외전은 엄지발가락이 두 번째 발가락에서 멀어지는 움직임이고 내전은 엄지발가락을 향하는 움직임이다. 마찬가지로 다른 발가락 3, 4, 5(새끼발가락)들도 두 번째 발가락에서 멀어지면 외전이라고 하고, 가까워지면 내전이라고 부른다. 당연히 두 번째 발가락은 외전이나 내전을 할 수 없다. 왜냐하면 그 자체에서 멀어질 수 없기 때문이다.

단지굴근(장지굴근의 짧은 버전)은 엄지발가락을 제외한 모든 발가락들을 구부린다. 이 근육들은 종골에서 2~5번 발가락의 중간 지골까지 이어진다.

두 번째 층

첫 번째 층보다 더 깊은 곳에는 부속지굴근flexor digitorum accessories과 4개의 충양근lumbrical으로 구성된 두 번째 내재근 그룹이 있다. 이 부속근육들은 장지굴근과 장무지굴근이 발가락을 구부리는 데 도움을 준다. 이 근육들은 족저방형근quadratus plantae로도 불린다. 그림 2.219c에서 볼 수 있듯이, 족저방형근은 종골에서 나오는 2개의 머리를 가지고 있으며 장지굴근에서 끝나 실제로는 장지굴근이 된다(이러한 이유에서 부속근육이라고 부른다). 이렇게 되면 족저방형근이 (엄지발가락을 제외한) 네 발가락 각각의 축과 더 일직선이 되도록 장지굴근의 당기는 방향을 바꿀 수 있다. 흥미롭게도 이 근육은 인구의 약 2%에서 없는 반면 최대 20%의 사람들은 근육의 두 머리 중 하나가 없어 발이 작동하는 방식에 영향을 미칠 수 있다.[326]

충양근은 또한 장지굴근을 보조하므로 부속근육으로도 간주될 수 있다(벌레와 같은 모양 때문에 충양근으로 불린다. lumbric은 라틴어로 지렁이를 의미). 충양근은 장지굴근의 힘줄에서 발생하고 장지신근 힘줄의 등쪽에서 끝난다. 이 근육은 힘줄과 힘줄 사이에 위치한다! 또한 근위지골의 기저부에 부착되어 지절간관절에서 두 번째에서 다섯 번째 발가락을 신전할 수 있지만 중족지절 관절에서 2~5 근위 지골을 구부릴 수 있다. 이 근육은 우리가 지면을 밀어낼 때 지절간관절의 족저굴곡을 돕는다.

세 번째 층

그림 2.219d에 표시된 이 층에는 엄지발가락과 새끼발가락을 보조하는 짧은 근육들이 있다. 단무지굴근flexor hallucis brevis, 무지내전근adductor hallucis(가로 갈래와 사선 갈래가 있다) 그리고 단소지굴근flexor digiti minimi brevis. 단무지굴근은 이름에서 알 수 있듯이 입방골과 외측 설상골에서 엄지발가락의 근위 지골 양쪽으로 이어지는 짧은 근육이다. 엄지발가락 지골에 2개의 부착부가 있으며 이 두 힘줄 내에 종자골이 위치한다. 종자골은 근육의 지렛대 역할을 하여 근육이 당기는 힘을 증가시키고 압력을 흡수 및 분산하는 데 도움이 되며 힘줄이 뼈 위로 미끄러질 때 마찰을 줄일 수 있는 지렛대를 제공한다.

무지내전근에는 2개의 머리가 있다. 하나는 2~4 중족골의 기저부에서 발생하고 다른 하나는 족저인대에서 나와 세 번째에서 다섯 번째 중족지절관절을 가로질러, 엄지발가락의 근위 지골의 측면으로 이어진다. 이 근육은 엄지발가락을 내전하지만 발의 가로 아치를 유지하는 데 도움을 주며 엄지발가락을 굽히는 데 약간의 영향을 미친다. 이 근육이 잘 작동하지 않으면(예: 너무 타이트하면) 엄지발가락이 두 번째 발가락과 겹치고 첫 번째 중족골이 내측으로 크게 외전되는 무지외반증hallux valgus이라는 상태가 될 수 있다.

단소지굴근은 새끼발가락을 족저굴곡시킨다. 다섯 번째 중족골의 기저부에서 발생하고 다섯 번째 근위 지골의 기저부까지 이어진다.

발등 층

발의 등쪽(위쪽)에서는 많은 근육들을 만져볼 수 없지만, 여기에는 골간근interossei과 단지신근이 위치한다. 골간근에는 2개의 층이 있다. 발등에는 중족골(2~5)과 근위지골에서 보이는 4개의 근육, 발바닥에는 지골 3~5의 3개 근육들이 있다. 이 근육들은 보행의 밀어내기 단계에서 중요한 근위지골의 족저굴곡을 돕는다. 그림 2.220과 같이 원위중족골에 붙어 있기 때문에 발의 형태를 유지하고 횡아치를 지지하는 데 도움을 준다. 등쪽 골간극은 발가락 3과 4를 벌리는 데 도움을 주며(외전), 족저골간극은 발가락 3~5를 내전할 수 있다.[327]

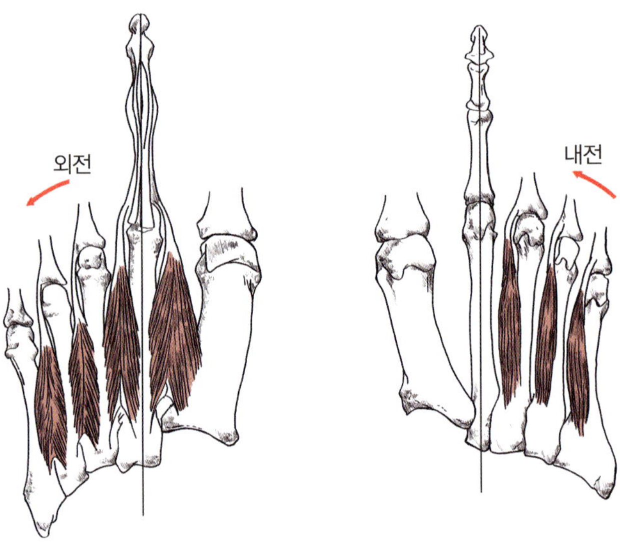

그림 2.220 왼발의 골간극. (a) 위에서 본 등쪽 골간근, (b) 아래에서 본 바닥쪽 골간근.

변이의 종류와 범위

경골의 변이

경골의 말단부는 거골과 연결된다. 그림 2.221에 표시된 이 끝을 경골천정tibial plafond이라고 한다. 플라퐁plafond은 프랑스어로 천정을 뜻하는 말로 이 부위는 발목 관절의 천정이다. 발목 암장부의 경골 부분이라고 부를 수도 있다.

경골 천정의 앞쪽 넓이는 성별 및 성별 내에서 다양하다. 방사선 촬영을 사용한 이탈리아와 프랑스 인구에

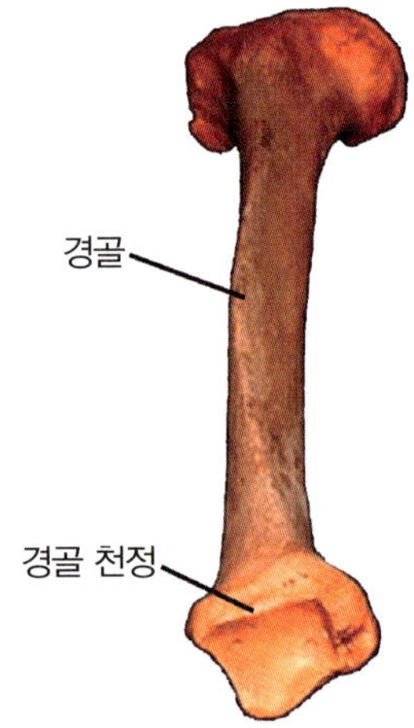

그림 2.221 경골 천정은 거골 꼭대기에 있는 경골의 말단부이다.

대한 연구에 따르면 남성의 평균 넓이는 34.5mm이고 표준편차(SD)는 2.3mm였다. 여성의 평균 넓이는 30.8mm이고 표준편차 SD는 3.0mm였다.[331] 그러나 케냐 나이로비에 있는 박물관에서 발견한 뼈에 대한 또 다른 연구에서는 넓이가 상당히 좁고 성별에 따라 상당한 편차가 있음을 발견했다.[332] 다시 말하지만, 요점은 경골 판의 실제 평균 넓이가 얼마인지 결정하는 것이 아니라 이 넓이가 매우 다양하다는 점을 지적하는 것이다. 프랑스와 이탈리아 연구에서 남성의 넓이는 조사 대상 인구의 95%에 대해 ~30에서 ~39mm까지 다양했다. 여성의 경우 두 SD 범위는 25~37mm였다. 넓이가 작을수록 일반적으로 배측굴곡 범위가 더 작기 때문에 이러한 변이는 중요하다.[333]

다리의 또 다른 중요한 변이는 경험축empirical axis을 형성하는 경골과 비골의 말단부의 정렬이다. 축은 내측에서 외측으로 아래쪽과 뒤쪽으로 두 방향으로 기울어져 있다. 그림 2.223은 수평면에서 평균 10° 아래인 정면(관상) 평면에서 경험축의 각도를 보여준다. 그러나 한 SD는 4°이므로 인구의 95%에 대한 경험축에 대한 수평으로부터의 변이 정도에 대한 값의 범위는 2~18°이다.[334] 경골 회전으로 인해 경험축은 수평(횡단면)상, 14~45° 사이로 외회전되어 있고 평균은 30°이다.

거골의 변이

거골의 정렬은 신체 움직임 3평면 중 어느 것과도 일치하지 않는다. 대신, 발의 1번 라인 또는 발 안쪽의 선을 따른다(발 내측, 또는 엄지발가락 라인). 거골은 그림 2.224a

어려운 내용: 발의 아치 지지

뼈의 모양이 아치의 곡선을 결정하고 뼈들 사이의 일치성이 아치 안정성의 65%를 차지하지만[328] 인대와 근육 힘줄도 안정성에 중요한 기여를 한다. 장무지굴근은 내측 아치의 주요 활시위 역할을 하는 힘줄로, 거골의 뒤에 있는 홈과 종골의 재거돌기sustentaculum tali 아래에서 작동하여 효과적으로 내측 아치를 들어올리고 지지한다. 장비골근, 후경골근 그리고 무지외전근도 내측 아치를 지지한다. 단비골근과 장비골근은 주로 외측 아치를 지지하는 데 관여한다. 이 근육들의 작용은 우리가 발끝으로 서 있을 때 측면 균형을 유지하는 데 매우 중요하다. 횡 아치의 근육 지지는 무지내전근, 장비골근, 후경골근 및 골간근들이 제공한다.

특히 후경골근과 장비골근은 모든 아치(3개)를 지지하는 데 도움을 준다.[329] 그림 2.222에서 볼 수 있듯이 각 힘줄들은 발의 반대쪽에서 나와 '슬링'을 형성한다. 이 두 근육은 아치를 유지하는 데 도움이 되지만, 이러한 도움은 특정 상황에서만 발생한다. 발에 무게가 실리지 않는 열린 사슬 위치에서 후경골근이 작동하면 전족부를 회외(내번, 족저굴곡 및 내전)시킨다. 그러나 닫힌 사슬, 체중 부하 위치에서 발은 쉽게 움직이지 않는다. 발이 땅에 단단히 고정된 상태로 엄지발가락의 볼과 안쪽 뒤꿈치가 땅을 단단히 누르는 상태에서 후경골근이 작용하면 아치가 더 높아진다. 우리는 안쪽 발목을 바닥에서 멀리 굴리고 엄지발가락을 통해 아래로 뿌리를 내려, 후경골근을 강화하고 이 근육의 아치 보존 능력을 강화함으로써 이러한 회외 습관을 만들 수 있다. 두 다리 사이의 간격이 넓고 몸을 앞으로 접은 프라사리타파도타나아사나(그림 2.235b 참조)에서 자주 발생하는 것처럼 발이 지나치게 회내되어 있다고 느낄 때마다 이 작업을 수행할 수 있다.

다른 주요 아치 지지대는 장비골근peroneus longus이다. 후경골근은 발의 내측을 감싸는 반면, 장비골근은 외측에서 아치에 접근한다. 장비골근은 열린 사슬로 체중을 지지하지 않는 자세에서는 전복부를 외전, 족저굴곡 그리고 외전시키지만, 닫힌 사슬로 묶인 자세에서는 발이 단단히 고정되어 측면 및 횡 아치를 들어올린다. 장비골근과 후경골근이 함께 등자처럼 작용하여 아치를 당겨 발을 안정시킨다. 이러한 근육 활동을 강화하는 요가 연습은 건강한 아치를 유지하는 데 도움이 될 수 있다.

2014[330]의 연구에 따르면 3개의 발의 내재근들도 체중 부하 조건에서 아치를 지지하는 데 중요하고 적극적인 역할을 한다는 것이 밝혀졌다. 이 근육들은 종방향 아치의 편평화에 반응할 뿐만 아니라 변형에 저항하고 리바운드에 기여할 만큼 충분히 강하다. 실제로 아치에 가해지는 하중이 클수록 이러한 내재근들이 더 활성화된다. 사실 이 근육들은 족저근막이 스스로 견딜 수 있는 한계에 다다랐을 때만 활성화되는 것 같다.

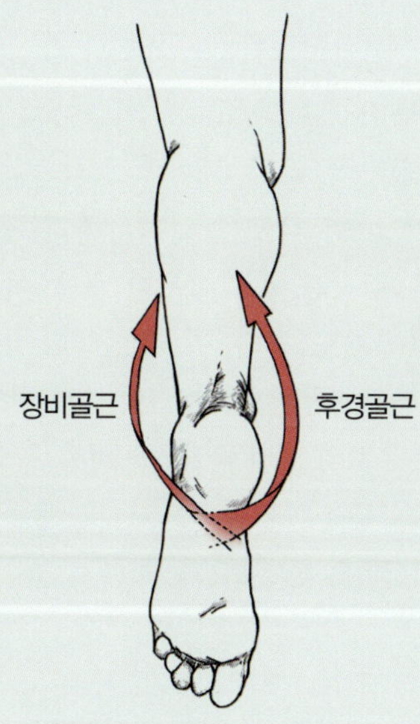

그림 2.222 발의 슬링

표 2.14 외재근과 내재근 정리(M=주동근, A=부속근)

외재근	배측 굴곡	족저 굴곡	회내근 (외번)	회외근 (내번)	발가락 신전근	발가락 굴곡근
비복근		M				
족저근		A				
가자미근		M				
단비골근		M	M			
장비골근		M	M			
제3비골근	A		M			
전경골근	M			M		
장지신근	M		M		M	
장무지신근	M			A	M	
후경골근		M		M		
장지굴근		M		A		M
장무지굴근		M		A		M

내재근	발가락 신전근	발가락 굴곡근	발가락 외전근	발가락 내전근
무지외전근		M	M	
소지외전근		M	M	
단지굴근		M		
부속지굴근(굴근)		M		
충양근	M	M		
족방형근		M		
단무지굴근		M		
단소지굴근		M		
무지내전근		M		M
단지신근	M			
골간근(배측)	M		A	
골간근(저측)		M		A

와 같이 수평보다 아래로 기울어져 있고, 종축은 수평면에 대해 약 30° 아래쪽으로 기울어져 있다. 거골의 목과 두 번째 발가락 라인 사이의 평균 각도는 30°이다(그림 2.224b 참조). 이 각도는 나이가 어릴수록 커져서 어린아이의 경우 40~50°에 가까우며, 종종 아이들의 발은 더 내번되어 보이기도 하다.[335] (거골 목의 방향과 거골하 관절의 방향과 혼동되어서는 안 된다. 이 또한 상당히 변이도가 크며, 발의 회내 및 회외 범위에 영향을 미칠 수 있다.[336] 이와 같은 거골하 관절의 특성은 거골뿐만 아니라 종골을 포함하므로 종골의 변이를 살펴볼 때 논의할 것이다.)

요가 수련생들과 강사들에게 큰 관심을 끌 만한 것은 거골 꼭대기에 있는 활차의 사다리꼴 모양이 뒤쪽보다 앞쪽이 더 넓다는 사실이다. 이는 발목이 배측굴곡될 때 거골이 결국 경골과 비골의 암장부에 끼워진다는 것을 의미한다. 따라서 배측굴곡에 대한 우리의 궁극적인 한계는 거골 활차의 모양에 의해 결정된다! 이는 발목이 '잠기는' 위치, 또는 단단해지는 위치이다(거골을 암장부에 지나치게 깊고, 지나치게 빠르게 삽입하려고 하면 경골과 비골을 연결하는 인대가 염좌되거나 파열될 수 있다). 반대로, 발목을 족저굴곡할 때는 활차의 좁은 부분(후부)이 암장부와의 접

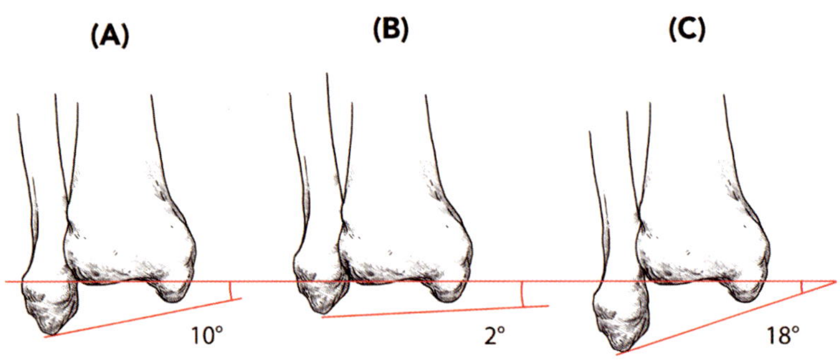

그림 2.223 발목의 기울기. 발목의 경험선은 (a)와 같이 수평면에 대해 10°의 각도를 형성한다. 그러나 이는 평균적인 수치일 뿐이다. 인구의 95%에 대한 이 각도에 대한 수평 아래의 변이 범위는 2°(b)에서 18°(c)이다.

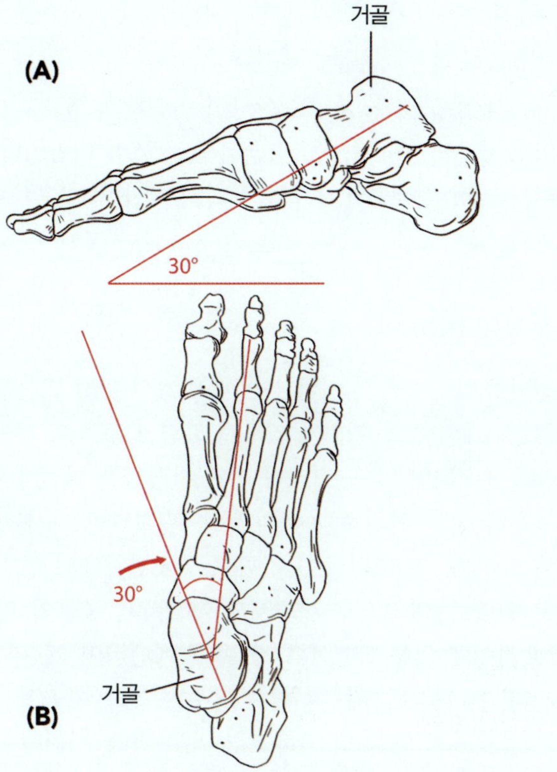

그림 2.224 거골의 축은 (a) 수평 아래에 있고 (b) 내측으로 뻗어 있다.

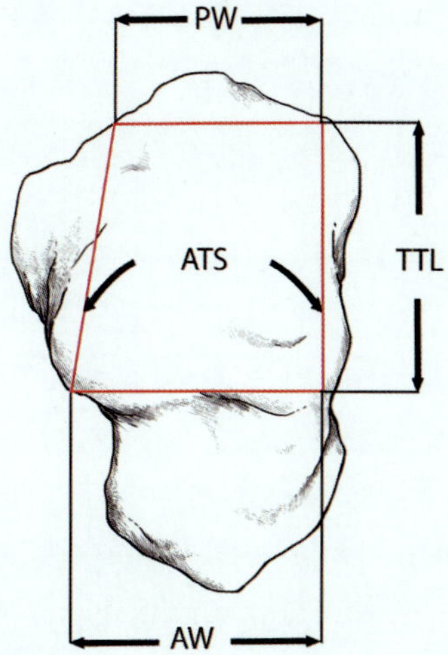

그림 2.225 거골활차trochlea tali의 사다리꼴 형태(빨간색으로 표시): PW=후방 너비posterior width, AW=전방 너비anterior width, TTL=활차 길이trochlea tali length, ATS=사다리꼴 모양의 각도angles of the trapezoid shape

촉이 적어진다. 따라서 발목은 족저굴곡에서 덜 안정적이다. 이러한 안정성 부족은 대부분의 발목 염좌가 발목이 족저굴곡될 때 발생하는 이유 중 하나이며, 하이힐을 신는 것이 힐을 신지 않는 것보다 더 위험한 이유는 하이힐에서 발이 지속적으로 족저굴곡되어 발목이 덜 안정적이기 때문이다.

당연히 거골의 활차 사다리꼴의 모양은 매우 다양하다. 어떤 사람들은 사다리꼴의 말단부가 더 넓어 배측굴곡 범위가 더 제한적일 가능성이 더 크다. 암장부의 넓이도 배측굴곡을 제한하는 역할을 하며 이 역시 변이성이 있다. 물론, 운동 범위는 방금 논의한 것처럼 경골 말단의 모양에 의해서도 영향을 받는다. 따라서 거골과 경골의 독특한 모양은 발목의 가동범위에 영향을 미친다.

그림 2.225는 활차의 주요 매개변수인 길이, 후방 폭, 전방 폭 및 사다리꼴 각도를 보여준다.[337] 전방 폭은 여성의 경우 28mm(1SD=1.7mm)에서 남성의 경우 32mm(1SD=2.4mm)까지 다양하다. 후방 넓이는 여성의 경우 23mm(1SD=1.6mm)에서 남성의 경우 26mm(1SD=2.1mm)까지 분포한다. 따라서 활차의 전후방 넓이의 차이는 여성의 경우는 5mm가 전방이 더 넓고, 남성의 경우는 6mm 정도 전방이 더 넓다. 물론 이것은 평균일 뿐이다. 사다리꼴의 각도 범위는 7~18° 이다.[338] 다른 모든 조건이 동일할 때 더 큰 각도를 가진 사람은 더 작은 각도를 가진 사람보다 더 빨리 배측굴곡 압박에 도달할 가능성이 더 높다. 다른 조건에는 암장부의 넓이, 인대의 느슨함, 족저굴곡근 힘줄의 길이 및 족저굴 근육의 타이트한 정도가 포함되며 모두 가변적이다. 여성은 남성보다 활차의 폭이 좁은 경향이 있지만 사다리꼴의 각도는 거의 동일하다. 여성 활차의 폭이 작은 것은 키가 작은 사람이 전방활차의 폭이 좁고, 평균적으로 더 짧기 때문일 수 있다.

고관절에 대한 논의에서 대퇴골을 설명할 때(113쪽 참조) 일부 사람들의 대퇴골 경부가 평균적인 것과는 다른, 더 두꺼운 형태를 띠고 있다는 것을 발견하였다. 이 캠 모양cam-shaped의 변이는 거골에도 나타날 수 있다. 그림 2.207에서 볼 수 있듯이 거골의 목 부분(경부)은 일반적으로 거골의 몸체에서 멀어지는 방향으로 굴곡되어 안장 모양의 함몰을 만든다. 그러나 인구의 약 2.5%는 덜 극적인 곡선을 가지고 있어 목에 캠 모양(그림 2.226에서 빨간색으로 표시)을 만들어 목의 형태를 평평하게 만든다. 이 변이가 배측굴곡의 가능 범위에 어떻게 영향을 미칠 수 있는지 나중에 살펴보겠지만, 연구자들은 외상 후 발목 통증이 있는 사람들이 정상 인구보다 이런 형태를 가지고 있는 경향이 더 빈번하다는 사실을 알게 되었다.[339] 이러한 경우 발목 앞쪽에 부상을 입기 쉽다. 거골에서 캠

형태를 보이는 것은 또한 중족부에서 높은 아치를 가진 요족과 관련이 있다.[340]

거골의 뒤쪽을 보면 통증과 병리를 유발할 수 있는 다른 변이도 있다. 1931년 연구에 따르면 43%의 사람들에게서 이 변이를 처음 기술한 독일 해부학자 Ludwig Stieda의 이름을 따서 명명된 거골 후외측 돌기(스티다 돌기Stieda process)라고 하는 뼈의 성장이 있는 것으로 나타났다[341](그림 2.227a). 또한 많은 사람들은 삼각부골os trigonum(그림 2.227b)이라고 하는 거골 바로 뒤에 위치하는 여분의 뼈를 가지고 있다. 일반적으로 인구의 2.5%에서 14%가 이 뼈를 가지고 있다고 하는데,[342] 어떤 연구에서는 50%의 인구가 이 뼈를 가지고 있다고 하였다![343] 많은 사람들이 거골 후외측 돌기 또는 삼각부골을 가지고 있으므로, 분명히 이러한 뼈들을 가진 모든 사람이 통증을 겪지는 않을 것이다. 하지만, 이러한 뼈들로 인해, 축구 선수, 체조 선수 및 발레 무용수는 후방 발목 충돌 증후군(PAISposterior ankle impingement syndrome)[344]이라는 통증 상태가 불특정하게 나타나기도 한다. 이 뼈들이 있는 경우, 발바닥 굴곡 범위에 영향을 줄 수 있다. 과거, PAIS 는 엘리트 운동 선수들에게서 주로 나타난 것으로 여겨졌었지만, 오늘날에는 일반인들에서도 만성적인 발목 통증의 흔한 원인으로 인식되고 있다.[345]

어떤 사람들의 경우, 빈번한 쪼그려 앉는 움직임으로 인해 거골의 목 부분의 관절면이 두드러지게 되는데, 이는 경골 및 비골과의 물리적인 접촉에 의한 것이다. 이를 스쿼팅 파셋squatting facets 이라고 부른다. 스쿼팅 파셋의 발생률은 유럽인들보다는 인도인에서 훨씬 높으며 아마도 유럽보다 인도에서 쪼그리고 앉는 빈도가 높기 때문일 수 있지만 그 차이가 유전적 요인 때문일 수 있다는 연구도 있다.[346] (흥미롭게도, 13세기의 유럽인들은 현대 인도인들과 비슷한 스쿼팅 파셋을 가지고 있었다. 의심할 여지 없이, 서구에서 의자의 사용이 더 많은데 이는 서구인들이 쪼그려 앉기를 힘들어 하는 것과 관련이 있을 것이다.[347])

대체로, 좌우 거골은 상당히 비슷하게 생겼고 대칭적이다. 둘 사이의 차이는 평균적으로 7.5% 미만이다.[348] 그러나 어떤 사람들의 경우 좌우에 상당한 차이를 보이기도 한다. 당신도 그러한 사람들 중 하나일 수 있다.

종골의 변이

일반적으로 종골과 거골 사이에 미끄럼 관절 표면을 형성하는 3개의 관절 부위가 있으며 그림 2.207의 (C)에 A, B, C로 표시되어 있다. 그러나 어떤 사람들은 이 3개의 관절 부위를 모두 연결하는 하나의 큰 관절면만 가지고 있다. 다른 사람들은 A와 B가 하나로 합쳐진 2개의 면만 가지고 있다. 일반적으로 거골체의 아래쪽과 종골의 위쪽 표면 사이에 있는 C면이 가장 큰 경계면이며 계란 형태를 띤다. 이 면적에서는 큰 변이 범주는 없다. 거골의 머리에는 종골과의 중간 및 앞쪽 경계면도 있다. 이러한 측면은 인종에 따라 상당한 차이를 보인다.

이러한 변이는 관절염의 발병률 및 거골하 관절의 안정성 부족과 관련이 있는 것으로 추측된다.[349] (일부 연구자들은 거골 머리의 관절면이 2개인 경우 거골하 안정성이 더 크며 관절염의 가능성이 낮아진다고 하였다. 이 두 관절면은 거골 몸체의 면과 함께 훌륭하고 안정적인 삼각대를 형성하여 거골하 관절의 과도한 움직임을 방지하는 데 도움이 된다. 거골 머리에 관절면이 2개로 분리되어 있는 패턴은 인도계보다 유럽계에서 더 흔하다.[350])

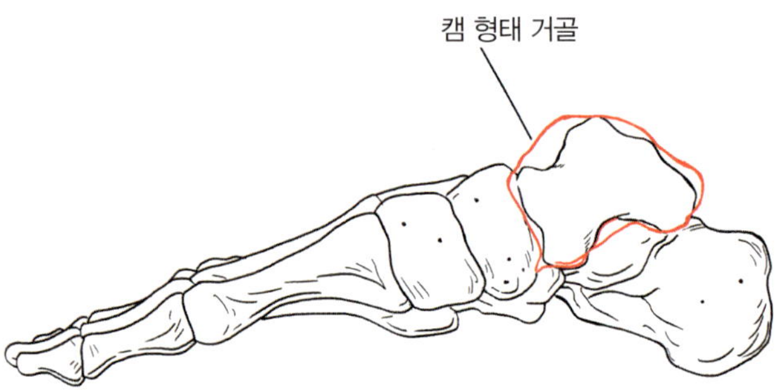

그림 2.226 캠 형태의 거골(빨간 선의 형태). 캠 형태의 거골 경부는 평균적인 거골의 경부보다 곡선이 없어 보인다.

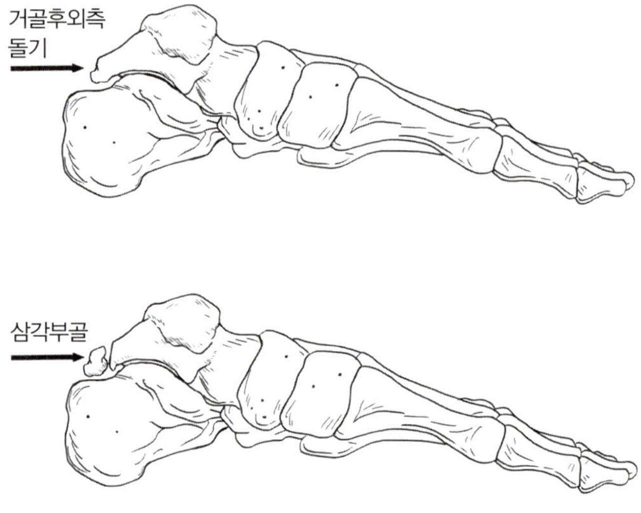

그림 2.227 거골후외측 돌기Stieda process(위쪽 그림)와 삼각부골os trigonum

거골하 관절의 축은 그림 2.228과 같이 상당히 비스듬하다. 이 축의 각도는 횡단면 상에서는 약 42°, 시상면에서는 16° 기울어져 있다. 이는 두 번째 발가락의 라인에 대해 평균 30° 정도인 거골의 방향과는 동일하지 않다. 또한 발의 움직임은 두 방향(회외 및 회외), 발목의 움직임에서도 두 방향(배굴 및 발바닥 굴곡)으로만 움직임이 제한되어 있음을 기억하라. 거골하 관절의 비스듬한 축을 사용하면 회내 및 회외가 어떻게 발생하는지 쉽게 알 수 있다. 이는 그림 2.28a에 표시된 빨간색 선을 중심으로 발이 회전하는 것이다. 따라서 기본적으로 우리가 관심을 가질 움직임의 대부분은 거퇴 관절(발목)이나 거골하 관절에서 발생한다.[351] 거골하 관절의 축은 고정되어 있지 않다. 우리가 발목을 배측굴곡하거나 족저굴곡할 때, 이 축은 그림 2.228c와 같이 원뿔을 따라간다.

거골하 관절의 움직임 축은 평균적으로 각각 42°와 16°이다.[352] 다양한 출처를 보면, 시상면상의 각은 16~23°로 분포하고 있다.[353] 이를 보면 그 차이는 상당하다고 할 수 있다. 더 큰 각도에서는 우리가 서거나 걸을 때 뒤꿈치의 회외가 덜하지만, 전족부에서는 회내가 더 커진다. 각도를 줄이면 발꿈치의 회외 움직임은 더 커지지만 전족부의 회내는 줄어든다.[354] 한 연구자는 다음과 같이 말했다. "발에서 거골하 관절 축의 상대적 위치가 개인마다 다양하기 때문에, 거골하 관절 축의 위치는 서 있을 때와 걸을 때 거골하 관절에 대한 토크와 동작에 상당한 영향을 미친다."[355] 이 말에 우리는 '그리고 서 있는 요가 자세 동안'을 덧붙일 수 있을 것이다. 전사 2번 자세(비라바드라사나 II)에서 발이 지나치게 회외되거나, 회내된 것처럼 보이는 것은 해당 수련생의 거골하 관절 방향 때문일 수 있다.

종골이 수평에 형성하는 각도 역시 다양하다. 아치가 높은 사람의 경우 아치가 낮은 사람보다 각도가 더 높다. 발의 아치가 떨어질수록 발은 길어진다(나이가 들어감에 따라 신발 사이즈가 커질 수 있다! 아치 높이가 낮아질수록 발은 길어진다). 아치 높이에 따른 또 다른 효과는 발뒤꿈치와 발목 간의 상대적인 위치이다. 그림 2.229b와 같이 발목 위치가 뒤꿈치에 가까워질수록 신체의 무게중심이 불안정하게 훨씬 뒤로 가게 된다. 이 경우, 몸이 앞으로 기울어져야 하면, 골반 및/또는 무릎을 발목보다 약간 앞쪽에 배치해야 한다. 이는 근막경선의 표면후방성의 타이트함과 무릎 및 골반 관절 문제로 이어질 수 있다. 토마스 마이어스는 후족부와 전족부 간의 비율이 1:3이 가장 효과적인 지지를 제공한다고 믿었다.[356] 1:5의 비율 정도

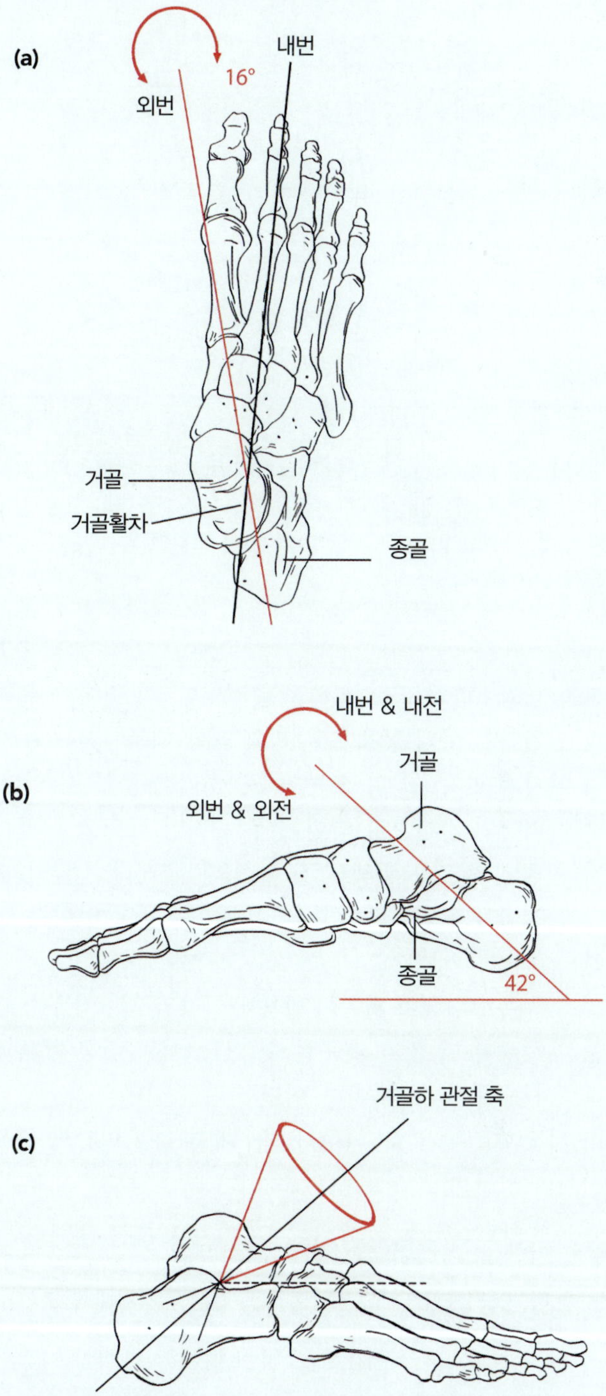

그림 2.228 거골하 관절의 비스듬한 축을 위쪽(a)과 내측(b)에서 보여준다. 수평에 가까운 축(a)을 중심으로 회전하면 내번과 외번이 나온다. 수직에 가까운 축(b)을 중심으로 회전하면 내번/외번 그리고 내전/외전 모두 생성된다. 이러한 움직임들이 복합되어 회내와 회외 움직임이 만들어진다. 족저굴곡 및 회외 움직임이 배측굴곡 및 회내와 결합될 때 이 축을 중심으로 한 움직임은 원뿔(c) 형태를 띠게 된다.

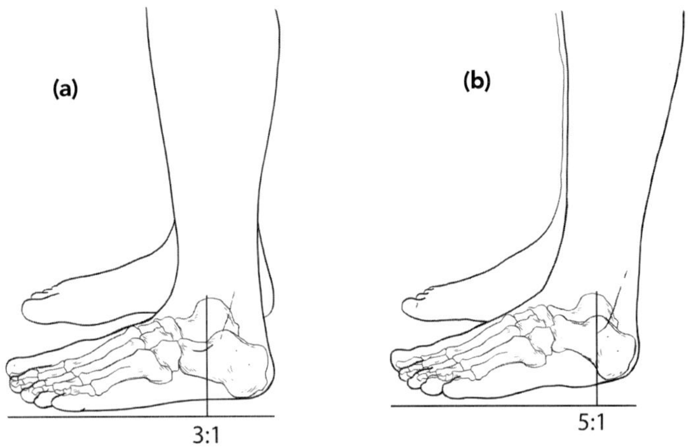

그림 2.229 발뒤꿈치에 대한 발목의 위치. (a)는 발목과 발뒤꿈치 간의 평균적인 정렬을 볼 수 있는데, 복사뼈를 기준으로 앞쪽과 뒤쪽 사이의 비율은 3:1이다. (b)는 복사뼈 앞쪽이 더 길어진 5:1 비율이다.

까지가 최소한의 필요한 비율일 것이다. 이 변이가 유전적 원인인지 아니면 잘못된 생체 역학 때문인지는 논쟁의 여지가 있다. 둘 다 또는 둘 중 하나 때문일 수 있다. 생체 역학의 결함으로 인한 경우 움직임 패턴을 수정하거나, 물리 치료를 통해 고칠 수 있다. 그러나 종골의 모양과 길이가 원인이라면 일종의 외과적 개입 없이는 변하지 않는다.

물론, 발뒤꿈치 뒤쪽이 발목에 가까워지는 이유는 단순히 종골이 더 짧기 때문일 수 있다. 이는 뒤꿈치 뼈의 각도와는 별개의 문제이다. 어떤 사람들은 다른 사람들보다 뒤꿈치 길이가 짧다. 여러 연구에 따르면 인간의 종골 길이의 성인 평균 5.4cm(1 SD가 0.36cm) 정도인데, 이는 95%의 사람들의 종골 길이가 4.7~6.1cm 범위 내에 있다는 것을 의미한다.[357] 뒤꿈치 길이가 짧다는 것은 대부분의 경우에는 단점으로 작용하지만, 달리기에서는 큰 이점이 될 수도 있다![358] 놀랍게도, 빨리 달리는 단거리 선수들은 뒤꿈치 길이가 짧은 것으로 보인다.[359] 이러한 점은 언뜻 이해가 되지 않아 보이지만, 뒤꿈치가 짧을수록 종아리 삼두근(종아리 근육)과 아킬레스건의 스트레스가 더 커지는데, 이에 따라 뒤꿈치가 짧은 주자는 아킬레스건에서 더 큰 에너지 반동을 얻게 된다. 또한 발뒤꿈치가 긴 사람들은 발의 지렛대를 움직이기 위해 족저굴곡시키는 근육들을 더 수축해야 하므로 더 빨리 수축해야 한다(이러한 역학 지레가 작동하는 방식을 확인하려면 그림 2.303 참조). 근육의 수축은 빠를수록, 그 강도는 약해진다. 발뒤꿈치가 짧고 역학 지레가 짧은 사람들은 족저굴곡근을 빨리 수축할 필요가 없으므로 근육이 더 많은 힘을 생성할 수 있다.[360]

전력질주에 유리한 구조는 짧은 뒤꿈치만이 아니다(일반적인 보행 정도의 속도에서는 이점이 없음). 발가락이 긴 것도 달리기, 특히 전력질주에 있어 유리한 구조이다. 발가락이 길수록 발이 지면에 닿을 수 있는 시간이 더 길어지므로 달릴 때 밀어낼 시간이 더 많아진다.[361] 이는 최대 속도에 가능한 빨리 도달하기 위한 기전인, 첫 몇 걸음에서 적합한 요소이다. 진화 생물학자들은 짧아진 뒤꿈치와 길어진 발가락은 호모 사피엔스의 끈질긴 사냥을 돕기 위해 진화한 적응 중 하나일 수 있다고 믿고 있다.[362] 그러나 오늘날에도 짧은 발가락과 긴 뒤꿈치, 또는 긴 발가락과 짧은 굽을 가진 사람들이 다양하게 존재한다.

발의 다른 변이들

대부분의 해부학 서적들에서는 발의 뼈는 26개가 있다고 주장한다. 일부 책에서는 엄지발가락 바로 아래에서 발견되는 두 개의 종자골을 포함하기 때문에 28개 뼈가 있다고도 주장한다. 하지만 이러한 사실 역시 평균적인 수치임을 기억해야 한다. 발의 뼈는 26개 또는 28개 이상이 있을 수 있다. 어떤 사람들의 경우 다른 발가락 아래에도 여분의 종자골을 가지고 있다.[363] 일반적으로 종자골은 힘줄 속에 들어 있다. 종자골의 정확한 역할에 대한 합의는 이루어지고 있지 않지만, 힘줄의 마찰을 줄임으로써 부상을 예방할 수 있다.[364] 또는 아마도 충격을 흡수하는 역할을 하거나, 도르래 역할을 하여 근육의 유효 힘을 증가시키거나 힘의 방향을 변경한다. 종자골이 존재한다는 사실 자체가 아마도 이 뼈가 가치 있는 일을 하고 있다는 것을 의미한다.

많은 사람들은 잉여 뼈supernumerary bones('작은 뼈'를 의미하는 ossicles라고도 부른다)라고 불리는 다른 떠 있는 뼈를 가지고 있다. 입방골 근처의 장비골근의 힘줄 내의 비부골os peroneum, 또는 거골의 뒤(후외측)에 있는 작은 뼈인 삼각부골os trigonum들이 이러한 뼈들 중 하나이다. 삼각부골은 거골이 되어야 했지만, 거골과 연결되지 않고 별도의 뼈로 남아 있는 뼈이다.[365] 대략 3~15%의 사람들이 삼각부골을 가지고 있고,[366] 약 26%는 비부골을 가지고 있다.[367] 이러한 잉여 뼈들은 원래 융합되어야 할 뼈의 잔해이며, 때로는 만성적인 스트레스 부하로 인해 근막 내부에서 자랄 수 있다. 신체는 지속적인 스트레스에 반응해 근막을 두껍게 하는데, 해당 부위가 골화(뼈가 됨)될 수 있는 것이다. 인구의 약 20%에서 무릎 뒤의 비복근 근막에서 비복근두종자골fabella이라고 하는 두 번째 슬개골이 자라나 있는 무릎을 가지고 있다. 발에서도 같은 일이 일어날 수 있다. 당신의 발에는 몇 개의 뼈가 있는가? 영상의학과 전문의만이 확실히 말할 수 있을 것이다. 이러한 종자골 및 잉여 뼈를 갖는 것은 거의 문제가 되지 않지만, 몇몇 경우에는 병적인 상태를 일으키고 문제가 될 수도 있다.

1% 미만의 사람들이 족근골 유합tarsal coalition이라고 하는 상태를 가지고 있으며, 이는 11~20세 사이에 주로 나타난다.[368] 2개 이상의 정당이 연합하여 결합하는 것처럼, 2개 이상의 족근골들이 정상적인 관절이 되는 것을 포기하고 섬유로 연결되어 독립적인 움직임을 제거하는 상태이다. 족근골 유합이 있는 사람들은 발의 유연성이 훨씬 낮고 그 결과 아치가 낮아지는 경우가 많다.[369] 이러한 움직임의 억제는 근육이 짧고 타이트해서 생기는 것이 아니라, 뼈의 미끄러지는 표면들이 함께 묶이기 때문에 발생하는 것이다.

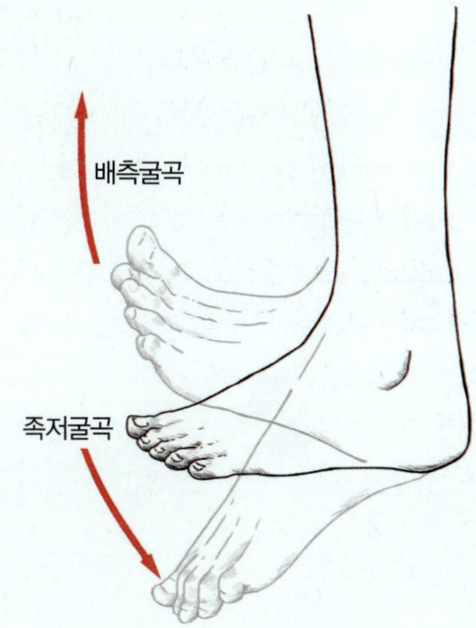

그림 2.230 발목은 배측굴곡 또는 족저굴곡만 가능하다.

기능: 요가 자세에 대한 적용

우리는 발목-발 부분의 구조와 형태가 발목에서 배측굴곡/족저굴곡을, 발에서 회내/회외의 움직임을 만드는 방법을 보았다. 이제 평균적인 사람의 동작 범위와 평균에 미치지 않은 요가 수련자의 동작 범위에 대해서 살펴볼 것이다. '무엇이 나를 멈추는가?'에 대해서 답하려면 긴장과 압박의 근원과 뼈와 관절의 자연적인 변화로 압박이 다른 장소에서 발생할 수 있는지 살펴볼 것이다.

움직임의 정상 가동범위

이미 언급했듯이 발은 매우 복잡한 구조지만 다행히도 우리의 목적을 위해서 이해해야 하는 움직임의 수는 다음 네 가지다. 발목의 배측굴곡과 족저굴곡, 발의 회외 및 회내. 물론 발과 발목에서 더 많은 움직임이 가능하다. 발과 발목의 외번, 내번, 외전 및 내전이라는 동작을 더 깊이 이해하고 싶다면 부록 F를 참고하라. 여기에서 살펴볼 네 가지 동작은 복잡해 보일 수 있지만, 요가 수련자는 '무엇이 나를 멈추는가?'라는 질문에 답할 수 있기 위해서 이 동작들을 이해해야 한다.

배측굴곡과 족저굴곡

발목에서 할 수 있는 움직임은 두 가지뿐이다. 발목에는 배측굴곡과 족저굴곡, 두 가지 동작만 있다. 기억하기 쉽지 않은가? 지금은 발가락도 배측굴곡과 족저굴곡이 가능하다는 사실에 대해 걱정하지 말라. 쉽게 (편하게) 생각하라.

배측굴곡

발등은 손등과 유사한 발의 꼭대기이다. (라틴어에서 dorsum이라는 단어는 일반적으로 '등'을 의미한다. 우리 몸의 뒤쪽은 등 쪽이라고 부른다. 그러나 '발 뒤쪽'이라고 말하는 것이 이상해 보이기 때문에 '발등'이라고 부르는 것이다. 마치 손의 뒤쪽을 손등이라고 부르는 것과 같다.)

배측굴곡은 발의 윗부분이 정강이에 더 가까워지거나 발이 고정된 경우 정강이 앞쪽이 발의 위쪽을 향하는 움직임이다. 그림 2.231의 의자 자세(웃카타아사나), 스쿼트(말라사나), 다운 독(아도무카스바나아사나), 전사 자세(비라바드라사나) 및 이집트인 또는 피라미드 자세(파르스보타나아사나)와 같이, 많은 요가 자세에서 배측굴곡(발이 고정되고 정강이가 발등 쪽을 향해 움직임)을 수행한다. 무릎이 발가락 위에 있거나 발 앞에 있을 때마다, 우리는 발목에서 배측굴곡을 하게 된다. 대체적으로 배측굴곡은 수동

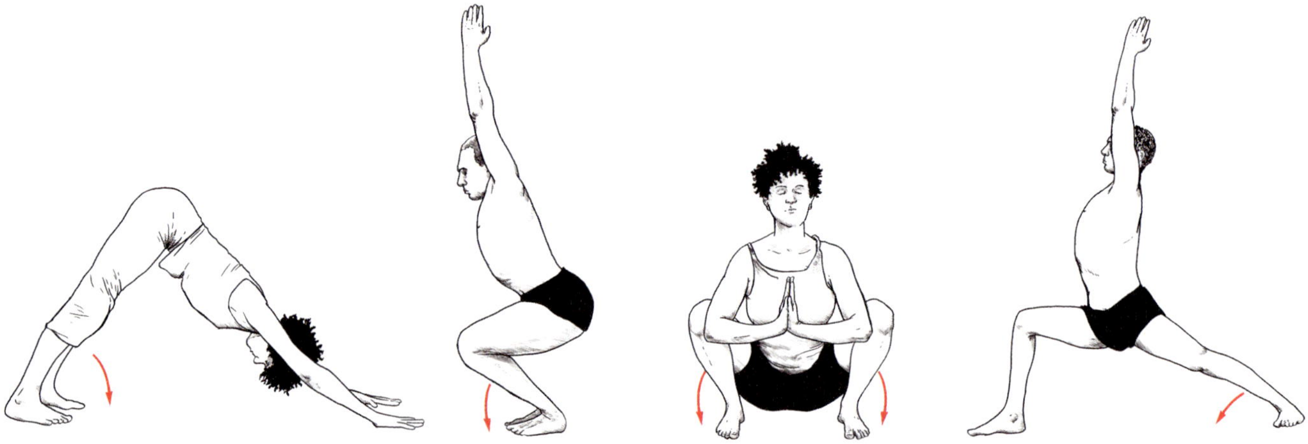

그림 2.231 배측굴곡이 필요한 요가 자세. 다운 독(아도무카스바나아사나), 의자 자세(웃카타아사나), 스쿼트(말라사나) 및 전사 자세 1(비라바드라사나 1). 이 모든 경우에 발은 고정되고 정강이는 바닥을 향해 움직이다.

적으로 나타난다(우리의 배측굴곡 근육은 족저굴곡근보다 훨씬 약하기 때문에 이런 수동적인 움직임도 괜찮다). 예를 들어, 의자 자세에서 무릎이 앞으로 나오면 발목은 수동적으로 그리고 자연스럽게 배측굴곡하게 된다. 그러나 때때로 우리는 비둘기 자세(카포타아사나)에서 무릎을 안정시키기 위해 앞발에서 발을 능동적(수의적)으로 배측굴곡해야 할 때도 있다. 우리가 할 수 있는 배측굴곡의 양은(깊이는) 여러 요가 자세에서 얼마나 그 자세를 잘 수행할 수 있는지에 극적으로 영향을 미칠 수 있다. 발목을 충분히 발등 쪽으로 구부릴 수 없다면 발뒤꿈치가 바닥에서 떨어지거나(다운 독에서 흔히 발생) 발과 다리를 더 바깥쪽으로 회전시켜야 해당 자세를 할 수 있다(많은 사람들이 전사 1번 자세에서 뒷발을 바깥으로 회전하거나 또는 스쿼트에서 두 발을 바깥으로 회전한다).

배측굴곡의 수행력은 나이가 들면서 다소 떨어질 수 있으며, 표에서 볼 수 있는 바와 같이 약간의 성별 차이도 있다. 표 2.15는 600명의 건강한 개인을 대상으로 한 연구 결과이다. 괄호 안에 표시된 범위는 2개의 표준편차(SD) 한계값을 나타내며, 이는 설문조사에 참여한 사람들의 95%가 해당 범위에 속한다는 것을 의미한다.

연구 결과는 다양하게 나타났다! 다른 연구들에서는 대부분의 사람들이 25°를 배측굴곡할 수 있다고 하였다.[371] 일상적인 활동에 광범위한 범위의 배측굴곡이 필요하다.[372]

- 평지 수준에서 걷기: 1~22°
- 계단 오르기: 7~30°
- 계단 내려가기: 14~38°
- 의자에서 일어나기: 23~38°
- 무릎 꿇기(발목을 구부린 상태로 뒤꿈치/발목 위에 앉기): 26~45°
- 양반다리로 앉기: 26~39°
- 뒤꿈치를 바닥에 붙인 상태로 쪼그려 앉기: 33~45°[373]

한 연구에선 평지를 매일 걷는 데 약 9°의 배측굴곡이 필요하다고 한다.[374] 왜 이렇게 연구 결과가 다양할까? 그에 대한 한 가지 이유는 연구원들이 측정을 수행하는 방식 때문이다.[375] 또 다른 이유는 사람들의 다양성 때문이다. 표 2.15에서 볼 수 있는 10~25°의 배측굴곡이 실제로 평균적인 배측굴곡의 범위일까? 만약 그렇다면 대부분의 사람들이 의자에서 일어나거나, 무릎을 꿇거나, 양반다리로 앉기는 어려울 것이며, 인구의 95%는 바닥에 발뒤꿈치를 대고 쪼그려 앉을 수 없을 것이다.

또 다른 연구에 따르면 평균 배측굴곡 범위는 39°,

표 2.15 성별과 나이에 따른 배측굴곡의 양. 인구의 95% 정도는 이 범주 내에 있다.[370]

나이	여자	남자
2~8	24.8° (22.5~27.1°)	22.8° (21.3~24.3°)
9~19	17.3° (15.6~19.0°)	16.3° (14.9~17.7°)
20~44	13.8° (12.9~14.7°)	12.7° (11.6~13.8°)
45~69	11.6° (10.6~12.6°)	11.9° (10.9~12.9°)

그 범위의 표준편차는 7°라고 한다. 따라서 연구 대상의 67%는 32~46° 범위에 속했고 95%는 25~53° 범위 내에 있었다.[376] 다시 말하지만, 우리는 정확한 숫자에 초점을 맞추지 말고 대신 모든 사람이 다르다는 것을 인식해야 한다. 중요한 것은 당신이 할 수 있는 운동 범위와 그 범위가 당신의 건강에 좋게 작용하는지 여부다. 당신의 배측굴곡은 충분한가, 충분하지 않은가, 아니면 너무 많은가? 어떤 사람들에게는 45°를 초과하는 배측굴곡이 발목 앞의 인대에 손상을 입히거나 뼈 자체에 손상을 줄 수도 있다. 다행히도 일상생활이나 대부분의 요가 자세에서는 이러한 극단적인 배측굴곡이 필요하지 않다.[377]

족저굴곡

발바닥은 손바닥과 마찬가지로 발의 바닥 부분이다. 발목의 족저굴곡은 발이 정강이에서 멀어지거나, 발이 고정되어 있을 때 발가락에서 정강이가 멀어질 때 발생한다. 그림 2.232a와 같이, 발끝으로 균형을 잡을 때 발목에서 족저굴곡이 일어난다.

우리의 족저굴곡 능력은 나이가 들면서 약간 감소할 수 있으며, 표 2.16에서 볼 수 있듯이 성별에 따른 차이가 있다.[378]

평지를 걷기 위해선 약 24°의 족저굴곡이 필요하다. 하지만 연구에 따라 범위가 적게는 7°에서 많게는 36°까지 다양해 어디까지가 정상이라고 하기 어렵다.[380] 다른 일상적인 활동에서도 이와 유사하게 넓은 범위의 족저굴곡을 보여준다.[381]

- 계단 올라가기: 18~40°
- 계단 내려가기: 20~46°
- 무릎 꿇기(발목을 편 상태로 뒤꿈치/발목 위에 앉기): 8~40°
- 양반다리로 앉기: 15~37°

평균적인 사람은 69세일지라도 최소한 48°의 족저굴

표 2.16 성별과 나이에 따른 족저굴곡의 양. 범위값은 인구의 95%가 어디에 속하는지 나타낸다.[379]

나이	여자	남자
2~8	67.1°(64.8~69.4°)	55.8°(54.4~57.2°)
9~19	57.3°(54.8~59.8°)	52.8°(50.8~54.8°)
20~44	62.1°(60.6~63.6°)	54.6°(53.2~56.0°)
45~69	56.5°(55.0~58.0°)	49.4°(47.7~51.1°)

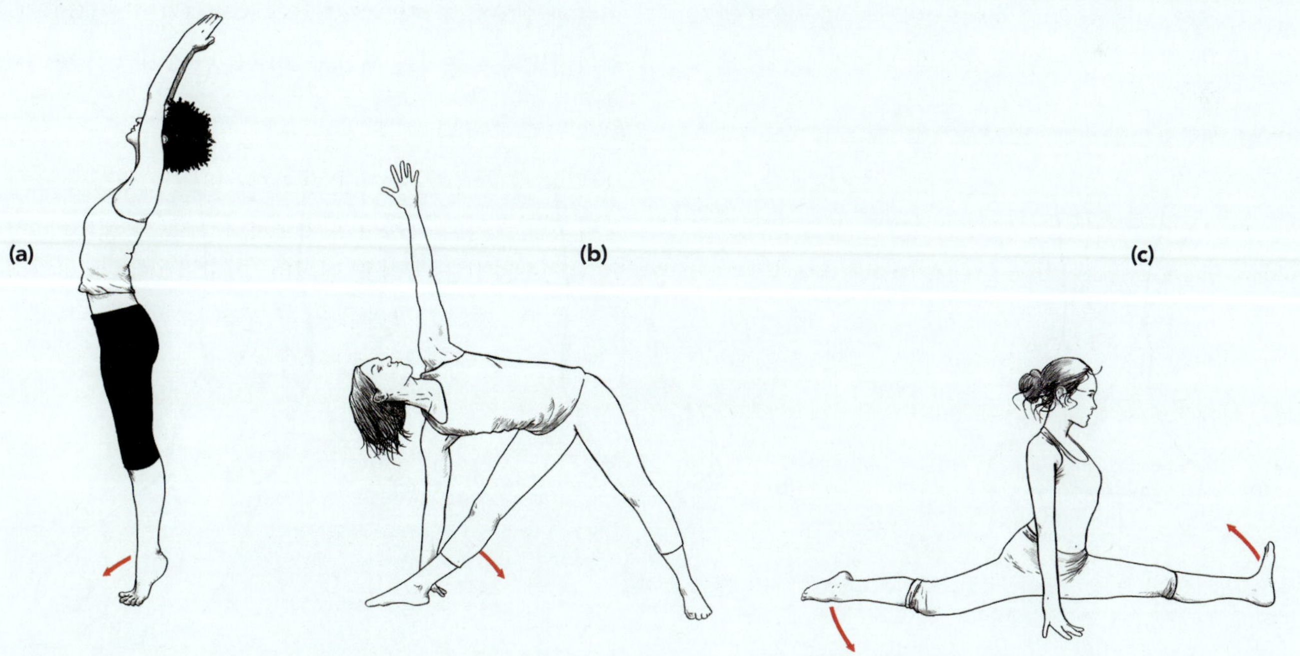

그림 2.232 족저굴곡은 발을 정강이에서 멀어지게 움직일 때 발생한다. (a) 우리가 발가락 끝으로 서 있을 때, 또는 (b) 삼각형 자세(트리코나사나)를 위해 정강이를 발에서 멀어지게 움직일 때 발생하다. (c)에서 스플릿 자세(하누마나아사나)는 배측굴곡(앞발)과 족저굴곡(뒷발)이 모두 발생할 수 있다.

곡이 가능하므로 우리 대부분에게 이런 일상적인 작업들은 문제가 되지 않는다.

발의 회외와 회내

발목은 두 방향으로만 움직일 수 있고 발의 나머지 부분은 다른 여러 방향으로 움직일 수 있다. 하지만 쉽게 이해하기 위해, 우리는 회외와 회내의 두 가지 주요 움직임을 살펴볼 것이다. 이 두 움직임은 후족부 또는 중족부 및 전족부에서 일어날 수 있다. 후족부에서는 발목 아래 족근 관절tarsal joint에서 발생할 수 있다.

그림 2.233은 열린 사슬(비체중 부하) 상태에서 발의 회외 및 회내를 보여준다. 그림 2.228에서 보듯 거골하 관절의 회전축은 비스듬하다. 횡족근 관절transverse tarsal joint(그림 2.310 참조)은 거퇴 관절에 대해 훨씬 더 제한적인 범위를 가지며, 회내와 회외 모두를 제어하는 데 큰 역할을 한다. 결과적으로 회외는 내번, 내전 및 족저굴곡으로 구성된, 여러 관절에 걸친 움직임의 조합이다. 회내는 외번, 외전 및 배측굴곡의 조합이다. 회외와 회내는 여러 평면에서 발생하기 때문에 움직임 범위를 정량화하는 것이 쉽지 않다. 그럼에도 거골하 관절과 거퇴 관절로 구성된 발목 관절 복합체의 외번, 내번, 내전, 외전 범위를 표 2.17에 정리했다.[382] 일반적으로 우리는 15세쯤에 최대로 유연하고 나이가 들수록 모든 방향으로 움직일 수 있는 범위가 줄어든다. 9~20세 사이의 여성은 평균적으로 남성보다 더 넓은 운동 범위를 갖지만, 나이가 들어감에 따라 남성보다 더 빨리 운동 범위를 잃는 경향이 있다.[383]

표 2.17 거퇴 관절, 거골하 관절 복합체의 능동적인 가동범위.[384] (이 표의 수치는 95%의 인구에 해당하는 범주)

	내번	외번	외전	내전
평균	22.6°	12.5°	38.3°	33.6°
범위	16.1~30.2°	10.1~16.1°	29.8~48.3°	25.8~45°

항상 그렇듯이 이 수치를 인류 표준으로 받아들이지 말라. 다른 연구에서는 훨씬 더 넓은 범위가 나왔다.[385] 요점은 우리는 서로 다르며 건강한 사람들을 위한 올바른 가동범위는 없다는 것이다.

회외

발바닥(족저 쪽)이 손바닥과 비슷하다고 생각한다면 발의 회외는 손바닥을 위로 돌리는 것처럼 발바닥을 안쪽으로 돌리는 것이다. 그림 2.234는 발바닥이 몸의 중앙을 향해 움직일 때, 발이 회외되는 것을 보여준다. 발바닥이 발목의 안쪽(내측)에 더 가깝게 움직인다. 우리가 나비 자세(밧다코나사나)로 하늘을 향해 발바닥을 열 때나 연꽃 자세(파드마사나)에서 반대쪽 허벅지에서 발을 당겨 발바닥을 열 때, 발의 족저굴곡을 한다. 이때의 족저굴곡은 열린 사슬 상태로 발이 자유롭게 움직일 수 있다. 그러나 발이 지면에 고정되어 있는 닫힌 사슬 상태에서는 직관적으로 알아차리기 어렵지만 뒷발의 회내로 발목 내측이 발바닥

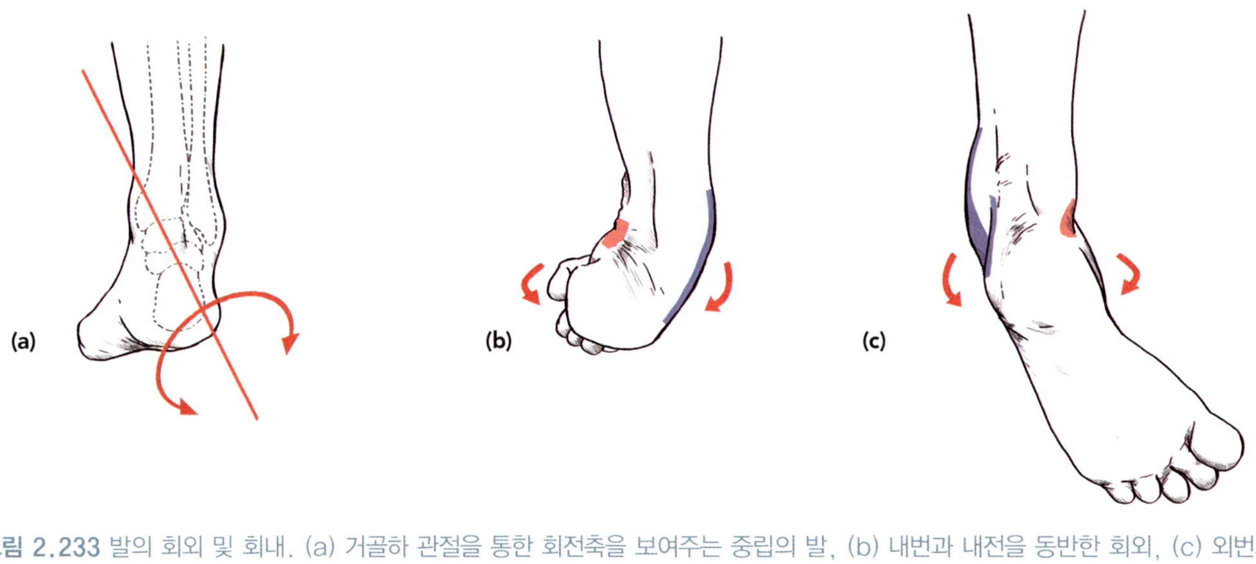

그림 2.233 발의 회외 및 회내. (a) 거골하 관절을 통한 회전축을 보여주는 중립의 발, (b) 내번과 내전을 동반한 회외, (c) 외번과 외전을 동반한 회내. 빨간색 영역은 압박이 발생할 수 있는 부분을 나타내고 파란색 영역은 장력이 움직임을 제한할 수 있는 곳을 나타낸다.

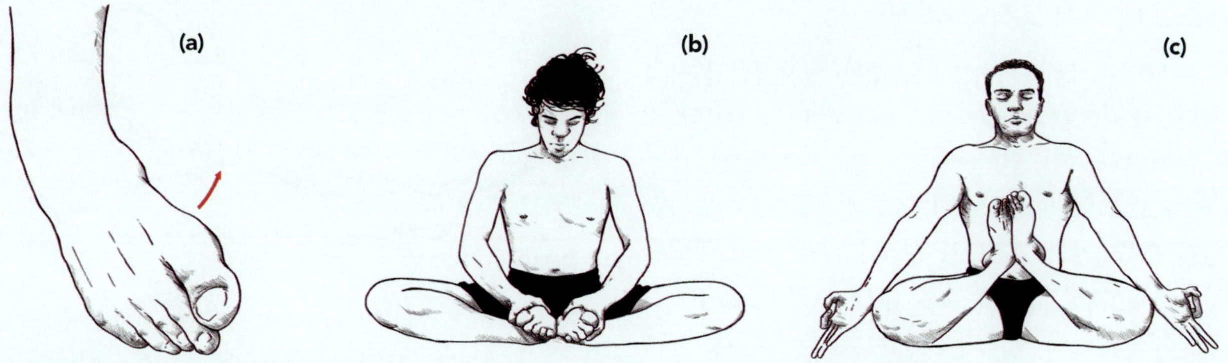

그림 2.234 (a) 회외는 발바닥을 몸의 정중선 쪽으로 연다. 회외는 수동적으로 (b) 나비 자세(밧다코나사나)에서 또는 (c) 칸다아사나에서 더 크게 수행할 수 있다.

쪽으로 움직인다. 왜냐하면 거골이 안쪽으로 움직일 때 뒤꿈치가 외번되고 바깥쪽으로 움직이기 때문이다. 닫힌 사슬 상태에서 발목 내측을 위로 움직이고 바닥에서 멀어지는 움직임은 뒷발의 회외이다. (다시 말하지만, 이것은 이해하기 어렵기 때문에 자세한 내용은 부록 F: 발과 발목의 움직임들을 참조하라.)

회내

그림 2.235a와 같이 회내는 회외와 다른 방향으로의 움직임이다. 손바닥을 아래로 돌릴 때, 손과 마찬가지로 발바닥을 몸의 중앙에서 바깥쪽으로, 발바닥이 외측 또는 바깥쪽을 향할 때 우리는 발목을 내전하게 된다. 상기의 설명은 열린 사슬 상태이고, 발이 지면에 고정된 닫힌 사슬 상태에선(그림 2.235b) 내측 발목이 몸의 중앙을 향해 움직이는 걸 기억하라. (닫힌 사슬에서 발이 회내하는 것이 혼란스럽다면, 부록 F: 발과 발목의 움직임들을 참고하라. 회외에서 거골이 뒤꿈치에 더 가까워지는 것처럼 보이지만, 실제로 종골은 거골에서 외번되는 반면 거골은 내전되고 족저굴곡된다. 이것이 회내이다.)

사람들은 스탠딩 요가 자세에서 발목의 과회내 경향을 교정하기 위해 발을 회외하도록 조언하곤 한다. 와이드 레그 스탠딩 포워드 폴드(프라사리타파도타나아사나)에서 발의 회내는 자연스럽다(그림 2.235b 참조). 다리가 서로 떨어져 있을 때 발을 완전히 접지해야 한다. 일단 발이 접지되면 회외는 발의 접지를 더 강하고 하게 더 안정적으로 만든다. 이러한 이유로 대부분의 요가 교사는 회외를 권장하고 회내를 억제한다. 서 있는 자세에서 발은 대부분 회내하기에, 수련자의 발이 너무 많이 회내되는 것을 염려하기에 발을 안정시키기 위해 발목의 회외를 권장하고 있는 것이다.

더 정확하게 회외는 족저굴곡, 내번 및 내전, 세 가지 움직임의 조합이다. 내전은 배측굴곡, 외전 및 외전의 조합이다. 이러한 움직임은 거골하 관절(후족부)뿐만 아니라, 발음하기도 어려운 거골주관절과 종입방형 관절(중족부)에서도 발생한다. 외번, 내번 등의 다른 용어를 사용할 수 있지만 목적을 위해 우리는 회외 및 회내를 고수하려고 한다. 그러나 우리는 때때로 더 명확한 설명을 위해 이러한 다른 용어를 사용할 것이다.

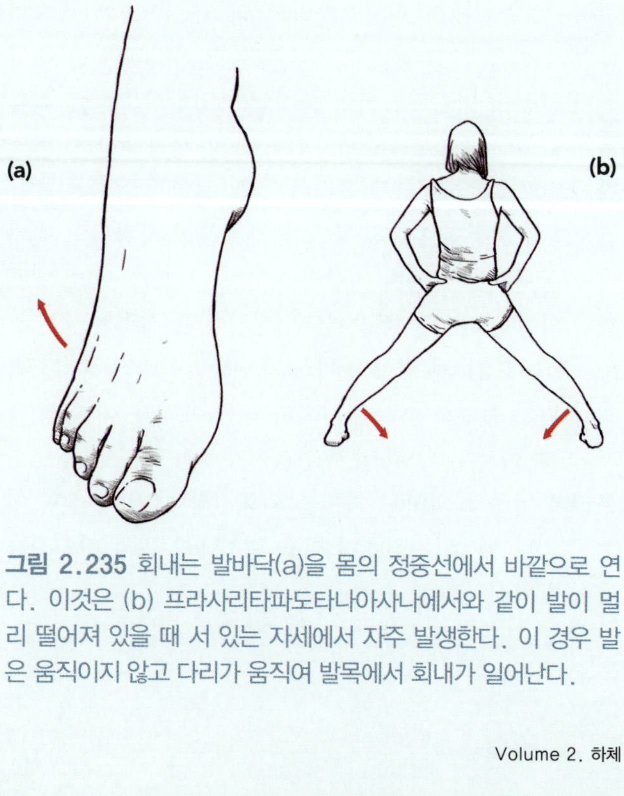

그림 2.235 회내는 발바닥(a)을 몸의 정중선에서 바깥으로 연다. 이것은 (b) 프라사리타파도타나아사나에서와 같이 발이 멀리 떨어져 있을 때 서 있는 자세에서 자주 발생한다. 이 경우 발은 움직이지 않고 다리가 움직여 발목에서 회내가 일어난다.

발가락의 네 가지 움직임

발목과 발의 움직임을 4개로 정리했듯, 발가락의 움직임도 4개로 단순화할 것이다. 배측굴곡(발가락 신전) 및 족저굴곡(발가락 굴곡), 외전(발가락이 벌어지게 벌림), 내전(발가락이 서로 가까워지게 모음). 일반적으로 5개의 발가락은 함께 움직이지만 엄지발가락은 다른 발가락과 독립적으로 움직일 수 있다. 일부 요가 교사는 그림 2.250과 같이 표현하기도 한다. 우리는 엄지발가락을 구부리면서 나머지는 모두 펴고, 반대로 엄지발가락을 펴고 나머지는 모두 구부릴 수 있다.[386] 이 동작을 머리에서 무릎을 꿇기 자세(야누시르사아사나)와 같이 앞으로 접힌 자세로 앉은 상태에서 수행할 수 있으며 이는 발가락을 재정렬하고 발의 아치를 강화하는 데 도움을 줄 수 있다.

발가락의 움직임 범위는 발가락의 근육을 사용해 능동적으로 움직일 때보다 수동으로 관절을 움직일 때 훨씬 더 크다. 예를 들면 우리는 손을 사용하여 엄지발가락을 거의 90° 이상 배굴(신전)할 수 있지만, 스스로의 힘으로는 할 수 없다. 직접 따라해보라. 발을 바닥에 단단히 고정하고, 엄지발가락의 발볼을 땅에 대고 한 손으로 엄지발가락을 위로 당겨보라. 아마도 엄지발가락을 90° 또는 그 이상 젖힐 수 있을 것이다. 다시 엄지발가락 발볼을 땅에 대고 발가락을 내려놓은 후, 이번엔 발가락을 직접 들어올려보라(발가락 신전). 가동 범위가 크지 않을 것이다. 굴곡과 외전에도 동일하게 적용된다. 수동 동작 범위가 능동적 범위보다 크다. 일반적으로 신발 없이 걷기 위해 중족지절관절에서 엄지발가락의 약 65° 신전이 필요하다.[387] 신발을 신고 걷는 것은 신발이 발가락의 일을 하고 있기 때문에 발가락에서의 움직임이 덜하다.[388] 뒤꿈치를 들게 되면(신발의 뒷굽에 의해 발뒤꿈치가 들려진 상태) 엄지발가락은 수동적으로 굴곡된다. 걷는 동안 발가락은 수동적으로나 능동적으로 굴곡된다. 대부분의 사람들의 발가락 가동범위는 걷기에 적합하다. 그러나 요가 수업, 댄스 및 기타 운동에서는 종종 90°의 신전이 요구된다.

그림 2.236과 같이 발가락을 배측굴곡하면 족저근막의 장력이 증가하여 발의 아치가 더 높아진다. 이 현상(족저근막과 아치가 더 단단해지고, 아치가 높아지는 것)은 또한 우리가 발을 회외하고 하지를 외회전할 때 일어난다. 이는 걷거나 뛸 때 지면에서 발을 밀어내는 발의 탄력성을 높이기 위해 필요하다.

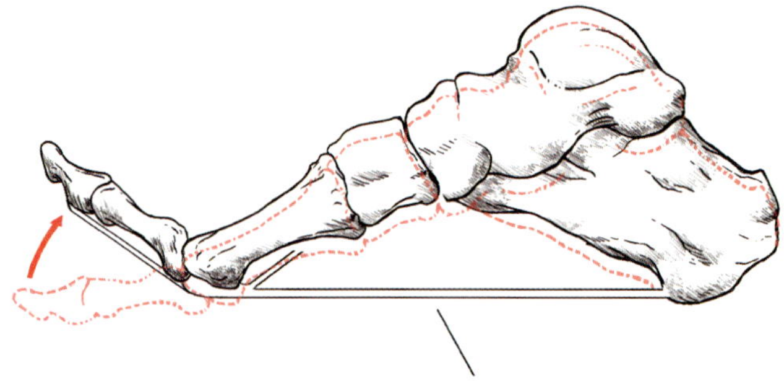

그림 2.236 엄지발가락을 배측굴곡하면 아치의 높이가 증가하다.

긴장의 요소

발목과 발의 움직임에서 무엇이 우리를 멈추는가의 답은 긴장 또는 압박이다. 인장력의 요소들은 모든 동작 범위에 영향을 줄 수 있다. 우리는 발목의 배측굴곡/족저굴곡과 발의 회내/회외의 움직임에 영향을 미치는 긴장의 일반적인 원인들을 살펴보자.

근막에 의한 긴장 요소

앞에서 언급했듯이 근막경선은 근육과 관절낭을 감싸는 근막의 연속적인 연결로, 전신을 둘러싸는 근섬유의 결을 형성한다. 발목과 발의 움직임을 방해할 수 있는 경선에는 표면 전방선(SFL), 표면 후방선(SBL), 심부 전방선(DFL) 및 외측선(LL)이 포함된다[389](볼륨 1 부록 C의 근막경선에 대한 자세한 설명 참조).

SFL 근막경선은 배측굴곡의 힘줄을 지나는 지지대 부위에서 유착된다면 족저굴곡과 배측굴곡을 모두 제한할 수 있다. 근막의 제한은 발의 등쪽(위쪽)을 따라 아랫다리의 앞쪽(앞쪽) 부분까지 발견될 수 있다.[390] 수기 치료는 이 선을 따라 생긴 모든 유착이나 제한을 푸는 데 도움이 될 수 있다.

SBL 근막경선은 발바닥에서 몸의 뒤쪽(종아리와 햄스트링, 척추 및 목 뒤쪽 포함)에서 눈썹까지 이어진다. 몸의 신전과 발의 족저굴곡을 만들고 배측굴곡을 제한한다. 발바닥의 근막인 족저근막은 SBL의 일부며, 배측굴곡에 저

향해 발의 세로 아치를 커지게 한다. 발가락, 특히 엄지발가락도 배굴(신전)하면 족저근막에 더 많은 장력이 가해져 발목의 배측출곡이 더 어려워진다. 다리를 완전히 쭉 펴고 발뒤꿈치가 바닥에 닿았음에도 불구하고 다운 독에서 종아리 뒤쪽이 많이 늘어나는 것을 느끼지 않는 유연한 요가 학생은 발가락을 들어올리도록 조언 받을 수 있다(뒤꿈치가 아니라!!). 이 조언은 아킬레스건과근막 연속성 덕분에 종아리 근육에 장력을 증가시키는 족저근막에 더 많은 긴장을 가한다. 발가락을 신전시키면 유연한 학생도 다운 독 자세에서 종아리가 늘어나는 것을 느낄 수 있다.

DFL과 LL은 발의 움직임 범위를 제한할 수 있다. DFL이 비정상적으로 짧으면 조여진 경골 근육이 발을 회외시키고 회내를 저항하는 경향이 있다. LL이 지나치게 조이면 단축된 비골이 발을 내전하는 경향이 있고 회외에 저항한다. DFL과 LL은 함께 작용하여 발의 내측 아치를 유지하며 거골 상단의 경골과 비골의 장부(경골과 비골의 원위부)를 안정화하는 데 도움이 된다.[391]

근육에 의한 긴장 요소들

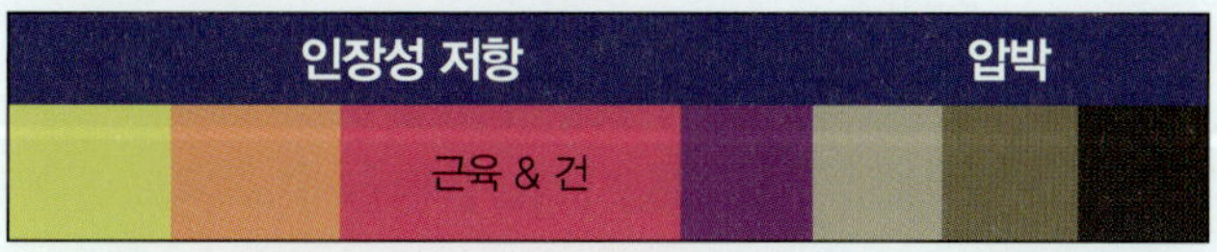

배측굴곡을 제한하는 요소

임상의는 발목의 배측굴곡이 제한된 상태를 첨족equinus(꿈치들린 휜발), 비복근 구축, 제한된 발목 배측굴 곡을 포함하여 많은 용어로 부른다.[392] 이 용어들은 최대 배측굴곡이 무릎이 신전된 상태에서 5° 미만이거나 무릎이 굴곡될 때 10° 미만일 때를 말한다.[393] 배측굴곡에 저항하는 근육은 반대 방향으로 운동을 일으키는 족저굴곡근이다. 배측굴곡 제한의 가장 큰 원인은 비복근의 뻣뻣함이다.[394] 무릎을 구부리고 발을 족저굴곡시켜 오랜 시간 동안 책상에 앉아 있거나, 발을 족저굴곡 상태에서 잠을 자거나, 단순히 비복근을 과도하게 훈련시켜 더 강하지만 더 짧고 단단하게 만드는 등, 여러 이유로 팽팽해질 수 있다.[395] 배측굴곡 범위에 제한이 있으면 끔찍한 결과를 초래할 수 있다. 중족부가 배측굴곡의 부족을 보상하기 위해 회내될 수 있어 다리가 기능적으로 더 짧아지고 회전되어, 심각한 발 문제는 말할 것도 없고 무릎, 엉덩이 및 허리에 문제를 일으킬 수 있다.[396] 제한된 발목 배측굴곡은 요통, 무지외반, 무릎의 과신전, 발뒤꿈치의 골극, 만성 족저 통증 및 족저근막염, 앞발의 굳은살 및 기타 발 문제와 같은 많은 문제를 일으킬 수 있다.[397] 배측굴곡 제한은 슬개대퇴 통증(슬개골 아래 통증)의 원인이 될 수 있다.[398]

요가 학생들에게 있어 제한된 발목 배측굴곡으로 가장 힘들어 하는 부분은 다운 독 또는 스쿼트에서 발뒤꿈치를 바닥에 닿을 수 없다는 점일 것이다. 그들은 선생님처럼 보이기를 원하지만, 선생님과 똑같은 모습으로 자세를 할 없다는 점에서 그들 자신이 부족하다고 느낄 수 있다. 다행히도 여러 연구에 따르면 다운 독에서 발뒤꿈치를 바닥으로 내리지 못한다고 해서 요가를 할 수 없는 것이 아니다![399]

발목의 가장 강한 족저굴곡근은 종아리 근육인 비복근과 가자미근이다. 비복근이 제한된 발목 배측굴곡의 주요 원인이 아닌 경우 가자미가 원인일 수 있다. 어떻게 확인할 수 있을까? 무엇을 느끼고 그 느낌이 어디에 있는지 집중하라. 그림 2.239에서 볼 수 있듯이, 비복근 긴장은 종아리 위쪽, 근복 또는 근복의 위쪽에서 느껴지는 경향이 있는 반면, 가자미근의 긴장감은 종아리 중간에서 아래쪽으로 더 많을 수 있다. 또는 이 근육들의 힘줄인 아킬레스건(종골 힘줄)에서 긴장감을 느낄 수 있다. 이런 느낌은 종아리 아래로 또는 발목 뒤쪽 주위의 스트레스로 느껴질 수 있다. 물론 후경골근 장비골근과 단비골근, 장지굴근과 장무지굴근의 다른 족저굴곡근도 있다. 이 근육들의 수축 또는 긴장은 움직일 수 있는 배측굴곡 범위를 제한할 수 있다. 족저굴근들이 뻣뻣하다면 그 해결책은 해당 근육을 스트레칭하는 것이다. 하지만 이미 언급했듯이 발목 배측굴곡을 제한하는 주동근은 거의 없다.

족저굴곡을 제한하는 요소

족저굴곡을 제한하는 근 긴장의 요소는 배측굴곡만큼 많지 않다. 족저굴곡에 저항하는 장력은 발의 위쪽, 발목 앞쪽 또는 정강이 앞쪽에서 느껴질 수 있다(그림 2.242c 참조). 배측굴곡근은 족저굴곡근만큼 강하지 않지만, 그럼에도 3개의 배측굴곡근(전경골, 장무지신근, 장지신근)은 일부 사람들의 족저굴곡 범위를 제한할 수 있다. 이 근육들이 수축되고 짧고 팽팽해진다면 족저굴곡이 제한이 될 수 있다. 다만 제한 근육들이 시간에 따라 스트레칭된다면 발바닥 족저굴곡의 범위가 증가될 수 있다.

회내를 제한하는 요소

표 2.17에서 볼 수 있듯이 발목의 외전과 내전의 범위는

비슷하지만 내번의 범위는 외번의 거의 2배이다. 즉 발바닥을 안쪽으로 향하게 하는 것이 바깥으로 향하게 하는 것보다 훨씬 쉽다. 발의 내번근(전방 경골 및 후방 경골)의 수축 또는 긴장은 외번을 제한할 수 있고 이는 결과적으로 회내를 제한할 수 있다.

회외를 제한하는 요소

회내에서 회외로 발을 반대 방향으로 움직이는 것은 외번/회내근(장비골근, 단비골근, 삼비골근)의 긴장에 의해 제한될 수 있다.

인대에 의한 긴장 요소들

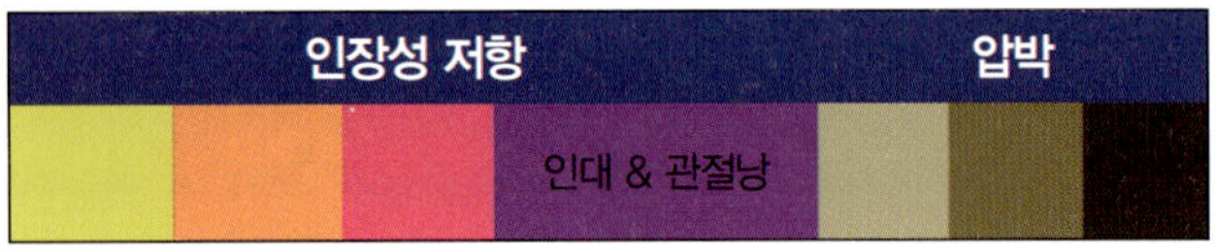

배측굴곡 제한 요소

발목 배측굴곡 제한의 원인으로 관절낭이 약간의 유연성을 소실했거나 구축 상태에 있는 관절낭 유착이 있다.[400] 유착은 누군가가 부러진 발이나 심한 발목 염좌에서 회복하기 위해 발목을 고정해야 할 때 종종 발생할 수 있다. 발목이 고정되면 모든 방향에서 운동 범위가 현저하게 감소하는 관절낭 구축이 생길 수 있다.

배측굴곡에 대한 저항은 경골, 비골, 거골 및 종골을 묶는 인대에서도 발생할 수 있다. 발목의 내측에서 삼각인대의 경골-거골 인대와 경골-종골 인대가 발목의 추가적인 배측굴곡에 저항할 수 있다. 외측 측면에서, 발꿈치를 비골에 연결하는 인대(종비골 인대)와 거골을 비골에 연결하는 인대(후거비골 인대)가 배측굴곡의 증가에 저항할 수 있다. 마지막으로, 거골관절의 뒤쪽인 후관절낭도 발목의 배측굴곡에 저항할 수 있다. 이 모든 인대는 발목이 배측굴곡될 때 팽팽해진다.[401]

누군가의 발목에 염좌가 생긴다면 이 인대들이 느슨해져서 과도한 배측굴곡을 방지할 수 없다. 느슨한 인대가 원래 길이로 수축하는 데 오랜 시간이 걸릴 수 있다. 따라서 이런 일이 발생하면 사람은 과가동성을 방지하기 위해 발목 주위의 근육을 강화하거나 발목을 움직임의 마지막 지점이라고 할 수 있는 압박 상태까지 계속해서 배측굴곡해야 한다. 다만 많은 사람들의 경우 느슨한 인대가 없어도 심지어 근육이 강하고 뻣뻣해도 압박 상태를 만들 수 있다. 이런 현상은 아마도 뼈의 모양에 따라 달라질 수도 있다.

족저굴곡의 제한

족저굴곡에 저항하는 긴장은 내측 관절낭과 경골과 거골, 주상골 및 종골에 묶는 발목의 내측의 삼각측부인대에서 발생할 수 있다(그림 2.210 참조). 암장부의 전면을 가로지르는 띠인 전거비인대와 삼각인대의 경골 주위 섬유도 과도한 족저굴곡을 제한한다.

회내의 제한

회내를 제한하는 긴장은 발목 관절낭의 내측이나 경골과 거골을 묶어주는 발목의 내측의 삼각측부인대에서 나타날 수 있다. 각각 전방 경골-거골 인대, 경골-주상골 인대, 경골-종골 인대 및 후방 경골-거골 인대로 불리는 이 인대들은 그림 2.210에서 볼 수 있다.

표 2.18 발목과 발의 움직임을 제한하는 인대 긴장의 원인

움직임	주동근	협력근	움직임을 막는 근육
발목의 배측굴곡	전경골근, 장무지신전근, 장지신근	제3비골근	비복근, 가자미근, 단비골근, 장비골근, 후경골근, 장지굴근, 장무지굴근
발목의 족저굴곡	비복근, 가자미근, 단비골근, 장비골근, 후경골근, 장지굴근, 장무지굴근	족저근	전경골근, 장무지신근, 장지신근
발의 회내	단비골근, 장비골근, 제3비골근, 장지신근		전경골근, 후경골근
발의 회외	전경골근, 후경골근	장무지신근, 장지굴근, 장무지굴근	단비골근, 장비골근, 제3비골근

표 2.19 발목과 발의 움직임을 제한하는 인대성 긴장의 요소들

움직임	제한하는 인대
발목 배측굴곡	거비인대 경종인대 종비인대 후거비인대 후관절낭
발목 저측굴곡	삼각측부인대 경주상인대 전거비인대
발 회내	삼각측부인대 관절낭의 내측면
발 회외	경종인대 후거비인대 전거비인대 관절낭의 외측면

회외의 제한

회외를 제한하는 긴장은 그림 2.211과 볼 수 있는 비골-종골인대, 후경골-비골인대, 전경골-비골인대와 같이 발목 관절의 외측 인대에서 생길 수 있다. 또한 거퇴 관절낭의 외측의 장력은 과도한 회외를 방지한다.

압박의 요인들

위에서 설명한 조직의 인장력이 심하게 감소되면 WSM에 대한 다음 문제는 압박이다. 일반적으로 발목의 배측굴곡/족저굴곡과 발의 회내/회외의 움직임에 영향을 미치는 압박의 요소들을 살펴보겠다.

배측굴곡의 제한

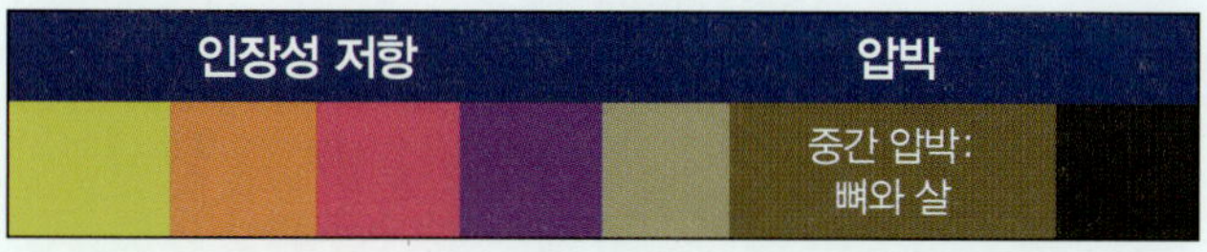

결과적으로 거골이 경골이나 비골과 꼭 들어가 맞물리거나 다른 조직의 일부가 이 뼈들 사이에 끼어 맞물릴 수 있다. 그런 상태를 압박 상태라고 한다. 배측굴곡하면 발목 앞쪽에서 압박감을 느낄 수 있다. 압박 상태에 있어도 여전히 발 뒤쪽, 발목 또는 종아리를 따라 근육, 힘줄 또는 근막에 약간의 긴장이 있을 수 있지만 이제 발목의 움직임을 멈추게 하는 주요 요소는 압박이다. 발목이 압박 상태라는 걸 알 수 있는 두 가지 특성이 있다. (i) 더 지나갈 수 없다고 느끼는 딱딱한 가장자리 느낌[이것은 거골의 앞쪽, 위쪽 몸체가 장부(복사뼈 사이 공간)에 끼워진 경우이다. 또는 (ii) 중간 정도로 맞물려 조금 더 깊이 밀어 넣을 수 있을 것 같은 느낌]은 거골과 경골 사이에 위치한 힘줄로 인해 생긴다.

이 중간 정도의 압박은 능동적으로 발목을 배측굴곡하거나 발가락을 신전할 때 일어날 수 있다. 장무지신근, 장지신근, 전경골근의 힘줄은 모두 발목 앞과 신전지지대 아래로 움직이며(그림 2.214와 2.217 참조), 이 근육들이 수축할 때는 근육들의 힘줄들이 위로 올라가서 신전지지대를 압박하는 경향이 있다. 이 힘줄들은 배측굴곡하는 거골과 경골의 장부 사이에서 끼이기 좋은(찝히기 좋은) 위치에 있다. 이건 직접 확인할 수 있다. 앞무릎이 발보다 약간 앞에 있는, 쉬운 런지 자세를 취하라. 이렇게 하면 앞발목이 수동적으로 배측굴곡 상태에 있게 된다. 손으로 발목 앞쪽을 느껴보라. 그 느낌이 부드러워야 한다. 발목 앞부분을 계속 느끼면서 발가락을 신전해(들어올려) 앞발을 바닥에서 들어올려라. 어떻게 이 힘줄들이 이제 바깥쪽으로 돌출되는지 살펴보고, 당신이 할 수 있는 배측굴곡을 제한하는지 느껴보라.

이 중간 정도의 압박은 발목에 염증이 있을 때도 생길 수 있다. 발이나 발목의 조직에 염증이 생기고 붓는 병이 있으면 발목은 쉽게 압박 상태가 될 수 있다. 이런 현상은 당뇨병이 있는 사람들에게 종종 나타난다.[402] 이 경우 조직의 만성적인 부종은 배측굴곡의 범위를 제한한다.

마지막으로, 전하 비골-경골 인대가 거골과 경골 사이에 끼어 압박을 유발할 수 있다.[403] 이것은 일반적으로 심각한 발목 염좌 후에만 발생한다.

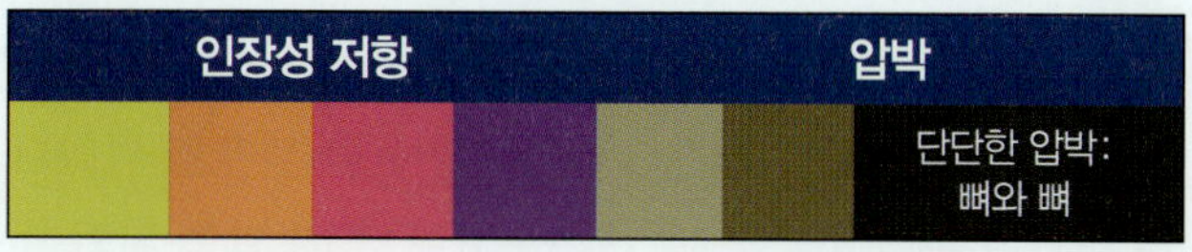

단단한 압박감은 거골이 경골이나 비골에 닿을 때, 즉 뼈가 뼈에 맞부딪힐 때 일어난다. 이 현상이 일어날 수 있는 몇 가지 이유가 있다. 그 이유들로는 거골 몸체의 크기(219쪽의 그림 2.225 참조)와 거골 전면의 넓이 또는 장부의 넓이이다. 또는 그림 2.226에서 볼 수 있듯이 거골

몸체의 특징적인 활차 모양 때문일 수도 있다.[404] 모든 사람은 독특한 거골 모양을 가지고 있고, 이로 인해 어떤 사람들에게서는 매우 낮은 배측굴곡 각도에서도 뼈와 뼈가 맞닿을 수 있다. 다시 강조하지만, 요가는 신체의 역학을 바꾸지 않는다. 종아리를 원하는 대로 늘려도, 탄탄한 아킬레스건의 장력이 있음에도 그렇다고 해서 뼈와 뼈의 압박은 사라지지 않을 것이다.

때때로 뼈와 뼈의 압박은 골극을 만들 수 있다. 이들은 일반적으로 두 뼈 사이의 지속적인 접촉에 의해서 생긴다. 뼈가 반복적으로 부딪치면서 한쪽 뼈의 표면이 자라기 시작한다. 이러한 돌기(골극체라고 함)는 움직임을 제한할 만큼 충분히 커질 수 있다. 이런 현상은 댄서와 운동선수에게서 자주 관찰된다. 그러나 때때로 뼈 한 쪽의 성장은 반대쪽 뼈에 그에 상응하는 파임 자국을 만들 수 있다! 축구 선수에 대한 한 연구에서는 경골 골극이 거골에 대해서 파임 자국을 만들어 배측굴곡의 전체 범위를 유지할 수 있음을 발견했다.[405]

발목 배측굴곡 제한의 마지막 원인은 뼈의 아탈구이다. 아탈구는 하나 이상의 뼈가 움직여 잘못 정렬된 상태를 말한다.[406] 잘못 정렬된 뼈는 정상적인 관절 움직임이 생기지 않아 그 가동범위가 줄어든다. 발목에서, 특히 심한 염좌 후에 비골이 경골이나 거골과 정렬되지 않을 수 있다. 이 비골의 아탈구는 발목 관절의 운동 범위를 제한할 수 있다. 발목이 자유롭게 움직이려면 비골의 근위(상단)부 말단이 자유롭게 움직여야 함을 기억하라. 비골의 근위 또는 원위 경골 관절에서 앞으로(전방) 및 아래로(하방) 아탈구된 경우 장부에서 거골의 정상적인 배측굴곡이 제한된다.[407] 가장 흔한 아탈구는 발목 염좌 후 거골이 앞으로 주저앉는 것이다. 임상적으로 관찰되는 대부분의 발목 염좌는 덜 심각한 발목 염좌에도 거골의 후방 활주에 제한이 있다. 거골이 거퇴 관절에서 앞으로 주저앉으면 경골에 부딪히는 거골로 인해 배측굴곡에 제한이 생긴다. 발목 염좌 후 오랜 시간이 지났어도 이러한 거골의 아탈구는 치료를 받지 않았거나 발목의 가동을 다루지 않았다면 발목의 배측굴곡을 제한할 수 있다. 만성 발목 염좌 및 불안정성은 발목이 배측굴곡하지 않아도 거골이 이 앞쪽 위치로 위치하게 할 수 있으며 이러한 관절의 불안정성으로 인해 양반다리로 앉는 것과 같은 활동(발이 내전 및 발바닥 굴곡으로)을 제한할 수 있다.

족저굴곡의 제한

일부 사람들에게는 발목을 족저굴곡할 때 압박이 있고 실제로도 그러한 압박이 발생할 수도 있다. 이러한 경우에 해당하는 대부분은 발목에 추가적인 뼈 구조물이 골 성장이 있을 수 있어 압박을 유발할 수 있다. 일부 사람들, 특히 발볼을 자주 들어올리는 댄서의 경우 종골과 경골 사이에 압박이 발생할 수 있다. 그림 2.237은 90° 신전된 중족지절관절 상태의 완전히 족저굴곡된 발을 보여준다. 이때의 압박 지점을 확인해보라. 대부분의 사람들에게 없는 삼각골os trigonum이 추가로 있는 것을 볼 수 있다. 이 삼각골은 종골과 경골 사이에 끼어 있다. 이런 경우 댄서가 여전히 발을 완전히 족저굴곡해 드미 뿌엥뜨로를 할 수 있지만 삼각골의 지속적인 압박으로 통증과 질환이 생길 수 있다.[408]

족저굴곡을 제한할 수 있는 압박의 다른 원인으로는 골극, 이소골 또는 스티다 돌기(거골에서 발생한 골극)가 있다(그림 2.227 참조). 보통은 이러한 요소들로 고통스러운 후방 발목 충돌 증후군이 생길 수도 있고 그렇지 않을 수도 있지만, 발이 완전히 족저굴곡된 상태에서 동적이고 순간적인 스트레스가 가해지는 운동선수와 무용수들에게는 이 증후군이 매우 자주 발생한다.

다행스럽게도 요가에서 우리는 위와 같은 동적 스트레스하에서 발바닥 굴곡을 많이 해야 하는 경우가 거의 없다. 족저굴곡을 할 수 있지만 우리는 움직임을 짧게만 해야 하는 운동선수와 달리 일정 시간 동안 자세를 유지한다.

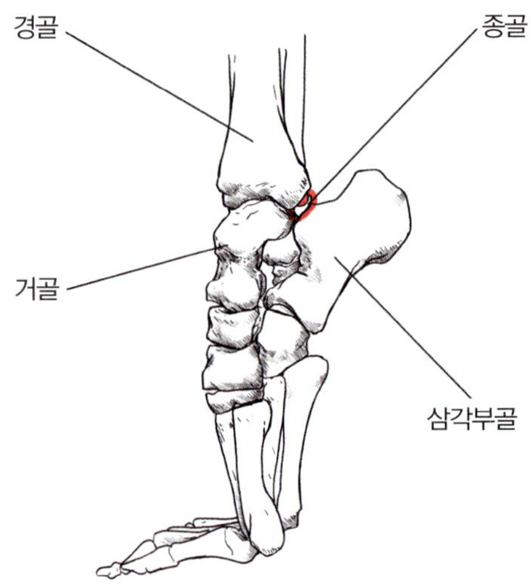

그림 2.237 경골과 종골 사이의 삼각골(빨간색)의 압박을 보여주는 족저굴곡된 발.

회내의 제한

표 2.17에서 보는 바와 같이 외전과 내전의 범위는 비슷하지만 내번의 범위는 외번의 거의 2배이다. 발바닥을 바깥쪽보다 안쪽으로 돌리는 것이 더 쉽다. 그 이유 중 하나는 비골이다. 비골의 원위(아래) 끝이 거골이 너무 많이 외전되는 것을 방지한다. 이것은 뼈와 뼈의 제한이고 그 위치는 그림 2.233c에서 빨간색으로 표시되어 있다.

회외의 제한

극단적인 경우 족근골과 경골 내측 사이에 압박이 발생할 수 있지만 이러한 상태는 일반적으로 발목 외측 인대의 심한 염좌 후에만 발생한다. 그러나 항상 그렇듯이 발목을 삐거나 다친 적이 없어 놀라운 범위로 회외전을 하는 사람들도 있다. 227쪽의 그림 2.234c인 B.K.S 아헹가의 많은 회외가 필요한 칸다아사나를 다시 보라. 그의 발목은 부러지거나 손상되어 보이지 않는다. 이 모습은 그의 자연스러운 가동범위의 일부일 뿐이다.

가동범위의 다양함

인장력을 통해 알아본 것처럼 우리가 가질 수 있는 최대의 운동 범위는 압박이 발생하는 시기와 위치에 따라 결정되고 이는 사람들이 가진 구조물의 모양과 크기의 정상범위에 따라 상당히 다양하다.

발목에서의 배측굴곡

우리가 할 수 있는 배측굴곡의 범위는 움직임이 능동적인지 수동적인지, 무릎이 구부러지거나 펴져 있는지, 발가락을 신전 또는 굴곡하는지와 같은 여러 요인에 따라 달라진다. 이 변수들는 다리와 발의 근육, 힘줄, 인대 및 근막에서 얼마나 많은 인장력을 만들 수 있는지를 나타낸다. 배측굴곡 범위가 10° 이하로 제한되어 있는 사람은 첨족을 갖는다. 첨족은 반장슬genu recurvatum(knock-knees) 및 과도한 거골하 회내, 일반 보행에서 변경된 보행과 같은 여러 병리를 유발할 수 있다. 또한 제한된 발목 배측굴곡은 노인들에게 균형을 잃고 넘어지게 하는 요인이다. 첨족은 종아리 근육의 단축이나 구축으로 다른 질병에 의해 생긴 관절 경직으로 발생할 수 있다.[409] 다행히도 첨족의 긴장 요소를 스트레칭하는 프로그램은 발목의 배측굴곡 가동범위를 늘리는 데 효과적이다.[410] 더 깊은 배측굴곡의 더 큰 장벽은 압박으로 발의 윗부분(거골)이 다리(경골)와 접촉하거나 연부조직(다양한 힘줄)이 두 뼈(거골과 경골) 사이에 끼었을 때 생긴다.

배측굴곡의 변이

배측굴곡 범위는 무릎을 완전히 폈을 때와 완전히 구부렸을 때 상당한 차이가 있다[요가 학생들은 무릎을 구부릴 때보다 다리를 곧게 펼친 다운 독(아도무카스바나아사나)에서 종아리에서 느끼는 스트레칭이 훨씬 더 큰 것을 종종 알아차릴 수 있다]. 이것은 비복근의 인장력 때문이다. 무릎이 신전되고 발목이 배측굴곡될 때, 비복근은 가장 길어지고 가장 긴장된다. 그러나 무릎이 20° 이상 굴곡되면 비복근은 더 이상 배측굴곡을 제한하지 않는다.[411] 건강한 사람들은 20°의 무릎 굴곡에서 배측굴곡을 수동적으로 할 때, 20°(열린 사슬 상태/비체중 부하일 때)에서 스트레스 상태(닫힌 사슬 상태/체중 부하) 39°까지이다. 이 측정에 대한 표준편차는 각각 9°와 7°이다. 이는 건강한 사람의 95%가 무릎을 구부리고 체중을 실은 상태에서 배측굴곡의 범위가 25~53°임을 의미한다(그림 2.238 참조).

다음 동작을 위해 필요한 발목 배측굴곡의 범위를 되짚어보는 것에 주목해보라.[412]

- 무릎(발가락이 아래로 접힌 상태/발목이 배굴된 상태): 26~45°
- 다리를 꼬고 앉기: 26~39°
- 발뒤꿈치를 바닥에 대고 스쿼트: 33~45°

이 세 가지는 종종 요가 수업에서 필요한 동작과 자세들이다. 분명히, 53° 범위의 배측굴곡 범위를 가진 사람은 그중 어느 것에도 문제가 없을 것이지만, 20° 미만의 배측굴곡을 가진 사람은 일부 동작/자세가 어려울 것이다. 이런 학생들의 더 큰 배측굴곡을 방해하는 것이 무엇인지 알아보는 것은 교육적으로 유익하다. 긴장에 관한 것일까? 압박일까? 변할 수 있는가, 아니면 발목이 이미 한계에 도달했는가? WSM에 대한 답변에서 보았듯이 움직임을 막는 방해 요소는 쉽게 늘어나지 않는 조직의 긴장이나 신체의 일부가 신체의 다른 부분과 닿아 더 이상 움직일 수 없는 압박에서 올 수 있다. 이러한 모든 요인이 발목의 배측굴곡에 영향을 줄 수 있다. 당신을 멈추게 하는 것은 긴장이나 압박일 수 있으며, 그림 2.239와 같이 저항을 느끼는 곳에서 당신의 WSM 질문에 대한 답을 결

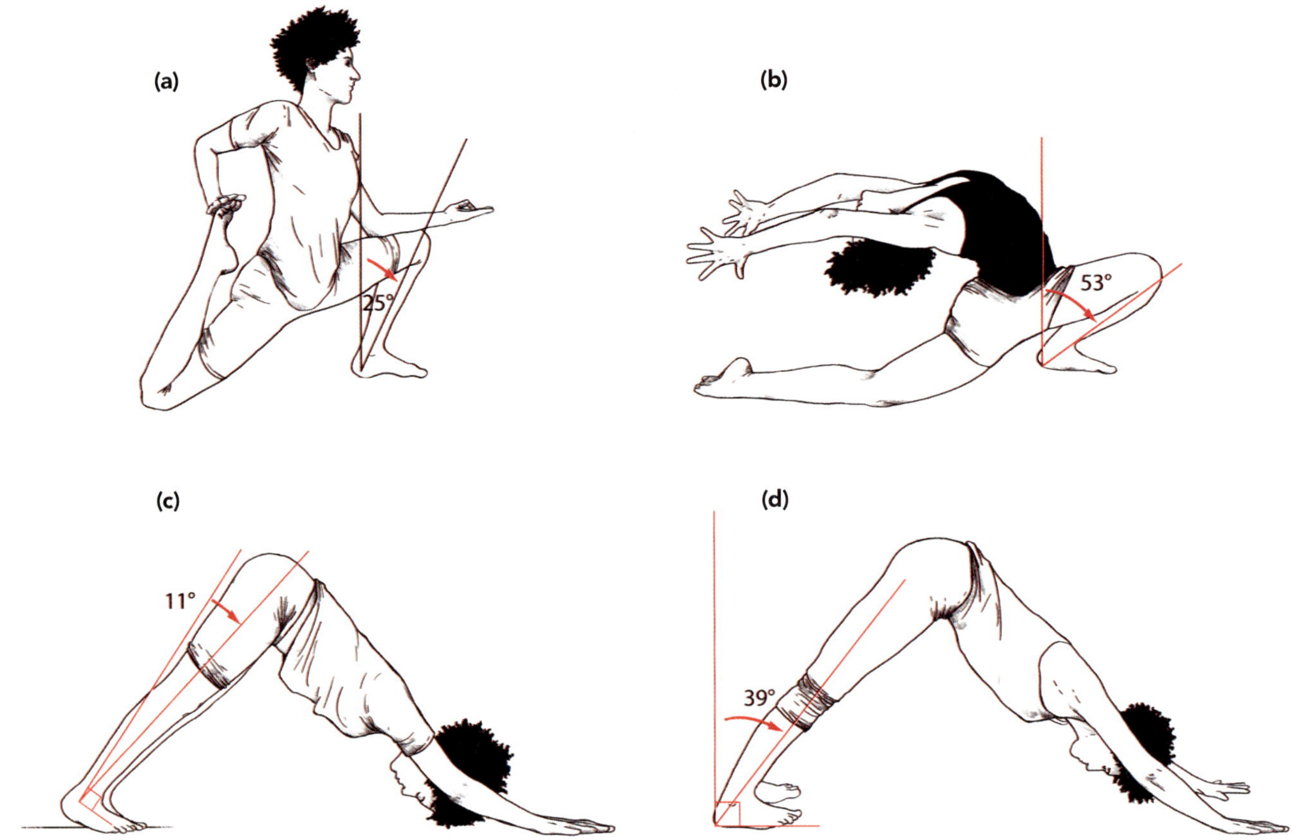

그림 2.238 배측굴곡의 범위. 무릎을 20° 이상 구부린 상태에서 능동 배측굴곡의 정상 범위는 25°(a)에서 53°(b)이다. 무릎이 완전히 펴진 상태에서 능동 배측굴곡의 정상 범위는 11°(c)에서 39°(d)이다. 배측굴곡이 11°만 가능한 대부분의 학생들이 다리를 똑바르게 펴 다운 독을 하려면 발뒤꿈치를 바닥에서 들어 올려야 한다. 배측굴곡을 더 많이 할 수 있는 학생은 더 길게 다운 독을 수행하면서도 발뒤꿈치를 바닥에 붙일 수 있다.

정하는 데 필요한 단서를 얻을 수 있다.

압박은 거골이 경골과 접촉해 생기는 뼈 사이의 단단한 압박이나 연부조직이 두 뼈 사이에 끼어 압박이 발생하는 중간 정도의 압박이 있다. 나무를 기어오르는 영장류는 일반적으로 발목에서 약 45°의 배굴이 필요한데 이는 평균적인 인간이 사용할 수 있는 것보다 훨씬 더 많은 범위이다. 침팬지와 같은 나무를 오르는 영장류에서 이렇게 향상된 운동 범위를 가지는 한 가지 주요 원인은 그들의 경골 원위부 경상돌기$_{plafonds}$(경골, 비골 원위부가 발목 관절의 천장 부분이 됨을 일컫는 표현)의 모양과 넓이이다(그림 2.221 참조). 침팬지의 천장부는 사다리꼴로 조금 더 정사각형인 인간 발목 천장부보다 앞쪽이 더 넓다. 이는 침팬지 거골이 경골에 충돌하기 전에 침팬지의 발목 관절이 훨씬 더 배 쪽으로 구부러질 수 있음을 의미한다. 인간의 발은 나무를 오르는 데에는 잘 적응하지 못하지만 걷기와 달리기에는 매우 능숙하다.[413] 당신이 사다리꼴 또는 더 넓은 사다리꼴 발목 천장부를 가진 사람이라면 발목 배측굴곡의 범위가 훨씬 더 넓을 가능성이 높다(그림 2.238b). 이는 보통 사람보다(그림 2.238a), 종아리 근육이 더 길기 때문이 아니라 발목 뼈의 다른 모양 때문이다.

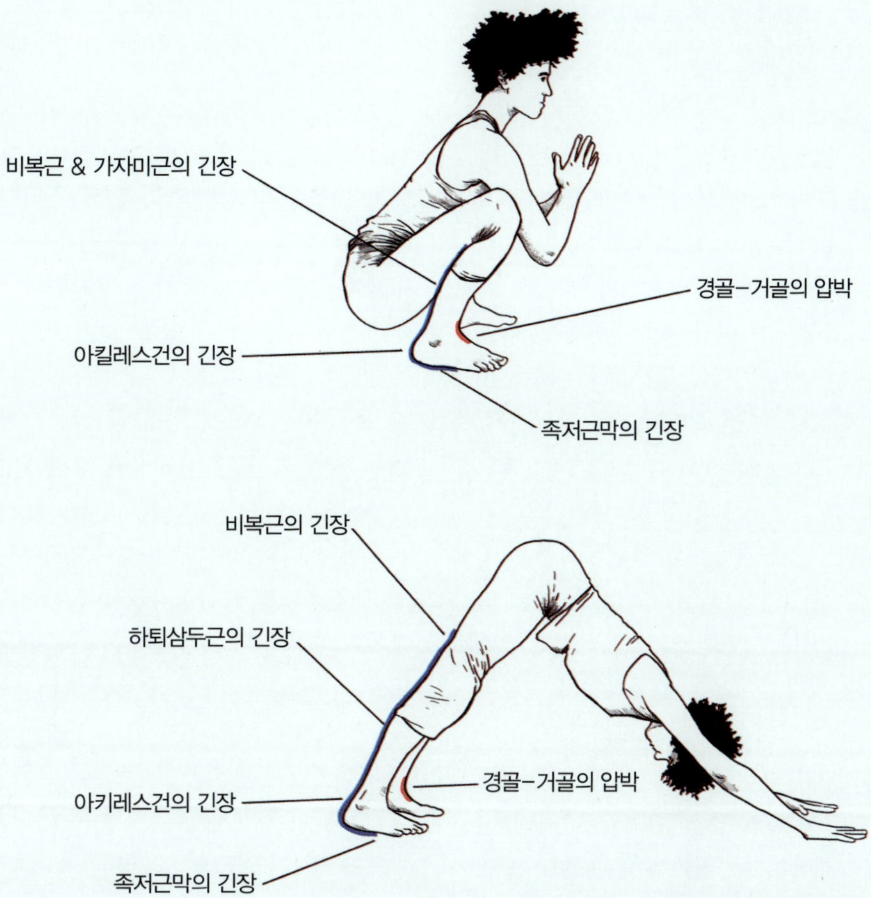

그림 2.239 무엇이 배측굴곡을 멈추게 하는가? 어디에서 저항을 느끼는가? 저항감은 근육, 힘줄, 인대 또는 근막 긴장(파란색으로 표시) 또는 골성 압박(빨간색으로 표시)으로 인해 나타날 수 있다.

중요한 내용: 발목 문제라고 생각하지 마라!

다음은 요가 학생들이 묻는 일반적인 질문과 그들이 일반적으로 듣는 답변이다. “깊은 스쿼트(말라사나)를 하려고 할 때 발뒤꿈치가 지면에서 떨어져요. 틀림없이 내 꽉 조인 발목 때문이에요.” 그렇다. 그 문제는 아마 당신의 발목 때문일 수도 있다. 그러나 우리가 보았듯이 쪼그리고 앉는 것은 33~45° 사이의 배측굴곡이 필요하고 대부분의 사람들은 무릎이 구부러졌을 때 발목에서 그 정도의 배측굴곡을 할 수 있다. 인구의 67%가 쪼그리고 앉는 데 필요한 발목 배측굴곡 범위(무릎을 구부린 상태에서 32~46°)를 가지고 있다.[414] 그렇다면 왜 스쿼트에서 발뒤꿈치를 땅에 유지할 수 없을까? 6명 중 1명은 쪼그리고 앉을 만큼 발목 배측굴곡을 할 수 없거나[415] 고관절의 굴곡이 부족할 수 있기 때문이다! 어떤 사람들에게는 무릎관절의 굴곡의 제한이 요인이 될 수 있다. 따라서 깊게 쪼그려 앉지 못하는 것이 항상 발목 때문만은 아닌 것이다.

그림 2.240에서 볼 수 있듯이, 스쿼트를 하려면 발뒤꿈치 위로 위치하는 체중의 균형을 맞추기 위해 무릎이 앞으로 나오거나 팔을 앞으로 뻗어야 할 수 있다. 그렇지 않으면 상체를 발 앞쪽으로 더 많이 기울일 것이다. 스쿼트에서 무릎이 가슴에 가까워질수록, 등 쪽(신체의 후면)이 몸의 측면 중앙선에 더 가까워지기 때문에 몸의 앞과 뒷부분 사이의 균형을 찾기가 더 쉽다. 그러나 고관절 굴곡에 제한이 있다면 스쿼트를 할 때 등 쪽(몸의 후면)이 더 뒤에 있게 되고 또한 몸의 정중선에서 더 뒤에 위치하게 된다. 이렇게 몸의 등 쪽으로 추가된 후방의 길이로 인해, 균형을 잡기 위해선 무릎이 더 앞으로 이동해야 한다. 많은 사람들이 이를 달성하는 유일한 방법은 그림 2.240c와 같이 발뒤꿈치를 들어, 체중이 발가락 위로 올라가는 것이다. 이는 발목이 충분히 유연하지 않아서가 아니라 고관절을 충분히 구부리지 못하기 때문이다.

실제로 스쿼트를 하기 위해 필요한 발목 배측굴곡의 양은 스쿼트 중간쯤 내려왔을 때 최대가 된다! 그림 2.240은 완전한 스쿼트(d)와 반쯤 내려간 스쿼트 자세(b)에서의 발목 각도를 보여준다. 스쿼트를 반쯤 내려왔을 때가 완전한 스쿼트보다 엉덩이가 훨씬 더 뒤쪽에 있기 때문에 무릎이 발 앞으로 훨씬 더 나와야 한다. 무릎이 더 앞쪽에 있다는 것은 발목에 더 큰 각도가 필요하거나 발뒤꿈치를 들어올려야 함을 의미한다.

스쿼트를 할 수 있을 만큼 고관절을 구부릴 수 없는 사람들을 위한 한 가지 방법은 발 사이의 거리를 넓히거나 발을 바깥쪽으로 향하게 하는 것이다. 이렇게 하면 사용할 수 있는 고관절 굴곡의 범위가 증가한다. 이 방법이 발목에 더 많은 배측굴곡이 되게 하진 않는다. 다리가 외전되거나 대퇴골이 더 바깥쪽으로 회전되면 대퇴경이 비구에 충돌하거나 전상장골극이 허벅지 상단과 압박될 가능성이 줄어든다. 이러한 조정을 통해 몸의 뒤쪽은 스쿼트를 할 때 몸의 측면 중앙선에 더 가깝게 붙을 수 있다. 즉, 몸의 균형을 맞추기 위해 무릎이 앞으로 나오지 않아도 된다.

무엇이 당신을 막고 있는지 어떻게 알 수 있는가? 스쿼트를 할 때 무엇이 느껴지는지 살펴보라. 종아리 뒤쪽의 긴장, 발목 앞쪽의 압박, 고관절의 압박, 무릎 주변의 제한으로 무릎이 앞으로 더 가지 못하는가? 그 제한하는 느낌이 고관절에 있다면 발을 넓혀라. 종아리 뒤쪽에 있다면 종아리 근육을 늘려라. 발목 앞쪽의 압박인 경우 발뒤꿈치 아래에 쐐기(받침)를 사용해보라. 발아래 받침대를 사용하는 것은 부정행위가 아니다. 뼈와 뼈의 압박은 변하지 않으니 현실을 받아들이고 그에 따라 조정하는 것이 좋다.

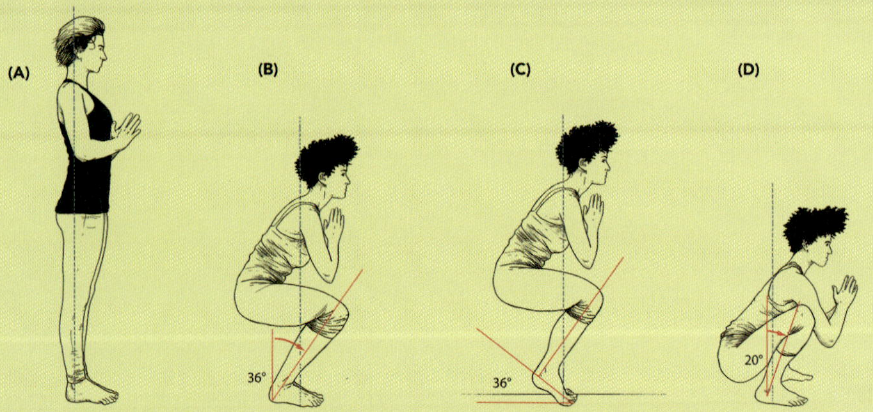

그림 2.240 무엇이 스쿼트(말라사나)를 할 때 나를 멈추게 하는가? (b)의 경우 발목의 최대 배측굴곡이 필요하다. (c)를 보면 발뒤꿈치가 바닥에서 들리기 시작할 수 있다. (d) 발의 배측굴곡은 덜 필요하지만 고관절 굴곡은 최대로 나오는 스쿼트이다.

어려운 내용: 배측굴곡된 발은 어디를 가리켜야 하는가?

우리가 경험한 다양한 선 자세[산 자세(타다사나), 전사 자세(비라바드라사나) 또는 런지의 앞쪽 발, 심지어 다운 독(아도 무카스바나아사나)]에서 발이 항상 똑바로 앞을 향해야 한다는 미학적 요구는 모든 사람에게 적합하지 않다. 강사가 수련자의 발이 향하는 곳을 교정하는 것은 쉽지만 수련자의 발 정렬을 변경하면 많은 곳이 영향을 받는다. 발이 중립이기 위해, 우리가 이전에 살펴본 요소들이 있다. 대퇴경의 종류(다시 말하지만 낮은 각도의 대퇴경은 발을 더 바깥쪽으로 향하게 한다). 경골 염전(경골에 더 많은 비틀림 정도, 비틀림이 있을수록 발이 더 바깥쪽으로 향하게 된다), 무릎이 완전히 펴지고 잠겼는지 여부[경골이 잠긴 위치(경골의 근위부)로 들어오면서 바깥쪽으로 회전하며, 이는 발을 바깥쪽으로 향하게 할 수 있으며, 무릎이 과신전된 경우 더 많은 경골 회전이 발생한다],[416] 양 무릎이 구부러졌을 때 경골 비틀림의 정도, 그리고 고관절 관구에서 대퇴골의 회전 정도이다. 이 모든 조건들은 발 자체와는 아무 관련이 없이 발이 가리키는 위치에 영향을 줄 수 있다. 물론 발목 관절을 이루는 뼈들의 일치성과 이 뼈들의 모양도 발이 가리키는 위치에 영향을 줄 수 있다.

발에서 외전 및 내전은 발의 두 번째 선, 즉 두 번째 발가락에서 멀어지거나 향하는 움직임을 나타낸다. 두 번째 선은 발의 중립 선으로 간주돼 요가 교사는 종종 학생들에게 두 번째 발가락을 똑바로 향하게 하거나 무릎을 두 번째 발가락과 정렬하도록 안내한다. 그러나 이것은 미학적 요구일 뿐 꼭 필요한 기능적인 요구는 아니다. 발의 두 번째 선이 똑바로 앞을 가리키고 있을 때 모든 학생들의 발이 자연스러운 중립 위치로 정렬되지 않기 때문이다! 일부 학생들은 이 위치에서 잘 정렬하지만 대부분은 그렇지 않을 것이다. 이렇게 잘 정렬되지 않는 학생들의 경우 이 미학적인 위치를 달성하기 위해 발을 회전하려면 적절치 않은 다리(경골) 또는 허벅지(대퇴골)의 회전이 필요할 수 있다

배측굴곡에서 발의 움직임은 발이 중립의 범위에서 앞을 향하고 어디든 가리킬 수 있게 하는 또 다른 요소가 된다. 발이 향하는 위치에 영향을 주는 요소에 발목 뼈의 모양, 즉 경골과 비골에 의해 형성된 장부의 모양과 거골의 윗모양(활차)를 모두 넣어야 한다. 발목의 회전은 비골과 경골의 아래쪽 끝에서 형성된 축을 따른다. 이 축은 그림 2.223에서와 같이 내측에서 외측으로, 아래쪽과 뒤쪽으로 기울어져 있다. 경험축의 영향은 그림 2.241과 같

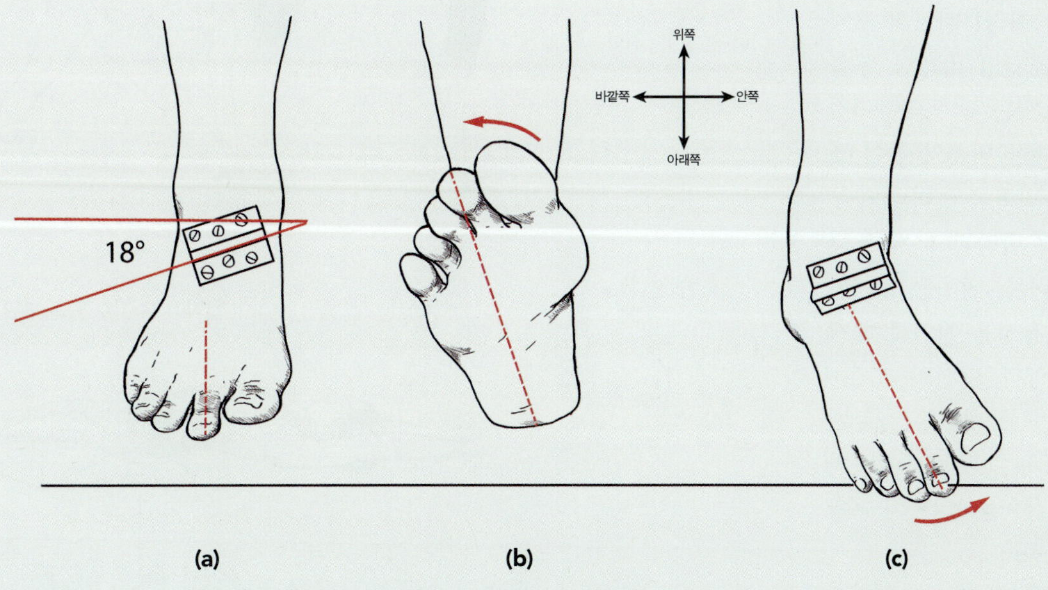

그림 2.241 발목이 구부러질 때, 발(오른쪽 발)은 내측 또는 외측 움직임을 보일 것이다. (a) 발이 중립에 있다. 두 번째 선이 어떻게 정면을 가리키는지 보라. (b) 배측굴곡과 함께 발은 위쪽과 옆쪽으로(바깥쪽으로) 외전된다. (c) 족저굴곡과 함께 발은 아래로 그리고 안쪽으로(안쪽으로) 내전된다. 비스듬한 축 각도가 클수록 이 경향이 더 커진다.

다. 그림은 오른발을 보여준다. 배측굴곡에서 발의 엄지발가락이 발이 중립일 때보다 외측(바깥쪽)으로 더 많이 외전되는 것에 주목하라. 다른 방향인 족저굴곡에서 발의 엄지발가락은 발이 중립일 때보다 내측(안쪽)으로 더 내전된다.[417] 경험축 각도가 클수록 이 영향은 더 두드러진다.

인간의 다양성이 발목이 회전하는 경험축에 영향을 주는 것을 알아봤다. 이런 사실은 일부 사람들의 경우 발목이 배측굴곡할 때 발이 자연스럽게 바깥으로 움직이고 발의 두 번째 선(두 번째 발가락)이 자연스럽게 더 바깥쪽을 가리킬 것임을 의미하며, 결과적으로 발목이 배측굴곡될 때 발이 바깥으로 외측으로 회전하려 하는 것은 자연스럽다. 이는 우리가 스쿼트 자세(말라사나)를 수행하는 데 필요한 발목의 깊은 배측굴곡 상태에 이르렀을 때 발이 외전되려고 하는 또 하나의 이유이다. 발목의 배측굴곡이 많이 필요한 다른 자세에서도 동일한 경향이 있을 수 있다(지도자에게 보내는 메모: 다운 독에서의 발 정렬, 243쪽 참조).

발은 어디를 가리켜야 하는가? 상황과 조건에 따라야 한다! 비구의 모양과 방향, 대퇴골과 경골의 비틀림, 무릎이 완전히 펴졌는지 또는 깊게 구부러졌는지 여부, 경골에 대한 비골의 길이 및 거골의 곡률 정도와 발목을 얼마나 구부릴 수 있는지에 따라 달라진다. 발에 대해 미리 정의된 '올바른' 위치는 없지만 당신의 해부학적 고유성을 감안한 최적의 정렬은 있을 수 있다. 당신의 과제는 당신에게 맞는 것을 찾는 것이다. 그렇게 하려면 주의를 기울이고 특정 자세와 위치에 있을 때 무슨 일이 일어나는지 관찰하는 방법을 배워야 한다.

발목의 족저굴곡

족저굴곡은 발바닥(발바닥 부분)이 다리 앞쪽에서 멀어지게 한다. 우리는 많은 요가 자세, 균형에 도전하기 위해 발가락 위로 일어서거나 위쪽을 향한 활자세(우르드바다누라사나)에서 발뒤꿈치를 들어올릴 때, 삼각 자세(트리코나사나)에서의 앞발, 또는 앉거나 무릎을 꿇어, 발이 뒤쪽을 가리키는 영웅 자세(비라사나)와 같이, 킹 댄서(나타라자사나)와 같이 발이나 엄지발가락을 뒤에서 잡는 자세 또는 다리가 바닥 위에서 똑바로 뒤로 향하는, 위로 향하는 개 자세(우르드바무카스바나아사나Urdhvamukhasvanasana)에서 이 움직임을 한다. 이런 자세의 몇 가지 예는 그림 2.242를 참조하고, 이때 요가 자세들의 족저굴곡에 주목하라.

대부분의 경우 족저굴곡은 수동적이다. 족저굴곡근의 강한 수축이 아니라 자세의 모양 때문에 발이 족저굴곡 상태가 된다. 영웅 자세도 이런 수동 자세에 들어간다. 때때로 족저굴곡을 포함하는 자세에서 발을 배측굴곡시키도록 하기도 한다. 예를 들면 위로 향하는

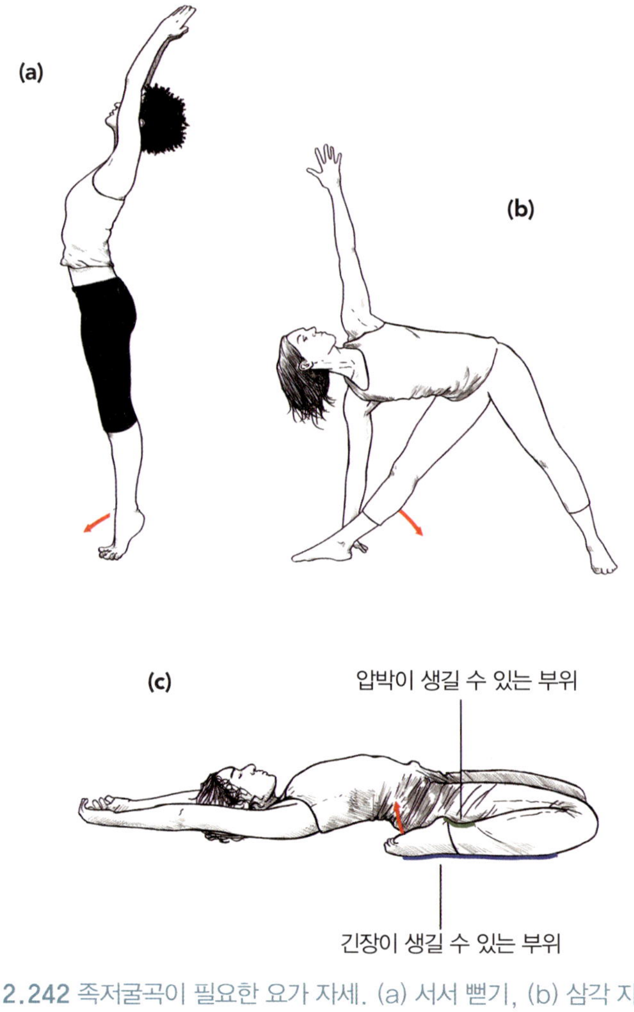

그림 2.242 족저굴곡이 필요한 요가 자세. (a) 서서 뻗기, (b) 삼각 자세(트리코나사나) 및 (c) 영웅 자세(숩타비라사나). 압박은 발뒤꿈치 뒤쪽에서 발생할 수 있는 반면 긴장은 발의 위쪽이나 정강이 앞쪽에서 느껴질 수 있다.

개 또는 코브라(부장가사나), 런지 또는 비둘기(카포타사나 Kapotasana) 자세에서 뒷다리, 활 자세(다누라사나Dhanurasana) 또는 킹 댄서에서 발을 잡고 있는 경우, 우리는 발등이나 손등을 바닥 쪽으로 누르라고 할 수 있다. 이 동작은 다리 근육의 동시 수축하게 하고 발과 뒷다리를 안정화시킨다. 이와 다른 능동적인 족저굴곡에서는 족저굴근을 강하게 쓰는, 몸이 발가락 위로 올라가는 움직임이 포함된다. 삼각 자세나 전사 자세(비라바드라사나)에서 앞발을 바닥에 고정하려고 할 때 우리는 족저굴곡을 하게 된다. 이 서 있는 자세들에서 우리는 발이 다리에서 멀어지지 않고 다리가 발에서 멀어지게 하지만 여전히 이 움직임은 족저굴곡이다.

가동범위의 다양함

건강한 사람은 평균적으로 50~60°의 발바닥 굴곡 능력을 가지고 있다. 일반적인 생활을 위해선 8~46°의 족저굴곡이 필요하다. 그래서 대부분의 사람들에게 일상생활의 족저굴곡에 대한 기능적 요구는 문제가 되지 않는다. 이 족저굴곡 범위는 나이가 들면서 약간 감소한다. 여성의 경우 이보다 약간 크게 감소하지만 그 차이는 그다지 유의하지 않다. 45~69세 남성도 발바닥을 50° 구부릴 수 있다.[418] 하지만 상기 수치들은 건강한 개인의 수치이다. 어떤 사람이 발목을 많이 굽히지 못하는 데에는 여러 이유가 있을 수 있으며 이러한 제한은 단순한 일상생활과 요가 수련 모두에 영향을 줄 수 있다. 유행병, 질환, 사고, 부상과 같은 질병들은 일상생활에서 요구되는 발바닥 굴곡이 일어나지 못하게 할 수 있다. 또한 질병이 없더라도 개인의 선천적인 유전으로 제한이 생길 수 있다.

요가에선 족저굴곡을 얼마큼 해야 하는가?

그림 2.242는 다양한 요가 자세에서의 족저굴곡을 보여준다. 우리는 앉는 자세인 영웅 자세(비라사나) 또는 라이트닝 볼트(바즈라사나) 및 누운 영웅 자세(숩타비라사나)에서 발등이 바닥에 편평된 '최대'[419] 족저굴곡이 필요하다고 말할 수 있다. 얼마만큼 필요할까? 그림 2.243를 보면 놀랍게도 90°가 아니다! 발 움직임의 변위를 측정하는 전통적인(가장 일관성 있는 것은 아니지만) 방법은 각도계(그리스어에서 유래된 '각도' 및 '측정'에 대한 언어)를 사용하는 것이다. 그림 2.243의 각도계는 발이 완전히 펴지고 발등이 직선일 때의 발목의 각도가 약 70° 임을 보여준다.[420]

대부분의 사람들은 능동적으로 발목을 50~60° 구부릴 수 있어, 발등을 바닥에 평평하게 놓고 발뒤꿈치 위로 엉덩이를 놓고 꿇고 앉는 것이 어려울 수 있다. 10~20°의 추가적인 족저굴곡이 가능하지 않을 수 있지만 앉은 자세로 일어나는 족저굴곡이 수동적이기 때문에 대부분의 사람들이 발등이 바닥에 닿도록 추가적인 족저굴곡을 할 수 있다. 발 위의 힘줄에 통증이나 불편함이 있는 경우 발목 아래에 접힌 수건을 사용하면 이 자세를 보다 쉽게 할 수 있다. 발등에서 저항이 느껴진다면 이는 인장력이 움직임을 제한하고 있음을 나타내며, 시간이 지남에 따라 그 장력 저항이 풀어져 발등이 바닥에 평평하게 할 수 있다. 그러나 발 뒤쪽, 발뒤꿈치와 경골 뒤쪽 사이에서 저항감이 생긴다면 우리는 현재 압박을 겪고 있으며 이 부딪힘은

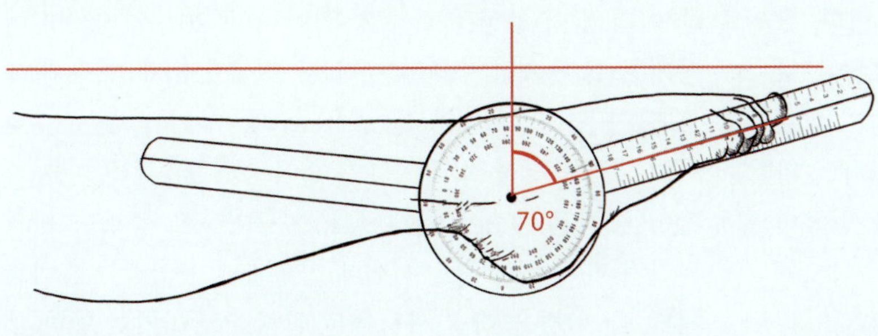

그림 2.243 발등이 편평해지기 위한 족저굴곡은 70° 정도만이 필요하다.

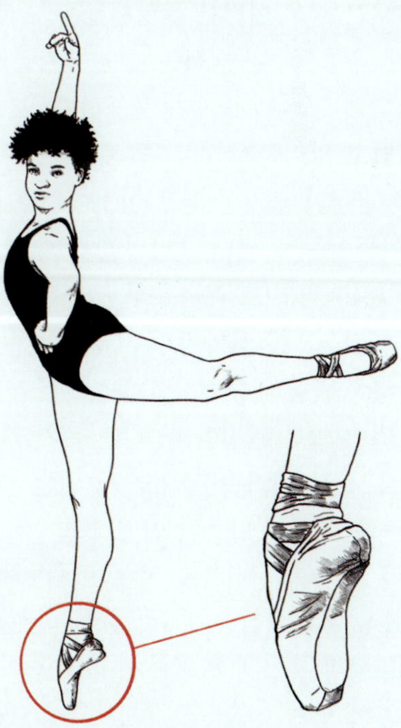

그림 2.244 무용수가 발끝으로 서는 모습. 완전 족저굴곡이 나옴을 볼 수 있다.

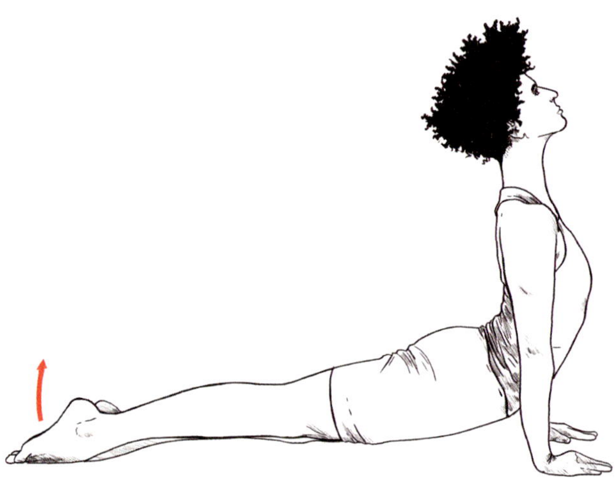

그림 2.245 업워드-페이싱 독(우르드바무카스바나아사나) 역시 깊고 능동적인 발의 족저굴곡이 필요하다.

요가로 해결되지 않을 수 있다. 아마도 이런 요가 학생은 족저굴곡의 최대 한계에 도달했을 수 있으며 발등을 바닥에 평평하게 두지 못할 수도 있다.

우리가 '아마도'라고 말한 것은 발뒤꿈치 충돌의 일부 원인은 치료할 수 있거나 일시적일 수 있기 때문이다. 염증은 이 부위(압박/압박이 생기는 부위)에 국소적인 부종을 유발할 수 있어, 염증이 제거되면 발목의 충돌도 사라질 수 있다. 발목의 충돌이 골극, 소골 또는 삼각골 또는 스티다 돌기로 인해 발생하고 이것이 요가 학생에게 문제가 되는 경우 이러한 골성체들을 수술로 절제할 수 있다. 일부 운동선수와 댄서는 깊은 족저굴곡 시 통증을 해결하기 위해 그러한 중재가 필요하다. 그러나 통증이나 부상이 없고 이러한 골성체 중 하나 이상이 존재하여 더 깊은 족저굴곡이 불가할 경우 이것이 신체의 한계임을 단순히 받아들이는 것이 더 요가적일 수 있다.

일부 엘리트 무용수와 운동선수들은 발등이 편평해지는 것을 넘어서까지 족저굴곡할 수 있다. 어떤 사람들은 횡족 관절과 중족지절 관절에서 추가로 족저굴곡을 할 수 있어 발목 관절의 더 깊은 족저굴곡을 할 수 있다. 그림 2.244는 발가락 끝으로 서 있는 댄서의 발 모습을 보여준다. 그녀의 발등이 어떻게 평평함을 넘어서는지 살펴보라. 발등의 선이 180°를 넘어서기 때문에 그녀가 발과 발목을 과족저굴곡시킨다고 할 수 있다. 그러나 발목이 아니라 발 중간 부분에서 얼마나 많은 족저굴곡이 나오는지 보라.

이런 과도한 족저굴곡은 그림 2.245에서 볼 수 있듯이 업워드-페이싱 독 자세(우르드바무카스바나아사나)에서도 일어날 수 있다. 일부 학생들은 발레리나처럼 발바닥을 과도하게 족저굴곡해 발등으로 바닥을 세게 눌러 다리를 들어올려, 발이 지면에 단단히 고정돼 엉덩이를 바닥에서 높이 올릴 수 있다.

발의 회외와 회내

요가 교사는 수련자들에게 조금이라도 보이는 발의 회내나 회외를 최소화하게 안내하는 경향이 있다. 런지나 전사 자세(비라바드라사나)에서 수련자의 앞발이 회내하는 경우, 그 학생은 무릎과 발이 일직선이 다시 될 수 있게 발을 회외하도록 안내받을 것이다. 발이 연꽃 자세(파드마사나)에서 회외를 하고 있거나 비둘기 자세(카포타사나)에서 뒷발이 낫 모양('회외'를 말하는 부정적인 표현)을 보일 경우, 교사는 학생에게 발을 회내시켜 중립 위치로 되돌아오라고 안내할 것이다. 회외나 회내 모두 하지 않는 것이 좋아 보이지만, 이러한 움직임들은 매우 자연스럽고 종종 매우 필요하기도 하다. 항상 중립으로 자세를 수정할 필요는 없다.

분명히 하자면, 학생이 회내 또는 회외된 발을 교정해야 하는 타당한 이유가 있을 수도 있다. 회내된 발은 다리를 짧게 하는 경향이 있으며, 이는 서 있는 자세에서 무릎에 부담을 주거나 엉덩이를 옆으로 아래로 당겨 외전을 일으킬 수 있다. 또 회내되면 발의 안쪽 아치가 감소한다. 회외를 하는 발은 발의 바깥쪽에 더 많은 무게를 실어 다리를 늘리고 엉덩이를 위쪽으로 옆으로 기울이면서 내전할 수 있다. 발의 회내 또는 회외는 움직임의 연쇄작용을 더 멀리 파급시킬 수 있지만 이러한 움직임들(발의 회내와 회외, 그리고 그로 인한 신체의 연쇄작용들) 자체는 본질적으로 나쁘지 않고, 꼭 교정하거나 재정렬을 해야 하는 건 아니다.

평균보다 발의 회내 또는 회외 범위가 더 넓은 사람들이 더 많이 부상을 겪는 것은 아니다. 2013년 900명 이상의 초급 주자(1,800피트 이상)를 대상으로 한 연구에 따르면 연구 대상의 20%가 발을 회외, 3%가 발을 고도로 회외, 6%가 발을 회내, 1%가 발을 고도로 회내, 70%가 발이 중립인 것으로 나타났다. 연구자들은 중립인 발과 외전된 발의 부상 비율 사이에 상관관계가 없었고 흥미롭게도, 내전 발을 가진 사람들은 실제로 달리기로 인한 부상의 발생률이 더 낮았음을 발견했다. 실험자들은 발의

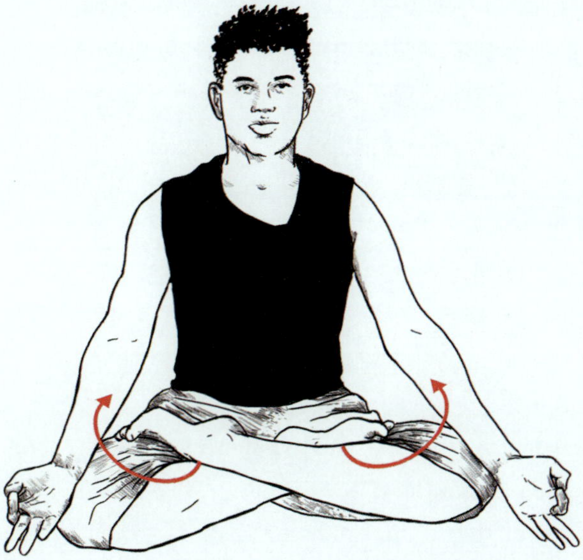

그림 2.246 연꽃 자세(파드마사나)의 회외. 발생하는 회외의 양을 줄이기 위해 대부분의 교사는 학생에게 빨간색 화살표로 표시된 대로 발을 회내하도록 조언한다.

회내가 원래 더 높은 부상률로 이어진다는 일반적인 믿음은 사실이 아니라고 결론지었다.[421]

이는 우리의 요가 수행에서 무엇을 말해주는가? 우리가 회내 또는 회외를 피해야 하는가? 그것은 모두 학생이 지금 경험하는 것에 달려 있다. 문제가 있거나 통증이나 알려진 기저 병리가 있는 경우 주의를 기울여야 하며 통증이 생기지 않아야 한다. 유착이나 흉터 조직으로 인해 붙어 있는 관절을 움직이기 위해 전문 치료사의 손을 통해 약간의 고통을 겪어야 하는 상황이 아니라면, 통증이 발생할 때는 뒤로 물러나는 것이 현명하다.

그림 2.246은 발을 크게 회외하고 있는 로투스 자세를 보여준다. 대부분의 교사는 이 정도의 회외(또는 낫 모양)를 피하기 위해 이 학생에게 발을 곧게 펴도록(내전) 요청할 것이다. 그림 2.234c(227쪽)의 B.K.S. 아헹가의 칸다아사나를 다시 참조해보라. 발이 의도적으로 극도로 외전되어 있다! 아헹가는 자신의 저서 『Light on Yoga』에서 이 방법이 '고관절, 무릎 및 발목 관절의 경직을 치료'한다고 말한다.[422] 그렇다면 발의 낫 모양(회외)이 로터스 자세 또는 비둘기 자세(카포타사나)의 뒷발 또는 다른 많은 자세에서에서 나쁘지만 칸다아사나에서는 완벽하게 괜찮고 심지어 필수인 것인가? 자세를 외형이 아닌 효과로 선택하라. 그림 2.234b는 발이 '책을 편 것처럼', '발바닥이 하늘을 향하도록' 의도적으로 다시 회외되는 나비 자세(밧다코나사나)의 변형을 보여준다. 요점은 회외와 회내가 발의 정상적인 움직임이며, 정상적으로 걷거나 뛰는 데 필요하고 요가 수행에서 반드시 나쁜 것은 아니라는 것이다.

회외와 회내를 만드는 다른 원인들

이제 발이 향하는 위치가 항상 발에 관한 무엇을 나타내는 것이 아니라는 사실은 더 이상 놀라운 일이 아니다. 발의 위치는 신체역학의 사슬 위쪽, 무릎 또는 엉덩이에서 뼈의 정렬로 인한 것일 수도 있다. 예를 들어, 런지나 비둘기 자세(카포타사나)에서 뒷무릎의 불편함을 피하려고 하는 학생의 뒷발에서는 낫 모양의 발이 자주 나타날 수 있다. 발이 완벽하게 중앙에 위치하면 슬개골이 바닥을 향해 밀리게 되어 고통스러울 수 있으며, 이를 피하기 위해 학생은 무릎에 가해지는 스트레스가 바깥쪽으로 분산될 수 있어 더 편할 수 있게 전체 다리를 안쪽으로 회전할 수 있다. 이러한 고관절의 내회전으로 인해 발이 외전된 것처럼 보일 수 있지만 실제로는 발이 아니라 전체 다리가 회전한 것이다. 이 때 발의 자세를 교정하는 것은 이학생에겐 도움이 되지 않는다. 오히려 무릎을 덮거나 발등을 바닥으로 가볍게 누르는 것이 슬개골에 가해진 압력을 줄이고 다리를 곧게 유지하는 데 효과적일 수 있다.

이것은 교사와 학생 모두에게 중요하다. 발의 위치를 다루기 전에 신체를 전반적으로 살피고 몸의 중심에서 무슨 일이 일어나는지 보고 몸의 중심에서 사지를 바깥쪽으로 향해 작업하는 것이 유용하다. 그 반대가 아니라.

동시-수축은 관절을 안정화시킨다

뻣뻣함(강성)은 항상 안정성과 관련이 있다. 관절이 이완되고 부하를 받지 않은 상태면, 부하 하에 있거나 무게를 지탱할 때보다 훨씬 더 넓은 범위를 안전하게 움직일 수 있다. 열린 사슬의 수동 부하는 닫힌 사슬의 능동적 부하보다 더 넓은 범위의 움직임을 만든다. 관절에 하중이 가해질 때 우리는 관절을 안정시키고자, 우리가 할 수 있는 만큼의 가동범위를 확보하려고 하지 않는다. 발과 발목을 안정시키기 위해서는 뻣뻣함이 필요하고, 발목과 발을 움직이는 근육의 동시 수축을 통해 이를 달성할 수 있다. 관절에 스트레스가 없을 때 우리는 칸다아사나나 파드마아사나 또는 런지 자세의 뒷발과 같이 관절을 수동적으로 관절의 끝 범위까지 움직일 수 있다. 그러나 다리를 넓게 벌린 자세(프라사리타파도타나아사나)와 같이 닫힌 사슬 자세에서 발이 수동적으로 안쪽으로 회내되어 스트레스를 받을 때엔 발목 관절에 안정성을 제공하기 위해 능동적으로 발목을 회외시키는 것이 좋다. 삼각 자세(트리코나사나) 또는 전사 자세(비라바드라사나)와 같은 서 있는 자세의 뒷발에도 동일하게 적용된다. 뒷발을 회내하는 경향이 있으므로 적극적인 회외(안쪽 발목을 바닥에서 멀리 이동)가 발목과 발 중앙의 모든 근육이 수축하여 관절을 강화하고 지지한다(역자주: 해당 단락은 이전 단락의 반드시 회내/회외를 조정해야 한다는 주장과 상반될 수 있으나 관절의 안정성을 위한 길항의 동시 수축에 한해서 서술하는 내용이다).

발가락의 네 가지 움직임

발과 발목의 움직임을 단순화해서 살펴보았다. 발과 발목에 비해 발가락의 움직임은 실제로 매우 간단하다. 발가락은 구부리고 펴고 외전과 내전을 할 수 있다. 움직임 용어가 발가락에서 다소 변경되지만 기본 사항은 여전히 똑같다. 신전은 배측굴곡이라고 부를 수 있고 굴곡은 족저굴곡이 될 수 있다. 외전과 내전은 기준이 다르다. 두 번째 발가락에서 멀어지거나 두 번째 발가락을 향하는 움직임을 외전과 내전으로 표시한다. 발가락은 다관절이며 굴곡과 신전의 움직임이 중족골이 근위 지골(중족지절관절)과 연결되는 곳이나 지골관절 내에서 발생할 수 있다.

발가락의 신전(배측굴곡)에 대한 제한 요소와 굴곡(족저굴곡)에 대한 제한 요소

불행히도 일부 사람들은 중족골두의 등쪽(상단)의 뼈 돌

지도자에게 보내는 메모: 낫 모양 발목sickling – 회외가 동반된 족저굴곡

경험축emprical axis이라고 불리는 발목의 축은 비스듬하게 위치한다. 그림 2.241과 같이 발을 족저굴곡할 때 발의 내전과 회외 움직임이 자연스럽게 일어난다는 의미이다. 이것은 문제가 아니며 반드시 수정할 필요도 없다. 하지만 많은 요가 강사들은 자신이 보기에 '낫 모양sickling'처럼 보이는 발 모양을 좋아하지 않는다. 그들은 학생에게 발을 외번시켜 '똑바로' 펴라고 제안할 것이다. 이 강사들의 의도는 이해가 가는 부분이 있다. 발목을 이런 형태로 취하게 되면 무릎에 토크가 가해지기 때문인데, 다만 그들이 내리는 처방이 효과적이지 않을 수 있다. 어떤 경우에는 수련생들이 보이는 낫 모양 발목은 발의 움직임의 자연스러운 결과이며 무릎에 스트레스가 발생하지 않을 수도 있다.

이런 발 모양은 종종 비둘기 자세(카포타아사나) 또는 몽키 스플릿(하누마나아사나)에서 볼 수 있으며, 업 독 자세Upward-Facing Dog에서 두 발이 모두 약간 회외되는 것을 볼 수 있다. 이는 전적으로 족저굴곡 때문이거나, 경골 비틀림의 양이 적거나, 고관절의 방향이 지나치게 전방으로 향하거나anteverted acetabula, 또는 대퇴골의 방향femoral torsion으로 인한 것일 수 있다. 뒷발이 회외되는 데에는 여러 이유가 있으며 이러한 이유 중 어느 것도 무릎에 토크를 생성하는 것과 관련이 없다. 이러한 발 위치는 학생에게 매우 정상적이고 안전할 수도 있다. 낫 모양의 발목이 항상 나빴다면 B.K.S. 아헹가가 칸다아사나를 취하는 모습을 묘사한 그림 2.234c를 다시 살펴보라. 그가 잘못되었다고 할 수 있는가? 그의 발목 역시 상당한 낫 모양을 보이지만, 이는 이 자세에서 필요한 사항이다.

그러나 걱정이 된다면 수련생에게 무릎을 꿇고 있을 때 어떤 느낌이 드는지 물어보라. 발목, 무릎 또는 고관절에 불편함이나 통증이 있는 경우 발의 정렬을 맞춰 무릎 꿇을 때 도움이 되는지 확인해본다. 하지만 그녀가 이미 훌륭하게 지면에 접지되어 있고, 자세가 확고하고 견고하며 낫 모양의 발목이 있을 때 통증이 없다면 왜 자연스러운 정렬을 교정하려고 하는가? 다시 수련생을 보라. 수련생에게 낫 모양의 발목을 곧게 펴도록 하면 더 이상 발을 완전히 족저굴곡시킬 수 없고 발목 꼭대기가 바닥에서 떨어져 바닥에서 접지된 감각의 일부를 잃을 수 있음을 알 수 있다. 정렬과 접지 중 어느 것이 더 중요한가? 요가 자세에 대한 의도를 기억하고 외향이 아닌 기능에 집중하라.

지도자에게 보내는 메모: 다운 독에서의 발 정렬

요가 강사가 되기 위한 훈련을 하는 동안, 그리고 어쩌면 강사가 되고 난 뒤 수년이 지나는 동안에도, 다운 독(아도무카스바나아사나)을 할 때면 "두 발을 골반너비만큼 벌리고 발가락들이 정면을 향하도록 유지하라"는 조언을 들어왔을 것이다. 이러한 조언은 다양한 버전이 있는데 "두 발을 평행하게 하라", "뒤꿈치가 보인다면, 보이지 않게 발을 살짝 돌려라", 또는 심지어 B.K.S. 아헹가조차도 "당신의 발이 당신의 손과 일직선이 되도록 하고 같은 거리만큼 떨어져 있는지 확인하십시오"라고 조언하였다.[426] 인체의 자연적 변이 범위를 탐구하는 동안 우리는 모든 신체들에 일괄적으로 적용되는 정렬 신호는 없다는 것을 확인하였다. 그리고 대부분의 사람들에게 위와 같은 조언들은 효과적이지 않을 것이다. 요가 수업의 모든 학생들에게 이러한 단일한 다운 독 지침을 준수해야 한다고 주장하는 것은 일부 학생에게는 득보다 실이 더 많을 수 있다. 기존의 표준화된 정렬 지침이 모든 수련생들에게 효과를 발휘하지 않으며, 개개인에게 적합한 정렬 지침들이 있다. 요가 지도자로서 겪는 어려움 중 하나는 수련생 각각의 신체에 맞는 정렬 방식을 결정하도록 돕는 것이다. 이를 위해서는 각 자세의 의도가 무엇인지 알고 자세를 취하는 동안 일어나는 일에 세심한 주의를 기울여야 한다.

수련생에게 다운 독을 지도하기 전에 어떤 요소가 목적인지 이유를 생각해야 한다. 상체 근력을 위해서인가, 하체의 길이를 만들어주기 위해서인가, 혹은 둘 다를 위해서인가? 아니면 스쿼트를 하기 위한 배측굴곡을 만들기 위해 종아리 뒤쪽이나 햄스트링에 스트레스를 주기 위해서인가? 다운 독을 사용하는 데에는 여러 타당한 이유가 있다. 그리고 당신이 생각한 이유가 기능적으로 유효한지 확인하라.

한편 다운 독 자세에서 모든 수련생들의 신체를 만족시킬 수 있는 올바른 발의 위치는 무엇인가? 당신은 결코 그 답을 찾지 못할 것이다! 따라서 수련생이 자신의 답을 찾도록 도와주어야 한다. 그녀에게 몇 가지 선택권을 주고 그녀가 가장 효과적인 것을 결정하게 하라. 먼저 표준적이고 전통적인 정렬 신호를 제공하라. 그러나 그녀에게 그것이 그녀의 몸에 어떤 느낌을 들게 하는지 물어야 한다. 그런 다음 표준 접근 방식과 비교할 수 있는 몇 가지 다른 옵션을 제공하고 이러한 위치가 어떤 느낌을 주는지 잘 이끌어줘야 한다.

예를 들면 그림 2.247과 같이 표준 정렬 신호로 시작하여 다리, 무릎 및 발목뿐만 아니라 골반, 천골 및 허리의 스트레스 느낌에 대해 수련생이 어떻게 느끼고 있는지 알도록 유도해야 한다. 그런 다음 양 뒤꿈치를 모으고 발이 바깥쪽으로 향하도록 하는 옵션을 제공한다. 느낌이 어떤가? 일부 학생들은 이전에는 떠 있던 발뒤꿈치가 이제 바닥에 단단히 고정되어 있음을 알 수 있다. 지면에는 단단히 뿌리내렸지만, 천골에 더 많은 압박을 느낄 수도 있다. 그 기분이 좋은가? 나쁜가? 압박이 반드시 나쁜 것은 아니지만 고통스러운 압박이 좋은 것은 아니다. 많은 학생들이 이 버전의 다운 독을 좋아한다! 하지만 어떤 이

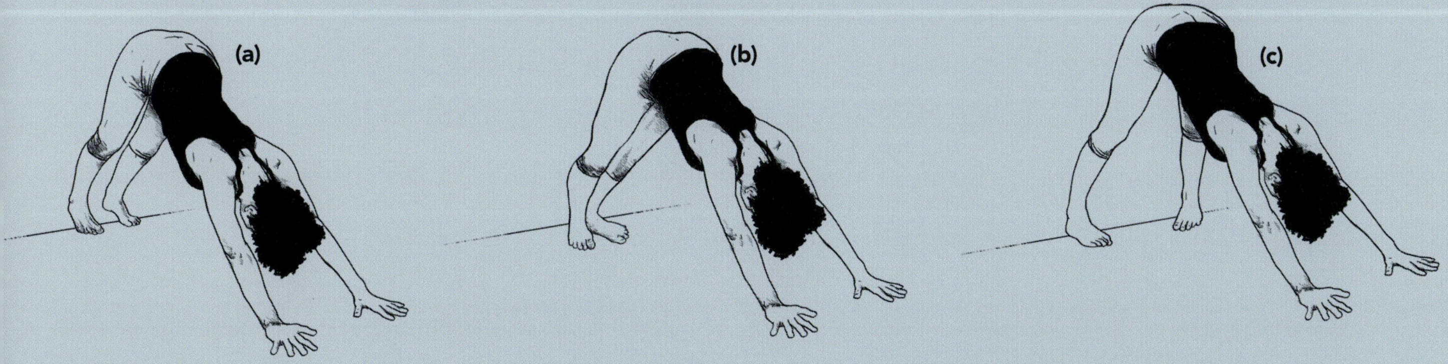

그림 2.247 다운 독(아도무카스바나아사나) 변형 동작들. (a) 에스테틱 도그Aesthetic Dog, 발은 골반 너비로 벌리고 평행하게 정렬한다. (b) 내로우 도그Narrow Dog, 발뒤꿈치를 모으고 발끝을 바깥쪽을 향하게 한다. (c) 와이드 도그Wide Dog, 발을 매트만큼 넓게 벌리고 발끝을 안쪽으로 모은다.

들에게는 그렇지 못할 수도 있다. 다음으로는 두 발을 매트만큼 벌리고 발이 안쪽을 향하도록 하라. 이 느낌은 어떤가? 대부분의 학생들은 이 버전을 싫어할 것이지만 일부는 좋아할 것이다.

시간이 충분하다면, 모든 가능성들을 사용해보라. 총 9가지 옵션을 시험해볼 수 있는데, 3가지의 발 간격(두 발은 모음, 골반너비만큼 벌림, 요가 매트만큼 벌림)과 3가지 발 발향(평행, 바깥쪽을 가리킴 또는 안쪽을 가리킴)으로 구성된다. 수련생에게 9가지 옵션을 모두 시험해보고 오늘 가장 적합한 옵션을 결정하게 할 수 있다. 물론, 피로도가 선택에 영향을 주지 않도록 각 옵션 사이에 약간의 휴식을 갖도록 해야 한다.

요점은 완전히 같은 개는 없다는 것이다. 세인트 버나드는 치와와가 더 유연하다는 이유로 치와와를 질투하지 않는다. 세인트 버나드만의 장점이 있기 때문이다(치와와는 오크통을 목걸이에 걸고 다닐 수 없다). 당신 수업의 모든 개들이 같은 품종이라고 주장하지 말라. 대신, 각 수련생들이 내면의 송곳니를 발견하게 하라.

기성장(골극)을 포함하여 발가락의 경직(무지외반) 등의 다양한 원인으로 90° 의 발가락 신전을 하지 못하기도 하다. 요가는 골극을 가진 사람들의 가동범위를 늘리는 데 도움이 되지 않을 수 있지만 수술은 도움이 될 수도 있다. 또한 예를 들어, 하이힐을 신지 않는다던가, 발가락의 공간이 큰 신발을 신거나 하는 등의 대체 요법도 발가락 가동범위를 개선할 수 있다. 요가는 강직성 무지외반의 다른 원인을 가진 사람들에게 도움이 될 수 있지만 실제로는 제한의 원인에 따라서 상황이 달라진다.

발가락의 신전을 제한하는 또 다른 놀라운 원인은 피부다! 발볼 근막의 장력이 근위 지관절의 표면 피부로 전달되어 발가락 신전을 제한할 수 있다.[423] 발가락 굴곡근의 수축은 신전에 대해 작용할 수 있으며 그 반대의 경우도 마찬가지이다. 신전근의 긴장은 굴곡을 제한할 수 있다.

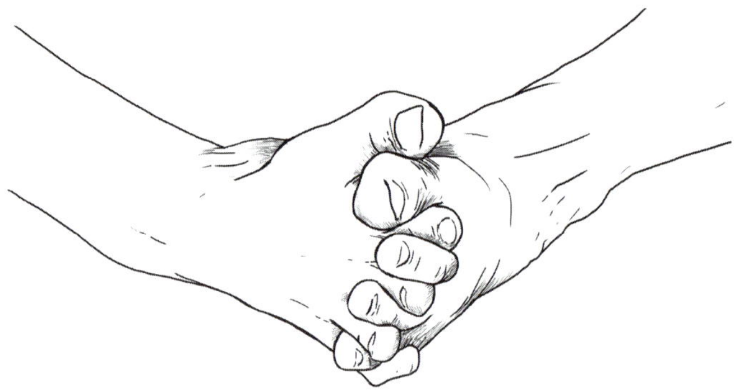

그림 2.248 발가락 외전을 개선하는 좋은 방법인 지퍼 자세.

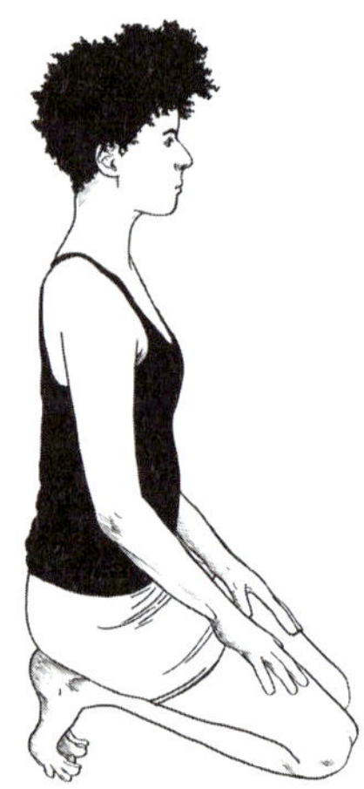

그림 2.249 발가락의 신전을 개선하는 좋은 방법인 발가락 스쿼트.

외전과 내전

외전과 내전은 주로 중족지관절에서 생긴다. 원위 지관절에서는 외전이나 내전이 아니라 굴곡과 신전을 할 수 있다. 여기서 중족지관절에서는 신전이 굴곡보다 더 크지만 일반적으로 굴곡이 신전보다 크며, 지절간관절의 신전은 발가락 굴곡근, 족저근막과 인대, 관절낭의 수동적 저항에 의해 제한된다.

가동범위 늘리기

학문적으로 발가락과 관련된 가장 흥미로운 관절은 중족지관절이고, 가장 흥미로운 움직임은 신전(배측굴곡)이지만, 중족지절굴곡에 대한 연구를 찾기는 매우 힘들다![424] 요가 교사들도 마찬가지다. 대부분은 발가락의 신전에 대한 안내를 가장 많이 하지만 일부 교사들은 발가락 외전의 지도도 같이 한다. 특히 서 있는 균형 자세를 취하기 전에 발가락을 벌리는 준비 동작(발가락 외전)은 좋은 생각이다. 그림 2.248에서 볼 수 있는 것처럼 지퍼Zipper는 발가락의 외전을 발달시키는 데 특히 효과적인 한 가지 자세이다. 지퍼는 학생들이 나비 자세(밧다코나사나Baddhakonasana)를 하는 동안 수행할 수 있다. 그림 2.249의 발가락 스쿼트는 특히 인 요가에서 수행할 때 발가락의 신전 가동범위를 수동적으로 증가시키고 발목 배측굴곡을 발달시키는 데 효과적인 방법이다.[425]

학생들에게 발가락 운동을 시키는 것을 좋아하는 요가 교사들이 있다. 일반적으로 발가락은 문자 그대로나 비유적으로나 우리 마음에서 가장 멀리 떨어져 있지만 강하고 유연하며 건강한 발가락은 웰빙하는 데 큰 도움이 된다(우아하게 늙어가는 데 가치가 있다). 하루 종일 죽은 동물의 가죽(신발의 뜻함)에 자신의 발가락을 가둬두며, 나이가 들어감에 따라 왜 균형을 많이 잃었는지 궁금해하는 대신 요가는 발을 풀어주고 발가락을 움직이게 할 수 있다. 대부분의 앉은 자세, 곧은 다리 자세에 추가할 수 있는 두 개의 발가락 움직임을 그림 2.250에서 볼 수 있다. 다른 발가락들을 구부리는 동시에 엄지발가락을 펴고(쉬워야 함), 그다음 다른 발가락들을 펴는 동안 엄지발가락을 구부린다(처음에는 어려울 수 있음). 다른 좋은 운동은 발을 손처럼 사용해 발가락으로 물건을 줍는 것도 포함된다. 바닥에서 양말을 줍는 것은 좋은 시작 연습이다. 이후 골프 공과 같은 더 도전적인 물건을 찾아보자. (행운을 빈다!)

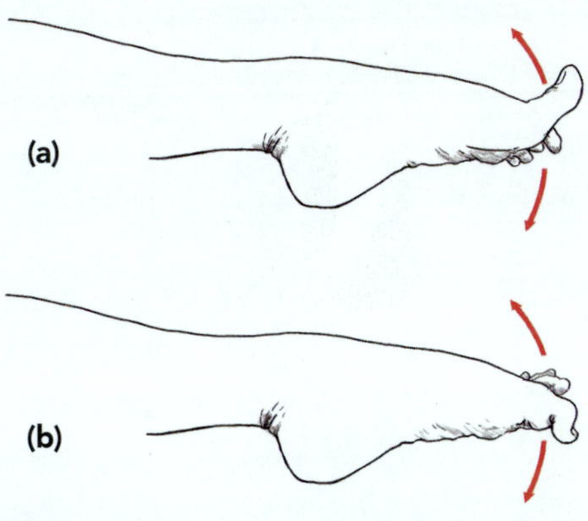

그림 2.250 발가락 운동들. (a) 엄지발가락을 신전하고 나머지 발가락을 굴곡, (b) 엄지발가락을 굴곡하고 나머지 발가락을 신전.

발목과 발 분절의 요약

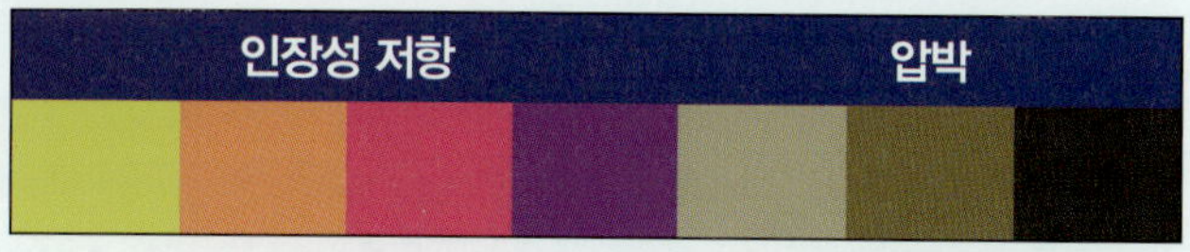

WSM? 스펙트럼을 사용해 발과 발목의 가동범위를 방해할 수 있는 요소들을 요약할 수 있다. 표 2.20은 발목과 발에서 가능한 주요 움직임 각각에 적용되는 WSM? 스펙트럼을 보여준다. 스펙트럼의 왼쪽 끝에서 시작하는 장력을 통한 작업의 진행은 비교적 쉽지만 오른쪽으로 진행할수록 점차 어려워지며(인대를 늘리기가 어렵기 때문이다), 맨 오른쪽으로 가면 뼈가 다른 뼈에 닿으면서 해당 자세에 대해 특정 방향으로 더 이상 진행할 수 없게 된다. 말 그대로 게임오버. WSM?을 참고하면 이 스펙트럼을 따라 현재 어느 수준에 있는지 파악하는 데 도움이 되므로 더 멀리/많이 동작/운동을 하는 것이 현명한지 그 여부를 알 수 있다. 기억하라. 인간의 다양성이라는 현실 때문에 일부 사람들은 그들의 뼈의 모양과 방향으로 스펙트럼의 오른쪽에 매우 빠르게 도달하는 반면(제한에 쉽게 도달한다는 의미) 다른 사람들은 끝 범위 전부터 매우 넓은 가동범위를 가질 수 있다.

경고: 이 표에는 긴장이 왜 일어나는지에 대해서는 나와 있지 않다. 볼륨 1에서 보았듯이 장력 긴장의 원인은 다양하다. 항상 근육이 짧기 때문은 아니다. 장력 긴장은 감정, 신경계 상호 작용, 수분 상태 또는 병리로 나타날 수도 있다. 흉터 조직이나 염증은 긴장을 유발할 수 있으며, 파열된 관절순으로 인해 압박이 발생할 수도 있다. 표에 제시된 한계는 정적인 사실이 아니라 가능성의 지표이다. 이 표는 특정 평가가 아닌 일반적인 지침을 위한 것이다. 모두가 스스로 대답해야 한다. "무엇이 나를 멈추게 하는가?"

발목(거골관절)은 배측굴곡과 족저굴곡한다. 발은 발의 여러 관절에서 회내 및 회외로 움직일 수 있지만 대부분 거골하 관절과 횡족 관절에서 움직인다. 발가락은 굴곡하고 신전하고 외전하고 내전할 수 있다. 이 움직임들을 만드는 요소들은 발목 관절 부분의 근육 목차에 설명되어 있고, 이러한 움직임을 멈추게 하고 방해하며 또는 감소시키는 주요 요인은 표 2.20에 요약되어 있다.

표 2.20 발목 관절에 대한 WSM 스펙트럼

발목과 발의 움직임	인장성 저항			압박	
	움직임을 제한하는 근막경선	움직임을 제한하는 근육	움직임을 제한하는 인대	중간 강도의 압박 요소들	단단한 강도의 압박 요소들
발목 배측굴곡	족저근막 후방 표면선	1차 제한: 비복근 무릎이 신전일 때, 가자미근 무릎이 20도 이상 굴곡할 때 2차 제한: 후경골근,족저근, 장비골근, 단비골근, 장지굴근, 장무지굴근	삼각인대, 거비인대 섬유, 종비인대, 후거비인대	신전근 힘줄들이 거골과 경골 사이에 찝혔을 때, 거골과 경골 사이의 조직에 염증이 있을 때	경골 장붓구멍에 가까운 거골, 비골 원위 말단에 가까운 거골 또는 경골, 골극이 거골과 경골 사이에 끼어있을 때
발목 족저굴곡	전방 표면선	배측굴곡근: 전경골근, 장지신근, 장무지신근, 삼비골근	삼각인대, 경주상 섬유, 전거비인대		경골에 인접한 종골, 경골에 인접한 거골(스티다 골극), 골극 또는 삼각골이 종골과 경골 사이에 끼어있을 때
발 회내	심부 전방선	내번근: 전경골근, 후경골근	삼각측부인대: 경주상인대, 경종인대, 거비인대, 거퇴 관절낭 내측 부위		원위 비골에 대한 거골
발 회외	외측선	외번근: 장비골근, 단비골근, 삼비골근	종비인대, 발목 골간인대, 거종인대, 거퇴 관절낭 외측 부위		원위 비골에 대한 거골
발가락 신전 (배측굴곡)	발볼의 근막	굴곡근: 장지굴근, 장무지굴근, 단무지굴근, 단지굴근, 충양근, 골간근, 족저방형근			골극(뼈 돌기)
발가락 굴곡 (족저굴곡)		장지신근, 장무지신근, 단지신근			근위지절에서 원위지절의 충돌

* 볼륨 1, 75~77쪽 근막경선 표 참고.

Volume 2
요약

"무엇이 나를 멈추게 하는가?"라는 질문에는 많은 답들이 있다. 그 원인은 스펙트럼으로 분류할 수 있으며 2가지 주요 구분이 있다. 하나는 더 이상 나아가지 못하게 하는 조직의 긴장이며, 다른 하나는 신체의 부분끼리 스스로 부딪혀 발생하는 압박이다. 우리는 하체 관절의 작용에서 긴장과 압박의 원인을 조사하고 인간의 변이 범위가 우리의 자연스러운 움직임 범위에 어떻게 영향을 미칠 수 있는지 주목하였다.

고관절에서 긴장은 (i) 고관절 주변의 근막뿐만 아니라 고관절에서 멀리 떨어진 근막에서, (ii) 고관절을 연결하는 근육들에서, 그리고 (iii) 대퇴골을 고관절 소켓에 묶는 인대에서 발생할 수 있다. 압박은 다음 3가지 형태 모두에서 발생할 수 있다. 부드러운 압박은 조직과 조직 사이에서 발생하고, 굴곡을 제한할 수 있으며, 중간 정도의 압박은 조직이 뼈들 사이에 끼어서 발생하고 굴곡, 외전 및 내전을 제한할 수도 있다. 그리고 단단한 압박은 뼈와 뼈 사이의 압박으로 신전을 제외한 고관절 소켓에서 가능한 모든 움직임을 제한할 수 있다. 대퇴골과 골반의 모양 및 방향의 다양한 변이는 요가 수련생의 궁극적인 가동범위에 지대한 영향을 미칠 수 있다. 대부분의 학생들은 더 큰 가동성을 위해 인장 저항tensile resistance을 보이는 단단한 조직을 느슨하게 하는 데 시간이 걸릴 것이다. 무릎 관절은 구조적으로 고관절과 상당히 다르다. 뼈가 서로 압박될 기회가 거의 없고 무릎의 움직임 범위에 대한 대부분의 제한은 연조직의 인장 저항 때문이다.

무릎에서는 주로 굴곡과 신전 움직임이 나타나는데, 무릎 굴곡 시 어느 정도의 제한된 양의 회전이 가능하다. 다시 한 번 말하지만, 인간의 변이는 궁극적으로 얼마나 많은 움직임이 가능한지를 결정한다. 경골, 대퇴골 및 슬개골 표면의 모양뿐만 아니라 결합 인대의 강성과 길이의 변화가 가동성을 결정한다.

발목과 발의 관절들은 매우 복합적이고 복잡한 움직임들을 가지고 있다. 발목은 기본적으로 배측/족저 굴곡을 보이며, 여기에서의 움직임 범위는 처음에는 근막, 근육 및 인대에 의해 제한된다. 그러나 궁극적으로 경골과 거골 사이의 압박은 배측굴곡을, 경골과 종골 사이의 문제는 족저굴곡을 제한할 수 있다. 발의 회외와 회내는 더 복잡한 움직임이지만 여기에서도 궁극적으로는 뼈 대 뼈의 접촉으로 인해 한계가 있다.

우리 몸에 다양한 모양, 크기, 능력이 있는 것처럼 요가에도 다양한 가르침과 강사들이 있다. 당연히 모든 가르침이 한 전통에서 다른 전통으로 일관되지 않는다. 예를 들면 하타 요가hatha yoga는 오늘날 서양에서 행해지는 모든 신체적 형태의 요가로 정의할 수 있다. 그러나 하타 요가는 파워 요가, 핫 요가, 아쉬탕가 요가 등과 구별되는 특정한 부드러운 형태의 신체적 요가 수행에 자주 적용되는 용어이기도 하다. 그렇다면 '하타'는 실제로 무엇을 의미하는가? 이는 강사에 따라 다르다. 많은 강사들은 '하타hatha'라는 단어가 '하ha'와 '타tha'의 두 음절로 구성되어 있다고 설명하면서 '하타'라는 단어에 대한 더 깊은 통찰력을 제시한다. '하'는 태양, '타'는 달을 의미하며, 이는 상반되는 결합을 상징하는 하타 요가의 목표 중 하나이다.[427] 그러나 다른 선배 강사들은 '하'는 달, '타'는 태양을 의미한다고 주장한다.[428] 당신은 요가 강사들이 '하'가 해를 의미하는지 아니면 달을 의미하는지에 대해 적어도 동일한 의견을 가지고 있을 것이라고 생각했겠지만, 사실은 아니다!

강사들이 수련생들에게 제공하는 정렬에 대한 조언에도 차이가 있다. 한 강사는 발의 정렬에 대해 특정한 요소가 중요하다고 강조할 수 있지만, 다른 강사는 그러한 정렬은 부상을 유발할 수도 있다며 경고할 수도 있다. 존경하는 두 강사에게 정반대의 지시를 받는 것이 혼란스러운 것만큼이나, 같은 강사가 설명하는 자세에 따라 상반되는 지시를 내릴 때 더 혼란스럽다. 우리는 몇 가지 예를 살펴보았는데, 고관절 소켓에서 신전 움직임이 나올 때 몽키 스플릿(하누만아사나)에서는 뒷다리를 바깥쪽으로 돌리는 것에 대해 경고할 수 있지만 전사 1번 자세(비라바드라사나 I)에서는 반드시 돌리라고 지시할 수도 있다.

어떤 고관절 신전에서는 외회전이 나쁜 반면 다른 자세의 고관절 신전에서는 왜 필요한가? 이와 유사하게, 우리는 전자 2번 자세(비라바드라사나 II)에서 무릎이 발목 위에 있어야 하고 발을 넘어서는 안 된다고 하는 일반적인 정렬 조언을 듣는다. 그러나 의자 자세(웃카타아사나)에서는 무릎을 발가락 앞으로 가져와야 한다고 한다.

아사나 수련에 있어서 서로 다른 정렬 조언에 대한 2가지 관점이 있다. 첫 번째는 폴 그릴리가 이 책의 서문에서 설명한 대로 서양의 정렬 교육의 역사와 관련이 있다. 그것은 미학적인 부분에 관한 것이다. 불행히도, 기존의 정렬 기준을 충족하는 것은 대부분은 기능적으로 건강한 것이 아니라 보기에 좋은 것을 기반으로 하고 있다. 이는 사실이다. 몽키 스플릿의 경우 뒷다리가 고관절 소켓에서 안쪽으로 회전되고 전사 1번 자세의 경우 무릎이 발목 위에 일직선이 되도록 하는 것이 외적으로 좋아 보인다. 모든 사람이 모든 자세에서 같은 방식으로 보인다면 우리의 미적 감각이 충족되고 요가 강사는 당신이 원리주의적인 교육 원칙을 준수한 것을 축하할 수도 있다. 그러나 기능적 관점에서 수련생이 요가 자세에서 어떻게 보이는지는 관련이 없다. 중요한 것은 수련생이 그 자세에서 느끼는 것이다.

정렬 신호의 두 번째 관점은 강사 자신의 개인적인 질문이다. 이 경우 강사는 특정 방식으로 몽키 스플릿을 수행하는 동안 뒤쪽 다리를 안쪽으로 회전시키면 자세에서 받는 감각이 더 강하고 안전하다는 것을 발견했을 수 있다. 그녀는 그렇게 함으로써 내전근에 가해지는 불편한 스트레스를 줄여 부상 위험을 낮출 수 있었을 것이다. 불행히도, 그녀는 자신의 신체의 독특함을 인식하지 못한 채 모든 학생들에게 이 신호를 제공한다. 그녀는 자신에게 제공되는 정렬의 혜택을 받으면 자신의 수련생들도 마찬가지일 것이라고 생각한다. 그녀의 의도는 칭찬할 만하고 개인적인 경험은 부인할 수 없지만 불행히도 그녀의 수련생들은 그녀가 아니며 그녀에게 효과가 있는 것이 효과가 없을 수도 있다.

정렬에 대한 조언(신호)은 필요하지만 절대 도그마가 되어서는 안 된다. 그것들은 지침이며, 신체 수련의 중요한 부분은 수련생들이 테스트하는 정렬이 자신에게 효과가 있는지 확인하기 위해 수행해야 하는 '확인 과정'이다. 대상 부위에 적절한 양의 스트레스를 주고 있는가? 그렇지 않은 경우(스트레스와 통증이 너무 많거나 스트레스가 너무 적은 경우) 새로운 정렬이 필요할 수 있다. 그리고 그 새로운 정렬은 미학적인 부분을 전혀 충족하지 않을 수도 있다. 이상적인 모습에 맞추기 위해 자세의 모양을 변경하는 데 중점을 둔 미학에만 기반한 정렬 신호는 모든 신체에 적용되지 않는다. 그러나 기능적 접근 방식은 해당 학생의 신체에 맞는 맞춤형 정렬 신호를 개발할 것이다. 자신의 몸이 무엇을 할 수 있는지 알아야만 안전하고 효과적인 자신만의 요가 수련 방법을 개발할 수 있다.

결국 요가 수련은 당신의 몸에 달려 있다. 왜 당신만의 요가를 하지 않는가?

신체 움직임들

움직임들은 같이 일어날 수 있으며, 서로 조합할 수 있다. 움직임 용어들은 상지와 하지에 동일하게 적용/사용할 수 있다.

굴곡	관절을 구부려, 그 각도가 줄어드는 움직임. 대체적으로 시상면에서 앞쪽으로 움직임
내번	안쪽, 측면을 향해서 발을 돌림. 발의 바닥이 안을 향하는 움직임
내전	몸의 중앙 쪽으로 사지가 가까워지는 움직임, 대체로 전두면에서 움직임이 일어남
누운	등을 대고 누운 자세
배측굴곡	발가락이 무릎 쪽으로 가까워지는 발목의 움직임
병진운동	회전, 각변위 없이 면을 따라서 평행이동하는 움직임
상승	전두면상에서, 견갑골(날개죽지)이 위로 움직임
손가락 대립	엄지와 손바닥이 서로 가까워지게 하는 움직임
신전	관절을 펴서, 그 각도가 늘어나는 움직임. 대체적으로 시상면에서 뒤쪽으로 움직임
엎드림	배를 깔고 누운 자세
외번	바깥, 측면을 향해서 발을 돌림, 발의 바닥이 바깥을 향하는 움직임
외전	몸의 중앙에서 사지가 멀어지는 움직임, 대체로 전두면에서 움직임이 일어남
원회전	외전/굴곡, 내전/신전의 움직임이 결합되어 나타나는 사지의 원형 움직임
전인	견갑골(날개죽지)들이 서로 멀어지도록 외전하는 움직임
족저굴곡	발가락이 무릎에서 멀어지는 발목의 움직임
천추 굴곡(앞끄덕임; 신용어)	천골이 골반을 향해서 위쪽, 그리고 전방으로 움직임
천추 신전(뒤끄덕임; 신용어)	천골이 골반을 향해서 위쪽, 그리고 후방으로 움직임
축변위/각변위	관절을 이루는 뼈 사이의 축 변화
편위	요측편위, 엄지 쪽이 전완으로 가까워지는 손목의 움직임 ※ 척측편위: 손목의 새끼가 전완으로 가까워지는 움직임
하강	견갑골(날갯죽지)이 전두면상에서 아래로 움직임
회내	전완에서, 손바닥이 안(시상면)을 보거나, 뒤(전두면)를 보거나, 아래쪽(수평면)을 보도록 전완이 회전하는 움직임 ※ 발에서, 발바닥이 바깥쪽을 향하는 발목의 회전 움직임
회외	전완에서, 손바닥이 바깥(시상면)을 보거나, 앞(전두면)을 보거나, 위쪽(수평면)을 보도록 전완이 회전하는 움직임 ※ 발에서, 발바닥이 안을 향하는 발목의 회전 움직임
회전	장축을 따라서 원형 회전하는 움직임
후인	견갑골(날개죽지)들이 서로 가까워지도록 내전하는 움직임

부록 B
여성 골반의 변이들

우리의 골반 모양은 인간의 자연스러운 보행에 큰 영향을 준다. 다른 유인원들은 오랫동안 직립보행을 하기가 어렵다. 유인원들은, 골반 뒤쪽으로, 장골이 위치하고, 이 장골도 뒤쪽을 향하고 있다. 인간의 골반은 장골이 유인원들에 비해 짧고 골반 바깥쪽에 위치하며, 옆쪽을 향하고 있다. 이 중요한 진화적 적응으로, 인간은 둔부의 작은 근육들의 위치와 작용/역할action을 통해 걷는 동안 한 다리로 상체를 안정화할 수 있게 됐다.[429] 하지만 인간은 한 다리로도 체간을 안정화할 수 있는 능력을 얻은 대신 더 복잡한 출산을 겪어야 한다. 유인원의 골반입구는 양옆보다 앞뒤가 깊은 타원형(앞뒤가 깊은 골반 입구의 형태를 anthropoid라고 한다)이며, 타원형의 골반 입구는 유인원들의 태아들이 머리 위치의 변화가 없이 산도를 통해 출산할 수 있게 한다. 인간의 경우, 골반 모양이 이와 다르기 때문에, 태아는 산도를 통과하기 위해서 자신의 위치를 바꿔야 한다(인간 태아의 경우, 처음에는 머리가 위쪽으로 위치하다가 30주차를 넘어가면서 태아의 머리가 아래쪽을 향해서 뒤집어짐).

가로 지름은 대골반Upper bowl을 수평으로 가로지르는 가장 긴 선이다. 여성의 경우, 가로 지름이 천골에서 치골까지의 선인 진결합경true conjugate보다 길다. 이러한 골반의 타원 모양(양옆으로 긴)으로 태아는 출산 시 산도로 들어가기 위해 머리를 옆으로 돌려야 한다. 두개골에서 면적이 가장 좁은 곳이 뒤통수이다. 따라서 태아가 소골반에 도달하면, 산모의 천골결절과 꼬리뼈 사이의 공간을 지날 수 있게 다시 골반 뒤쪽으로 머리를 돌려야 한다(이는 꽉 끼는 풀오버 셔츠를 입을 때 머리 뒤쪽부터 풀오버 셔츠를 입는 것이 정수리부터 입는 것보다 쉬운 것과 비슷하다). 그러나 모든 여성들의 골반 입구 모양은 똑같지 않다. 이에 1930년대의 한 연구는 여성의 다양한 유형의 골반 입구를 분류하는 표준 방법을 만들었다. 조금 더 최신의 연구에서는 1930년대의 분류법을 더 단순화했다. 그중 4가지 유형이 지금까지 사용되고 있다.[430]

1933년 연구에서 명명된 4가지 분류는 여성형(일반적인 여성의 골반 형태), 유인원형(영장류의 골반 형태), 남성형(일반적인 남자의 골반 형태), 편평형(납작한 골반 형태)이다. 다만 4가지 분류에도 인종과 나이에 따라서 그 형태가 다양하다. 여아의 골반 넓이는 최대 25세까지, 나이가 들어감에 따라서 계속 넓어진다.[431] 여성의 약 42%가 여성형 골반이며, 출산 시 문제 발생률이 상대적으로 낮다.[432] 그러나 여성의 16~32%는 좁은 남성형 골반이며, 출산 시 더 어렵고, 제왕절개 또는 겸자분만을 필요로 하기도 하다.

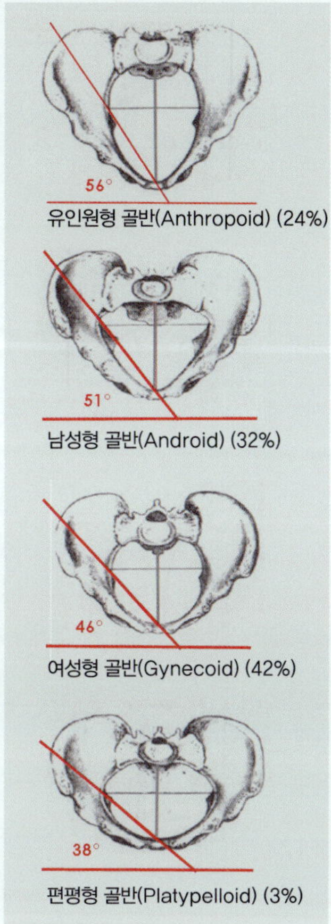

그림 2.300 콜드웰과 모로이Caldwell and Moloy(1933)의 4가지 고전적 골반 유형은 원래 그림을 기반으로 하며, 앞쪽 평면에 대한 소골반(아래쪽)의 방향각을 보여준다. 소골반의 가장 넓은 부분이 더 앞으로 움직일수록 골반 측면의 방향도 더 앞쪽 방향으로 나와 고관절 소켓의 외부 회전이 더 어려워진다(백분율은 백인 여성의 골반에서의 빈도이다).

이런 점들로 미뤄볼 때, 우리는 어떻게 여성의 관골구가 남성의 관골구보다 더 앞쪽을 향하고 있는지 알 수 있다(원활한 출산을 위해서). 여성형, 편평형 골반의 측면은 남성형, 유인원형의 골반의 측면보다 더 앞쪽을 향한다.

이것은 여성의 비구 전방전위각이 남성보다 평균 5° 더 크다는 것을 이해하는 데 도움이 된다.[433] 우리는 이 결과(여성 골반의 다양한 특성)를 외회전의 변형 목차에서 자세히 살펴볼 것이다(132~136쪽 참조).

홍미롭게도 장골(장골)의 크기(대골반에서 펼쳐져 나가는 거대한 날개)는 입구 평면의 크기와 모양 및 가로 지름과 관련이 없다. 매우 넓은 장골과 따라서 매우 넓은 엉덩이를 가진 여성은 그럼에도 불구하고 매우 좁은 입구 평면을 가질 수 있으며 따라서 더 좁은 장골('좁은 엉덩이')을 가졌지만 더 큰 횡직경을 가진 여성보다 아기를 분만하는 데 더 큰 어려움을 겪을 수 있다.[434]

부록 C
역학적 이점– 도르래와 지렛대

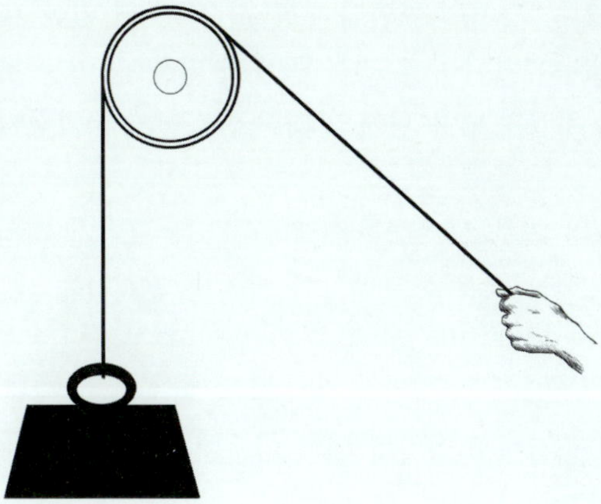

그림 2.301 단순한 도르래 그림. 도르래는 힘의 적용 방향을 바꾼다.

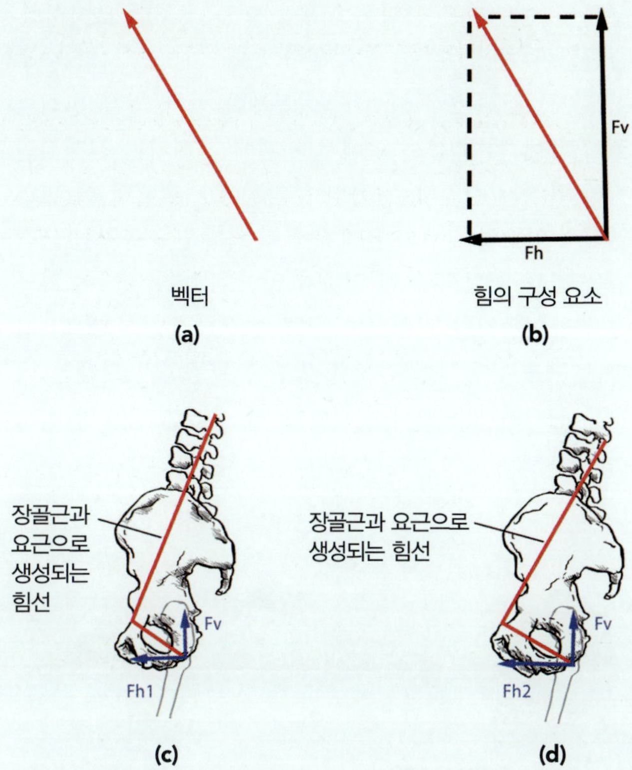

그림 2.302 힘은 벡터이다. (a) 벡터와 마찬가지로 힘은 크기(강도)와 방향을 모두 가지고 있다. 힘의 구성은 (b)와 같이 나눌 수 있다. 요근 수축에 의해 제공되는 수평력(Fh)은 대퇴골을 고관절 소켓 주위로 움직이는 반면, 수직력(Fv)은 대퇴골을 비구로 당겨 관절을 안정화시키는 데 도움이 된다. 치골의 도르래가 클수록 대퇴골에 가해지는 수평력이 커진다. Fh는 (c)보다 (d)에서 더 큰데, 이는 더 두드러진 치골 때문이다.

물리학에서 벡터는 방향과 크기를 모두 갖는 것으로 정의된다. 근육이 수축하면 힘이 생긴다. 힘은 벡터로 나타낼 수 있다. 벡터는 주어진 강도(크기)와 그에 적용되는 방향을 갖는다(그림 2.302a). 물리학은 힘에 대한 개념을 유용하게 발전시켜왔다. 우리는 힘을 직사각형의 측면을 형성하는 2개의 다른 힘의 합으로 볼 수 있다. 여기서 두 힘의 조합은 직사각형의 대각선을 따라 순 힘을 만들어낸다(그림 2.302b). 따라서 힘을 서로 직각으로 작용하는 두 힘으로 나누어 표현할 수 있다. 이 작은 트릭은 신체에서 도르래가 어떻게 작동하는지 이해하는 데 도움이 된다. 도르래는 간단한 기계(그림 2.301)로, 도르래가 하나 이상인 경우 힘을 곱하거나 힘이 작용하는 각도를 바꿀 수 있다(그림 2.302c). 우리 몸의 다양한 도르래는 힘이 작용하는 각도를 바꾸는 능력인 후자로써 기능한다.

그림 2.302는 도르래의 크기가 중요한 이유를 보여준다. 근육 또는 근육의 힘줄은 도르래 주위로 구부러져 뼈에 부착되고 각을 형성한다. 근섬유와 그 힘줄이 도르래를 넘지 않는다면 근육이 수축할 때, 근섬유는 뼈와 평행을 이루기 때문에 관절이 움직이기 위해서 뼈가 직접 관절로 당겨지려 할 것이다. 팔다리 관절의 활주는 관절의 회전 움직임이 필요하며, 이 관절의 회전은 벡터가 뼈에 대해서 올바른 각도일 때에만 일어날 수 있다. 이 힘은 그림 2.302에서 가로축 값 Fh로 표시된다. 장골 및 요근 수축력의 수직 성분인 Fv는 뼈를 관절로 끌어당겨 운동에는 기여하지 않지만 관절 안정화에는 기여할 수 있다. Fv에 대해 90°(직각으로)에서 작동하는 Fh는 관절 축을 중심으로 대퇴골을 회전시키는 역할을 한다. 도르래가 클수록 Fh가 커진다.

도르래와 달리 지렛대는 힘의 방향을 바꾸지 않는다. 대신 힘을 증폭시킨다. 무게가 같지 않은 두 사람 사이에 충분한 거리가 있다면 두 사람 사이의 거리를 다르게 하여 균형을 찾을 수 있는 시소의 개념은 많은 사람들에게 익숙하다. 무게가 다른 사람의 절반인 사람은 균형을 찾기 위해 중심에서 2배 이상 떨어져야 한다(그림 2.303 참조). 작은 사람이 큰 사람과 같은 힘을 생성할 수 있기 때문에 우리는 작은 사람이 이득을 얻는 것처럼 보이지만, 그만큼의 거리 이동은 감수해야 한다. 가벼운 사람은 무거운 사람보다 2배 더 멀리 이동해야 한다. 같은 방식으로 근육이 뼈에 붙는 곳에서도 뼈에 가해지는 실질적인 힘의 차이가 생긴다. 근육의 부착점이 관절에서 더 멀리 떨어져 있으면 관절의 부착점에 더 가까운 근육처럼 움직임을 만들기 위해 크게 일하지 않아도 된다. 단점이라면 근육의 이동하는 거리가 더 멀기 때문에 부착점이 더 가까운 근육과 동일한 각도로 관절을 활주하기 위해선 더 많은 시간이 필요하다는 것이다. 즉 우리는 속도와 힘을 거래한다.

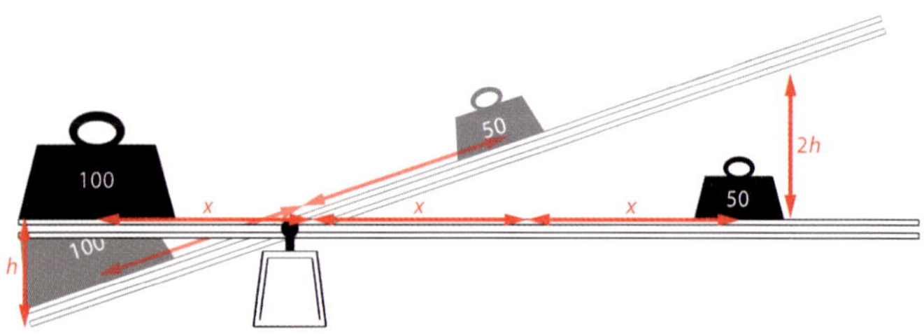

그림 2.303 지렛대. 거리(x)를 두 배로 늘리면 두 배 무거운 중량과 균형을 맞추기 위한 힘은 절반 정도로 줄어들지만, 이를 달성하려면 지렛대 팔이 2배(2h) 움직여야 한다.

여러 뼈가 도르래 역할을 하여 근육의 힘의 각도를 재지정한다. 가장 유명한 것은 치골, 슬개골 및 발꿈치이며 우리 몸의 다양한 지지띠들도 도르래 역할을 한다. 이 모든 뼈들은 신체가 근력을 효과적인 방향으로 바꿀 수 있게 해준다. 치골 가지pubic ramus는 골반 앞쪽에 있는 뼈대이다. 배꼽 바로 아래에 있는 뼈를 만져보면 치골 가지가 쉽게 촉지된다(그림 2.15 참조). 이 뼈는 자동차 사고에서 가장 쉽고 흔히 골절되는 골반 뼈이다.[435] 크기와 돌출부가 매우 다양하며[436] 이 다양성은 얼마나 쉽게 허벅지를 구부릴 수 있는지에 영향을 줄 수 있다. 치골이 더 돌출됐다면 고관절 굴곡으로 방향 수정하는 도르래처럼 작용한다. 일부 학생들은 자연스럽게 엉덩이를 강하게 굴곡할 수 있는 것처럼 보인다. 그들이 큰 노력 없이 보트 자세(나바사나)에서 두 다리를 공중에 띄울 수 있는 것은 더 돌출된 치골과 낮은 위치의 대퇴골 소전자를 가졌기 때문이다.

몸의 일부 도르래들은 뼈이며, 그 크기가 다양하다. 큰 도르래는 작은 도르래보다 사지를 연결하는 데 더 효과적이다. 이와 비슷하게 근육이 뼈에 부착되는 위치도 일정하지 않다. 소전자가 얼마나 원위부에 있는지, 경골 결절이 중심에서 얼마나 멀리 있는지, 상완골에 부착되기 전에 삼각근이 팔 아래로 얼마나 길게 붙는지, 이 모든 것들이 얼마나 쉽게 또 얼마나 천천히 엉덩이와 다리, 팔을 움직일 수 있는지를 결정한다.

동일한 역학이 발뒤꿈치 주변에서도 적용된다. 족저굴곡근은 아킬레스건이 되고, 이 아킬레스건은 순차적으로 발의 건막(족저근막)이 된다. 이들은 모두 연속적인 하나의 힘선이다. 발뒤꿈치의 뒤쪽, 아래쪽 부분(종골)은 도르래처럼 작용한다. 뒤꿈치 뼈가 더 길면 지렛대 팔이 더 길어지므로 종아리 근육이 발을 족저굴곡하는 데 더 적은 힘이 필요하게 된다. 뒤꿈치가 긴 사람의 경우 종아리 근육이 발뒤꿈치를 지면에서 더 효과적으로 들어올린다. 그림 2.304는 이것을 설명하는 일반적인 비유에서 볼 수 있는 수레를 나타낸다. 수레는 2종 지렛대이다. 수레의 손잡이는 발뒤꿈치 뼈에 해당하고, 수레를 드는 손은 종아리 근육에 해당하며, 수레의 수레바퀴는 땅에 있는 발가락이다. 손잡이가 길수록 손수레를 들어올리는 데 필요한 노력이 줄어든다.

종골의 길이는 다양하다. 한 연구에 따르면 최고의 단거리 선수는 더 짧은 뒤꿈치 뼈를 가지고 있다. 뒤꿈치가 길다는 것은 종아리 근육이 발을 족저굴곡하는 데 많은 힘이 필요하지 않다는 것을 의미하는데, 뒤꿈치가 짧은 단거리 선수가 경기를 더 잘하는 이유는 무엇일까? 그 이유는 시간이다. 지렛대가 길수록 종아리 근육이 수축해야 하는 거리가 길어지고[437] 물체를 움직이는 데 더 많은 시간이 걸린다. 지렛대가 짧을수록 그 반응 시간이 빨라진다. 전력질주에서는 초기의 속도가 중요하다. 반면 발뒤꿈치가 길면 발끝으로 서 있는 것이 더 쉬워진다. 발뒤꿈치가 긴 것이 좋은지 짧은 것이 좋은가는 각자의 의도에 달려 있다. 짧은 뒤꿈치는 속도에 더 유리하고 긴 뒤꿈치는 힘에 좋다

우리의 힘과 신체능력을 다른 사람과 비교할 때, 뼈와 뼈의 독특한 모양이 미치는 영향을 고려해볼 가치가 있다. 자세를 취하고 유지하는 능력은 근육이 얼마나 강한지보다는 독특한 해부학적 구조와 관련이 있을 수 있기 때문이다.

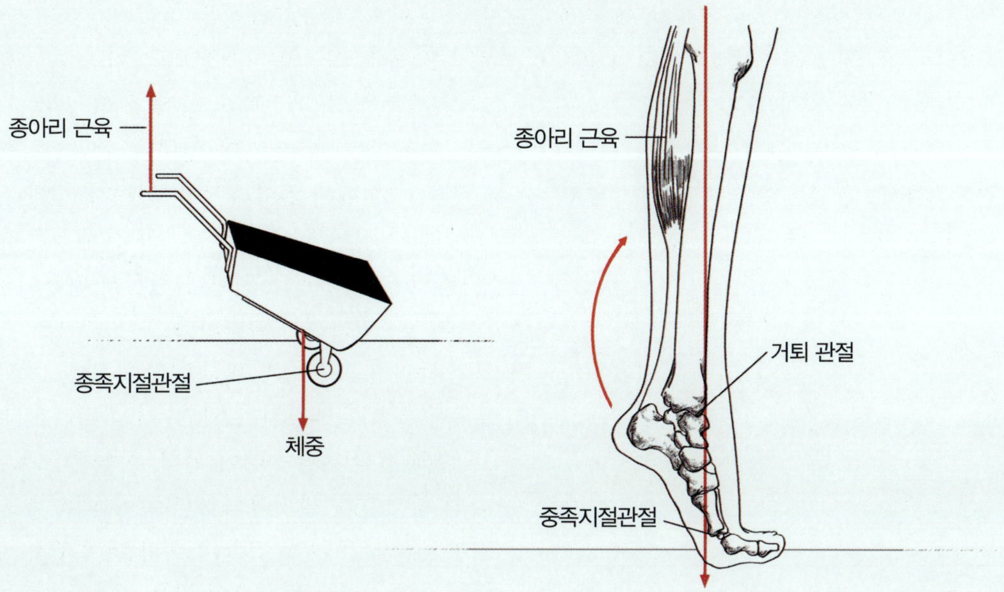

그림 2.304 발뒤꿈치의 도르래는 손수레의 손잡이와 같은 역할을 하여 우리가 발가락으로 설 수 있도록 도와준다.

부록 D
고관절에서 굴곡으로 인한 충돌

흔하지 않은 구조의 변형이 조합될 때, 고관절 굴곡은 대퇴골의 앞 위쪽 경부에 위치한 대퇴골 상순의 충돌을 유발할 수 있다. (i) 비구의 외전 각도가 매우 낮고, (ii) 비구각이 매우 낮고, (iii) 대퇴골 염전이 낮고, (iv) 대퇴경 각도가 낮고, (v) 대퇴골경이 두껍고, 위쪽과 앞쪽으로 기울어지면, 고관절 충돌이 발생할 수 있다. 굴곡 시 회전축이 대퇴경을 따라가거나 비구에 수직이 아니기 때문에 고관절 굴곡 시 관절 압박이 어떻게 발생할 수 있는지 시각화하는 것은 어렵다. 그림 2.305는 대퇴골 경부와 비구의 직각선(90°)을 보여준다. 대퇴골두의 회전축이 어느 쪽과도 정렬되지 않았음을 주목하라. 위에서 언급한 흔치 않은 변형의 조합에서 골반이나 대퇴골을 회전시키면 비구의 위쪽 가장자리가 대퇴골의 위쪽 목으로 올 수 있다. 다만 아주 약간의 외회전만으로도 이러한 일이 발생하지 않게 해준다. 다리가 정중선에서 약간 바깥쪽으로 회전하도록 허용한다면 충돌이 발생하지 않는다.

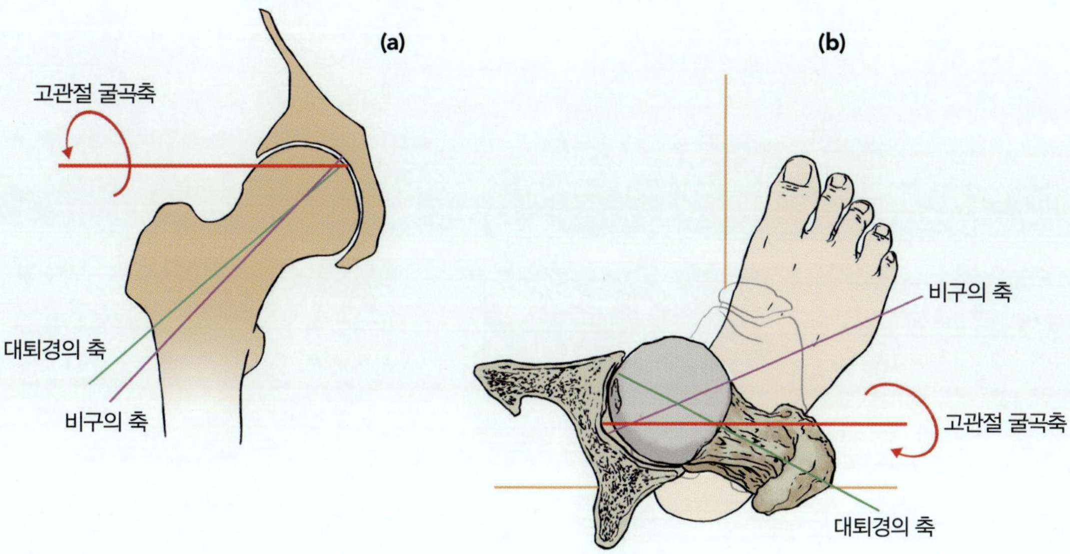

그림 2.305 고관절의 회전축. 대퇴경의 각도와 비구에 수직인 선은 굴곡 시 회전축이 아니게 된다.

부록 E
내반슬과 외반슬의 득과 실

상관관계는 인과관계가 아니다. 우리는 이 사실을 계속해서 상기해야 한다. 많은 연구에서 내반슬 또는 외반슬이 골관절염과 상관관계가 있었으며 내반은 외반보다 더 큰 상관관계가 있다고 한다.[438] 한 연구에서는 건강한 사람의 60% 이상이 외반슬이나 내반슬을 갖고 있다는 사실을 발견했다.[439] 그렇다면 내반슬이나 외반슬이 관절염을 유발할 수 있다고 할 수 없을 것이다. 만약 그렇다면 왜 외반슬과 내반슬을 가진 모든 건강한 사람들에게 골관절염 같은 질병이 일어나지 않는걸까? 골관절염이 외반슬이나 내반슬을 초래할 수 있기 때문이다. 다만 누군가가 이미 무릎의 내측과에 골관절염이 있는 경우 내반슬이 이를 악화시킬 수 있다고 확실히 말할 수 있다. 흥미롭게도, 무릎의 외반슬은 이런 상황을 개선시킬 수 있다! 외반 상태에서 압박력은 내측과에서 바깥쪽(외측)으로 이동한다. 대부분의 골관절염은 내측과에서 발생하므로 외반으로 부하가 외측과로 이동하게 되면 골관절염의 진행을 늦출 수 있다.[440] 외반슬은 관절염이 있는 일부 사람들에게 이로울 수 있다! 건강한 무릎의 경우, 적어도 관절염에 관한 한 적당한 양의 내반과 외반이 문제가 되지 않는 것 같다.

인대는 어떨까? 외측 측부인대의 부상은 드물고, 일반적으로 스포츠에서 움직임이나 접촉 중에 발생하는 순간적이고 역동적인 내반 스트레스에 의해 인대 부상이 발생한다.[441] 이런 상황은 요가 수업에서는 생기지 않을 것이다. 내측 측부인대의 부상은 무릎을 안쪽으로 미는 외반력으로 발생할 수 있지만, 무릎이 안쪽으로 꺾기는 이러한 부상은 거의 항상 접촉 부상으로 발생한다. 정적인 외반 자세(전사 자세인 비라바드라사나에서 발생할 수 있는 것과 같은) 자체가 내측 측부인대를 손상시킬 가능성은 거의 없다. 다행스럽게도 외측 인대는 손상되면 스스로 잘 회복할 수 있다.[442] 스포츠에서 여성이 남성보다 훨씬 더 일반적으로 동적인 외반 스트레스로 무릎이 손상되지만 이러한 성별 차이의 근본적인 원인은 아직 조사 중이다. 이런 점으로 보아 인대 손상은 무릎의 외반뿐만 아니라 다른 많은 요인과 관련이 있어 보이다.[443] 에스트로겐의 영향, 경골 고평부의 모양, 전방십자인대의 크기, 일반적인 관절 느슨함, 무릎의 과신전뿐만 아니라 열악한 생체 역학 훈련도 관여할 수 있다.[444] 외반 스트레스가 전방십자인대를 손상시킬 수 있을까? 일부 연구에서는 그렇다고 대답하지만 다른 연구에서는 그렇지 않다고 한다.[445] 확실한 결과는 아직도 판결 중이지만 보고된 부상들은 정적 스트레스가 아니라 동적이고 순간적인 스트레스로로 발생했다. 요가 자세의 정적인 무릎 외반은 전방십자인대 손상을 일으킬 가능성이 낮다.

우리는 적당한, 심하지 않은 내반과 외반에 대해 이야기하고 있지만 그럼에도 확실히 일상 활동에 어려움을 겪을 수 있는 다양한 개인들이 있다. 그런 사람들은 종종 발목, 무릎 및 엉덩이에 장기적인 손상을 초래하는 보상적 행동 패턴을 사용하고 있다. 큰 내반각은 경골을 내측으로 회전시키고 발을 회내하게 할 수 있다. 이런 상태의 개인은 균형을 유지하는 것이 문제가 될 수 있다.[446]

부록 F
발과 발목의 움직임들

일반적으로 우리는 정면, 수평 및 측면의 세 평면을 형성하는 세 축을 사용하여 신체의 움직임을 설명한다. 불행히도, 이 접근은 발과 발목에서는 잘 적용되지 않는데, 이는 발과 발목은 평면 하나에서만 움직이지 않기 때문이다. 발은 나머지 신체 부분의 면에 대해서 각을 이루고 있기 때문에 발이나 발목의 단순한 움직임을 세 가지 표준면으로 설명하려고 하면 매우 복잡해진다. 따라서 이를 간단하게 하기 위해 발과 발목의 고유한 경험축 방향에서 움직임을 살펴볼 것이다. 그림 2.306에서 볼 수 있듯이 회전에 대한 기본적인 3가지 짝용어들이 자주 사용된다. 측면 축의 족저굴곡/배측굴곡, 정면 축의 외반/내반, 수평축의 외전/내전. 다시 말하지만, 이 축은 전신이 관한 것이 아니라 발의 축과 관련이 있다.

거골관절(발목)의 족저굴곡과 배측굴곡

우리의 발은 다음과 같은 몇 가지 이유로 신체의 순수한 시상면에서보다 측면을 가리키게 된다. 비구의 후념, 대퇴골의 약간의 전념, 경골의 회정, 슬관절의 비틀림의 크기와 고관절의 회전의 양. 이러한 이유로 발은 다양한 각도로 바깥쪽을 향하게 된다. 결과적으로, 발목 관절에서의 움직임은 신체 시상면에서의 순수한 굴곡, 신전이 아니라 신체의 세 평면 모두에서의 움직임을 포함한다. 그럼에도 우리는 우리의 목적을 따라 발목의 족저굴곡과 배측굴곡을 외측 복사뼈에서 내측 복사뼈로 이어지는 경험축이라고 하는 축을 중심으로 하는 움직임으로 정의할 것

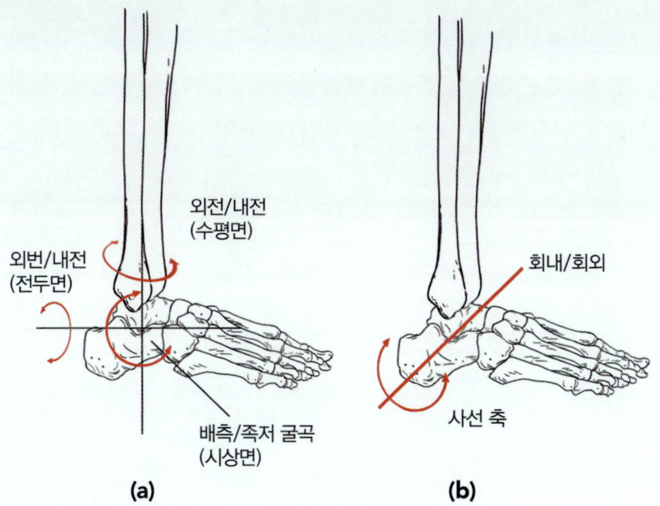

그림 2.306 발의 세 평면(a)과 경사 축(b) 방향.

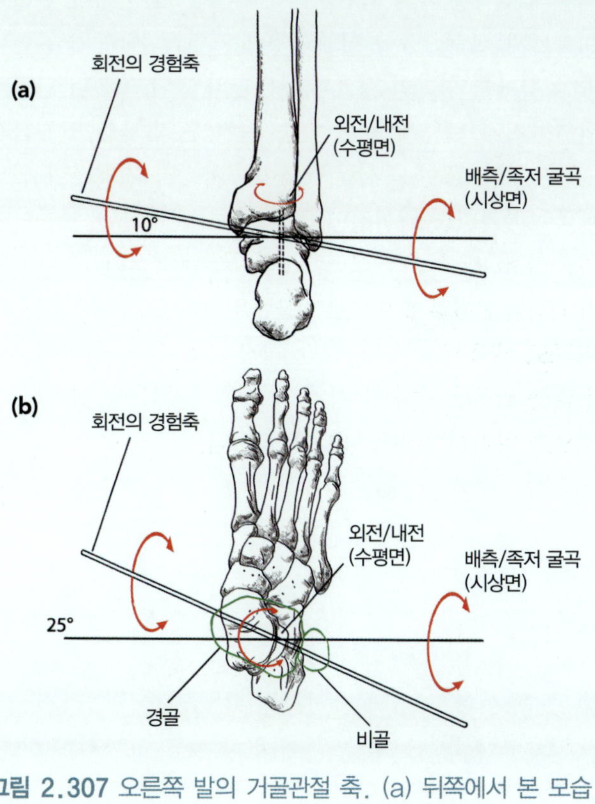

그림 2.307 오른쪽 발의 거골관절 축. (a) 뒤쪽에서 본 모습, (b) 위에서 본 모습.

이다. 그림 2.307에서 볼 수 있듯이 이 경험적 축은 우리가 일반적으로 신체의 움직임을 설명하는 데 사용하는 세 평면 중 어느 것에도 포함되지 않는다. 경험축은 비스듬하다. 내측 복사뼈는 외측 복사뼈보다 더 높고(상방) 더 앞쪽(전방)이다. 이런 특징은 자신의 몸으로 느낄 수 있다. 내측과 외측 복숭아뼈가 서로 어떻게 연관되어 있는지 그 위치를 확인해보라. 배측굴곡은 경험적 축을 중심으로 한 회전으로 발의 윗부분이 정강이에 더 가까워지고(다른 곳에서는 이것을 신전이라고 부를 것이다), 족저굴곡은 경험적 축의 회전이며 발바닥이 정강이에서 멀어진다(다른 곳에서는 이 동작을 굴곡이라고 부를 것이다). 이 움직임들은 거골관절(발목 관절)에서만 일어난다.

단순화했지만 사실 발목의 움직임은 조금 더 복잡하다! 거골의 모양 때문에 발이 족저굴곡되면 관절이 느슨해진다. 이제 관절의 안정성은 배측굴곡 끝 범위에서와 같이 뼈가 서로 결합되는 데서 오지 않고 경골을 비골에 묶는 인대와 발목을 둘러싸는 힘줄에서 나온다. 많은 사람들이 그들의 인대와 힘줄을 발목 관절을 안정시킬 만큼 충분히 긴장하지 않기 때문에 발끝으로 서거나 하이힐을 신을 때처럼 발목이 완전히 족저굴곡되었을 때 약간의 '놀이'가 생긴다. 발목 관절의 부상은 발이 족저굴곡되어 이렇게 안정성이 감소될 때 가장 자주 발생한다. 다리의 비골근과 경골근을 동시에 수축시키면 발목의 외측과 내측을 지나는 힘줄이 경골과 대퇴골의 말단부를 더 단단히 잡아당기기 때문에 완전히 족저굴곡된 발목을 안정화시킬 수 있다. 또한 족저굴곡에서는 거골의 내회전이 있고 배측굴곡에서는 외회전이 있다(이는 거골의 모양 때문이다. 거골 몸체 상단의 측면 모서리인 활차는 내측 모서리보다 길어서 발목의 움직임 중에 약간 비틀림을 만든다).[447] 추가적으로 비골도 배측굴곡 동안 약간 회전하게 된다. 일반적으로 우리는 발목을 순수한 경첩 관절로 생각할 수 있지만 실제로는 여기서 보았듯이 더 복잡하다.

발의 회내와 회외

족저굴곡과 배측굴곡을 제외한 발의 다른 모든 움직임은 회외(발바닥을 안쪽으로 돌림) 또는 회내(발바닥을 바깥쪽으로 돌림)라고 단순하게 가정 했다. 그러나 여기의 회외와 회내는 훨씬 더 복잡하다. 회외는 내번, 족저굴곡, 내전의 3가지 동작의 조합이다. 회내는 외번, 배측굴곡 및 외전의 조합이다. 또한 회외과 회내는 거골관절이 아닌 다른 위치에서 발생할 수 있다. 종골(발꿈치)은 거골(우리가 일반적으로 회외 또는 회내라고 하는 것)에 대해 회외 또는 회외할 수 있고, 중족골(전족 족근골)은 거골의 움직임에 반대하여 회내 또는 회외할 수 있으며, 앞발도 중족골과 같은 방향으로 움직일 수 있다. 뒷발의 회내에는 중족부의 회외가 동반되는 경우가 많고 그 반대의 경우도 마찬가지이다. 발이 어떻게 움직이는지 제대로 이해하려면 이러한 움직임과 움직임이 일어나는 위치를 이해해야 한다. 일반적으로 우리가 달리 명시하지 않는 한 회외와 회내는 발목 아래 발꿈치의 움직임(뒷발의 움직임)을 의미한다.

발에는 일반적으로 33개의 관절이 있으며, 대부분의 관절 움직임의 범위가 매우 미미하지만 이 모든 관절은 어느 정도 움직일 수 있다. 이 모든 관절을 살펴보는 것은 어려운 일이다. 다행히도 우리는 그럴 필요가 없다. 2가지만 알아보면 된다. 거골과 종골의 거골하 관절(후족부)과 실제로는 다관절(거골과 주상골 관절, 종골과 입방골 관절, 거골과 설형골에 대한 입방골 관절)로 이뤄진 횡족 관절(중족부), 이 2가지이다.

거골하 관절부터 살펴보자. 거골과 종골은 일반적으로 3개의 관절 부위를 가지고 있다(어떤 사람들은 2개, 어떤 사람들은 1개만 있다). 다시 그림 2.228을 보면 이 관절을 통과하는 축을 볼 수 있다. 이 경험축을 중심으로 한 회전은 내번/외번과 외전/내전의 조합으로 나눌 수 있다. 발에 무게가 실리지 않을 때 발목(거골) 아래의 발꿈치(종골)의 움직임은 좌우(외전 및 내전, 일부에서는 이것을 외반 및 내반이라고 함) 또는 비틀림(내전 및 외번)일 수 있다. 이는 열린 사슬 상황에서의 움직임이다. 닫힌 사슬, 체중 부하 상황에서 뒤꿈치가 고정되고, 거골과 그 위의 모든 다리뼈가 움직이다. 거골하 관절은 고르지 않은 지형을 걷기에 유용하게, 발이 발목과 다리의 자세에 영향을 주지 않고 다양한 자세를 취할 수 있도록 한다.

거골하 관절에서의 종골과 거골의 움직임들

모든 경우의 열린 사슬에서의 회외 및 회내는 거골이 고정되고 다른 모든 뼈들이 움직인다고 생각하는 것이 더 편하다(물론 거골은 다리에 대해 움직이지만 여기서 알아보는 움직임은 배측굴곡과 족저굴곡이다). 발에 무게가 실리지 않은 상황, 즉 반대쪽 허벅지에서 발을 올려놓은 연꽃 자세(파드마사나)와 같은 발의 열린 사슬 상태에선 종골은 발의 원위부와 함께 움직이다. 이런 상황을 그림 2.308에서 볼 수 있다. 회외로 종골이 안쪽으로 움직이고 발의 원위부도 같은 방향으로 움직인다. 회내에서도 같은 방식으로 움직임이 발생하지만 방향은 반대이다.

그러나 발에 체중 부하가 있는, 모든 서 있는 요가 자세와 같은 닫힌 사슬에선 종골과 거골이 같은 방향으로 움직이지 않고 앞발도 중/후족부와 같이 움직이지 않는다. 그림 2.309에서 볼 수 있듯이 앞발이 무게를 지탱하여 지면에 고정되면, 발의 회외에서 종골이 내번하고(안쪽으로 이동) 거골이 외전 및 배측굴곡(위 및 바깥쪽으로 이동)한다. 회내는 종골이 외번(외향)하고 거골은 내전 및 족저굴곡(아래 및 안쪽으로 이동)한다. 이러한 움직임은 골격의 사슬의 위쪽으로 더 많은 영향을 미친다. 우리가 걸을 때, 앞다리가 앞으로 나가고 뒤꿈치가 땅에 닿기 직전에 다리는 곧고 무릎이 살짝 잠긴 자세가 될 때까지 편다(신전한다). 무릎이 잠긴 상태라면, 발이 땅에 닿을 때 생기는 스트레스가 무릎 관절까지 올라올 수 있다. 그러나 발뒤꿈치가 땅에 닿을 때 발은 외번되고 발이 회내된다. 이 회내는 다음의 2가지 역할을 한다. 경골을 약간 안쪽으로 회전시켜 무릎의 잠김 상태를 풀어 구부릴 수 있게 하고, 또 발의 내전은 앞다리를 짧아지게 해 발뒤꿈치 충격의 일부 스트레스를 흡수한다. 또한 내전은 발 앞부분을 느슨하게 해 발 아래의 지면 모양을 수용할 수 있도록 한다.

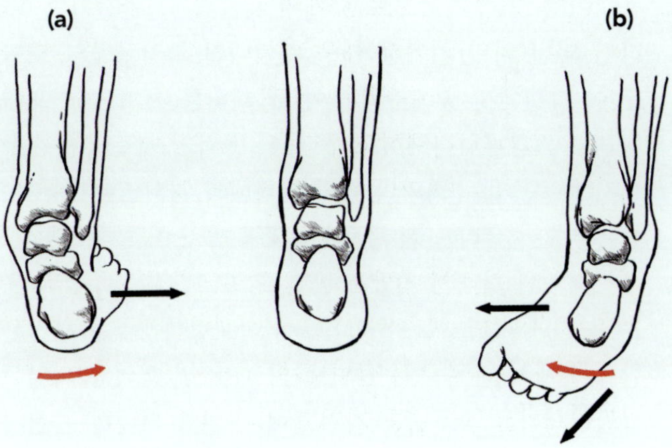

그림 2.308 오른발의 열린 사슬 거골하 운동(후방). 종골은 고정되어 있는 거골 아래에서 움직인다. (a)는 회내를 나타내고, (b)는 회외를 나타낸다.

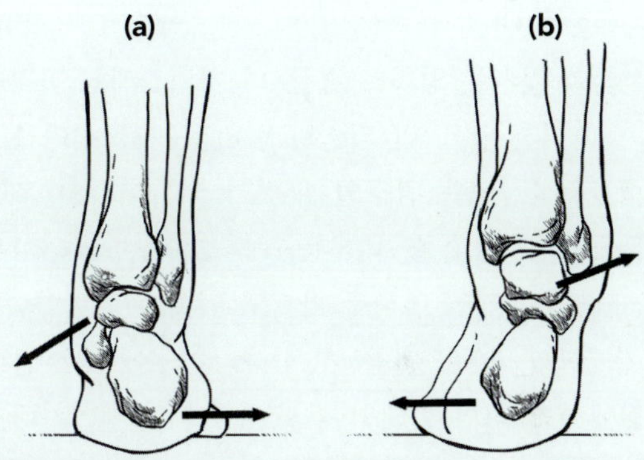

그림 2.309 오른발의 닫힌 사슬 거골하 운동(후방). 이제 발이 고정되어 다리와 거골이 종골 위로 움직여야 하며 이에 따라 기울어진다. (a)는 회내를 나타내고, (b)는 회외를 나타낸다.

내번과 외번 그리고 외전과 내전

고전적인 정의에 따르면 외번과 내번은 축을 중심으로 앞에서 뒤로(앞에서 뒤쪽으로) 회전하는 것이다. 유사하게, 외전과 내전은 축을 중심으로 위에서 아래로(위에서 아래로) 이어지는 회전이다. 외전 또는 내전은 사지의 앞부분이 움직이는 방향에 따라 결정된다(따라서 발뒤꿈치가 반대 방향인 몸의 정중선을 향하여 움직일 수 있지만, 앞발이 몸의 정중선에서 멀어지기에 발의 외전이라고 한다). 그림 2.228에서 볼 수 있는 것처럼 거골하 관절의 축은 순수하게 앞에서 뒤로 또는 위에서 아래로 진행되지 않고 비스듬히 진행되므로 순수한 외번/내번 또는 외전/내전 움직임이 가능하지 않다. 오히려 조합이 일어난다. 불행히도 일부 해부학 문헌에서는 외전을 회내와 동일시하고 내전을 회외와 동일시하여 이 동작을 단순화하지만 방금 보았듯이 이들은 동일한 동작이 아니다. 외번은 동의어가 아니라 회내의 구성 요소이며 내전은 회외의 구성 요소이다.

거골하 관절에서 일어날 수 있는 회외 및 회내의 구성 요소인 내전 및 외전의 범위는 매우 다양하며 내전(~25°)의 범위는 외전(~12°)보다 거의 2배의 범위를 가진다.[448] 따라서 총 내번/외번의 범위는 ~37°이며 표준편차는 8.5°이다. 이는 인구의 2.5%가 54° 이상의 움직임 범위를 가지고 있고 또 다른 인구의 2.5%는 20° 이하의 매우 제한된 움직임 범위를 가지고 있음을 의미한다(통계학상 양극단의 범위를 설명하고 있다). 연구에 따르면 거골하 관절에서 회외와 회내의 구성 요소인 외전 및 내전의 범위는 외전은 31~47° 내전은 27~42°로 서로 비슷하지만 꽤 다양한 범위를 가진다.[449]

횡족근관절에서의 움직임

횡족근관절(중족근 관절mid-tarsal joint 또는 샤파르 관절Chopart joint이라고도 함)은 후족부(종골 및 거골)가 중족부(주상골 및 입방체)와 연결되는 곳이다. 횡족근관절은 거주상관절과 종입방관절, 2개의 관절 부위를 가지고 있다. 그림 2.205와 같이 4개의 뼈로 이뤄진 이 관절은 약간의 S자 곡선을 만든다. 거주상골 부위는 구상와 관절로, 이 관절의 모양은 중족부의 내측(안쪽)에 상당히 많은 회전을 만들 수 있게 해준다.[450] 이는 우리가 후족부에서 중족부를 독립적으로 회전할 수 있음을 의미한다. 그러나 종입방형 관절면은 곡률이 훨씬 적어 이 두 뼈가 움직일 때 쐐기처럼 작용하여 관절을 잠근다. 횡족근관절의 종입방형 부위는 훨씬 더 단단하며 발의 측면 지지를 한다.

그림 2.310에서 볼 수 있듯이 횡족근 관절에는 2개의 축이 있다. 수평에 대해 약 15° 및 두 번째 발가락 선에 대해 약 9°의 각도의 종축 그리고 사축은 수평으로 약 52°, 두 번째 발가락 선에 대해 약 57° 각도를 가진다.[451] (항상 그렇듯이 이 수치는 평균일 뿐이며 각자의 고유한 각도는 상당히 다를 수 있고, 이는 개인의 가동범위에 영향을 미칠 수 있다.) 종축을 중심으로 한 회전은 대부분 외번과 내번이지만, 사선을 중심으로 한 회전은 외전/배측굴곡 또는 내전/족저굴곡의 조합이다.[452] 종축을 중심으로 내번은 20~25°를, 외번은 단지 10~15° 범위를 가진다.[453] 실제로, 족근관절은 책에서 처음 소개한 것처럼 하나의 관절처럼 움직이며, 기능적으로도 이축이 아닌 일축 관절이다. 따라서 외번/외전/배측굴곡과 내번/내전/족저굴곡의 조합은 이 관절에서 중족부의 회내 및 회외를 야기한다. 흥미롭게도 종입방형 관절의 운동 범위가 적기 때문에 중족부에서 할 수 있는 회외의 범위가 회내의 거의 2배가 된다. 중족부에서 우리는 회내보다 회외를 더 많이 할 수 있다.

회외와 회내가 거골하 관절, 횡족근관절에서 각각 또는 둘 다에서 발생할 수 있음을 알아보았다. 이 두 관절은 함께 발에서 할 수 있는 대부분의 회내 및 회외 움직임을 만들어낸다.[454] 횡족근관절은 발목 관절과 거골하 관절에서 발생하는 움직임을 증폭할 수 있으며, 이는 부상이나 노화로 인해 다른 두 곳 중 한 곳에서 약간의 관절 가동범위를 잃는 경우에 매우 유용할 수 있다.[455] 그러나 때때로 특히 체중 부하 상황인 닫힌 사슬에서 중족부와 전족부(횡종근관절)는 회외하면 후족부(거골하 관절)가 회내될 수 있다. 그 반대의 경우도 마찬가지다. 이런 역학은 다시 일을 복잡하게 만든다. 후족부와 중족부는 항상 같은 방향으로 함께 움직이지는 않는다.

열린/닫힌 사슬 움직임들

거골은 지금까지 논의한 모든 관절에 관여한다. 이것은 이 모든 관절과 관절의 움직임들이 서로 연관됨을 의미한다. 횡족근 관절이 자체적으로 관절활주를 하는 경우는 드물고, 거골하 관절에서 움직임이 생긴다. 회내와 회외라고 부르는 움직임은 대부분은 거골하 관절과 횡족근 관절에서의 움직임 조합이다. 따라서 전족부의 움직임은 회내와 회외에도 기여한다(회내와 회외는 발목 관절에 한한 움직임이라고 이 챕터의 서두에서 밝혔다). 그러나 발이 무게를 지지할 때, 상황(회내와 회외에 대한 발의 역학)은 더 복잡해진다(닫힌 사슬 상태에서). 이제 전족부가 고정될 때 거골과 그 위의 다리가 움직일 수 있다. 전족부와 중족부가 고정되면 거골과 종골이 횡족근관절에서 움직일 수 있게 된다. 이것이 발에 체중이 실릴 때도 있고(스탠스 발) 실리지 않을 때도 있는(스윙 발), 걷는 동안 발생하는 발의 관절의 역학이다.

발에 체중이 실려 있을 때, 발 전체를 회외하면 거골은 외전 및 배측굴곡되어 전족부가 내전과 족저굴곡 상태가 된다. 일반적으로 이 움직임은 회내와 관련되지만 중족부과 전족부가 고정된 상태에선 후족부인 거골이 움직이게 된다. 이 역설처럼 보이는 상황을 이해하기 위해 닫힌 사슬 상태에서 회외에 대한 거골의 움직임만을 생각해보자. 거골은 거골의 앞쪽 머리가 아래쪽으로(거골의 족저굴곡이라고 부를 수 있음) 내측으로(거골의 내전) 자유롭게 움직일 수 있다. 그러나 일반적으로 움직임을 설명할 때 단일 뼈의 움직임을 보지 않는다. 우리는 관절 주위에 있는 2개 이상의 뼈의 작용을 살펴보고 일반적으로 더 원위부 뼈의 움직임을 기반으로 관절 움직임을 명명한다! 닫힌 사슬에서 더 근위에 위치한 거골은 자유롭게 아래쪽과 내측으로 움직이며 내려가지만 주상골은 고정되어 움직일 수 없다. 따라서 관절 움직임은 결과적으로 실제 거골의 움직임과 반대가 된다. 이렇게 생각해보라. 거골 앞쪽이 아래쪽으로 내려가는데, 이는 주상골이 거골에 비해

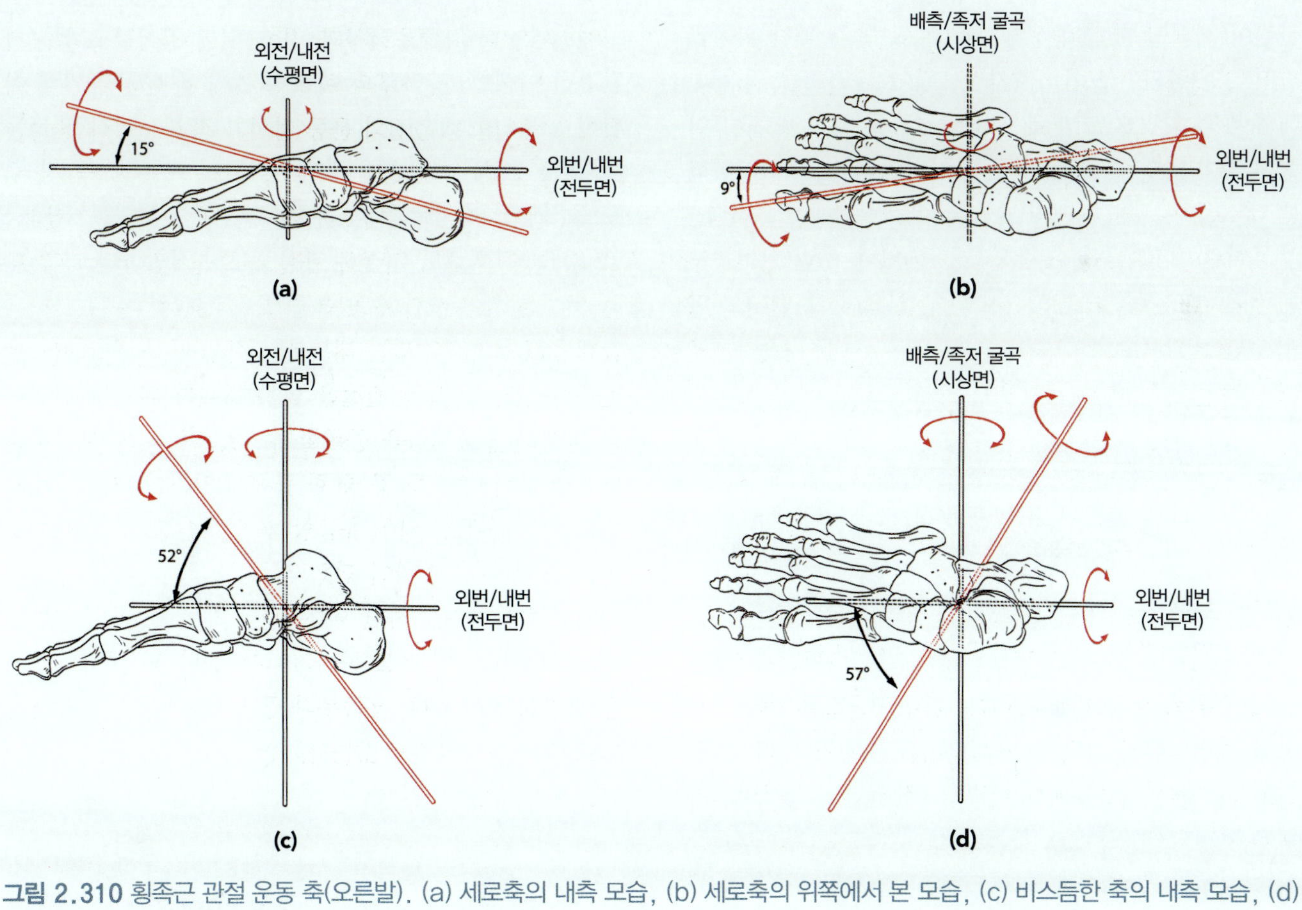

그림 2.310 횡족근 관절 운동 축(오른발). (a) 세로축의 내측 모습, (b) 세로축의 위쪽에서 본 모습, (c) 비스듬한 축의 내측 모습, (d) 비스듬한 축의 위쪽에서 본 모습.

부록

위쪽으로 올라가는 것과 같다. 관절 수준에서 이 현상을 거골 관절의 배측굴곡이라고 한다. 마찬가지로 거골 앞쪽이 내측으로 움직이면 주상골이 외측으로 움직이는 것과 같기에 관절의 관점에서 보면 외전이 된다. 우리는 횡족근 관절의 배측굴곡과 외전이 있을 때 이를 회내라고 한다. 다른 방향에서 보면, 전족부와 중족부가 고정되어 있고 후족부를 회내하면 횡족근 관절에서 내전 및 족저굴곡을 하므로 이를 회외라고 한다.

표 2.21은 열린 사슬과 닫힌 사슬 상태에서 종골, 거골, 중족부 및 전족부의 움직임을 비교하고 있다.

거골하 관절과 횡족근 관절의 움직임을 결합하면 전족부를 유연하게 하거나 안정성을 줄 수 있다. 그림 2.311은 후족부가 회내 또는 회외될 때 횡족근 관절의 두 축에 어떤 일이 발생하는지 보여준다. 닫힌 사슬, 체중 부하 상황에서 거골하 관절이 회내할 때 횡족근 관절의 축은 거골하 관절과 서로 평행하고 중족부와 전족부의 관절 잠김이 풀려 매우 유연해진다. 발이 처음 지면에 닿을 때 전족부와 중족부가 지형에 맞게 충분히 유연해지는, 이 역학은 걷기에 중요하다.[456] 걷기의 마지막 단계에서는 거골하 관절이 회외될 때 전족부가 회내되고, 발의 축이 횡족근 관절로 수렴되어(모여), 뼈가 다 같이 쐐기처럼 작용해, 뼈와 뼈의 압박으로 발 전체가 안정성을 얻게 된다.[457] 이렇게 발이 뻣뻣해지는 상황은 걷기의 다음 단계를 시작하는 데 도움이 되는 에너지 반동을 만드는 데에 중요하다.

이런 매커니즘은 혼란스러울 수 있다. 우리는 전족부를 내전하고 후족부를 회외시킬 수 있으며 그 반대도 마찬가지이다. 그래서 이것이 우리가 "복잡하다!"라고 말하는 또 다른 이유이다. 사실, 전문가들조차 걷는 동안 지면에서 발이 떨어질 때 발을 안정화시키는 요인이 횡족골 관절의 축이라는 위의 생각에 모두 동의하지는 않는다.[458] 생체역학 연구자들은 우리가 무슨 일이 일어나고 있는지 완전히 이해할 수 있도록 이 모든 것을 해결하기 위해 여전히 노력하고 있지만, 다행히 요가 교사는 이러한 모든 미묘함을 이해할 필요가 없다. 발목-발 부분의 4가지 주요 움직임인 족저굴곡, 배측굴곡, 회내 및 회외를 간단히 언급하는 것으로도 요가 지도에 충분히 적합하다.

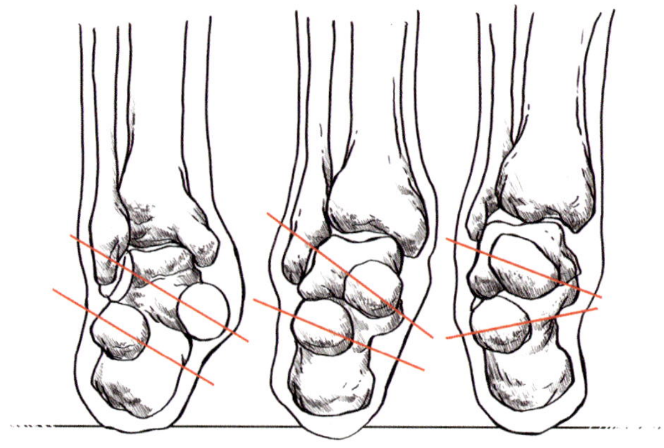

그림 2.311 거골하 운동과 횡족근 움직임 비교. 오른발 앞모습. 2개의 선은 2개의 가로 족근 관절의 축을 보여준다. (a)는 회내, (n)은 중립, (b)는 회외를 나타낸다.

표 2.21 발에서의 열린 사슬 vs 닫힌 사슬 움직임

발	회내		회외	
	열린 사슬(체중 부하 없음: 거골이 고정됨)	닫힌 사슬(체중 부하: 거골이 고정되지 않음)	열린 사슬(체중 부하 없음: 거골이 고정됨)	닫힌 사슬(체중 부하: 거골이 고정되지 않음
거골하 관절	종골 외번	종골 외번	종골 내번	종골 내번
횡족근관절	거골 안정 상태	거골 내전/족저굴곡	거골 안정 상태	거골 외전/배측 굴곡
중족/전족부	외전/배측 굴곡	안정 상태	내전/족저 굴곡	안정 상태

Volume 2 미주

1 See T.K.V. Desikachar and R.H. Cravens, *Health, Healing and Beyond: Yoga and the Living Tradition of Krishnamacharya* (New York: North Point Press, 2011), 41.

2 Cowface quiz answers: A—both legs are in adduction, flexion and external rotation at the hip joint; B—the right arm is in abduction, flexion and external rotation at the shoulder joint; C—the left arm is in adduction, extension and internal rotation at the shoulder joint. To be even more complete, the right scapula (B) is also in abduction and upward rotation, while the left scapula (C) is in adduction and downward rotation. (See American Council on Exercise, *Apley's Scratch Test for Shoulder Mobility,* retrieved from https://www.acefitness.org/certified-news/images/article/pdfs/ApleysScratchTest.pdf.)

Knowing that these are the movements required for this pose allows us to come into the posture in stages. For example, when you try to clasp your hands behind your back in Cowface pose, first extend your left arm out to the side, turn the palm down, then turn the palm towards the back of the room. If you have more room to move, keep (internally) rotating the arm until the palm faces the ceiling, but do this without moving your chest or shoulder forward. This is pure internal rotation of the arm. Next, move the arm backwards (extension) as far as you can before folding the elbow. Then, bending the elbow, bring the arm behind your back (adduction) and wiggle your hand as high up between your shoulder blades as possible. Positioning the arm first in internal rotation, then extension and finally adduction may allow you to reach higher up your back than you can by simply thrusting your arm behind your back.

For the right arm we do something similar: reach your right arm out to the side, turn the palm so it faces forward, (external rotation) and, if possible, rotate the palm towards the ceiling. Now, if possible, keep rotating until the palm faces the back of the room. Next, adduct the arm up alongside your head before flexing the elbow and reaching down your back for your other hand.

Understanding the limb movements required to achieve a posture allows us to come into the posture in the safest and most economical way and also may provide greater depth in the pose. As always, move with both intention and attention to avoid any possibility of injury.

3 See Anne M. Gilroy, Brian R. MacPherson, and Lawrence M. Ross, *Atlas of Anatomy*, corrected reprint (Harrogate, UK: Thieme, 2010), 388.

4 The movement of the sacrum is called *nutation*, which is from the Latin for nodding. To nod is to move up and down, which is what the sacrum does.

5 Femoral torsion is also called the *angle of anteversion.*

6 Another term for the femoral neck-shaft angle is the *angle of inclination.*

7 See C. Kisner and L.A. Colby, *Therapeutic Exercise: Foundations and Techniques,* 6th ed. (Philadelphia, PA: F.A. Davis, 2012), 710–1.

8 See N.B. Reese and W.D. Bandy, *Joint Range of Motion and Muscle Length Testing,* 2nd ed. (St. Louise, MO: Saunders, 2010), 296–7.

9 See B.G. Domb, D.E. Martin, and I.B. Botser, "Risk Factors for Ligamentum Teres Tears," *Arthroscopy* 29.1 (2013): 64–73. doi:10.1016/j.arthro.2012.07.009.

10 That the functions and limitations of various ligaments are debated is not surprising when we realize that everyone is different; if one study examines people who possess a particular range of length and rigidity in their ligaments, but another study examines people with different lengths and strengths, naturally they will not agree on the range of motion observed or the role of the tissues investigated.

11 See S.L. Delp, W.E. Hess, D.S. Hungerford, and L.C. Jones, "Variation of Rotation Moment Arms with Hip Flexion," *Journal of Biomechanics* 32 (1999): 493–501.

12 See M.C.G. Farias, B.D.R. Oliveira, T.D.S. Rocha, and V. Caiaffo, "Morphological and Morphometric Analysis of Psoas Minor Muscle in Cadavers," *Journal of Morphological Sciences* 29.4 (2012): 202–5.

13 See N.C. Moes, "Variation in Sitting Pressure Distribution and Location of the Points of Maximum Pressure with Rotation of the Pelvis, Gender and Body Characteristics," *Ergonomics* 50.4 (2007): 536–61.

14 See P.S. Igbigbi and A.M. Nanono-Igbigbi, "Determination of Sex and Race from the Subpubic Angle in Ugandan Subjects," *American Journal of Forensic Medicine and Pathology* 24.2 (2003): 168–72.

15 Sometimes this is called the *transverse angle of the acetabular inlet plane.*

16 Sometimes this is called the *sagittal aperture angle.*

17 Ideally, the version angle would be shown looking down on the pelvis; however, the ilium hides the acetabulum in that view, so the drawing on the right is meant to illustrate the displacement in the horizontal plane of the acetabulum, not its abduction angle. While not ideal, this view gives a sense of the acetabulum's forward position.

18 See Gilroy et al., *Atlas of Anatomy*, 379.

19 Study #1: from I.K. Sharp, "Acetabular Dysplasia: The Acetabular Angle," *Journal of Bone and Joint Surgery*, British Volume 43-B.2 (1961): 268–72. Study #2: from Y. Zheng, Y. Wang, Z. Zhu, T. Tang, K. Dai, and S. Qiu, "Differences in Acetabular Morphology Related to Side and Sex in a Chinese Population," *Journal of Anatomy* 220.3 (2012): 256–62; in this study, I have only cited the range as being one standard deviation from the mean. Study #3: From P.E. Murtha, M.A. Hafez, B. Jaramaz, and A.M. DiGioia, 3rd, "Variations in Acetabular Anatomy with Reference to Total Hip Replacement," *Journal of Bone and Joint Surgery,* British Volume 90.3 (2008):

308–13, doi:10.1302/0301-620X.90B3.19548. Study #4: From A.C. Perreira, J.C. Hunter, T. Laird, and A.A. Jamali, "Multilevel Measurement of Acetabular Version Using 3-D CT-generated Models," *Clinical Orthopaedics and Related Research* 269.2 (2011): 552–61, doi:10.1007/s11999-010-1567-2.

20 See P. Udomkiat, L.D. Dorr, and Z. Wan, "Cementless Hemispheric Porous-coated Sockets Implanted with Press-fit Technique without Screws: Average Ten-year Follow-up," *Journal of Bone and Joint Surgery*, American Volume 84-A.75 (2002): 1195–200.

21 From Perreira et al., "Multilevel Measurement of Acetabular Version."

22 See Zheng et al., "Differences in Acetabular Morphology."

23 This is a summary of a number of different studies found in Perreira et al., "Multilevel Measurement of Acetabular Version." Included are only those findings that provided ranges.

24 See Perreira et al., "Multilevel Measurement of Acetabular Version."

25 See Domb et al., "Risk Factors for Ligamentum Teres Tears."

26 Ibid. Also see Murtha et al., "Variations in Acetabular Anatomy."

27 See Zheng et al., "Differences in Acetabular Morphology."

28 See Sharp, "Acetabular Dysplasia."

29 This could lead to more femoral acetabular impingement and thus more arthritis at the anterior labrum. Stu McGill, in a personal communication with me, noted that a deeper hip socket is far more common in people with a European heritage, especially those of Celtic background, who suffer much higher rates of femoracetabular impingement and hip replacement.

30 The labrum has also been called the *glenoidal labrum* and the *cotyloid ligament*.

31 See Y. Pinoit, O. May, J. Girard, P. Laffargue, T. Ala Eddine, and H. Migaud, "Low Accuracy of the Anterior Pelvic Plane to Guide the Position of the Cup with Imageless Computer Assistance: Variation of Position in 106 Patients," *Revue de Chirurgie Orthopédique et Réparatrice de l'Appareil Moteur 93.5* (2007): 455–60.

32 See D. Lim et al., "Variations of the Anterior Frontal Pelvic Plane and Patient Positioning in Total Hip Arthroplasty (THA)," *Proceedings of the 52nd Annual Meeting of the Orthopaedic Research Society* (2006), paper 0453, http://www.ors.org/Transactions/52/0453.pdf.

33 See I. Gilligan, S. Chandraphak, and P. Mahakkanukrauh, "Femoral Neck-shaft Angle in Humans: Variation Relating to Climate, Clothing, Lifestyle, Sex, Age and Side," *Journal of Anatomy* 223.2 (2013): 133–51, doi:10.1111/joa.12073.

34 A formula shows how the neck-shaft angle (NSA) increases after birth: NSA = 158.71 – (0.77 x age). See J.L. Jouve et al., "Anatomical Study of the Proximal Femur in the Fetus," *Journal of Pediatric Orthopaedics B* 14.2 (2005): 105–10.

35 See John Y. Anderson and Erik Trinkaus, "Patterns of Sexual, Bilateral and Interpopulational Variation in Human Femoral Neck-shaft Angles," *Journal of Anatomy* 192 (1998): 279–85.

36 The correlation between femur length and neck-shaft angle was found to be NSA = 80.06° + 0.13 (total femur length); see S.M. Gujar, S. Vikani, J. Parmar, and K.V. Bondre, "A Correlation between Femoral Neck-shaft Angle to Femoral Neck Length," *International Journal of Biomedical and Advance Research* 4.5 (2013), doi:10.7439/ijbar.v4i5.354.

37 See Gilroy et al., *Atlas of Anatomy*, 367, which cites 126°, and Henry Gray

38 See Gilligan et al., "Femoral Neck-shaft Angle in Humans."

39 See J.C. Clohisy, R.M. Nunley, J.C. Carlisle, and P.L. Schoenecker, "Incidence and Characteristics of Femoral Deformities in the Dysplastic Hip," *Clinical Orthopaedics and Related Research* 467.1 (2009): 128–34.

40 One reason for believing coxa vara to be problematic is because the center of the head of the femur does not line up with the center point of the acetabulum. This is normally depicted diagrammatically with a neck-shaft angle showing coxa vara but with an average acetabulum. As we have seen, though, acetabula also vary considerably, so there can be cases where a coxa vara femur fits perfectly into an acetabulum that has a greater angle of abduction.

41 Graphic reproduction with the kind permission of John Anderson, from Anderson and Trinkaus, "Patterns of Sexual, Bilateral and Interpopulational Variation."

42 "A patient with excessive femoral neck anteversion will usually demonstrate an apparent excess of hip internal rotation and an apparent limitation of hip external rotation"; Fiona G. Neely, "Biomechanical Risk Factors for Exercise-Related Lower Limb Injuries," *Sports Medicine* 26.6 (1998): 395–413.

43 See O. Reikerås, I. Bjerkreim, and A. Kolbenstvedt, "Anteversion of the Acetabulum and Femoral Neck in Normals and in Patients with Osteoarthritis of the Hip," *Acta Orthopaedica Scandinavica* 54.1 (1983): 18–23.

44 See A. Høiseth, O. Reikerås, and E. Fønstelien, "Radiography and Computed Tomography in Cadavers and In Vivo," *Acta Orthopaedica Scandinavica* 60.1 (1989): 93–6.

45 See G. Gulan, D. Matovinović, B. Nemec, D. Rubinić, and J. Ravlić-Gulan, "Femoral Neck Anteversion: Values, Development, Measurement, Common Problems," *Collegium Antropologicum* 24.2 (2000): 521–7.

46 "[In-toeing gait] is twice as common in girls as in boys"; see Gulan et al., "Femoral Neck Anteversion."

47 See Gulan et al., "Femoral Neck Anteversion."

48 See both Reikerås et al., "Anteversion of the Acetabulum," and A.V. Maheshwari, M.P. Zlowodzki, G. Siram, and A.K. Jain, "Femoral Neck Anteversion, Acetabular Anteversion and Combined Anteversion in the Normal Indian Adult Population: A Computed Tomographic Study," *Indian Journal of Orthopaedics* 44.3 (2010): 277–82.

49 See *Wheeless' Textbook of Orthopaedics* by Duke University Medical Center's Division of Orthopaedic Surgery, http://www.wheelessonline.com/ortho/12494.

50 See Maheshwari et al., "Femoral Neck Anteversion."

51 See Gulan et al., "Femoral Neck Anteversion."

52 Ibid., 523: "in our investigations (in press) we found negative correlation between lateral rotation and femoral anteversion."

53 The correlation is given as neck-shaft angle = 95.28° + 1.20 (length of neck); see Gujar et al., "A Correlation between Femoral Neck-shaft Angle to Femoral Neck Length."

54 See E.B. de Sousa et al., "Morphometric Study of the Proximal Femur Extremity in Brazilians," *International Journal of Morphology* 28.3 (2010): 835–40.

55 See K. Chin, M.C. Evans, J. Cornish, T. Cundy, and I.R. Reid, "Differences in Hip Axis and Femoral Neck Length in Premenopausal Women of Polynesian, Asian and European Origin," *Osteoporosis International* 7.4 (1997): 344–7.

56 See M.S. Patton, R.A. Duthie, and A.G. Sutherland, "Proximal Femoral Geometry and Hip Fractures," *Acta Orthopaedica Belgica* 72.1 (2006): 51–4.

57 See K.E. Poole et al., "Changing Structure of the Femoral Neck Across the Adult Female Lifespan," *Journal of Bone and Mineral Research* 25.3 (2010): 482–91.

58 See N. Narra, R. Nikander, J. Viik, J. Hyttinen, and H. Sievänen, "Femoral Neck Cross-Sectional Geometry and Exercise Loading," *Clinical Physiology and Functional Imaging* 33.4 (2013): 258–66, doi:10.1111/cpf.12022. See also L.C.V. Harrison et al., "MRI Texture Analysis of Femoral Neck: Detection of Exercise Load-associated Differences in Trabecular Bone," *Journal of Magnetic Resonance Imaging* 34.6 (2011): 1359–66, doi:10.1002/jmri.22751.

59 See John Michelotti and John Clark, "Femoral Neck Length and Hip Fracture Risk," *Journal of Bone and Mineral Research* 14.10 (1999): 1714–20.

60 See H. Xu, Y. Zhou, Q. Liu, Q. Tang, and J. Yin, "Femoral Morphologic Differences in Subtypes of High Developmental Dislocation of the Hip," *Clinical Orthopaedics and Related Research* 468.12 (2010): 3371–6.

61 See S.J. Preece et al., "Variation in Pelvic Morphology May Prevent the Identification of Anterior Pelvic Tilt," *Journal of Manual and Manipulative Therapy* 16.2 (2008): 113–7.

62 See J.F. Jarrell et al., "Consensus Guidelines for the Management of Chronic Pelvic Pain," *Journal of Obstetrics and Gynaecology Canada* (September 2005): 869–87, http://sogc.org/wp-content/uploads/2013/01/164E-CPG2-September2005.pdf. The authors recommended assessing the symmetry of the PSIS and ASIS. If one side's PSIS or ASIS is higher than the other, they conclude that there must be a tilt in the pelvis, probably due to unequal leg length or due to a pelvic twist (see page 872). This assessment ignores the reality that, for most people, the two sides of the pelvis are not symmetric, and this does not always imply a pathology.

63 See Preece et al. "Variation in Pelvic Morphology."

64 *Yogabody: Anatomy, Kinesiology, and Asana* (Berkeley, CA: Rodmell Press, 2009), 48.

65 See Leslie Aiello (ed.), *An Introduction to Human Evolutionary Anatomy* (Waltham, MA: Academic Press, 2006), 463.

66 See W. Bolanowski, A. Smiszkiewicz-Skwarska, M. Polguj, and K.S. Jedrzejewski, "The Occurrence of the Third Trochanter and Its Correlation to Certain Anthropometric Parameters of the Human Femur," *Folia Morphologica* 64.3 (2005): 168–75.

67 See E. Loth, "Odmiany mammalogeniczne w budowie człowieka," and E. Murawski, "Przyczyna występowania krętarza trzeciego u człowieka," cited in Bolanowski et al., "The Occurrence of the Third Trochanter."

68 Data from K.E. Roach and T.P. Miles, "Normal Hip and Knee Active Range of Motion: The Relationship to Age," *Physical Therapy* 71 (1991): 656–65, and for adduction from D.C. Boone and S.P. Azen, "Normal Range of Motion of Joints in Male Subjects," *Journal of Bone and Joint Surgery* 61 (1979): 756–9.

69 See Reese and Bandy, *Joint Range of Motion*, 31–2.

70 Ibid., 299.

71 From Kisner and Colby, *Therapeutic Exercise, 712.*

72 This is not the place of maximum joint congruence, however, which we normally do find in the close-packed position. For the hip joint, that comes at 90° of flexion, with a little bit of abduction and external rotation. This is why it is so comfortable for most people (but not all!) to sit with their legs slightly abducted and feet turned outward, as shown in figure 2.45; see Donald A. Neumann, ed., *Kinesiology of the Musculoskeletal System: Foundations for Rehabilitation*, 2nd ed. (St. Louis, MO: Mosby, 2010), 400.

73 See Kisner and Colby, *Therapeutic Exercise*, 711.

74 See M. Haversath et al., "The Distribution of Nociceptive Innervation in the Painful Hip: A Histological Investigation," *Bone and Joint Journal* 95-B.6 (2013): 770–6, doi:10.1302/0301-620X.95B6.30262.

75 From Gray et al., *Gray's Anatomy*, 1442–3.

76 See Zheng et al., "Differences in Acetabular Morphology."

77 See J. Cobb, K. Logishetty, K. Davda, and F. Iranpour, "Cams and Pincer Impingement Are Distinct, Not Mixed: The Acetabular Pathomorphology of Femoroacetabular Impingement," *Clinical Orthopaedics and Related Research* 468.8 (2010): 2143–51.

78 "A supernumerary [extra] muscle was noted in 33 (33.0%) out of the 100 thighs. In each of these thighs, it arose from the upper part of the inferior ramus of the pubis and ran obliquely downwards and laterally. It was inserted into the anterior surface of the insertion aponeurosis of the adductor minimus (17/33 thighs, 51.5%), the upper part of the pectineal line (9/33 thighs, 27.3%), or the posterior side of the base of the lesser trochanter (7/33 thighs, 21.2%)"; from E. Nakamura, S.

Masumi S, M. Miura, S. Kato, and R. Miyauchi, "A Supernumerary Muscle between the Adductors Brevis and Minimus in Humans," *Okajimas Folia Anatomica Japonica* 69.2–3 (1992): 89–98.

79 See John Y. Anderson and Erik Trinkaus, "Patterns of Sexual, Bilateral and Interpopulational Variation in Human Femoral Neck-shaft Angles," *Journal of Anatomy* 192 (1998): 279–285. doi:10.1046/j.1469-7580.1998.19220279.x.

80 One study of 22 females found a mean anteversion of 24.1°, with a range from 14.0° to 33.3°. The same parameters for 20 males were 19.3°, with a range from 8.5° to 32.3°. See Murtha et al., "Variations in Acetabular Anatomy."

81 See H.D. Atkinson, K.S. Johal, C. Willis-Owen, S. Zadow, and R.D. Oakeshott, "Differences in Hip Morphology between the Sexes in Patients Undergoing Hip Resurfacing," *Journal of Orthopaedic Surgery and Research* 5 (2010): 76, doi:10.1186/1749-799X-5-76.

82 Indeed, there are studies that have found some people to have negative torsion (called retroversion) of -5° to -15°! See *Wheeless' Textbook of Orthopaedics* by Duke University Medical Center's Division of Orthopaedic Surgery, http://www.wheelessonline.com/ortho/12494, and Atkinson et al., "Differences in Hip Morphology." For our purposes, we do not need to cite such extreme variations to show that there are significant impacts on the range of femoral torsion.

83 See Gulan et al., "Femoral Neck Anteversion."

84 See A. Høiseth A, O. Reikerås, and E. Fønstelien, "Lack of Correlation between Femoral Neck Anteversion and Acetabular Orientation: Radiography and Computed Tomography in Cadavers and In Vivo," *Acta Orthopaedica Scandinavica* 60.1 (1989): 93–6.

85 "Few dancers make the cut with external rotation less than 60 degrees" (Steven J. Karageanes [ed.], *Principles of Manual Sports Medicine* [Philadelphia: Lippincott Williams & Wilkins, 2005], 497).

86 See E. Lieberman, *The Story of the Human Body: Evolution, Health and Disease* (New York: Pantheon, 2013), 85.

87 See Neumann, ed., "Axial Skeleton," 400.

88 From Kisner and Colby, *Therapeutic Exercise*, 712.

89 See Gray et al., *Gray's Anatomy,* 1442–3.

90 See D. Lim et al., "Variations of the Anterior Frontal Pelvic Plane."

91 See Gilroy et al., *Atlas of Anatomy,* 426.

92 The ligamentum teres is tense in semi-flexion, adduction and internal rotation. It is relaxed in abduction. See G. Michaels and A.L. Matles, "The Role of the Ligamentum Teres in Congenital Dislocation of the Hip," *Clinical Orthopaedics and Related Research* 71 (1970): 199–201.

93 See Delp et al., "Variation of Rotation Moment Arms with Hip Flexion," 410 and 415.

94 Ibid.

95 See A.S. Arnold, A.V. Komattu, and S.L. Delp, "Internal Rotation Gait: A Compensatory Mechanism to Restore Abduction Capacity Decreased by Bone Deformity," *Developmental Medicine and Child Neurology* 39.1 (1997): 40–4.

96 Indeed, restricted internal rotation has been used as a diagnostic tool for detecting osteoarthritis; see S. Reichenbach et al., "An Examination Chair to Measure Internal Rotation of the Hip in Routine Settings: A Validation Study," *Osteoarthritis and Cartilage* 18 (2010): 365–371.

97 See Delp et al. "Variation of Rotation Moment Arms with Hip Flexion."

98 Dr. Derek Ochiai, quoted by Joshua Hodges in *Kicking and the Hips*, retrieved from www.theshotokanway.com/kickingandthehips.html.

99 See Iyengar, *Light on Yoga,* 125.

100 See Reinhold Ganz, Michael Leunig, Katharina Leunig-Ganz, and William H. Harris, "The Etiology of Osteoarthritis of the Hip: An Integrated Mechanical Concept," *Clinical Orthopaedics and Related Research* 466 (2008): 264–72.

101 See Ganz et al., "The Etiology of Osteoarthritis of the Hip."

102 See M. Leunig et al., "Prevalence of Cam and Pincer-Type Deformities on Hip MRI in an Asymptomatic Young Swiss Female Population: A Cross-Sectional Study," *Osteoarthritis and Cartilage* 21.4 (2013): 544–50.

103 See S. Reichenbach et al., "Prevalence of Cam-Type Deformity on Hip Magnetic Resonance Imaging in Young Males: A Cross-Sectional Study," *Arthritis Care and Research* 62.9 (2010): 1319–27, and Leunig et al., "Prevalence of Cam and Pincer-Type Deformities."

104 See S. Reichenbach et al., "Prevalence of Cam-Type Deformity."

105 See Cobb et al., "Cams and Pincer Impingement."

106 This is known as mixed FAIS.

107 See Ganz et al., "The Etiology of Osteoarthritis of the Hip."

108 See Roach and Miles, "Normal Hip and Knee Active Range of Motion."

109 See Neumann, ed., "Axial Skeleton," 400.

110 See Leslie Kaminoff, *Yoga Anatomy* (Champaign, IL: Human Kinetics, 2007), 104–7.

111 See John Goodfellow and John O'Connor, "The Mechanics of the Knee and Prosthesis Design," *Journal of Bone and Joint Surgery* 60-B.3 (1978): 358–69.

112 See Gray et al., *Gray's Anatomy*, 1471.

113 See Neumann, ed., *Kinesiology of the Musculoskeletal System*, 439.

114 See Neumann, ed., *Kinesiology of the Musculoskeletal System*, 436.

115 See A.A. Faraj and P. Deacon, "Bipartite Sesamoids as a Cause of Disability in an Athlete," *European Journal of Orthopaedic Surgery and Traumatology* 11 (2001): 63–5.

116 See Carla Stecco and Antonio Stecco, *Fascia: The Tensional Network of the Human Body* (London: Elsevier, 2012), 32–3.

117 See Gray et al., *Gray's Anatomy*, 1480.

118 See Barry P. Boden, Joseph S. Torg, Sarah B. Knowles, and Timothy E. Hewett, "Video Analysis of Anterior Cruciate Ligament Injury Abnormalities in Hip and Ankle Kinematics," *American Journal of Sports Medicine* 37 (2009): 252, available at http://ajs.sagepub.com/content/37/2/252.

119 See B.P. Boden, F.T. Sheehan, J.S. Torg, and T.E. Hewett, "Noncontact Anterior Cruciate Ligament Injuries: Mechanisms and Risk Factors," *Journal of the America Academy of Orthopaedic Surgeons* 18.9 (2010): 520.

120 See T.E. Hewett, G.D. Myer, and K.R. Ford, "Anterior Cruciate Ligament Injuries in Female Athletes: Part 1, Mechanisms and Risk Factors," *American Journal of Sports Medicine* 34 (2006): 299–311.

121 See K.M. Sutton and J.M. Bullock "Anterior Cruciate Ligament Rupture: Differences Between Males and Females," *Journal of the American Academy of Orthopaedic Surgeons* 21.1 (2012): 41.

122 See K. Shelbourne, T. Davis, and T. Kootwyk, "The Relationship between Intercondylar Notch Width of the Femur and the Incidence of Anterior Cruciate Ligament Tears," *American Journal of Sports Medicine* 26 (1998): 402–8.

123 See Boden et al., "Video Analysis," 252.

124 See Neumann, ed., *Kinesiology of the Musculoskeletal System*, 451.

125 See C.M. Gupte, A. Smith, I.D. McDermott, A.M. Bull, R.D. Thomas, and A.A. Amis, "Meniscofemoral Ligaments Revisited. Anatomical Study, Age Correlation and Clinical Implications," *Journal of Bone and Joint Surgery*, British volume 84.6 (2002): 846–51.

126 See Neumann, ed., *Kinesiology of the Musculoskeletal System*, 451–3.

127 See Gray et al., *Gray's Anatomy*, 1481.

128 Ibid., 1479–81.

129 See Gilroy et al., *Atlas of Anatomy*, 401.

130 See Gray et al., *Gray's Anatomy*, 110.

131 See K.Y. Zhang, A.E. Kedgley, C.R. Donoghue, D. Rueckert, and A.M. Bull, "The Relationship between Lateral Meniscus Shape and Joint Contact Parameters in the Knee: A Study Using Data from the Osteoarthritis Initiative," *Arthritis Research and Therapy* 16 (2014): R27, doi:10.1186/ar4455.

132 See A.J. Fox, A. Bedi, and S.A. Rodeo, "The Basic Science of Human Knee Menisci: Structure, Composition, and Function," *Sports Health* 4.4 (2012): 340–51, doi:10.1177/1941738111429419.

133 Ibid.

134 See Bernie Clark, "Yin Yoga for the Knees," *Yin Yoga Newsletter* (July 2011), retrieved from http://www.yinyoga.com/newsletter7_yinyoga_knees.php.

135 See B.B. Mandal, S.H. Park, E.S. Gil, and D.L. Kaplan, "Stem Cell-Based Meniscus Tissue Engineering," *Tissue Engineering. Part A* 17.21–2 (2011: 2749–61.

136 See Gray et al., *Gray's Anatomy*, 1477.

137 See P.K. Levangie and C.C. Norkin, "The Knee," in Levangie and Norkin, eds., *Joint Structure and Function: A Comprehensive Analysis*, 5th ed., Philadelphia, PA: F.A. Davis Company, 2001, 399–443.

138 See V. Vedi et al., "Meniscal Movement: An In-Vivo Study Using Dynamic MRI," *Journal of Bone and Joint Surgery*, British volume 81.1 (1999): 37–41.

139 See Neumann, ed., *Kinesiology of the Musculoskeletal System*, page 442.

140 See Andrew Biel, *Trail Guide to the Body: A Hands-On Guide to Location Muscles, Bones and More,* 4th ed. (Boulder, CO: Books of Discovery, 2010), 375.

141 See S.R.R. Nascimento et al., "Morphometric Analysis of the Angle of the Femoral Trochlea," *Journal of Morphological Sciences* 28.4 (2011): 250–4.

142 M. Davies-Tuck et al., "Femoral Sulcus Angle and Increased Patella Facet Cartilage Volume in an Osteoarthritic Population," *Osteoarthritis Cartilage* 16.1 (2008): 131–5.

143 See Shelbourne et al., "The Relationship between Intercondylar Notch Width."

144 See Gray et al., *Gray's Anatomy*, 1491.

145 Garland et al.'s *Atlas of Anatomy* implies that a 23° torsion is "normal"; see page 373. However, Bengt-Gdran Clementz found the average to be slightly over 30°: "Tibial Torsion Measured in Normal Adults," *Acta Orthopaedica Scandinavica* 59.4 (1988): 441–2.

146 See R.P. Jakob, M. Haertel, and E. Stüssi, "Tibial Torsion Calculated by Computerised Tomography and Compared to Other Methods of Measurement," *Journal of Bone and Joint Surgery*, British volume, 62-B.2 (1980): 238–42.

147 See Pamela Sass and Ghinwa Hassan, "Lower Extremity Abnormalities in Children," *American Family Physician* 68.3 (2003): 461–8.

148 See Matsuda et al., "Posterior Tibial Slope in the Normal and Varus Knee," *American Journal of Knee Surgery* 12.3 (1999): 165–8.

149 See J. Robert Giffin et al., "Importance of Tibial Slope for Stability of the Posterior Cruciate Ligament–Deficient Knee," *American Journal of Sports Medicine* 35.9 (2007): 1443–9; and H. Marouane, "Steeper Posterior Tibial Slope Markedly Increases ACL Force in Both Active Gait and Passive Knee Joint Under Compression," *Journal of Biomechanics* 47.6 (2014): 1353–9.

150 See Faraj and Deacon, "Bipartite Sesamoids."

151 Drawings based upon those in H. Saupe, "Primare knochenmark seilerung der Kniescheibe," *Deutsche Zeitschrift für Chirurgie* 258 (1943): 386.

152 From Patellofemoral Foundation, "Patellar Morphology," in *Patellofemoral Foundation Online Education*, retrieved from www.patellofemoral.org/pfoe/c1/pat.

153 The number of sesamoid bones we have varies by individual, but one estimate suggests we are home to about 46! Not all of these show up in the anatomy textbooks, so we are rarely aware of them, but we will see them again when we look at the hands and feet. See V.K. Sarin, G.M. Erickson, N.J. Giori, A.G. Bergman, and D.R. Carter, "Coincident Development of Sesamoid Bones and Clues to Their Evolution," *Anatomical Record* 257.5 (1999): 174–80.

154 Exactly how often fabellae arise is unclear. Estimates range from 10–30% of the population, and this number tends to increase as we age. See J. G. Silva et al., "Morphological Analysis of the Fabella in Brazilians," *International Journal of Morphology* 28.1 (2010): 105–10.

155 See J.T. Zipple, R.L. Hammer, and P.V. Loubert, "Treatment of Fabella Syndrome With Manual Therapy: A Case Report," *Journal of Orthopaedic and Sports Physical Therapy* 33.1 (2003): 33–9.

156 Ibid.

157 See Kisner and Colby, *Therapeutic Exercise,* 767.

158 See A.C. Merchant et al., "The Female Knee: Anatomic Variations and the Female-Specific Total Knee Design," *Clinical Orthopaedics and Related Research* 466.12 (2008): 3059–65.

159 From P. Aglietti, J.N. Insall, and G. Gerulli, "Patellar Pain and Incongruence. I: Measurements of Incongruence," *Clinical Orthopaedics and Related Research* 176 (1983): 217–24.

160 See Neumann, ed., *Kinesiology of the Musculoskeletal System*, 438.

161 Ibid.

162 See "Q Angle of the Knee," in *Wheeless' Textbook of Orthopaedics*, retrieved from http://www.wheelessonline.com/ortho/q_angle_of_the_knee.

163 See C.H. Heath and L.T. Staheli, "Normal Limits of Knee Angle in White Children—Genu Varum and Genu Valgum," *Journal of Paediatric Orthopaedics* 13.2 (1993): 259–62.

164 See Leena Sharma, "The Role of Varus and Valgus Alignment in Knee Osteoarthritis," *Arthritis and Rheumatism* 56.4 (2007): 1044–7, doi:10.1002/art.22514.

165 See T.O. Smith, N.J. Hunt, and S.T. Donell, "The Reliability and Validity of the Q-angle: A Systematic Review," *Knee Surgery, Sports Traumatology, Arthroscopy* 16.12 (2008): 1068–79.

166 See E.M. Wojtys and L.J. Huston, "Functional Knee Braces: The 25-Year Controversy," in K.M. Chan, F. Fu, and N. Maffulli (eds.), *Controversies in Orthopaedic Sports Medicine* (Hong Kong: Williams & Wilkins, 2000).

167 It can be confusing to see *abduction* used to describe the knees moving together in valgus. The term is referring to the movement of the lower leg, not the knees per se. Think of the ankles: as the ankles move apart (abduct), the knees move together. The opposite occurs in adduction of the legs. To avoid such confusion, we will use the terms valgus instead of abduction and varus instead of adduction.

168 See Reese and Bandy, *Joint Range of Motion and Muscle Length Testing*, 473.

169 See Roach and Miles, "Normal Hip and Knee Active Range of Motion" and, for adduction, Boone and Azen, "Normal Range of Motion of Joints in Male Subjects."

170 From the author's own measurements on random pictures of students in Vajrasana and Virasana.

171 See Reese and Bandy, *Joint Range of Motion and Muscle Length Testing*, 333–4.

172 See M.S. De Carlo and K.E. Sell, "Normative Data for Range of Motion and Single-Leg Hop in High School Athletes," *Journal of Sport Rehabilitation* 6.3 (1997): 246–55.

173 See Reese and Bandy, *Joint Range of Motion and Muscle Length Testing*, 333.

174 See Garland et al., *Atlas of Anatomy*, 399.

175 See Thomas Myers, *Anatomy Trains: Myofascial Meridians for Manual and Movement Therapists*, 3rd ed. (New York: Elsevier, 2014), 111.

176 Ibid., 79–84.

177 Ibid., 191–4.

178 Ibid., 133.

179 Ibid., 206.

180 See Kisner and Colby, *Therapeutic Exercise,* 769.

181 Ibid.

182 Ibid.

183 See Goodfellow and O'Connor, "The Mechanics of the Knee and Prosthesis Design."

184 See Myers, *Anatomy Trains*, 85.

185 See Goodfellow and O'Connor, "The Mechanics of the Knee and Prosthesis Design."

186 See Neumann, ed., *Kinesiology of the Musculoskeletal System*, 451.

187 See S.E. Park et al., "The Change in Length of the Medial and Lateral Collateral Ligaments during In Vivo Knee Flexion," *Knee* 12.5 (2005): 377–82.

188 Ibid.

189 See Boden et al., "Noncontact Anterior Cruciate Ligament Injuries."

190 See Goodfellow and O'Connor, "The Mechanics of the Knee and Prosthesis Design."

191 Ibid.

192 Ibid.

193 See O. Missenard, D. Moettet, and S. Perrey, "The Role of Cocontraction in the Impairment of Movement Accuracy with Fatigue," *Experimental Brain Research* 185.1 (2008): 151–6.

194 See Stuart McGill, "Spine Flexion Exercise: Myths, Truths and Issues Affecting Health and Performance," retrieved from http://www.backfitpro.com/documents/Spine-flexion-myths-truths-and-issues.pdf.

195 "In a hatha yoga pose, to engage 'muscular' energy is to firm the muscles, 'hugging' them to the bones"; from Doug Keller, *Anusara Yoga: Hatha Yoga in the Anusara Style,* 3rd ed. (South Riding, VA: DoYoga Productions, 2005), 21. Available at http://www.doyoga.com/book.pdf.

196 See Bernie Clark, *The Complete Guide to Yin Yoga: The Philosophy and Practice of Yin Yoga* (Ashland, OR: White Cloud Press, 2012).

197 See Zipple et al., "Treatment of Fabella Syndrome."

198 See Reese and Bandy, *Joint Range of Motion and Muscle Length Testing*, 473.

199 See J.P. Pollard, W.L. Porter, and M.S. Redfern, "Forces and Moments on the Knee During Kneeling and Squatting," *Journal of Applied Biomechanics* 27.3 (2011): 233–41.

200 See Iyengar, *Light on Yoga,* 72.

201 See Desikachar and Cravens, *Health, Healing and Beyond*, 80.

202 See Mark Singleton, *Yoga Body: The Origins of Modern Postural Practice* (New York: Oxford University Press, 2010), 154.

203 "Recommendations for half or quarter squats to avoid degenerative changes in the knee joint [from deep squats] may be counterproductive. If the cartilage tissue of the odd facet is inadequately stressed then it receives insufficient nourishment that leads to consequent degeneration and atrophy"; from H. Hartmann, K. Wirth, and M. Klusemann, "Analysis of the Load on the Knee Joint and Vertebral Column with Changes in Squatting Depth and Weight Load," *Sport Medicine* 43 (2013): 993–1008.

204 From Iyengar, *Light on Yoga,* 72.

205 See R.F. Escamilla et al., "Effects of Technique Variations on Knee Biomechanics During the Squat and Leg Press," *Medicine and Science in Sports and Exercise* 33.9 (2001): 1552–66.

206 See G. McGinty, J.J. Irrgang, and D. Pezzullo, "Biomechanical Considerations for Rehabilitation of the Knee," *Clinical Biomechanics* 15 (2000): 160–6.

207 See Escamilla et al., "Effects of Technique Variations."

208 The area of contact between the patella and the femur was reported to be 2.6 +/– 0.4 cm^2 at 20° knee angle (KA), 3.1 +/– 0.3 cm^2 at 30° KA, 3.9 +/– 0.6 cm^2 at 60° KA, 4.1 +/– 1.2 cm^2 at 90° KA, and 4.6 +/– 0.7 cm^2 at 120° KA. See Escamilla et al., "Effects of Technique Variations."

209 The maximum amount of stress on the ACL in a lunge is reported to be about 50 newtons. However, the ACL's tolerance of stress ranges from 658 newtons for people over 60 to 2,160 newtons for people between 22 and 35 years of age. Clearly the amount of stress on the ACL in lunges is trivial. See Escamilla et al., "Cruciate Ligament Forces Between Short-Step and Long-Step Forward Lunge," *Medicine and Science in Sports and Exercise* 42.10 (2010): 1932–42.

210 Escamilla et al. found that all variations of squat were appropriate for rehabilitation patients who were trying to minimize ACL stress. See Escamilla et al., "Effects of Technique Variations."

211 See Escamilla et al., "Effects of Technique Variations."

212 The researchers claim that knee flexion angles beyond 80° may not be an issue for healthy athletes as long as they do not use heavy weights a lot. See Escamilla et al., "Effects of Technique Variations."

213 From Pattabhi Jois, *Yoga Mala*, 2nd ed. (*New York*: Eddie Stern/Patanjali Yoga Shala, 2000), 79.

214 The researchers found that preventing the knees from coming forward creates more leaning of the upper body, creating more flexion of the spine, leading to increased shear forces on the intervertebral discs. They concluded that directions to restrict the knees coming forward should be avoided. See Escamilla et al., "Effects of Technique Variations."

215 From Iyengar, *Light on Yoga,* 88.

216 Ibid.

217 From Jois, *Yoga Mala*, 54.

218 "[H]igher torque values in the knee joint [are] developed via a more upright posture" (from Hartmann et al., "Analysis of the Load on the Knee Joint").

219 "The influence of soft tissue contact between the back of the thigh and the calf plays a prominent role in reducing the knee-joint forces" (ibid.).

220 See R. Ramesh, O. Von Arx, T. Azzopardi, and P.J. Schranz, "The Risk of Anterior Cruciate Ligament Rupture with Generalised Joint Laxity," *Journal of Bone and Joint Surgery* 87-B.6 (2005): 800–3.

221 See Escamilla et al., "Effects of Technique Variations."

222 See Escamilla et al., "Cruciate Ligament Forces."

223 See K.L. Markolf, J.F. Gorek, J.M. Kabo, and M.S. Shapiro, "Direct Measurement of Resultant Forces in the Anterior Cruciate Ligament. An In Vitro Study Performed with a New Experimental Technique," *Journal of Bone and Joint Surgery*, American volume 72.4 (1990): 557–67.

224 See Clark, *The Complete Guide to Yin Yoga,* 108–11.

225 Drawing inspired by Neumann, ed., *Kinesiology of the Musculoskeletal System,* 561–2.

226 See De Carlo and Sell, "Normative Data."

227 See J.K. Loudon, H.L. Goist, and K.L. Loudon, "Genu Recurvatum Syndrome," *Journal of Orthopaedic and Sports Physical Therapy* 27.5 (1998): 361–7.

228 The literature varies on when to classify the hyperextended knee as genu recurvatum, with standards ranging from 0° to 10° of hyperextension.

229 See Ramesh et al., "The Risk of Anterior Cruciate Ligament Rupture."

230 See Lieberman, *The Story of the Human Body,* 42.

231 The range of hyperextension required for walking on level ground is 2–7°; see Reese and Bandy, *Joint Range of Motion and Muscle Length Testing,* 333.

232 See De Carlo and Sell, "Normative Data."

233 See K.D. Shelbourne, D.V. Patel, and D.J. Martini, "Classification and Management of Arthrofibrosis of the Knee Following ACL Reconstruction," *American Journal of Sports Medicine* 24 (1996): 857–62; K.D. Shelbourne and R.V. Trumper, "Preventing Anterior Knee Pain Following ACL Reconstruction," *American Journal of Sports Medicine* 25 (1997): 41–7.

234 See Ramesh et al., "The Risk of Anterior Cruciate Ligament Rupture."

235 See Yohei Shimokochi and Sandra J. Shultz, "Mechanisms of Noncontact Anterior Cruciate Ligament Injury," *Journal of Athletic Training* 43.4 (2008): 396–408.

236 See Hewett et al., "Anterior Cruciate Ligament Injuries in Female Athletes," and Boden et al., "Noncontact Anterior Cruciate Ligament Injuries."

237 See T.E. Hewett, K.R. Ford, B.J. Hoogenboom, and B.G. Myer, "Understanding and Preventing ACL Injuries: Current Biomechanical and Epidemiologic Considerations—Update 2010," *North American Journal of Sports Physical Therapy* 5.4 (2010): 234–51.

238 See Shimokochi and Shultz, "Mechanisms of Noncontact Anterior Cruciate Ligament Injury."

239 See T.E. Hewett, S.J. Shultz, and L.Y. Griffin (eds.), *Understanding and Preventing Noncontact ACL Injuries* (Champaign, IL: Human Kinetics, 2007), 25.

240 Drawings are based upon Iyengar, *Light on Yoga*, plate 591 from page 421 and plate 19 from page 75.

241 See Loudon et al., "Genu Recurvatum Syndrome."

242 See Escamilla et al., "Effects of Technique Variations."

243 See S.L. Woo, J.M. Hollis, D.J. Adams, R.M. Lyon, and S. Takai, "Tensile Properties of the Human Femur-Anterior Cruciate Ligament-Tibia Complex. The Effects of Specimen Age and Orientation," *American Journal of Sports Medicine* 19.3 (1991): 217–25.

244 See Escamilla et al., "Effects of Technique Variations."

245 See Markolf et al., "Direct Measurement of Resultant Forces."

246 See Loudon et al., "Genu Recurvatum Syndrome."

247 Given the statistics cited earlier on the average amount of hyperextension for men (5.5°, with one standard deviation of 2.5°), the 95% "norm" is 10.5° or less for men (compared with 12.1° or less for women).

248 The strength of the ACL does decline dramatically with age; see Woo et al., "Tensile Properties."

249 "Histological studies have indicated that applying some tension on healing ligaments will enhance the remodeling stage of healing. . . . [B]oth the ligament and the ligament attachment sites had greater tensile strength when they were subjected to tensile loads during healing. The absence of strain on ligaments, even those that have not been injured, has been shown to have harmful effects"; from G. Kelley Fitzgerald, "Open Versus Closed Kinetic Chain Exercise: Issues in Rehabilitation After Anterior Cruciate Ligament Reconstructive Surgery," *Physical Therapy* 77 (1997): 1747–54.

250 See Lan Chen, Paul D. Kim, Christopher S. Ahmad, and William N. Levine, "Medial Collateral Ligament Injuries of the Knee: Current Treatment Concepts," *Current Reviews in Musculoskeletal Medicine* 1.2 (2008): 108–13.

251 See S.E. Park et al., "The Change in Length of the Medial and Lateral Collateral Ligaments during In Vivo Knee Flexion."

252 See Shimokochi and Shultz, "Mechanisms of Noncontact Anterior Cruciate Ligament Injury."

253 See Sharma, "The Role of Varus and Valgus Alignment in Knee Osteoarthritis."

254 Ibid.

255 See Sharma et al., "Varus and Valgus Alignment and Incident and Progressive Knee Osteoarthritis," *Annals of the Rheumatic Diseases* 69.11 (2010): 1940–5, doi:10.1136/ard.2010.129742.

256 See Kenneth A. Krackow, *The Measurement and Analysis of Axial Deformity at the Knee* (Mahwah, NJ: Home Stryker Center, 2008), retrieved from http://www.smbs.buffalo.edu/ortho/axialdeformity.pdf.

257 See G.M. Brouwer et al., "Association between Valgus and Varus Alignment and the Development and Progression of Radiographic Osteoarthritis of the Knee," *Arthritis and Rheumatism* 56.4 (2007): 1204–11.

258 See Sharma et al., "Varus and Valgus Alignment."

259 The way we move our lower limbs during jumping was found to be independent of the physical attributes of the lower body, and thus it is the *way* we move that causes injury, not the shape of our bones; see Yasuharu Nagano et al., "Influence of Lower Limb Clinical Physical Measurements of Female Athletes on Knee Motion During Continuous Jump Testing," *The Open Sports Medicine Journal* 4 (2010): 134–9, doi:10.2174/1874387001004010134.

260 See Youri Thijs, Damien Van Tiggelen, Tine Willems, Dirk De Clercq, and Erik Witvrouw, "Relationship between Hip Strength and Frontal Plane Posture of the Knee during a Forward Lunge," *British Journal of Sports Medicine* 41 (2007): 723–7, doi:10.1136/bjsm.2007.037374.

261 See Stuart McGill, *Low Back Disorders: Evidence-Based Prevention and Rehabilitation*, 2nd ed. (Champaign, IL: Human Kinetics, 2007), and Maria Mountain, "Hockey Goalies: Spare Your Knees with These Two Exercises," *Hockey Training Pro*, retrieved from http://hockeytrainingpro.com/wordpress/2013/03/hockey-goalies-spare-your-knees-with-these-two-exercises.

262 See Chris Beardsley, "What Causes Knee Valgus?" (blog post, December 28, 2012), retrieved from www.strengthandconditioningresearch.com/2012/12/28/what-causes-knee-valgus.

263 See Jean-March Guichet, *Bone Deformities,* retrieved from www.leg-limb-stature-lengthening-taller-height-increase-cosmetic.eu/us/indications%20bone%20deformities.php.

264 See Gilroy et al., *Atlas of Anatomy*, 399.

265 *The Hatha Yoga Pradipika*, I-49 (English translation by Pancham Sinh, 3rd ed. [New Delhi: Oriental Books Reprint Corporation, 1980]).

266 Ibid., I-47.

267 See Reese and Bandy, *Joint Range of Motion and Muscle Length Testing*, 473.

268 Ibid.

269 See B.Y. Hwang et al., "Risk Factors for Medial Meniscus Posterior Root Tear," *American Journal of Sports Medicine* 40.7 (2012): 1606–10.

270 See B. Tangtrakulwanich, V. Chongsuvivatwong, and A.F. Geater, "Habitual Floor Activities Increase Risk of Knee Osteoarthritis," *Clinical Orthopaedics and Related Research* 454 (2007): 147–54.

271 See Neumann, ed., *Kinesiology of the Musculoskeletal System*, 445.

272 See McGinty et al., "Biomechanical Considerations for Rehabilitation of the Knee."

273 The medial patellofemoral ligament at 20° of flexion contributes 60% of the total restraining force. The medial patellomeniscal ligament provides 13% and the lateral retinaculum 10%. See S.M. Desio, R.T. Burks, and K.N. Bachus, "Soft Tissue Restraints to Lateral Patellar Translation in the Human Knee," *American Journal of Sports Medicine* 26.1 (1998): 59–65.

274 See McGinty et al., "Biomechanical Considerations for Rehabilitation of the Knee."

275 See Fiona G. Neely, "Biomechanical Risk Factors for Exercise-Related Lower Limb Injuries," *Sports Medicine* 26.6 (1998): 395–413.

276 McGinty et al. believe that there is no evidence to support the idea that the VMO can be exclusively recruited and strengthening the quadriceps may be sufficient to reduce patellofemoral pain. See McGinty et al., "Biomechanical Considerations for Rehabilitation of the Knee."

277 See A. Techntahl, A. Wluka, and F. Cicuttini, "Abnormal Biomechanics: A Precursor or Result of Knee Osteoarthritis?" *British Journal of Sports Medicine* 37 (2003): 289–90.

278 See Goodfellow and O'Connor, "The Mechanics of the Knee and Prosthesis Design."

279 See Myers, *Anatomy Trains*, 85.

280 Goodfellow and O'Connor, "The Mechanics of the Knee and Prosthesis Design."

281 Ibid.

282 Ibid.

283 Ibid.

284 Ibid.

285 Ibid.

286 Sometimes, the metatarsal bones articulate with their neighboring bone. Some individuals have a facet between the first metatarsal and the middle cuneiform bone.

287 See Kisner and Colby, *Therapeutic Exercise*, 851.

288 See J.P. Gerber, G.N. Williams, C.R. Scoville, R.A. Arciero, and D.C. Taylor, "Persistent Disability Associated with Ankle Sprains: A Prospective Examination of an Athletic Population," *Foot and Ankle International* 19.10 (1998): 653–60, doi:10.1177/107110079801901002.

289 See W. Schamberger, *The Malalignment Syndrome: Implications for Medicine and Sport,* 2nd ed. (London: Churchill Livingston, 2013), 231.

290 Ibid.

291 See "Pes Planus / Flat Foot," in *Wheeless' Textbook of Orthopaedics,* Duke University Medical Center's Division of Orthopaedic Surgery, retrieved from http://www.wheelessonline.com/ortho/pes_planus_flat_foot.

292 See V. Sachithanandam and B. Joseph, "The Influence of Footwear on the Prevalence of Flat Foot. A Survey of 1846 Skeletally Mature Persons," *Journal of Bone and Joint Surgery,* British volume, 77 (1995): 254–7.

293 See A. Aminian and B.J. Sangeorzan, "The Anatomy of Cavus Foot Deformity," *Foot and Ankle Clinics* 13.2 (2008): 191–8, doi:10.1016/j.fcl.2008.01.004.

294 See "Pes Cavus / Cavovarus: Charcot Marie Tooth," in *Wheeless' Textbook of Orthopaedics,* Duke University Medical Center's Division of Orthopaedic Surgery, retrieved from http://www.wheelessonline.com/ortho/pes_cavus_charcot_marie_tooth.

295 See Rasmus G. Nielsen, Michael S. Rathleff, Ole H. Simonsen, and Henning Langberg, "Determination of Normal Values for Navicular Drop During Walking: A New Model

Correcting For Foot Length and Gender," *Journal of Foot and Ankle Research* 2 (2009): 12, doi:10.1186/1757-1146-2-12.

296 See Karen P. Cote, Michael E. Brunet, II, Bruce M. Gansneder, and Sandra J. Shultz, "Effects of Pronated and Supinated Foot Postures on Static and Dynamic Postural Stability," *Journal of Athletic Training* 40.1 (2005): 41–6.

297 See Gray et al., *Gray's Anatomy*, 1512.

298 This trochlea is sometimes called the *trochlea tali*, but tali is just the plural for talus, and it is redundant to talk about the talus' trochlea tali, so when the context is clear, I will just say trochlea.

299 The talus provides 70% of the anteroposterior ankle stability, half of the foot's inversion/eversion stability, and 30% of the foot's internal/external rotation stability. See Rosdi Daud et al., "Three-Dimensional Morphometric Study of the Trapezium Shape of the Trochlea Tali," *Journal of Foot and Ankle Surgery* 30 (2013): 1–6.

300 See Kisner and Colby, *Therapeutic Exercise*, 853.

301 See J. Norgrove Penny, "Kinematics of the Subtalar and Tarsal Joints: How the Manipulation Method of Ponseti Works," (n.d.), retrieved from http://globalclubfoot.org/wp-content/uploads/downloads/2011/10/Tarsal-Kinematics-copy.pdf.

302 V.T. Inman, *The Joint of the Ankle* (Baltimore: Williams & Wilkins, 1976).

303 See Neumann, ed., *Kinesiology of the Musculoskeletal System*, 482.

304 It was from the work of V.T. Inman that anatomists first developed the idea of the trochlea approximating the surface of a cone. However, more recent research has determined that the top surface of the talus can be viewed as a truncated, skewed conic saddle shape with a laterally oriented apex. In other words, it's complicated! (Quotation from Soren Siegler, Jason Toy, Damani Seale, and David Pedowitz, "New Observations on the Morphology of the Talar Dome and Its Relationship to Ankle Kinematics," *Clinical Biomechanics* 10 (2013), doi:10.1016/j.clinbiomech.2013.10.009.

305 See Gray et al., *Gray's Anatomy*, 1524.

306 Ibid.

307 See Gray et al., *Gray's Anatomy*, 1526.

308 See Carla Stecco and Antonio Stecco, "Deep Fascia of the Lower Limbs," in *Fascia: The Tensional Network of the Human Body*, edited by R. Schleip, T.W. Findley, L. Chaitow, and P.A. Huijing (London: Elsevier, 2012), 33.

309 See Gray et al., *Gray's Anatomy*, 1508.

310 See Ching-Kuei Huang, Harold B. Kitaoka, Kai-Nan An, and Edmund Y. S. Chao, "Biomechanical Evaluation of Longitudinal Arch Stability," *Foot and Ankle International* 14.6 (1993): 353–7.

311 See Scott Wearing, "Anatomy of the Plantar Fascia," in Schleip et al., eds., *Fascia: The Tensional Network of the Human Body*, 253.

312 See Wearing, "Anatomy of the Plantar Fascia," 254.

313 See Wearing, "Anatomy of the Plantar Fascia," 255.

314 See Stecco and Stecco, "Deep Fascia of the Lower Limb," 33.

315 See Gray et al., *Gray's Anatomy*, 1509.

316 See Myers, *Anatomy Trains*, 77.

317 See Wearing, "Anatomy of the Plantar Fascia," 255.

318 See H. Lemont, K.M. Ammirati, and N. Usen, "Plantar Fasciitis: A Degenerative Process (Fasciosis) Without Inflammation," *Journal of the American Podiatric Medical Association* 93 (2003): 234–7.

319 See Wearing, "Anatomy of the Plantar Fascia," 255.

320 See Andrew Biel, *Trail Guide to the Body: A Hands-on Guide to Locating Muscles, Bones and More*, 4th ed. (Boulder, CO: Books of Discovery, 2010), 371.

321 See E. Vanderhooft, "The Frequency of and Relationship between the Palmaris Longus and Plantaris Tendons," *American Journal of Orthopaedics* 25.1 (1996): 38–41.

322 See Biel, *Trail Guide to the Body*, 374.

323 See Daysi Ramirez et al., "Clinical Evaluation of Fibularis Tertius Muscle Prevalence," *International Journal of Morphology* 28.3 (2010): 759–64.

324 See Gray et al., *Gray's Anatomy*, 1536.

325 See Gray et al., *Gray's Anatomy*, 1537.

326 See Kirsten L. Schroeder, Benjamin W.C. Rosser, and Soo Y. Kim, "Fiber Type Composition of the Human Quadratus Plantae Muscle: A Comparison of the Lateral and Medial Heads," *Journal of Foot and Ankle Research* 7 (2014): 54, doi:10.1186/s13047-014-0054-5.

327 See *Gray's Anatomy*, page 1541.

328 See Wearing, "Anatomy of the Plantar Fascia," 253.

329 See D.B. Thordarson, H. Schmotzer, J. Chon, and J. Peters, "Dynamic Support of the Human Longitudinal Arch: A Biomechanical Evaluation," *Clinical Orthopaedics and Related Research* 316 (1995): 165–72.

330 See Luke A. Kelly, Andrew G. Cresswell, Sebastien Racinais, Rodney Whiteley, and Glen Lichtwark, "Intrinsic Foot Muscles Have the Capacity to Control Deformation of the Longitudinal Arch," *Journal of the Royal Society Interface* 11.93 (2014), doi:10.1098/rsif.2013.1188.

331 See G. Mariani and V. Patella, "Valutazione statistica dei parametri articolari della tibio-tarsica," *Chirurgia Organi* 63 (1977): 333–40; and M.H. Fessy, J.P. Carret, and J. Bejui, "Morphometry of the Talocrural Joint," *Surgical and Radiological Anatomy* 19 (1997): 299–302.

332 See M. Misiani, J. Nderitu, M. Pamela, O. Moses, and G. Gichambira, "Sexual Dimorphism in the Morphometric Characteristics of the Tibial Plafond and Medial Malleolus," *Indian Journal of Basic and Applied Medical Research* 2.7 (2013): 760–3.

333 See Jeremy M. DeSilva, "**Functional Morphology of the Ankle and the Likelihood of Climbing in Early Hominins**," *Proceedings of the National Academy of Sciences* 106.16 (2009): 6567–72.

334 See Inman, *The Joints of the Ankle*, 19, 26, 27, 31, 37, 70–3.

335 See Neumann, ed., *Kinesiology of the Musculoskeletal System*, 480, and Gray et al., *Gray's Anatomy*, 1512.

336 See K.A. Kirby, "Methods for Determination of Positional Variations in the Subtalar Joint Axis," *Journal of the American Podiatric Medical Association* 77.5 (1987): 228–34.

337 See Daud et al., "Three-Dimensional Morphometric Study."

338 All figures are from Daud et al., "Three-Dimensional Morphometric Study."

339 See Ned Amendola et al., "**CAM-Type Impingement in the Ankle**," *Iowa Orthopaedic Journal* 32 (2012): 1–8.

340 See Amendola et al., "CAM-Type Impingement in the Ankle."

341 See M.S. Burman and P.W. Lapidus, "The Functional Disturbances Caused by Inconstant Bones and Sesamoids of the Foot," *Archives of Surgery* 22 (1931): 936–75.

342 See "Os Trigonum / Posterior Talar Impingement," in *Wheeless' Textbook of Orthopaedics,* Duke University Medical Center's Division of Orthopaedic Surgery, retrieved from http://www.wheelessonline.com/ortho/os_trigonum_posterior_talar_impingement.

343 See M.B. Davies, "The Os Trigonum Syndrome," *The Foot* 14.3 (2004): 119–23.

344 See John Rogers et al., "Posterior Ankle Impingement Syndrome: A Clinical Review with Reference to Horizontal Jump Athletes," *Acta Orthopaedica Belgica* 76.5 (2010): 572–9.

345 See Evangelos Perdikakis and Apostolos Karantanas, "Stieda Process Versus Haglund's Deformity: An Uncommon Presentation of Posterior Ankle Impingement," *European Journal of Medicine* 6.2 (2011): 190–2.

346 See Mayank Javia et al., "Morphological Study of Squatting Facets on the Neck of the Talus in Indian Population," *Journal of Research in Medical and Dental Science* 2.4 (2014): 38–41.

347 See I.H. Oygucu, M.A. Kurt, I. Ikiz, T. Erem, and D.C. Davies, "Squatting Facets on the Neck of the Talus and Extensions of the Trochlear Surface of the Talus in Late Byzantine Males," *Journal of Anatomy* 192, Part 2 (1998): 287–91.

348 See K. Islam et al., "Symmetry Analysis of Talus Bone: A Geometric Morphometric Approach," *Bone and Joint Research* 3.5 (2014): 139–45.

349 See N. Muthukumaravel, D. Ravichandran, and S. Melani Rajendran, "Human Calcaneal Facets for the Talus: Patterns and Clinical Implications," *Journal of Clinical and Diagnostic Research* 5.4 (2011): 791–4.

350 Ibid.

351 This, remember, is a simplification. There are 33 joints in the foot, and most of these have some wiggle room. It is simply beyond our scope to investigate them all.

352 See Kirby, "Methods for Determination."

353 Ibid.

354 Ibid.

355 Ibid.

356 *Anatomy Trains*, 82.

357 See E. Trinkaus, *A Functional Analysis of the Neanderthal Foot* (PhD diss., University of Pennsylvania, 1975).

358 See Stephen J. Piazza, "The Sprinter's Advantage: Thinking Outside the Blocks," *Lower Extremity Review* (July 2012), retrieved from http://lermagazine.com/cover_story/the-sprinters-advantage-thinking-outside-the-blocks.

359 See S.S. Lee and S.J. Piazza, "Built for Speed: Musculoskeletal Structure and Sprinting Ability," *Journal of Experimental Biology* 212, Part 22 (2009): 3700–7, doi:10.1242/jeb.031096.

360 See A. Nagano and T. Komura, "Longer Moment Arm Results in Smaller Joint Moment Development, Power and Work Outputs in Fast Motions," *Journal of Biomechanics* 36.11 (2003): 1675–81.

361 See Lee and Piazza, "Built for Speed."

362 See D.A. Raichlen, H. Armstrong, and D.E. Lieberman, "Calcaneus Length Determines Running Economy: Implications for Endurance Running Performance in Modern Humans and Neandertals," *Journal of Human Evolution* 60.3 (2011): 299–308.

363 See O.K. Nwawka et al., "Sesamoids and Accessory Ossicles of the Foot: Anatomical Variability and Related Pathology," *Insights into Imaging* 4.5 (2013): 581–93.

364 See Nwawka et al., "Sesamoids and Accessory Ossicles of the Foot."

365 See Darron M, Jones, Charles L. Saltzman, and George El-Khoury, "The Diagnosis of the Os Trigonum Syndrome with a Fluoroscopically Controlled Injection of Local Anesthetic," *Iowa Orthopaedic Journal* 19 (1999): 122–6.

366 Ibid.

367 See J.J. Peterson and L.W. Bancroft, "Os Peroneal Fracture with Associated Peroneus Longus Tendinopathy," *American Journal of Roentgenology* 177.1 (2001): 257–8.

368 See D.M. Stormont and H.A. Peterson, "The Relative Incidence of Tarsal Coalition," *Clinical Orthopaedics and Related Research* 181 (1983): 28–36.

369 See Gray et al., *Gray's Anatomy*, 1520.

370 Dorsiflexion measurements were made with the subject sitting, so the knees were flexed 90°; see the *Normal Joint Range of Motion Study*, by the Centers for Disease Control and Prevention, retrieved from www.cdc.gov/ncbddd/jointrom.

371 This average was with the foot bearing weight and the knee completely extended. The standard deviation was 7°; see Sebastian F. Baumbach et al., "The Influence of Knee Position on Ankle Dorsiflexion—A Biometric Study," *BMC Musculoskeletal Disorders* 15 (2014): 246, doi:10.1186/1471-2474-15-246.

372 See Reese and Bandy, *Joint Range of Motion and Muscle Length Testing,* 347. These values represent the lowest average less one SD to the highest average plus one SD.

373 There is a slight difference between squatting with the heels on the floor or raised up, but only about 1° on average; see Reese and Bandy, *Joint Range of Motion and Muscle Length Testing*, 347. One study found that a dorsiflexion angle of 38.5° with one SD of 5.9° was necessary to keep the heels down during a full squat; see A. Hemmerich, H. Brown, S. Smith, S.S. Marthandam, and U.P. Wyss, "Hip, Knee, and Ankle Kinematics of High Range of Motion Activities of Daily Living," *Journal of Orthopaedic Research* 24 (2006): 770–81.

374 See M.L. Root, W.P. Orion, and J.H. Weed, *Normal and Abnormal Function of the Foot* (Los Angeles: Clinical Biomechanics Corporation, 1977).

375 Part of the discrepancy is due to variations in how to measure dorsiflexion; see Reese and Bandy, *Joint Range of Motion and Muscle Length Testing*, 347.

376 See Baumbach et al., "The Influence of Knee Position."

377 See P.C. Begeman and P. Prasad, "Human Ankle Impact Response in Dorsiflexion," SAE Technical Paper 902308, 1990, doi:10.4271/902308. Also see C.S. Parenteau, D.C. Viano, and P.Y. Petit, "Biomechanical Properties of Human Cadaveric Ankle-Subtalar Joints in Quasistatic Loading," *Journal of Biomechanical Engineering* 120 (1998): 105–11.

378 From Centers for Disease Control and Prevention, *Normal Joint Range of Motion Study.*

379 Ibid.

380 See Reese and Bandy, *Joint Range of Motion and Muscle Length Testing*, page 347.

381 Ibid. These values represent the lowest average less one SD to the highest average plus one SD.

382 See Neumann, ed., *Kinesiology of the Musculoskeletal System,* 491.

383 Values are from S.K. Grimston, B.M. Nigg, D.A. Hanley, and J.R. Engsberg, "Differences in Ankle Joint Complex Range of Motion as a Function of Age," *Foot and Ankle* 14 (1993): 215–22.

384 Ibid.

385 A 1979 study found average inversion to be 36° +/− 4° and eversion to be 19° +/− 5° in the 25–39 age range; see D.C. Boone and S.P. Azen, "Normal Range of Motion of Joints in Male Subjects," *Journal of Bone and Joint Surgery*, American volume, 61 (1979): 756–9.

386 Doug Keller suggests that these exercises can slow down the progression of bunions, also called hallux valgus; see "9 Poses to Prevent Bunions & Relieve Bunion Pain," *Yoga International* (June 4, 2013), retrieved from https://yogainternational.com/article/view/9-poses-to-prevent-bunions-relieve-bunion-pain.

387 See Neumann, ed., *Kinesiology of the Musculoskeletal System*, 505.

388 "Maximal dorsiflexion during push off was found to be 60 degrees for feet walking without shoes, 45–50 degrees for feet walking in soft shoes, and 25–30 degrees for feet walking in a stiff shoe of the minus-heel type"; see F. Bojsen-Møller and L. Lamoreux, "Significance of Free Dorsiflexion of the Toes in Walking," *Acta Orthopaedica Scandinavica* 50.4 (1979): 471–9.

389 See Myers, *Anatomy Trains*, 206.

390 Ibid., 100–3.

391 See Myers, *Anatomy Trains*, 206–7.

392 Equinus refers to the foot drooping downward, like a horse's foot (*equus* is Latin for horse).

393 See A. Gatt and N. Chockalingham, "Assessment of Ankle Joint Dorsiflexion: An Overview," *Revista Internacional de Ciencias Podológicas* 6.1 (2012): 25–9.

394 See Baumbach et al., "The Influence of Knee Position on Ankle Dorsiflexion."

395 See Gatt and Chockalingham, "Assessment of Ankle Joint Dorsiflexion."

396 See H. Danaberg, "Manipulation of the Ankle as a Method for Treating Ankle and Foot Pain," *Journal of the American Podiatric Medical Association* 94.4 (2004): 395–9.

397 See Gatt and Chockalingham, "Assessment of Ankle Joint Dorsiflexion."

398 The authors of a study on limited ankle dorsiflexion found that decreased dorsiflexion while weight-bearing reduces one's ability to lower the body's center of mass, which causes subtalar-joint pronation and tibial internal rotation. A knee valgus position could result due to increased tibial internal rotation, creating an associated increase in femoral internal rotation. These changes in the frontal and transverse plane motion of the hip and knee could lead to patellofemoral pain. See E. Macrum, D.R. Bell, M. Boling, M. Lewek, and D. Padua, "Effect of Limiting Ankle-Dorsiflexion Range of Motion on Lower Extremity Kinematics and Muscle-Activation Patterns During a Squat," *Journal of Sport Rehabilitation* 21 (2012): 144–50.

399 These studies have shown that God does not keep lists of those people who can't do yoga poses in the most aesthetically pleasing ways. God does not keep lists. But Santa does!

400 See F.H. Bassett, III, H.S. Gates, III, J.B. Billys, H.B. Morris, and P.K. Nikolaou, "Talar Impingement by the Anteroinferior Tibiofibular Ligament. A Cause of Chronic Pain in the Ankle After Inversion Sprain," *Journal of Bone and Joint Surgery*, American volume, 72.1 (1990): 55–9.

401 See Neumann, ed., *Kinesiology of the Musculoskeletal System*, 486.

402 See L.A. Lavery, D.G. Armstrong, and A.J. Boulton, "Ankle Equinus Deformity and Its Relationship to High Plantar Pressure in a Large Population with Diabetes Mellitus," *Journal of the American Podiatric Medical Association* 92.9 (2002): 479–82.

403 See Bassett et al., "Talar Impingement by the Anteroinferior Tibiofibular Ligament."

404 See Amendola et al., "CAM-Type Impingement in the Ankle."

405 See S.M. Raikin and P.H. Cooke, "Divot Sign: A New Observation in Anterior Impingement of the Ankle," *Foot and Ankle International* 20.8 (1999): 532–3.

406 According to James Meadows, subluxation is "a biomechanical problem with the joint jamming at one end of the range of movement and blocking movement away from that range"; see *Orthopedic Differential Diagnosis in Physical Therapy: A Case Study Approach* (New York: McGraw-Hill, 1999), 114–5.

407 See Craig R. Denegar and Sayers J. Miller, III, "Can Chronic Ankle Instability Be Prevented? Rethinking Management of Lateral Ankle Sprains," *Journal of Athletic Training* 37.4 (2002): 430–5.

408 Many studies have implicated the presence of an os trigonum in posterior ankle impingement syndrome, a condition where pain arises when the ankle is in plantarflexion. Up to ~15% of the population may have one! Just because you have one does not mean that you will have pain in plantarflexion, but it may be a cause of compression and thus limitation in how far you can plantarflex your ankle.

409 See Rebekah Young, Sheree Nix, Aaron Wholohan, Rachael Bradhurst, and Lloyd Reed, "Interventions for Increasing Ankle Joint Dorsiflexion: A Systematic Review and Meta-Analysis," *Journal of Foot and Ankle Research* 6 (2013): 46.

410 Young et al., "Interventions for Increasing Ankle Joint Dorsiflexion."

411 This average was with the foot bearing weight and the knee completely extended. The standard deviation was 7°; see Baumbach et al., "The Influence of Knee Position on Ankle Dorsiflexion."

412 These ranges were derived by taking the average worst and best case study and subtracting or adding one standard deviation; see Reese and Bandy, *Joint Range of Motion and Muscle Length Testing*, 347.

413 See DeSilva, "Functional Morphology of the Ankle."

414 See Baumbach et al., "The Influence of Knee Position."

415 Thirty-three percent of the population has a range of dorsiflexion outside the range of one standard deviation cited here, but half of these people have a greater range of motion and half of them have less; half of 33% is about one person in six.

416 See J. Karrholm, S. Brandsson, and M.A. Freeman, "Tibiofemoral Movement 4: Changes of Axial Tibial Rotation Caused by Forced Rotation at the Weight-Bearing Knee Studied by RSA," *Journal of Bone and Joint Surgery*, British volume, 82-B (2000): 1201–3.

417 See Michael J. Coughlin, Charles L. Saltzman, and Roger A. Mann, *Mann's Surgery of the Foot and Ankle* (New York: Elsevier Health Sciences, 2013).

418 Females at ages 2–8: 67.1; ages 9–19: 57.3; ages 20–44: 62.1; ages 45–69: 56.5. Males at ages 2–8: 55.8; ages 9–19: 52.8; ages 20–44: 54.6; ages 45–69: 49.4. From Centers for Disease Control and Prevention, *Normal Joint Range of Motion Study*.

419 For our purposes, it is sufficient to claim that when the top of the foot is flat, we have reached the maximum functional amount of plantarflexion, but there are certainly cases in athletics and in dance when the ankle can plantarflex more. This additional range of motion is not required in yoga.

420 See AIM Trial, University of Oxford, *Guide for Assessing Ankle Range of Movement for the AIM Trial: Range of Movement Guide*, retrieved from www.aimtrial.org/?page=download&-file_id=29.

421 See Rasmus Oestergaard Nielsen et al., "Foot Pronation is Not Associated with Increased Injury Risk in Novice Runners Wearing a Neutral Shoe: A 1-Year Prospective Cohort Study," *British Journal of Sports Medicine* 48 (2014): 440–7, doi:10.1136/bjsports-2013-092202.

422 See *Light on Yoga*, 352.

423 See Bojsen-Møller and Lamoreux, "Significance of Free Dorsiflexion of the Toes in Walking."

424 See Reese and Bandy, *Joint Range of Motion and Muscle Length Testing*, 349.

425 See Bernie Clark, The Complete Guide to Yin Yoga (Ashland, OR: White Cloud Press, 2012), 113.

426 See *Yoga Journal*'s instructions at www.yogajournal.com/article/beginners/adho-mukha-svanasana and www.yogajournal.com/article/beginners/downward-facing-dog-pose-2/, as well as those from DoYouYoga.com at www.doyouyoga.com/10-alignment-tips-to-improve-your-downward-dog. Also see B.K.S. Iyengar, *Yoga: The Path to Holistic Health* (New York: DK Publishing, 2001), 184.

427 See Georg Feuerstein, *The Shambhala Encyclopedia of Yoga* (Boston, MA: Shambhala Publications, 2000), 118.

428 See T.K.V. Desikachar, *The Heart of Yoga* (Rochester, VT: Inner Traditions International, 1999), 137, 239. Also, see Swami Sivananda, *Yoga Asanas* (Richikesh, India: Divine Life Society, 1931 and 1998), xiii.

429 See Daniel Lieberman, *The Story of the Human Body* (New York: Pantheon Books, 2013), 35.

430 See Oksana Kolesova and Jānis Vētra, "Female Pelvic Types and Age Differences in Their Distribution," *Papers on Anthropology* 21 (2012), 147–54, doi:10.12697/poa.2012.21.11.

431 See Kolesova and Vētra, "Female Pelvic Types."

432 For descriptions and prevalences of these shapes, see W.E. Caldwell and H.C. Moloy, "Anatomical Variations in the Fe-

male Pelvis: Their Classification and Obstetrical Significance," *Proceedings of the Royal Society of Medicine* 32.1 (1938): 1–30.

433 See Murtha et al. "Variations in Acetabular Anatomy with Reference to Total Hip Replacement." They found for 22 females that the mean anteversion was 24.1°, with a range of variation from 14.0° to 33.3°. The same parameters for the 20 males in the study were 19.3°, with a range between 8.5° and 32.3°. We might assume that this would mean women would find external rotation more difficult than men, but other variations tend to balance out this effect: women, on average, have shallower acetabula, which allows more range of movement.

434 See Blandine Calais-Germain, *The Female Pelvis: Anatomy and Exercises* (Seattle: Eastland Press, 2003), 20.

435 See Adam J. Engler, "The Contribution of Geometrical Properties to Pubic Rami Fractures in Lateral Impact," *Journal of Young Investigators* 4.1 (2001), retrieved from http://legacy.jyi.org/volumes/volume4/issue1/articles/engler.html.

436 See Theodore E. Keats and Mark W. Anderson, "The Pubis and Ischium," in *Atlas of Normal Roentgen Variants That May Simulate Disease*, 9th ed., 265–74 (New York: Elsevier, 2013).

437 See Neumann, ed., *Kinesiology of the Musculoskeletal System*, 517.

438 See Leena Sharma, "The Role of Varus and Valgus Alignment in Knee Osteoarthritis," *Arthritis and Rheumatism* 56.4 (2007): 1044–7, doi:10.1002/art.22514.

439 Ibid.

440 See Leena Sharma et al., "Varus and Valgus Alignment and Incident and Progressive Knee Osteoarthritis," *Annals of the Rheumatic Diseases* 69.1 (2010): 1940–5, doi:10.1136/ard.2010.129742.

441 See Kisner and Colby, *Therapeutic Exercise*, 804.

442 See P.A. Indelicato, "Isolated Medial Collateral Ligament Injuries in the Knee," *Journal of the American Academy of Orthopaedic Surgeons* 3.1 (1995): 9–14.

443 See Boden et al., "Noncontact Anterior Cruciate Ligament Injuries."

444 Such as the tendency to engage the quadriceps exclusively when landing from a jump rather than co-contracting the hamstrings, and allowing the knees to come together (valgus) rather than keeping them neutral.

445 See Boden et al., "Noncontact Anterior Cruciate Ligament Injuries."

446 See A. Samaei, A.H. Bakhtiary, F. Elham, and A. Rezasoltani, "Effects of Genu Varum Deformity on Postural Stability," *International Journal of Sports Medicine* 33.6 (2012): 469–73.

447 See Craig R. Denegar and Sayers J. Miller, III, "Can Chronic Ankle Instability Be Prevented? Rethinking Management of Lateral Ankle Sprains," *Journal of Athletic Training* 37.4 (2002): 430–5.

448 See Neely, "Biomechanical Risk Factors."

449 See Neumann, ed., *Kinesiology of the Musculoskeletal System*, 491.

450 Ibid., 492.

451 Ibid., 495.

452 Ibid.

453 Ibid., 496.

454 Ibid., 493.

455 See Carol A. Oatis, "Biomechanics of the Foot and Ankle Under Static Conditions," *Physical Therapy* 68.12 (1988): 1815–21.

456 See Neumann, ed., *Kinesiology of the Musculoskeletal System*, 507.

457 See Thomas G. McPoil and Harry G. Knecht, "Biomechanics of the Foot in Walking: A Functional Approach," *Journal of Orthopaedic and Sports Physical Therapy*, 7.2 (1985): 69–72).

458 N. Okita, S.A. Meyers, J.H. Challis, and N.A. Sharkey, "Midtarsal Joint Locking: New Perspectives on an Old Paradigm," *Journal of Orthopaedic Research* 32.1 (2014): 110–5.

자료 출처

Morgan Jeske created all the illustrations not otherwise credited.

Alex Hennig created the cover art, book layout and graphic designs.

The following photos are by Joe Dully, reproduced with the kind permission of Paul Grilley, from www.PaulGrilley.com/bone-photo-gallery: page 56, figure 1.39; page 106, figure 2.29; page 109, figure 2.33; page 111, figure 2.36; page 218, figure 2.221; and back cover.

Several images in this book, itemized below, are from OpenStax, which requires the following general copyright statement: "Textbook content produced by OpenStax College is licensed under a Creative Commons Attribution License 3.0 or 4.0, depending upon the specific material. The OpenStax College name, OpenStax College logo, OpenStax College book covers, OpenStax CNX name, and OpenStax CNX logo are not subject to the Creative Commons license and may not be reproduced without the prior and express written consent of Rice University."

VOLUME 1

page 5: "Each person has different proportions…" is quoted, with the author's permission, from Stuart McGill, *Ultimate Back and Fitness Performance*, 5th ed. (Waterloo, Canada: Backfitpro, 2014). www.backfitpro.com.

page 6, figure 1.6: This image was inspired by the drawing in Frank Netter, *Atlas of Human Anatomy*, 3rd ed. (Teterboro, NJ: Icon Learning Systems, 2003), plate 275.

page 8, figure 1.5: Graph generated based on data in Jonathan D. Schoenfeld and John P.A. Ioannidis, "Is Everything We Eat Associated with Cancer? A Systematic Cookbook Review," *American Journal of Clinical Nutrition* 97.1 (January 2013): 127–34. doi:10.3945/ajcn.112.047142.

page 9: "normal individuals are found from…" is quoted, with the kind permission of John Anderson, from John Y. Anderson and Erik Trinkaus, "Patterns of Sexual, Bilateral and Interpopulational Variation in Human Femoral Neck-shaft Angles," *Journal of Anatomy* 192 (1998): 279–285. doi:10.1046/j.1469-7580.1998.19220279.x.

page 10, figure 1.10: Graphic reproduced, with the kind permission of John Anderson, from John Y. Anderson and Erik Trinkaus, "Patterns of Sexual, Bilateral and Interpopulational Variation in Human Femoral Neck-shaft Angles," *Journal of Anatomy* 192 (1998): 279–285. doi:10.1046/j.1469-7580.1998.19220279.x.

page 14: "Differences aren't deficits" is quoted from Kate Douglas, "Reaping the Whirlwind of Nazi Eugenics," *New Scientist*, July 14, 2014. Reproduced with permission. © 2014 Reed Business Information Ltd., England. All rights reserved. Distributed by Tribune Content Agency.

page 27: "Our antifragilities have conditions…" is quoted, with the author's permission, from Nassim Nicholas Taleb, *Antifragile: Things That Gain from Disorder* (New York: Random House, 2012), 58.

page 27: "loading is necessary for optimal tissue health…" is quoted, with the author's permission, from Stuart McGill, *Low Back Disorders: Evidence-Based Prevention and Rehabilitation*, 2nd ed. (Champaign, IL: Human Kinetics, 2007), 14.

page 32, figure 1.24: Image inspired by a drawing in James Oschman, *Energy Medicine in Therapeutics and Human Performance* (Edinburgh, UK: Elsevier, 2003), 46.

page 33, figure 1.25: Graphic reproduced with the kind permission of Loren Fishman and Ellen Saltonstall, from *Yoga for Osteoporosis* (New York: W.W. Norton, 2010), 76.

page 42, figure 1.29: Images from the DVD *Interior Architecture: Exploring the Architecture of the Human Body*, reproduced with the kind permission of Jean-Claude Guimberteau.

page 45, figure 1.32: Images reproduced, with the author's permission, from Jaap van der Wal, "The Architecture of the Connective Tissue in the Musculoskeletal System—An Often Overlooked Functional Parameter as to Proprioception in the Locomotor Apparatus," in *Fascia Research II: Basic Science and Implications for Conventional and Complementary Health Care*, ed. Thomas W. Findley and Robert Schleip (Munich: Elsevier, 2009).

page 50: "It can be argued that stress…" is quoted, with the author's permission, from Timothy McCall, *Yoga as Medicine: The Yogic Prescription for Health and Healing* (New York: Bantam Books, 2007), 4.

page 55: "Two individuals may have very…" is quoted from the article "Enzyme in Saliva Helps Regulate Blood Glucose," published by Monell Chemical Senses Center, available at http://www.monell.org/images/uploads/amylase_final.pdf. Used with permission.

page 55, figure 1.38: © June 3, 2013 OpenStax College. Download the image for free at http://cnx.org/contents/9306de62-3f52-46f8-ab1a-94263c480eda@3.

page 57: "Stiffness is always stabilizing" is quoted, with the author's permission, from Stuart McGill, *Low Back Disorders: Evidence-Based Prevention and Rehabilitation*, 2nd ed. (Champaign, IL: Human Kinetics, 2006), 118.

page 62: "The longest period of low…" is republished with the permission of the *Journal of Orthopaedic and Sports Physical Therapy*, from "Contracture and Stiff Joint Management with Dynasplint," George R. Hepburn, vol., 8, no. 4, 1987; permission conveyed through Copyright Clearance Center, Inc.

page 71 : "lines of pull, based on…" is quoted, with the publisher's permission, from Thomas Myers, *Anatomy Trains: Myofascial Meridians for Manual and Movement Therapists*, 3rd ed. (New York: Elsevier, 2014), 5.

page 74, figure 1.49: Drawings of the meridian lines were inspired by information in Thomas Myers, *Anatomy Trains: Myofascial Meridians for Manual and Movement Therapists*, 3rd ed. (New York: Elsevier, 2014), chapters 3 to 9.

page 84n115: "[A]ll fibrous collagenous connective tissues…" is quoted, with the authors' permission, from Robert Schleip and Divo Gitta Müller, *Fascial Dysfunction: Manual Therapy Approaches—Use It or Lose It* (Pencaitland, Scotland: Handspring Publishing, 2014), 127.

page 86n169: "a higher proportion of elastic response…" is republished with the permission of the *Journal of Orthopaedic and Sports Physical Therapy*, from "Contracture and Stiff Joint Management with Dynasplint," George R. Hepburn, vol., 8, no. 4, 1987; permission conveyed through Copyright Clearance Center, Inc.

VOLUME 2

page 103, figure 2.23: © August 26, 2013 OpenStax College. Download the image for free at http://cnx.org/contents/14fb4ad7-39a1-4eee-ab6e-3ef2482e3e22@6.10.

page 103, figure 2.24: Drawing inspired by material in Blandine Calais-Germain, *Anatomy of Movement* (Seattle, WA: Eastland Press, 1993).

page 104, figure 2.25: © September 28, 2015 OpenStax College. Download for free at http://cnx.org/contents/cbdfe00f-2ef8-4348-9111-9fd-4ba7a02c5@5.

page 110, figure 2.34: This graph is reproduced with the kind permission of John Anderson, from John Y. Anderson and Erik Trinkaus, "Patterns of Sexual, Bilateral and Interpopulational Variation in Human Femoral Neck-shaft Angles," *Journal of Anatomy* 192 (1998): 279–285. doi:10.1046/j.1469-7580.1998.19220279.x.

page 116: "feel for any tension in…" quoted, with the author's permission, from Judith Lasater, *Yogabody: Anatomy, Kinesiology, and Asana* (Berkeley, CA: Rodmell Press, 2009), 48.

page 147: "Listening to one's body is important…" is a quotation of Dr. Derek Ochiai, cited by Joshua Hodges in *Kicking and the Hips*, www.theshotokanway.com/kickingandthehips.html. Reproduced with the permission of Joshua Hodges.

pages 158–159, figures 2.100, 2,101 and 2.102: © September 28, 2015 OpenStax College. Download for free at http://cnx.org/contents/14fb4ad7-39a1-4eee-ab6e-3ef2482e3e22@7.30.

page 166, figure 2.109: Drawings inspired by those in H. Saupe, "Primare knochenmark seilerung der Kniescheibe," *Deutsche Zeitschrift für Chirurgie* 258 (1943): 386.

page 167, figure 2.111: © July 30, 2014 OpenStax College. Download for free at http://cnx.org/contents/14fb4ad7-39a1-4eee-ab6e-3ef2482e3e22@6.27.

page 174: "a universal law of human…" is quoted, with the author's permission, from Stuart McGill, "Spine Flexion Exercise: Myths, Truths and Issues Affecting Health and Performance," http://www.backfitpro.com/documents/Spine-flexion-myths-truths-and-issues.pdf.

page 176: "man behind some of the most…" is quoted, with the publisher's permission, from Mark Singleton, *Yoga Body: The Origins of Modern Postural Practice* (New York: Oxford University Press, 2010), 154.

page 184, figure 2.127: Drawing inspired by Donald A. Neumann, *Kinesiology of the Musculoskeletal System: Foundations for Rehabilitation*, 2nd ed. (St. Louis, MO: Mosby, 2010), 561–562.

page 187: "the absence of strain on ligaments…" is quoted, with the permission of the American Physical Therapy Association, from Kelley Fitzgerald, "Open Versus Closed Kinetic Chain Exercise: Issues in Rehabilitation After Anterior Cruciate Ligament Reconstructive Surgery," *Physical Therapy* 77 (1997): 1747–54.

pages 204–5, figures 2.205 and 206: © July 30, 2014 OpenStax College. Download for free from http://cnx.org/contents/FPtK1zmh@6.27:c4okI-KQJ@4/Bones-of-the-Lower-Limb

page 209, figure 2.209: Drawing inspired by an illustration in V.T. Inman, *The Joint of the Ankle* (Baltimore: Williams & Wilkins, 1976).

pages 214–16, figures 2.216–19: © July 30, 2014 OpenStax College. Download for free from http://cnx.org/contents/FPtK1zmh@6.27:y9_gDy74@3/Appendicular-Muscles-of-the-Pe

page 222, figure 2.225: Drawing inspired by an illustration in Rosdi Daud et al., "Three-Dimensional Morphometric Study of the Trapezium Shape of the Trochlea Tali," *Journal of Foot and Ankle Surgery* 30 (2013): 1–6.

page 224: "Since the relative position of…" is quoted, with the permission of the American Podiatric Medical Association, from K.A. Kirby, "Methods for Determination of Positional Variations in the Subtalar Joint Axis," *Journal of the American Podiatric Medical Association* 77.5 (1987): 228–34.

page 240, figure 2.241: Drawing based on an illustration in Michael J. Coughlin, Charles L. Saltzman, and Roger A. Mann, *Mann's Surgery of the Foot and Ankle* (New York: Elsevier Health Sciences, 2013).

page 269, figures 2.308 and 2.309: Drawings based on those in Thomas G. McPoil and Harry G. Knecht, "Biomechanics of the Foot in Walking: A Functional Approach," *Journal of Orthopaedic and Sports Physical Therapy*, 7.2 (1985): 69-72.

page 272, figure 2.311: Drawing based on those in Thomas G. McPoil and Harry G. Knecht, "Biomechanics of the Foot in Walking: A Functional Approach," *Journal of Orthopaedic and Sports Physical Therapy*, 7.2 (1985): 69-72.

page 276n85: "Few dancers make the cut…" is quoted, with the permission of Wolters Kluwer, from Steven J. Karageanes (ed.), *Principles of Manual Sports Medicine* (Philadelphia: Lippincott Williams & Wilkins, 2005), 497.

page 279n195: "In a hatha yoga pose…" is quoted, with the author's permission, from Doug Keller, *Anusara Yoga: Hatha Yoga in the Anusara Style*, 3rd ed. (South Riding, VA: DoYoga Productions, 2005), 21. Available at http://www.doyoga.com/book.pdf.

page 279n203: "Recommendations for half or quarter…" is quoted from H. Hartmann, K. Wirth, and M. Klusemann, "Analysis of the Load on the Knee Joint and Vertebral Column with Changes in Squatting Depth and Weight Load," *Sport Medicine* 43 (2013): 993–1008, with kind permission from Springer Science+Business Media.

page 280n218: "[H]igher torque values in the…" is quoted from H. Hartmann, K. Wirth, and M. Klusemann, "Analysis of the Load on the Knee Joint and Vertebral Column with Changes in Squatting Depth and Weight Load," *Sport Medicine* 43 (2013): 993–1008, with kind permission from Springer Science+Business Media.

page 280n219: "The influence of soft tissue…" is quoted from H. Hartmann, K. Wirth, and M. Klusemann, "Analysis of the Load on the Knee Joint and Vertebral Column with Changes in Squatting Depth and Weight Load," *Sport Medicine* 43 (2013): 993–1008, with kind permission from Springer Science+Business Media.

page 281n249: "Histological studies have indicated that…" is quoted, with the permission of the American Physical Therapy Association, from Kelley Fitzgerald, "Open Versus Closed Kinetic Chain Exercise: Issues in Rehabilitation After Anterior Cruciate Ligament Reconstructive Surgery," *Physical Therapy* 77 (1997): 1747–54.

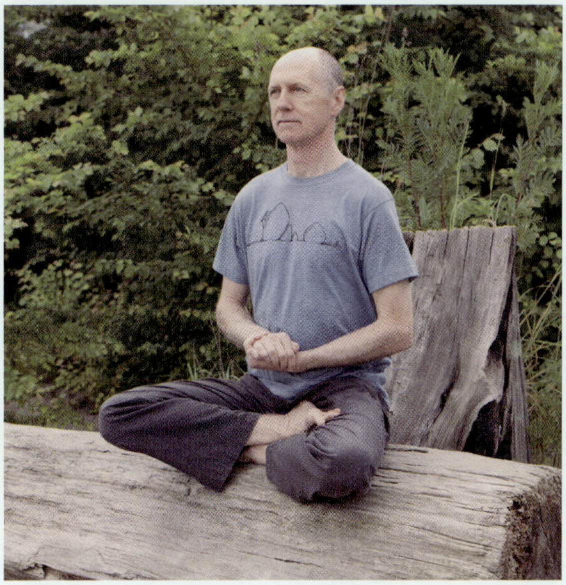

저자에 대하여

버니 클락은 어린 시절부터 과학, 건강, 스포츠, 영성에 대한 열정을 가지고 있었다. 그는 워털루 대학에서 과학 학위를 받았고 첨단 기술/우주 산업의 고위 임원으로 25년 이상을 보냈다. 버니는 30년 넘게 명상의 길을 연구해왔고 1998년부터 요가와 명상을 가르치기 시작했다. 그는 일년에 몇 번씩 요가 교사 연수를 하고 있으며, 요가의 경험과 현대 과학의 이해 사이에 다리를 놓는 것을 목표로 하고 있다. 그는 www.YinYoga.com 웹사이트의 창시자다. 버니는 캐나다 밴쿠버에서 살고 가르치고 있다.

버니 클락의 다른 책들

YinSights: A Journey into the Philosophy and Practice of Yin Yoga
The Complete Guide to Yin Yoga: The Philosophy and Practice of Yin Yoga
From the Gita to the Grail: Exploring Yoga Stories and Western Myths

버니 클락의 강의, 워크숍, 비디오, 저술 및 책에 대한 최신 정보를 얻으려면 www.YinYoga.com에서 Yin Yoga Insights 뉴스레터를 구독하라.

유어 바디 유어 요가
Your Body Your Yoga

1판 1쇄 펴냄: 2022년 11월 10일

지은이: 버니 클락
옮긴이: 김도연, 차민기, 황현지
펴낸이: 권오현
펴낸곳: 대성의학사

출판등록 2009년 6월 22일(제301-2013-095호)
서울특별시 중구 을지로 126-1 (을지로3가, 3층)
전화 02)2279-3444 / 팩스 02)2285-0108
Homepage www.medibook.co.kr

© 대성의학사, 2022

값 47,000원

ISBN 979-11-90868-28-0(13690)

본 서적의 무단 복제 및 복사를 금하며, 이를 위반할 시에는
복사 의뢰자와 복사업자 및 복사본 소지자 모두 형사 처벌을 받게 됩니다.